Physiotherapeutisches Training bei Rückenschmerzen

Paul Geraedts

Physio-
therapeutisches
Training bei
Rückenschmerzen

Motorische Befunderhebung und Behandlung

Mit 31 Abbildungen

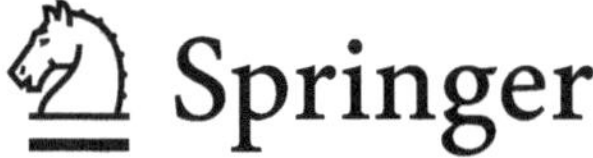 Springer

Paul Geraedts
Medi Reha Geraedts Praxis für Sportrehabilitation
Alsdorf, Germany

ISBN 978-3-662-56085-3   ISBN 978-3-662-56086-0 (eBook)
https://doi.org/10.1007/978-3-662-56086-0

Die Deutsche Nationalbibliothek verzeichnet diese Publikation in der Deutschen Nationalbibliografie; detaillierte bibliografische Daten sind im Internet über http://dnb.d-nb.de abrufbar.

Springer

Umschlaggestaltung: deblik Berlin
Fotonachweis Umschlag: © Adobe Stock 158758993 (Frau trainiert ohne Rückenschmerzen) von lassedesignen//

Gedruckt auf säurefreiem und chlorfrei gebleichtem Papier

Springer ist ein Imprint der eingetragenen Gesellschaft Springer-Verlag GmbH, DE
und ist Teil von Springer Nature
Die Anschrift der Gesellschaft ist: Heidelberger Platz 3, 14197 Berlin, Germany

Vorwort

Rücken- und Gelenkschmerzen bleiben trotz der erheblichen Erweiterung medizinischer Maßnahmen ein großes gesundheitliches Problem in unserer modernen Gesellschaft. Das medizinische Denken über die Ursache der Rückenschmerzen fußt immer noch auf Ansichten aus dem 18. und 19. Jahrhundert: Aus der Wirbelsäule austretende spinale Nervenfasern können mechanisch durch Traumata gerissener Bandscheiben gereizt werden.[1]

Moderne Bilddiagnostik scheint diese Ansichten zu „bestätigen", obwohl sie in vollem Widerspruch zu aktuellen Erkenntnissen bezüglich der Reizbarkeit der Nervenfasern und der mechanischen Belastbarkeit der Wirbelsäule mit ihren Bandscheiben stehen. Klinische motorische Befunderhebung der Wirbelsäule und der großen Gelenke widerspricht ihnen ebenfalls. Dessen ungeachtet beharrt man in der Orthopädie dogmatisch auf diese bereits seit Jahrhunderten bestehenden Paradigmen.

Auch die unterschiedlichsten medizinischen Übungsbehandlungstechniken (u. a. McKenzie, Brügger) und von Nicht-Medizinern entwickelte Trainingsmethoden wie beispielsweise Yoga und Pilates zielen auf die Wirbelsäule mit ihren Bandscheiben und spinalen Nerven ab. Sie erheben ausnahmslos den Anspruch auf gesundheitsverbessernde Wirkung bei Rückenschmerzen. Aber die Wissenschaft zieht andere Schlussfolgerungen. Gemäß der S3-Versorgungsleitlinie Rückenschmerz soll es keine Spezifität bezüglich Bewegung zur Linderung des Rückenschmerzes geben. Jede Bewegung ist gut und alltägliche Bewegung hat momentan hohe Evidenz beim Entgegentreten von Rückenschmerzen.

Offenbar werden die physiologischen und biomechanischen Gesetze des menschlichen Körpers bis heute zu wenig berücksichtigt, sei es durch unzureichende Kenntnisse der Belastbarkeit des Bewegungsapparates oder sei es durch ungenaue Ausführung der Übungen.

Anlass genug, um die Biomechanik der Schulter- und Hüftgelenke und der Wirbelsäule mit den damit zusammenhängenden Auswirkungen auf die Motorik der Schulter, Hüfte und Wirbelsäule gründlich näher zu betrachten. So kann ein ganz anderes, aber bedeutendes Licht auf die Entstehung von Rücken- und Gliederschmerzen und deren (Übungs-)Behandlung geworfen werden.

Das Hauptaugenmerk des vorliegenden Buches liegt daher auf den biomechanischen Wechselwirkungen zwischen Muskel- und Gelenkfunktion sowie den biomechanischen Eigenschaften des Stützgewebes wie Knochen-, Knorpel- und

---

1   „There are two objectives of medical education: To heal the sick and to advance the science." Mayo CH (1926) Mayo Foundation for Medical Education and Research, Mayo Clinic History & Heritage. http://history.mayoclinic.org/toolkit/quotations/the-doctors-mayo.php/ Zugriff: 12. Dezember 2014

Fasziengewebe. Insbesondere der Gelenkreflex mit seinen hemmenden Einflüssen auf die Motorik der Gelenke und der Wirbelsäule spielt hier eine bedeutsame, völlig unterschätzte Rolle. So führen bisher außer Acht gebliebene Funktionsschwächen der Hüft- und Schultergelenke zu ausgleichender Motorik zu ungunsten der Wirbelsäule. Der Aufbau einer ausführlichen, methodisch und biomechanisch wohl begründeten Übungsbehandlung, wobei die Korrektur der Ausgleichsmotorik zentral ist, ist bis jetzt vernachlässigt worden, obwohl einzelne Kenntnisse schon vorhanden waren.

In diesem Buch nun versuche ich, eine fundierte Basis für gesundheitsorientiertes Bewegen zu erstellen. Konsequenterweise erläutert das Buch, was bei richtiger Therapie und richtig betriebenem Sport berücksichtigt werden muss. Diese Empfehlung basiert auf der physiologisch untermauerten Ansicht, dass die Wirbelsäule zum einen als Haltungsorgan betrachtet werden muss und zum anderen die großen Gelenke als Bewegungsorgane.

Richtige Haltungsschulung sollte die Belastbarkeit der Wirbelsäule erhöhen und den großen Gelenken zur Verbesserung der Bewegungsfunktion ausreichend Halt bieten.

Richtige Bewegungsschule sollte die Funktionsstärke der großen Gelenke steigern, wobei wissenschaftliche Erkenntnisse über Belastung und Belastbarkeit der unterschiedlichen Bewegungsrichtungen dieser Gelenke maßgebend sind.

Resümierend kommt es zu einer Integration dieser beiden Schulungsziele. So entsteht ein schlüssiger und damit führender Grundsatz für ein innovatives Bewegungskonzept, das Rückenschmerzen in vielen Fällen nahezu beseitigen und die ausstrahlenden Beschwerden in die Glieder wesentlich lindern kann.

Besonders für (Sport-)Physiotherapeuten, Sportwissenschaftler und Reha-Trainer ist diese neue Sichtweise auf die Entstehung von Rückenschmerzen und deren Konsequenzen für die Trainingstherapie von Bedeutung für eine erfolgreiche Herangehensweise bei Rückenschmerzpatienten.

„In allen Zeiten und Ländern haben große Helden, Aerzte und Philosophen für die Körper-Bildung geeifert; aber durch der Athleten Rohheit und Uebermuth sank die Gymnastik sowohl bei Griechen als Römern; hernach verlockte weichliche Wohllust das Volk lieber Zuschauer als Theilnehmer in einem Kampfspiele zu sein. So wird der wiedererwachte Eifer für Gymnastik innerhalb weniger Menschenalter aussterben, wenn Aerzte und Gymnasten sie nicht wissenschaftlich pflegen. Beide haben schon begonnen über Gymnastik zu schreiben, fleißig zu schreiben; aber beide verstehen einander nicht. Die ersteren haben keinen Sinn für Bewegungsformeln und die letzteren für wissenschaftliche Forschung. Die Verfechter der Gymnastik mögen ausposaunen, daß Tausende von Gesunden durch Gymnastik muthiger und stärker geworden sind als zuvor, daß Tausende von Kranken, welche vergeblich Heilmittel gebraucht haben, mittelst Gymnastik gesund geworden sind; alles dieses beweist doch nicht, was die Gymnastik ist oder sein soll; denn ihre Widersacher antworten mit Recht, daß die sieben Millionen

Gesunde ohne sogenannte Gymnastik stärker und stärker würden, und daß die sieben Tausend Kranke durch bloße chemische Einwirkung gesund vom Krankenlager aufstehen. Auf diese Weise wird daher Nutzen und Nothwendigkeit der Gymnastik nicht bewiesen. Die Grundlage dafür muß aus den Gesetzen des menschlichen Organismus genommen werden: erst dann kann die Idee der Gymnastik richtig hervortreten." Pehr Hendrik Ling, 1776–1839. (Schöler 2005)

Aus Gründen der besseren Lesbarkeit wird darauf verzichtet, jeweils die weibliche und die männliche Bezeichnung zu verwenden. Soweit neutrale oder männliche Bezeichnungen verwendet werden, sind darunter jeweils weibliche und männliche Personen zu verstehen.

Paul Geraedts
Alsdorf im Mai 2018

Inhaltsverzeichnis

Stillstand ist Rückschritt – Zur aktuellen Diagnostik und Behandlung des Rückenschmerzes

© Springer-Verlag GmbH Deutschland, ein Teil von Springer Nature 2018
P. Geraedts, *Physiotherapeutisches Training bei Rückenschmerzen*
https://doi.org/10.1007/978-3-662-56086-0_1

Rückenschmerz stammt nicht etwa erst aus unserer Zeit. Spätestens seitdem der Mensch aufrecht geht, gibt es den Rückenschmerz und wahrscheinlich schon lange davor.

Bei der Betrachtung von Schmerzen im Rücken sollte unbedingt berücksichtigt werden, ob darunter zum einem der übliche Schmerz, den jeder einmal im Leben verspürt, hier als unspezifischer Rückenschmerz bezeichnet, verstanden wird, oder zum anderen der spezifische Rückenschmerz, der durch ernsthafte Erkrankungen der Wirbelsäule wie Entzündungen, Tumoren und Traumata mit einhergehender Behinderung hervorgerufen wird. Bei unspezifischem Rückenschmerz ist die Ursache, trotz der weit fortgeschrittenen technischen Entwicklungen bei der Befunderhebung orthopädischer Beschwerden, nicht bekannt!

Momentan leiden in Deutschland nach Information des Robert Koch-Instituts mindestens 65,6 Mio. Menschen, das sind ca. 80 % der Bevölkerung, im Laufe ihres Lebens unter Rückenbeschwerden. In der Regel treten diese oftmals bei jüngeren Menschen auf, weshalb Rückenbeschwerden der häufigste Grund sind, einen Hausarzt zu konsultieren. Von diesen Beschwerden sind wiederum etwa 80 % nicht eindeutig zu bestimmen, also unspezifisch.

Obwohl es sich bei spezifischen und unspezifischen Rückenschmerzen um zwei völlig unterschiedliche Erkrankungen handelt, werden dieselben (chirurgischen) Behandlungsformen bei beiden Erkrankungen angewendet. Wie sich jetzt herausstellt, nicht ganz zu Recht. Wahrscheinlich spielt das Fehlen einer eindeutigen Ursache für den unspezifischen Rückenschmerz hier eine entscheidende Rolle.

1.1 Vom „gelenkigen Hüftweh" via „nerviges Beinweh"...

Hippokrates von Kos' Beschreibung der griechischen Medizin, das *Corpus Hippocraticum* (um 400 v. Chr.), enthält unter anderem schon Abhandlungen über die Behandlung des Rückenschmerzes und der Gelenke. Insbesondere wird über spezifische Rückenschmerzen infolge von Deformationen oder Frakturen der Wirbelsäule berichtet. Dem unspezifischen Rückenschmerz schenkt Hippokrates allerdings wenig Aufmerksamkeit. Den Ischias schildert er in dieser Schrift als einen ausstrahlenden Schmerz, der sich von den Lenden bis in den Fuß zieht mit Erhalt der Gehfähigkeit und einer guten Prognose. Sobald der Schmerz nach oben zum Rücken und zur Leiste hin ausstrahlt, bezeichnet er ihn als Hüftschmerz mit einer schlechten Prognose, bedingt durch eine ernsthafte Erkrankung des Hüftgelenks. Daher auch die Bezeichnung Sciatica, Hüftschmerz (Vasiliadis et al. 2009).

Obwohl die klinische Kompetenz in dieser Zeit erheblich zugenommen hatte, interpretierten römische Mediziner wie Galenos von Pergamon (auch Aelius Galenus, ca. 129–200 n. Chr.) und der griechische Arzt Aretaeus von Kappadokien die ischialgischen Beschwerden als eine entzündliche Erkrankung des Hüftgelenks, ähnlich wie schon Hippokrates. Sie dokumentierten starke, lang anhaltende und schwer zu behebende Schmerzen, ausstrahlend vom unteren Rücken über die Hüfte ins hintere Bein bis in das Knie, die Wade oder die Zehen. Auch diagnostizierten sie sensorische „Störungen" und in chronischen Fällen sogar Muskelschwund im betroffenen Bein. In anderen Fällen wurden Taubheitsgefühl, Schonhaltungen, funktionelle Bewegungseinschränkungen sowie Symptome von Obstipation (Verstopfung) und Klaudikation (Gehstörungen durch Schmerzen in den Beinen) festgestellt (Mann 1858; Aurelianus 1950).

Die Auffassung über Schmerzentstehung in dieser Zeit basierte noch auf der Idee, dass an bestimmten Stellen im Körper ein Übermaß an meist verdorbenen Säften vorhanden sei, die in den Gelenken arthritische Schmerzen auslösen könnten (Hippokrates' Humoralpathologie: Lehre der vier Körpersäfte: gelbe Galle, schwarze Galle, Blut und Schleim). Diese Vorstellung sollte bis in die frühe Neuzeit (ab dem 16. Jahrhundert) in vielen Variationen vorherrschen. Sogar um 1800 meinten Ärzte immer noch, dass eine Ansammlung von Phlegma in den Muskeln, hervorgerufen durch

Kälte und Feuchtigkeit, Rückenschmerzen verursache.

Während des europäischen Mittelalters, als die Versorgung von Patienten in die Hände der Kirche gelegt wurde, rückte das medizinische Denken in den wissenschaftlichen Hintergrund. Krankheiten galten als von Gott gesandt, waren gleichsam von Gott gewollt. Rückenschmerz wurde zu einer Aufgabe für den Quacksalber, welcher auf Jahrmärkten seine Künste zeigte. Man glaubte, Rückenschmerz werde durch äußerliche oder übernatürliche Faktoren verursacht. Begriffe wie „Shot of the elf" oder „Hexenschuss", Witch-shot (Cameron 1993) zeugen noch heute von dieser mittelalterlichen Vorstellungswelt. Auch heutzutage werden Blutegeltherapie, Magnetbestrahlungen, Wasserbettbehandlungen (Floating), Akupunktur, Hyaluronsäurebehandlung, Stoßwellentherapie, die äußerst fragliche Triggerpunkttherapie und die kreativ erfundene therapeutische Kernspintomografie als Individuelle Gesundheitsleistungen (IgeL) angeboten, wobei die Wissenschaft das Nachsehen hat. Auch die alternative Medizin (u. a. Akupunktur, Osteopathie, Homöopathie) boomt, obwohl deren Wirkung einen Placebo-Effekt nicht übertrifft. Inzwischen ist der Markt für IGeL-Angebote und alternative Medizin wegen der großen Preisunterschiede und der vielfältigen Offerten für Patienten sehr groß, teuer und undurchsichtig geworden.

Während der Zeit der industriellen Revolution im 18. und 19. Jahrhundert führte der forcierte Bau von Eisenbahntrassen zu einer Flut von Unfällen mit schwerwiegenden Verletzungen. Die gewaltsamen Traumata der Wirbelsäule lösten Frakturen, Querschnittlähmungen oder noch Schlimmeres aus. Autopsien stärkten die Ansicht, Verletzungen der Wirbelsäule und ihrer Bandscheiben bewirkten diese spezifischen Rückenbeschwerden. Ähnlich wie gewaltsame Traumata verursachten auch schwere, entzündliche Erkrankungen wie Pleuritis, Tuberkulose und die Stoffwechselerkrankung Rachitis gravierende Deformationen der Wirbelsäule. Namhafte Mediziner wie Georg Middleton, John Teacher, Joel E. Goldthwait, Walter Dandy und

Harvey Cushing schilderten, gestützt durch myelografische Untersuchungstechniken, Fälle von eindeutigen Ausfallerscheinungen, hervorgerufen durch eine Beeinträchtigung des Rückenmarks, als Folge eines Traumas, eines Tumors oder einer Geschwulst. Hierbei wurde die Bandscheibenoperation als erfolgreiches Mittel zur Behandlung empfohlen (Middleton und Teacher 1911, Goldthwait 1911).

Der englische Chirurg John Eric Erichsen (1818–1896), der 1866 die posttraumatischen Symptome von verunglückten Eisenbahnpassagieren beschrieb, befasste sich auch mit geringeren Verletzungen der Wirbelsäule und den möglicherweise damit in Zusammenhang stehenden Rückenschmerzen. Es galt als gesichert, dass heftiges Schütteln und Rütteln der Wirbelsäule und des Nervensystems zu einer Störung der Funktion des Rückenmarks und der Nerven führe, ähnlich wie kognitive Funktionsstörungen nach einer Gehirnerschütterung auftreten können. Erichsen nannte diese Symptome die „railway spine" (Erichsen 1857). Nachfolgend richteten auch andere Wissenschaftler ihre Aufmerksamkeit vermehrt auf die einzelnen Bausteine der Wirbelsäule und deren Funktion, um den nicht traumatisch bedingten Rückenschmerz zu ergründen, davon ausgehend, dass die Bandscheiben prolabieren und Schmerzen verursachen können. Albrecht von Haller (Albrecht von Hallerstiftung) wies Mitte des 18. Jahrhunderts als anatomischer Wissenschaftler und Medizinprofessor in Göttingen in kontrovers diskutierten Tierexperimenten nach, dass Nerven Empfindungen weiterleiten und Muskeln zur Kontraktion bringen können.

Der italienische Mediziner Domenico Felice Antonio Cotugno (1736–1822) behauptete in seiner Arbeit *De ischiade nervosa commentarius*, Ischias entstünde durch eine Reizung des Ischiasnerven, und machte Ischias damit nun zu einer neurologischen Erkrankung (Postacchini 1999). Er vermutete, dass eine scharfe, beißende Flüssigkeit zwischen Nervenscheide und Nerv eingedrungen sei und bei Reizung Elektrizität auslösen könne. Diese Ansicht gründete er auf die Entdeckung des italienischen Arztes und Anatomen Luigi

Galvani, der 1780 durch Zufall die Kontraktion präparierter Froschschenkel unter dem Einfluss von statischer Elektrizität entdeckte (Aminoff und Daroff 2014). Auch Galvani war sicher, dass eine Flüssigkeit mit ihren mechanischen Gesetzmäßigkeiten nicht nur Elektrizität speichern, sondern diese bei Reizung auch selbst hervorbringen konnte. Erst über die elektrische Aktivität dieser Flüssigkeit in den Nerven würden dann erst die Sinneswahrnehmung und die Muskelsteuerung ermöglicht. Der Nerv also als Reizsensor. Auf diese Weise entwickelte sich die Auffassung, die Reizung dieser Flüssigkeit einer Nervenfaser könnte nicht nur zu motorischer, sondern auch zu sensorische Aktivität in Form ausstrahlender Beschwerden im Verlauf dieses Nervs führen. So kam der Begriff „Ischialgie" in Gebrauch: ein vom Rücken ins hintere Bein ziehender Schmerz, der durch Reizung der Flüssigkeit des Nervus ischiadicus ausgelöst würde.

1828 veröffentlichte der englische Arzt Thomas Brown (Brown 1828), tätig im Royal Infirmary in Glasgow, einen Bericht über eine ähnliche Funktionsweise spinaler Nerven und prägte dort den Terminus „spinal irritation". Brown war der erste Arzt, der die Ursache für Ischias und Rückenschmerzen in einem Zusammenhang zwischen der Wirbelsäule und der aus der Wirbelsäule austretenden spinalen Nerven suchte.

Der Neurochirurg William Mixter (1880–1958) und der orthopädische Chirurg Josef Seaton Barr (1901–1963) konnten mittels myelografischer Techniken bei terminalen Krebspatienten mit Metastasen im Rückenmark nachweisen, dass Flüssigkeit aus einer gerissenen Bandscheibe ausgetreten war (Mixter und Ayer 1934). So machten sie den Bandscheibenvorfall als Verursacher von Rückenschmerzen aus. Als 1935 Mixter und der Chirurg J. S. Ayer schließlich ihre Überlegungen, Schmerzen im unteren Rücken könnten auch **ohne** objektive neurologische Merkmale auf einen Prolaps hinweisen, publizierten, manifestierte sich die Vorstellung des traumatischen Ursprungs von Läsionen an der Wirbelsäule für den Rückenschmerz (Mixter und Ayer 1935).

Der Schmerz wurde immer mehr als führendes Merkmal für „Nervenreizung" bei Ischias definiert. Der französische Neurologe Ernest Charles Lasègue (1816–1883) stellte 1864 in seiner Arbeit *Considération sur la sciatique* die Idee vor, durch Dehnung könne eine Nervenfaser provoziert werden und einen Schmerz auslösen. Erst 1881 beschreibt sein Schüler Frost die Ischiadicusdehnungstests, welche auf Lasègues Idee basierten (Krämer et al. 2005). Der Lasègue-Test ist bis heute in der Orthopädie und in der Neurologie ein grundlegendes diagnostisches Instrument bei der Beurteilung sogenannter radikulärer-pseudoradikulärer (oder neurologisch-orthopädischer) Symptomatik. Die Aussagefähigkeit dieses Testverfahrens wird jedoch völlig konträr diskutiert. Nach meiner Erfahrung haben diese Tests nur Aussagekraft in Zusammenhang mit der Funktion des Hüftgelenks: ein positiver Lasègue-Test bestätigt meist ein erkranktes Hüftgelenk mit eingeschränkter Beweglichkeit.

Verschiedene Physiologen aus dem 19. Jahrhundert wie Valentin, Tutschek, Ranke, Conrad, Landois und Tilleaux (Vogt 1877) untersuchten in Tierexperimenten ebenfalls die Dehnbarkeit der Nervenfasern, indem Erregbarkeit und Kraft bei mechanischer Belastung getestet wurde. Zusammenfassend stellten sie fest, dass der Nerv selbst nur in beschränktem Maße elastisch und überhaupt dehnbar ist. Die Grenzen seiner normalen Dehnbarkeit fallen mit den physiologischen Bewegungsgrenzen der Körperteile zusammen. Will man über das innerhalb dieser physiologischen Grenzen gesetzte Maß hinaus den Nerven dehnen, so läuft er Gefahr, zu zerreißen. Für die Leitfähigkeit bedeutet dies, dass beim Überschreiten der physiologischen Grenze Risse mit erheblichen und irreparablen Störungen der Leitungsfunktion des Nervs entstehen, wodurch die Reizbarkeit und die Reflexerregbarkeit eines Nervs in seinem Verbreitungsbereich herabgesetzt werden. Sensorik und Motorik werden stark beeinträchtigt und vermehrte Schmerzen können so nicht ausgelöst werden.

Die Spinalirritation rief, neben Rückenschmerzen und Ischias, alle nur erdenklichen Krankheitssymptome hervor. Niemand aber war in der Lage, den Ischias zielgerichtet zu diagnostizieren oder einen effektiven Behandlungsplan zu erstellen. Kritiker wie A. Mayer (Mayer 1849) und der bedeutende Kliniker und Zeitgenosse Ernst von Leyden (1832–1910) setzten sich intensiv mit der spinalen Irritation auseinander und folgerten übereinstimmend, es sei unzulässig, die Spinalirritation als besondere Krankheit zu verstehen (Fischer-Homberger 1970).

Aus den Ansichten von Cotugno, Brown, Mixter, Barr und Ayer entstand hier unsere moderne Ansicht über Rückenschmerzen: Ein Schmerz, ohne objektive neurologische Merkmale wie ausgeprägter Verlust von Gefühl und Kraft, kommt von der Wirbelsäule und steht mit einem Trauma, einer Überbelastung oder mit Degeneration in Verbindung. Die dadurch geschädigte Bandscheibe reizt den peripheren Nerv und löst so ausstrahlende Beschwerden in den Gliedern aus. Das lumboradikuläre und zervikoradikuläre „Reizsyndrom" mit den typischen ausstrahlenden Beschwerden im Arm oder Bein, heutzutage wieder sehr aktuell, kann man noch als das letzte Rudiment der einst dominierenden „Spinalirritation" verstehen.

1.2 … zurück zum „gelenkigen Hüftweh"?

Der Schweizer Neurologe Alois Brügger (Brügger 1980) vermutete aufgrund postoperativer Ergebnisse, nach denen sich die neurologischen Ausfallerscheinungen wesentlich verbesserten, aber nicht die ausstrahlenden Beschwerden, dass es offenbar ausstrahlende Schmerzen ohne neurologischen Ursprung gibt. Diese ähneln den durch die Nervenreizung hervorgerufenen Beschwerden allerdings und sind dadurch kaum voneinander zu unterscheiden. Zur Abgrenzung dieser Symptomatik führte Brügger in den 1950er Jahren den Begriff „pseudoradikuläre Syndrome" ein. Bis heute wird diese Bezeichnung verwendet, um ausstrahlende Beschwerden in die Arme wie auch in die Beine zu beschreiben, sofern die radikuläre, neurologische Symptomatik unklar ist (Koch-Remmele und Kreuzer 2007). Gemeinsam mit den ent-

täuschenden Resultaten der Operationen am Rücken lässt dies die Vermutung aufkommen, dass die Ansicht, Nerven können gereizt werden, zu bezweifeln ist. Die Gelenke mit in Betracht zu ziehen, kommt auch jetzt noch nicht in Frage.

Die Auffassung, der Rückenschmerz stelle ein mechanisches Problem dar und sollte dementsprechend auch nach orthopädischen Gesichtspunkten „repariert" werden, herrscht immer noch vor. Die dominierende Grundhaltung im medizinischen Denken beim Thema Rückenschmerz, eine Operation käme nur in Frage bei positiven objektiven, neurologischen Befunden wie sensorischen oder motorischen Ausfallerscheinungen, wurde hiermit in den Hintergrund verdrängt. Unerschrocken dehnten die Chirurgen den Formenkreis der Bandscheibenläsionen aus: Wenn Ischialgie verursacht werde durch einen Bandscheibenvorfall, dann könne Rückenschmerz auch ein Indiz für eine Bandscheibendegeneration sein. Schon normale altersbedingte Veränderungen der Bandscheiben könnten ischialgische und Rückenschmerzen auslösen. Andere Ursachen, wie beispielsweise Haltungsänderungen der Wirbelsäule durch alternde oder krankhafte Hüft- oder Schultergelenke, wurden überhaupt nicht in Erwägung gezogen.

Durch Lockerung dieser strengen und kostspieligen diagnostischen Kriterien nahm die Zahl der Bandscheibenoperationen von 1950 an explosionsartig zu, ebenso wie die Anzahl der Orthopäden und Neurochirurgen. Aber der rasante Zuwachs dieser chirurgischen Eingriffe stieß auf Grenzen: Sogar die anfänglich meist begeisterten Chirurgen mussten erkennen, wie kompliziert es war, die Ergebnisse richtig zu evaluieren. Die ausgedehnte Diagnostik führte zu einer gravierenden Verzerrung der Versorgung für 99 % der Patienten mit Rückenschmerzen ohne Indikation für eine Operation. Die Erfolgschancen sanken. Aus Patienten mit Rückenschmerzen entwickelten sich Patienten mit ernsten Rückenverletzungen oder irreversiblen, schwer zu behandelnden Degenerationen. Um ungefähr 1970 wurde den Chirurgen vorgeworfen „leaving more tragic human wreckage in its wake than any other operation in history" (… dass sie mehr tragische menschliche Wracks zurückließen als jede andere Operation in der Geschichte) (Waddel und Allen 1989).

Obwohl die Chirurgen zunehmend realisierten, dass Bandscheibenoperationen nur wenigen Patienten mit einer deutlichen neurologischen Indikation helfen würden und es nur Erfolg bei sehr strenger und sorgfältiger Auswahl der Patienten gab, sind auch heute noch die Wirbelsäulenoperationen bei Fachleuten umstritten. Der schottische Orthopäde Gordon Waddell zerschlug in seinem 1998 veröffentlichten Buch *The Back Pain Revolution* gleich mehrere Mythen zu angeblich so erfolgreichen Rückenoperationen. Er forderte seine Fachkollegen zum radikalen Umdenken auf. Waddell konnte nicht nur zeigen, dass die Bandscheiben lediglich in den westlichen Ländern zur Spielwiese der Chirurgie geworden sind, sondern wies auch nach, dass etwa 90 % der Eingriffe auf einer mehr als unsicheren Diagnose basierten und eine Operation gar nicht angezeigt war. In den Fokus seiner Kritik setzte er das Zusammenspiel von Arzt und Patient – für ihn spielen sie ein „Schmerzspiel". Patient und Arzt werfen sich dabei gegenseitig die Bälle zu: Der Patient verlangt die schnelle Heilung von den unerträglichen Schmerzen, der Arzt antwortet mit einer breiten Auswahl an OP-Methoden. Beide starren gebannt auf die Kernspinbilder, die eine defekte Bandscheibe zeigen. So ist der Verursacher – in diesem Fall die Bandscheibe – anscheinend schnell gefunden, und eine Operation erscheint unvermeidlich (Waddel 2000).

Eine Analyse, die Orthopäden aus Düsseldorf beim Kongress für Orthopädie und Unfallchirurgie im Oktober 2007 in Berlin vorstellten, ließ ebenfalls den Widerspruch der Wirbelsäulenoperationen erkennen. „Kurzfristig können Operationen bei Bandscheibenvorfällen an der Lendenwirbelsäule helfen, mittel- und langfristig sind die Ergebnisse von operierten und nicht-operierten Patienten gleich", sagte Prof. Dr. med. Peter Wehling vom Zentrum für Molekulare Orthopädie in Berlin nach Auswertung von ca. 1200 Publikationen. Zu demselben Schluss kommt auch die weltweit größte klinische Studie an 1244 Bandscheibenpatienten (Boukal 2012).

Wegen der unzureichenden Fähigkeit, unspezifische Rückenschmerzen zu diagnostizieren, und der enttäuschenden Ergebnisse der Wirbelsäulenoperationen, suchte man in den 1970er Jahren nach einer Alternative und meinte, sie in dem biopsychosozialen Modell, 1977 von dem amerikanischen Psychiater Georg Engel entwickelt, zu finden. In diesem Modell wurden die psychologischen und sozialen Faktoren stärker berücksichtigt. Insbesondere psychologische Verhaltensschulungen standen im Vordergrund, die körperlichen Faktoren gerieten in den Hintergrund. Der Schwerpunkt lag mehr auf Quantität als auf Qualität. Mehr bewegen, egal welche Bewegung! So sind die medizinischen Fitnesscenter entstanden. Inzwischen gibt es auch aus Sicht der Wissenschaft neuere Kenntnisse, die das Interesse an der Qualität der Bewegung unterstützen (van Wingerden 2013).

Bei einer solch großen Anzahl von Patienten mit Rückenschmerzen zu behaupten, die Ursache dieser Schmerzen sei zurückzuführen auf rein psychologische und/oder soziale Faktoren, wird den Patienten nicht gerecht, genauso wenig, wie man nicht alle Rückenbeschwerden leichtfertig auf das Altern schieben kann.

Die Entwicklung der bildgebenden Verfahren Ende der 1980er Jahre, insbesondere die Magnetresonanztomografie (MRT) oder Kernspintomografie, hat die Aufmerksamkeit der Mediziner wiederum voll auf die Wirbelsäule als Verursacher von Rückenschmerzen gelenkt. Wirbelkörper und Zwischenwirbelscheiben sind eng miteinander verwachsen und werden daher auf Bildern unregelmäßig dargestellt. Diese Unregelmäßigkeiten werden dann als geschädigte Bandscheiben interpretiert und führen zu unumstößlichen Diagnosen wie Bandscheibenschäden und -vorfälle und Zwischenwirbel- und Spinalkanalverengungen, wodurch Nervenfasern eingeklemmt werden. Sogar Frakturen und Minderung der Knochendichte der Wirbelkörper (Osteoporose) werden festgestellt, obwohl jedes klinische Zeichen fehlt.

Dass gerade die enge Verflechtung der Bandscheiben mit den Wirbelkörpern und der komplexe Bau des Wirbelkörpers, der Bandscheibe und der Bänder als ausgesprochen ingeniöse Konstruktion gerade zu einer äußerst stabilen Mechanik der Wirbelsäule führen, wird völlig ignoriert. Auch, dass nur so das sehr empfindliche Rückenmark und die aus der Wirbelsäule austretenden, ebenso empfindlichen Nervenfasern geschützt werden.

Geringe bildliche Unregelmäßigkeiten eines Schulter- oder Hüftgelenks dagegen, wie marginal auch immer, werden kaum wahrgenommen, und wenn doch, bagatellisiert und als „altersbedingt" abgestempelt. Und das, wo gerade diesen Unvollkommenheiten aufgrund der biomechanischen Eigenschaften mit der folglich erheblich defizitären Reflexmotorik deutlich größere klinische Bedeutung zuerkannt werden müsste.

Ein Blick auf die Statistik der medizinischen Diagnosen und das Ausmaß an Wirbelsäulen- oder etwa Hüftgelenkersatzoperationen bestätigt die erhebliche Skepsis über die Richtigkeit der bildgebenden Diagnostik. Vergleicht man nämlich die Anzahl der medizinischen Diagnosen Rückenschmerz und Hüftarthrose mit der Anzahl an Wirbelsäulen- und Hüftgelenkersatzoperationen, so scheinen Diagnostik und operative Behandlung nicht miteinander im Einklang zu stehen. Die Diagnose Bandscheibenschaden oder -vorfall wird wesentlich häufiger gestellt als die Diagnose Hüftarthrose bei Rückenschmerzen. Auch werden mehr als dreimal so viele Wirbelsäulenoperationen als Hüftgelenksoperationen durchgeführt. Wo Hüftoperationen heute zu den Eingriffen mit den höchsten Erfolgsquoten (95–98 %) gehören (Stiftung Warentest 2006), variieren gute Resultate bei den Wirbelsäulenoperationen zwischen 16 und 95 % mit der Beobachtung, dass die prospektiven Studien ein schlechteres Ergebnis erzielen als die retrospektiven Untersuchungen (Ballhausen 2004). Im Durchschnitt sind die Ergebnisse in 35–45 % der Fälle also unbefriedigend.

Nach einem Jahr ist der Effekt einer Wirbelsäulenoperation im Vergleich zur konservativen Behandlung sogar gleich null. Und das widerspruchslos! Auch die S3-Versorgungsleitlinie Rückenschmerz kritisiert dieses diagnostische Verfahren und spricht sogar von einer „Zufriedenheitsfalle". Die unspezifische Bilddiagnostik hilft nicht wirklich weiter (Hausteiner et al. 2012).

Der Radiologe B. van Linge dagegen betont den hohen Wert der Anamnese und des klinischen Befundes und stuft diese als wesentlich aussagekräftiger ein als ein Bild. Denn klinische Befunde sagen etwas über Funktion und Kondition des Bewegungsapparates aus. Bildgebende Techniken hingegen geben nur Auskunft über die anatomische Struktur des Gewebes, die der Funktion untergeordnet ist. Abweichungen des Gewebes allein sind nicht maßgebend für das Funktionieren, denn selbst erhebliche Abweichungen können trotzdem eine schmerzlose und uneingeschränkte Funktion zulassen. Umgekehrt aber können (ernsthafte) Störungen in der Funktion des Bewegungsapparates mittels bildgebender Verfahren nicht bestätigt werden: Die Bilder zeigen keine Anomalien. Erst wenn chirurgische Rekonstruktionen in Erwägung gezogen werden, werden die bildgebenden Verfahren primär wichtig (van Linge 1989).

Eine solide Diagnose, basierend auf harten und auch klinischen Kriterien, fehlt somit bis heute in den meisten Fällen. Gerade auch weil die Tatsache, dass Nervenfasern nicht gereizt werden können, völlig ignoriert wird. Unsere moderne, fast ausschließlich bildgebende Verfahren nutzende Orthopädie bestätigt förmlich die Auffassung von Mixter, Barr, Ayer und Brown aus dem 19. Jahrhundert: Der Schmerz kommt unverkennbar von der Wirbelsäule, wo spinale Nerven gereizt werden: „spinal irritation". Bis heute hat Browns Gedanke, auch dank der bildgebenden Diagnostik, Stand gehalten. Dass mangelhafte und ausschließlich bildgebende Diagnostik zu ineffektiven Therapien, sowohl chirurgischen als auch nichtchirurgischen, führt, wundert dann auch nicht. Rückenschmerzen werden auf diese Weise jahrelang erfolglos behandelt, um schließlich festzustellen, dass zum Beispiel doch ein Hüftgelenk erneuert werden muss.

Zu der chirurgischen Behandlung des Rückenschmerzes kommt auch die konservative, in der Regel die Übungsbehandlung. In der Medizin, aber auch im Fitness- und Trainingsbereich finden zahlreiche Übungsmethoden Anwendung, welche ausnahmslos den Anspruch auf gesundheitsverbessernde Wirkung bezüglich Rückenschmerzen erheben. In allen Fällen fokussiert man sich früher wie heute stoisch auf die Wirbelsäule. Aber auf dem Prüfstand der Wissenschaft können nur die wenigsten mit ihren Ansprüchen bestehen. So basiert beispielsweise die Vojta-Therapie für Kinder, die die Reflexmotorik durch mechanische Reize zu fördern versucht, auf inzwischen völlig überholten neurologischen Grundlagen. Ausgeklügelte Vermarktungsstrategien setzen jedoch pseudowissenschaftliche Methoden erfolgreich durch, in der Medizin wie im Sport. Ein Beleg hierfür sind die wirtschaftlich erfolgreichen Trainingskonzepte, welche von medizinischen Laien ausgearbeitet wurden. Beste Beispiele hierfür sind: Faszien-Therapie, Pilates und Yoga. Und im Fitnessbereich überrollt der eine Hype den nächsten.

> **Nur richtige Bewegung lindert, steigert Leistungsfähigkeit und beugt vor.**

Die Nationalen Versorgungsleitlinien nichtspezifischer Kreuzschmerz (NVL 2017) sprechen sich eindeutig für körperliche Aktivität als einziges probates Mittel zur Bekämpfung von Rückenleiden aus, eine Spezifität soll es aber nicht geben. Aber selbst wenn (bewegungs-)therapeutische Maßnahmen in der Medizin und im Sport auf soliden Kenntnissen der Biomechanik der Gelenke und deren Interaktion mit der Wirbelsäule basieren, gibt es durchaus spezifische Bewegungen, die den Rücken- und Gelenkschmerzen gezielt entgegenwirken können. Im Sport kann so zudem Verletzungen vorgebeugt werden, und Leistungssteigerungen können sicherer realisiert werden.

Hierzu soll die bis jetzt stark unterschätzte Bedeutung der biomechanischen Interaktion zwischen den großen Gelenken und der Wirbelsäule ausführlich beleuchtet werden: nämlich die Wirbelsäule, die mit ihrer geringen Mobilität nicht nur als „Aufhänger" für Arme und Beine dient, sondern auch die Belastung dieser sehr beweglichen Arme und Beine auffängt. Die umfangreiche Beweglichkeit der großen Gelenke erlaubt den Gliedern ihre vielseitigen Bewegungen und gestaltet größtenteils die Motorik. Schon geringe motorische Defizite in den großen Gelenken und Fehlfunktionen der Stützgewebe haben eine erhebliche Auswirkung auf die biomechanischen Zusammenhänge der Wirbelsäule und damit auf die Motorik der Wirbelsäule, der Hüft- und der Schultergelenke. Reflexartige motorische Kompensationsmechanismen führen zu einer komplett anderen Belastung der Wirbelsäule und ziehen belastungsbedingte Rückenbeschwerden nach sich.

Die physikalische Belastbarkeit der Gelenke, des Knochen-, Knorpel- und Muskelgewebes wird einerseits durch Bewegung definiert, bestimmt andererseits wiederum die Motorik. Explizite Erkenntnisse über diese Wechselwirkung führen zu innovativen therapeutischen Ansätzen zur Übungsbehandlung von Rückenschmerzen. Die Verbesserung der Belastbarkeit des Knochens und der Gelenke bedarf intensiven Trainings. Aber eine Leistungssteigerung verlangt auch intelligente motorische Steuerung. Denn die Leistungsgrenze des Sportlers oder des Patienten darf nicht überschritten werden und den Körper gefährden. Der Körper muss in der Lage sein, sich an hohe physische Belastung anzupassen. Und hiermit ist Muskelkräftigung nicht nur harte, sondern auch diffizile Arbeit. Auch im Sport sollte diese Erkenntnis ebenfalls als Grundlage für Leistungssteigerung sowie zur Vorbeugung von Sportverletzungen dienen. Denn sowohl im Sport als auch in der Rehabilitation geht es vorrangig darum, Leistungssteigerung durch richtig betriebenen Sport und richtige Therapie zu erzielen!

Da Rückenbeschwerden nicht immer heilbar sind, aber meist durch gut dosierten Sport oder Übungsbehandlung erheblich und nachhaltig gelindert werden können, wird intelligente (Reha-)sportliche Aktivität zu einer lebenslangen Aufgabe – für viele Betroffene mitunter keine einfache Aufgabe. Denn in unserer heutigen Gesellschaft sind schnelle Lösungen gefragt. Sich als Gesundheitsanbieter jedoch daran zu orientieren und u. a. alternativmedizinische Behandlungen zu empfehlen, ist eine Scheinlösung und hilft den von Rücken- oder Gliederschmerzen Betroffenen nicht weiter; im Gegenteil – sie werden stark benachteiligt. Wie Hippokrates schon konstatierte: „Der Arzt [...] darf [...] zwei besondere Inhalte nicht aus den Augen verlieren, nämlich zu helfen und keinen Schaden anzurichten" (Adams 2007).

Die durch sportliche Aktivität gewonnene Linderung der Rückenbeschwerden kann durchaus ein Gefühl des Wohlbefindens auslösen, was wiederum zum Durchhalten motiviert. Sind die Bewegungsangebote optimal auf die Belastbarkeit und Fähigkeiten des Patienten abgestimmt, kann er sogar Freude an der Bewegung gewinnen und ist motiviert, diese sportliche Aktivität weiterzuführen. So kann der erste Schlag doppelt zählen.

„Der aus Büchern erworbene Reichtum fremder Erfahrung heißt Gelehrsamkeit, eigene Erfahrung ist Weisheit" (Gotthold Ephraim Lessing, zit. nach Fürst und Roberts 2013).

Literatur

Adams F (2005) Of the epidemics by Hippocrate. Adelaide https://ebooks.adelaide.edu.au/h/hippocrates/epidemics/index.html#section6/, Zugriff: 02.02.2012

Albrecht von Hallerstiftung der Bürgergemeinde Bern, des historischen Instituts der Universität Bern und des Instituts für Medizingeschichte der Universität Bern. http://www.albrecht-von-haller.ch/d/medizin.php/, Zugriff: 12.02.2016

Aminoff MJ, Daroff RB (2014) Encyclopedia of the neurological sciences, 2. Aufl. Elsevier, S 397

Aurelianus C (1950) Acute diseases and chronic diseases. University of Chicago Press, Chicago

Ballhausen TA (2004) Retrospektive Untersuchung der Ergebnisse von 200 dorsoventralen Distraktionsspondylodesen mit einem neu entwickelten Fixateur interne. Dissertation, Ludwig-Maximilians-Universität zu München

Boukal C (2012) Bandscheibenvorfälle: zu häufig operiert. Forum Gesundheit. http://www.forumgesundheit.at/portal27/portal/forumgesundheitportal/channel_content/cmsWindow?p_pubid=654372&action=2&p_menuid=63348&p_tabid=4/. Zugriff: Juli 2013

Brown T (1828) On irritation of the spinal nerves. The Glasgow Medical Journal 1: 131ff.

Brügger A (1980) Die Erkrankungen des Bewegungsapparates und seines Nervensystems. G. Fischer Verlag, Stuttgart

Cameron ML (1993) Anglo-Saxon Medicine. Cambridge University Press

Erichsen JE (1867) On railway and other injuries of the nervous system. Philadelphia. https://archive.org/details/onrailwayandoth00ericgoog/. Zugriff: 12 März 2014

Fischer-Homberger E (1970) Railway Spine und traumatische Neurose – Seele und Rückenmark. Aus dem Medizinhistorischen Institut der Universität Zürich, Separatabdruck aus Gesnerus 27 (1970) Heft 1/2 Sauerländer AG, Aarau. http://fischer-homberger.ch.galvani.ch-meta.net/fileadmin/pdf/Railway_Spine_und_traumatische_Neurose_-_Seele_und_Rueckenmark.pdf/. Zugriff: 4 September 2014

Fürst EM, Roberts L (2013) Zitate für Manager – Über 2.600 Sinnsprüche, die ihre Botschaft auf den Punkt bringen. 3. Aufl. Springer Gabler, Wiesbaden. https://doi 10.1007/978-3-658-03059-9

Goldthwait JE (1911) The lumbo-sacral articulation. An explanation of many cases of ‚lumbago', ‚sciatica' and paraplegia. Boston Med and Surg 164:365, 1911

Hausteiner-Wiehle C, Schäfert R, Häuser W, Herrmann M, Ronel J, Sattel H, Henningsen P, Schneider G, Noll-Hussong M, Lahmann C, Sack M, Brodski E, Kopp I (2012) S3-Leitlinie „Nicht-spezifische, funktionelle und somatoforme Körperbeschwerden" (051-001): Langfassung

Koch-Remmele C, Kreutzer R (2007) Funktionskrankheiten des Bewegungssystems nach Brügger. Springer, Heidelberg, S 2

Krämer J, Hasenbring M, Theodoridis T, Wilke H-J (2005) Bandscheibenbedingte Erkrankungen. Ursachen, Diagnose, Behandlung, Vorbeugung, Begutachtung, 5. Aufl. Thieme, Stuttgart

van Linge B (1989) De zin van een röntgenfoto (Der Sinn eines Röntgenbildes). The Practitioner, December 1989

Mann A (Übers.) (1858) Die auf uns gekommenen Schriften des Kappadokier Aretaeus. Halle, unveränderter Nachdruck 1969, Dr. Martin Sändig oHG, S 109

Mayer A (1849) Über die Unzulässigkeit der Spinal-Irritation als besonderer Krankheit. Nebst Beiträgen zur Simiotik und Therapie des Rückenschmerzes. Mainz, Bayerische Staatsbibliothek (Eigentümerin der Vorlage)

Middleton GS, Teacher JH (1911) Injury of the spinal cord due to rupture of an intervertebral disc during muscular effort. Glasgow Med J 76,1, 1911

Mixter WJ, Ayer JB (1935) Hemiation or rupture of the intervertebraldisc into the spinal canal. New Eng J Med 213: 385 ff.

Mixter WJ, Barr JS (1934) Rupture of the intervertebral disc with involvement of the spinal cord. New Eng J Med 211: 210 ff.

Nationale Versorgungsleitlinie nicht-spezifischer Kreuzschmerz Kurzfassung 2. Aufl. 2017 Version 1 AWMF-Register-Nr: nvl-007

Postacchini F (1999) Lumbar disc herniation. Springer, Wien

Stiftung Warentest (2006) Hüftoperation: Kunst der kleinen Schnitte. https://www.test.de/Hueftoperation-Kunst-der-kleinen-Schnitte-1359862-2359862/. Zugriff: 4 September 2017

Vasiliadis ES, Grivas TB, Kaspiris A (2009) Historical overview of spinal deformities in ancient Greece. Scoliosis 4: 6. doi.org/10.1186/1748-7161-4-6

Vogt P (1877) Die Nerven-Dehnung als Operation in der chirurgischen Praxis: eine experimentelle und klinische Studie. F. C. W. Vogel, Leipzig. https://archive.org/stream/dienervendehnung00vogt/dienervendehnung00vogt_djvu.txt/. Zugriff: 12. Oktober 2015

Waddell G (2000) The back pain revolution. Harcourt Publishers, United Kingdom

Waddell G, Allan OB (1989) A historical perspective on low back pain and disability. Acta Orthop Scand 60 (Suppl 234): 1–23

van Wingerden JP (2013) Waar is de Bio in het BPS-model gebleven? Pijn Periodiek 2: 8–9

Bewusste (Schmerz-) Erlebnisse als Resultat weiterleitender und verarbeitender Prozesse bei sensorischer Reizung

© Springer-Verlag GmbH Deutschland, ein Teil von Springer Nature 2018
P. Geraedts, *Physiotherapeutisches Training bei Rückenschmerzen*
https://doi.org/10.1007/978-3-662-56086-0_2

Motorik ist im Gehirn und Rückenmark planmäßig organisiert und basiert auf dem Nervensystem als Leitsystem sensorischer und motorischer Reize. Neueste Kenntnisse über den physiologischen Mechanismus, wie Reize – sowohl sensorische als auch motorische – weitergeleitet werden, sind in der Medizin von großer Bedeutung, um sensorische Reizsyndrome (insbesondere ausstrahlende Beschwerden und Muskelschmerzen) richtig deuten und deren Ursache feststellen zu können. Für die klinische Diagnostik ist fundiertes Wissen über die Entstehung und Weiterleitung von (Schmerz-)Reizen unentbehrlich. Wenn Gewebe wie z. B. Gelenkknorpel, Menisken, Bandscheiben oder Knochensubstanz keine sensorischen Sinneszellen für Schmerz enthalten, können hier auch keine Schmerzen verursacht werden. Kapsel- und Bandgewebe sowie die subchondrale Knochenplatte dagegen enthalten viele Sensoren, und eine Reizung dieser Sinneszellen kann sehr wohl Schmerzen, auch ausstrahlende, verursachen.

Außerdem können Aktionen wie zum Beispiel Kraft- oder Koordinationstraining sowie Übungsbehandlungen zielgerichtet und damit effektiver eingesetzt werden, wenn die neurologische Basis besser verstanden wird.

2.1 Chemische und elektrische Informationsübertragung gehen Hand in Hand

Zur Informations- oder Reizübertragung verfügt der Mensch über zwei Informationssysteme:

Zum einen kann die Informationsübermittlung über körpereigene Hormone oder andere Botenstoffe, die über das Blut zu den Zellen gelangen, auf chemischem Wege stattfinden. Müssen diese Botenstoffe unter Umständen noch „zusammengestellt" werden, ist dieses System langsamer als die Informationsübertragung auf elektrischer Basis. Dafür können aber alle Zellen erreicht werden. Sind die benötigten Botenstoffe vorhanden, ist die hormonelle Informationsübertragung auch blitzschnell und vor allem vielseitig und vollständig. In Ausnahmesituationen, wie bei einem Kampf oder bei Flucht, reagiert das Gehirn mit einer kaskadenartigen Ausschüttung von Botenstoffen, um den Körper sekundenschnell in Handlungsbereitschaft zu versetzen: Das Herz schlägt schneller und lässt somit auch das Blut schneller fließen, der Blutdruck schnellt nach oben, die Atemfrequenz beschleunigt sich, und die Leber stellt vermehrt Blutzucker zur Verfügung, damit die Muskeln und das Gehirn zusätzliche Energie zur Verfügung haben. Die Schweißdrüsen werden angeregt, um zu verhindern, dass der Körper überhitzt wird (Shafy 2011).

Ein Botenstoff oder Neurotransmitter führt über eine chemische Synapse zu einer elektrischen Spannungsveränderung der Zellwände derjenigen Neuronen, die miteinander in Verbindung stehen. Diese Spannungsveränderung bewirkt somit die Weiterleitung elektrischer Signale. So aktiviert das hormonelle System das elektrische, um eine effektive Informationsübertragung zu gewährleisten.

Es gibt wahrscheinlich Hunderte von diesen Botenstoffen. Sie sind wie „Worte", mit denen das Gehirn kommuniziert. Beispiele dieser Botenstoffe sind Acetylcholin, Norepinephrin, Serotonin, Dopamin, Endorphin und Adrenalin. Sie alle spielen bei Aufregung, Angst, Kampf oder Fluchtreaktion, im Schlaf, im Traum, bei Halluzinationen, bei der Schmerzregulation und bei Stimmungswechseln eine Rolle. Auch vermehrter Fettabbau, Stoffwechselprozesse und Blutzuckerspiegel werden in der Regel über Hormonausschüttung reguliert. Kurz zusammengefasst liegen diese Stoffe allen Gehirnfunktionen zugrunde (Ornstein und Sobel 1987).

Zum anderen kann Information über das Nervensystem weitergegeben werden, auf elektrischer Basis, was bedeutend schneller geht. Nur diejenigen Zellen werden erreicht, die mit dem Nervensystem verschaltet sind.

In spezifischen, kontraktilen Geweben wie dem Herzmuskel, den Wänden der Blutgefäße und der Gebärmutter können zwischen elektrisch aktiven Muskelzellen offene Querverbindungen, **Gap junctions**, vorkommen, welche

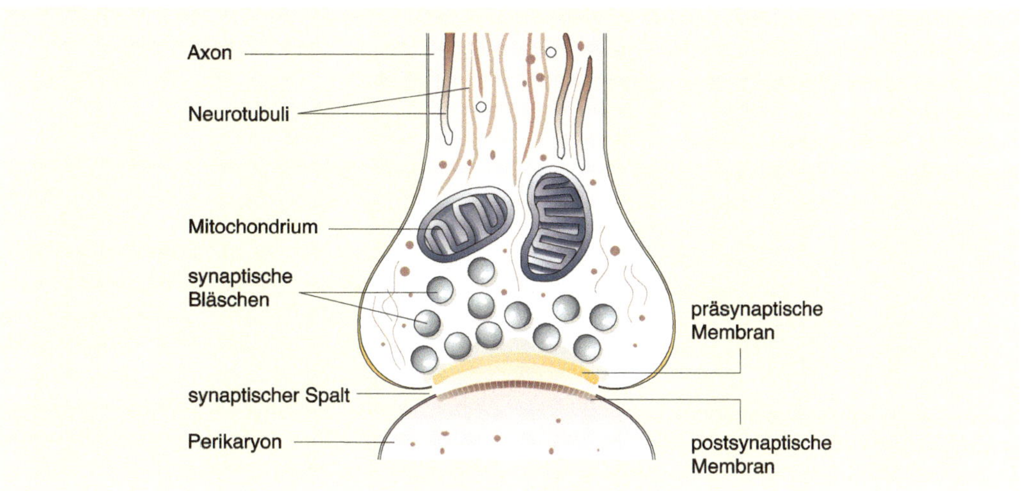

D Abb. 2.1   Schema einer Synapse. (Aus Spornitz 2010)

nur für K^+- oder Ca^{++}-Ionen durchlässig sind. **Tight junctions** dagegen laufen kreisförmig um die gesamten Zellen und schließen den Raum zwischen den Zellen ab. Der Ionentransport löst elektrische Ströme aus. Auf diese Weise können sich Muskelzellen gegenseitig aktivieren und die unabhängige Funktion dieser Gewebe, wie z. B. beim Herzmuskel, sichern.

Über die zentrale Schaltstelle im Gehirn, den (Hypo-)Thalamus, werden das chemische und das elektrische System aufeinander abgestimmt. Die Wahrnehmung der sensorischen Information aus der Peripherie des Körpers (u. a. aus Haut, Ohren, Augen, den inneren Organen) und die Aktivität der Blutgefäße und der Muskulatur werden hauptsächlich über Nervenbahnen reguliert. Obwohl alle Zellen des menschlichen Körpers über elektrisch geladene Zellwände verfügen, können nur Sinneszellen, Neuronen und Muskelfaserzellen die elektrischen Signale weiterleiten, sogar über große Entfernungen. Das heißt, dass auch nur durch das Gehirn oder das Rückenmark die Muskelfasern neurologisch zur Kontraktion angeregt werden. Für die Faszien hat man bis heute solche Verbindungen noch nicht festgestellt. Also ist es sehr unwahrscheinlich, dass das Fasziengewebe dem Muskelgewebe bezüglich der Kontraktionskraft überlegen ist, wie von Verfechtern der Faszientechnik manchmal behauptet wird.

▪▪ Der Nerv als Reizüberträger – Informationstransport über Schnellstraßen und Feldwege

Um einen elektrischen Impuls weiterzuleiten, werden die Neuronen einer Sinneszelle durch das Sinnesorgan oder ein freies Nervenende (= Sinnesorgan für Schmerz) erregt. Dazu besitzt jede Nervenzelle mehrere, manchmal sehr viele kleinere, verzweigte Fortsätze (Dendriten) für die Zuführung der Signale zum Zellkörper (Soma) und einen bis 1 m langen Fortsatz (Axon) für die Führung des Signals vom Zellkörper weg (Huppelsberg und Walter 2009). Das Axon teilt sich an seinem Ende in viele Zweige auf, die jeweils an einer Kontaktstelle, Synapse, mit anderen Dendriten enden (**D** Abb. 2.1).

2.2   Zunahme der Zellwandspannung bis zum Aktionspotenzial – Alles oder Nichts

Die Reizung einzelner Sinneszellen, z. B. an einem freien Nervenende für die Schmerzwahrnehmung, die Weiterleitung und die

Übertragung dieses Reizes über erregbare Gewebe (Nerven-, Muskel- und Sinneszellen) beruhen auf elektrischer Spannung der Zellmembran gegenüber ihrer Umgebung, dem sogenannten Membranpotenzial. Ein Ruhepotenzial basiert auf Undurchlässigkeit für Ionen der lipidartigen Zellmembran, in der selektiv durchlässige Ionenkanäle, insbesondre für K^+-Ionen, eingelagert sind. Ungleiche Ionenkonzentrationen an beiden Seiten der Zellmembran halten ein konstantes Membranpotenzial aufrecht. So hat die Zellmembran die Funktion sowohl eines Isolators als auch einer Batterie.

Nur Sinneszellen können gereizt werden und nur Nervenfasern können diese Reize weiterleiten und auch nur im Bereich einer Synapse; in einer Muskelfaserzelle können Reize von der Nervenfaser auf die Muskelzelle übertragen werden. Solange die Zelle nicht von außen über ein sensorisches Organ angeregt wird, verbleibt sie in ihrem ursprünglichen Zustand.

Überschreitet ein sensorischer oder motorischer Reiz die Reizschwelle des sensorischen Organs, wird durch Na^{2+}- und K^+-Ionenverschiebungen in der Zelle (Na^+/K-Pumpe) eine Kettenreaktion in Gang gesetzt, die eine schlagartige, nur kurz andauernde Beinah-Verdoppelung des Membranpotenzials in Ruhe von -70 mV auf etwa $+30$ mV auslöst, wobei gleichzeitig der negative Wert des Membranpotenzials zu einem positiven hin geändert wird. Diese Umkehrung des Ladungsunterschieds oder Depolarisation führt zu einer kurz andauernden Spannungsspitze, dem Aktionspotenzial: Die Zelle feuert und markiert den Erregungszustand der Nervenzelle. Weil die Zellmembran ein hervorragender Isolator ist (10.000 V/mm Dicke!), kann keine elektrische Ladung wegfließen. Bei Nervenzellen von Warmblütern dauert dieser Spannungsanstieg ca. 1 ms. Bei quergestreiften Muskeln ca. 10–30 ms und bei einem Herzmuskel ca. 200–300 ms. Je schwächer der Reiz sein darf, um ein Aktionspotenzial auszulösen, desto empfindlicher ist das Sinnesorgan. Ausgleichsvorgänge lassen die Zelle innerhalb weniger Millisekunden wieder in ihren ursprünglichen Ruhezustand zurückkehren (Repolarisation) (Dudel und Menzel 2000; Loidl et al. 2008).

Das Aktionspotenzial setzt sich vom Rezeptor- oder Sinnesorgan ausgehend (oder dem freien Nervenende, zuständig für Schmerzwahrnehmung) an der mit ihm verbundenen Nervenfaser entlang fort und erreicht schließlich die Synapsen: hochspezialisierte Kontaktstellen zwischen den Axonen und Dendriten einzelner Neuronen. Informationen erreichen den Zellkern immer über die Dendriten und verlassen die Nervenzelle über das Axon, der eigentlichen Nervenfaser. Jedes Neuron bildet etwa zwischen tausend und zehntausend Synapsen mit anderen Neuronen. Ein winziger Teil des Gehirns eines erwachsenen Menschen, etwa von der Größe einiger Quadratmillimeter, enthält etwa hunderttausend Neuronen, zwei Millionen Axone und eine Milliarde Synapsen (!) – nur um einen Eindruck von der Größenordnung zu bekommen. Und all diese Neuronen stehen auch noch untereinander in Verbindung. So sind alle Nervenzellen exzellent miteinander vernetzt.

Synapsen können Informationen schneller oder langsamer weiterleiten. Da Rezeptoren an diesen Synapsen in der Lage sind, von benachbarten Nervenzellen ausgeschüttete Proteine zu erkennen, können Nervenimpulse von einer Zelle zur nächsten springen.

So kann der Glutamatrezeptor AMPA, der seit über 30 Jahren als echter Spezialist für aufeinanderfolgende, schnelle Impulse galt, das Protein Glutamat erkennen. Anna Carbone und Andrew Plested (beide FMP und Mitglieder des Exzellenzcluster NeuroCure) konnten nun zeigen, dass wiederholte Aktivierungen den Rezeptor in einen langsamen Modus drängen, mit gleichzeitig hoher Aktivität. In diesem Zustand der Super-Aktivierung kann er bis zu einer Sekunde geöffnet bleiben. Der Rezeptor kann so, je nach Aufgabe, von einem schnellen Modus in einen langsameren versetzt werden und auf diesem Wege ungeheuer flexibel reagieren (Carbon und Plested 2016).

Nicht alle Nervenzellen funktionieren gleich. Einige können als zentrale Knotenpunkte (Hubs) fungieren und so ein Netzwerk steuern, indem sie den Informationsfluss regeln. Diese Hubs stehen sehr eng miteinander in Verbindung (rich-club) und haben unverhältnismäßig mehr Verbindungen im Netzwerk als die übrigen Nervenzellen. Außerdem sind sie, im Gegensatz zu anderen Nervenzellen, rhythmisch aktiv und kommunizieren so mit anderen rhythmisch aktiven Nervenzellen. Somit bilden diese Nervenzellen ein arealübergreifendes Kommunikationszentrum (Dan et al. 2016).

Zusammen mit der riesigen Anzahl und hohen Dichte von vernetzten Nervenzellen entsteht so ein blitzschnelles System für Informationsaustausch und Reaktionsvermögen. Zur gleichen Zeit aber ist so ein System sehr anfällig für Störungen. In der Wachstumsphase, die bis ins zweite Lebensjahr hineinreicht, werden die meisten Synapsen gebildet und wird die Kommunikation der Neuronen untereinander gewährleistet. So werden mentale Prozesse wie denken, wahrnehmen, phantasieren, imaginieren u. a. möglich. In den Synapsen sollen das Immaterielle des Menschen, also Persönlichkeit, Erinnerungen, Gefühle und Zukunftspläne gespeichert sein.

Es ist noch nicht so lange bekannt, dass es einige wenige sehr starke und recht viele schwache Synapsen gibt, je nachdem, wie leicht Impulse an das nächste Neuron weitergeleitet werden sollen. In den starken Synapsen sollten Erinnerungen ein Leben lang gespeichert werden, so der Kognitionsforscher Prof. Jochen Triesch vom Frankfurter Institute for Advanced Studies, FIAS (Triesch et al. 2013), der mit seinem Team ein theoretisches Modell entwickelte, um diese Größenunterschiede der Synapsen zu erklären. Einem mathematischen Gesetz zufolge führen besondere Regelungsmechanismen des Gehirns aller Wahrscheinlichkeit nach dazu, dass häufig genutzte Synapsen rascher wachsen und sich besser vernetzen als Synapsen, die wenig in Gebrauch waren. Er spricht von dem **Rich-get-richer-Prinzip**, Reiche werden immer noch reicher. Neues zu erlernen ist nur möglich, wenn entweder die Stärke einiger Synapsen geändert wird, neue Verbindungen hergestellt oder alte aufgelöst werden. Die im theoretischen Modell Prof. Trieschs verwendeten Lernmechanismen ließen einige Synapsen sehr stark werden, während die meisten schwach blieben, wie es auch vom menschlichen Gehirn bekannt ist. Diese synaptische Plastizität konnten auch Wissenschaftler um Christoph Nissen, ärztlicher Leiter des Schlaflabors an der Klinik für Psychiatrie und Psychotherapie des Universitätsklinikums Freiburg (Kuhn et al. 2016), nachweisen. Schlaf gilt generell als Erholungsphase für die meisten Gewebe und damit für viele Körperfunktionen. Aber Schlaf ermöglicht auch die dauerhafte Aufnahme und Verarbeitung von Informationen. Dazu wird im Schlaf die allgemeine Verbindungsstärke der Synapsen verringert, indem Nervenzellverbindungen geschwächt oder sogar ganz abgebaut werden. Nur wichtige Synapsen bleiben bestehen oder werden gestärkt. Dadurch schafft das Gehirn wieder Platz, um neue Informationen zu speichern. Denn wird dieser Prozess durch Schlafmangel unterbunden, könnten durch eine Art von Sättigungszustand des Gehirns Synapsen nicht mehr ausreichend verstärkt oder neu gebildet und somit keine neue Information wieder aufgenommen werden.

In der Hörrinde können Synapsen zu einer extremen Größe mit erstaunlich schneller Übertragungsgeschwindigkeit heranwachsen. Denn um eine Geräuschquelle mit einer hohen Genauigkeit lokalisieren zu können, benutzt das Gehirn den Zeit- und Intensitätsunterschied des eingehenden Schallsignals zwischen den Ohren. Voraussetzung hierfür ist eine schnelle Übertragung der Hörinformation des jeweils gegenüberliegenden Ohres auf die andere Gehirnhälfte. Dies geschieht in Riesensynapsen, auch Held'sche Calyxsynapsen genannt. Hunderte von Kontaktpunkten ermöglichen es ihnen, Impulse ganz alleine an ihre nachgeschalteten Neurone weiterzuleiten und das in weniger als einer Millisekunde, während die Informationsübertragung in den meisten anderen neuronalen Schaltungen mehr als 10 Millisekunden dauert (Xiao et al. 2013).

Im Labor erfolgte mit einem höchstkomplizierten Messverfahren allerdings der Nachweis, dass generell im Gehirn Informationen bis zu

1000-mal pro Sekunde (1 kHz) ausgetauscht werden können. Im Kleinhirn, zuständig für die Kontrolle bereits erlernter, einigermaßen automatisierter Motorik, wurden in vivo schon eher außergewöhnlich hohe Feuerungsfrequenzen von Neuronen beobachtet (Ritzau-Jost et al. 2014).

Eine besondere Synapse ist die Nervenverbindung zum Muskel, die motorische Endplatte. Hier wird mittels des chemischen Neurotransmitters Acetylcholin die Erregung des Nerven auf die Muskelfaser übertragen. Das Besondere an dieser Synapse ist der große synaptische Spalt, etwa 10–50 nm breit (Martini et al. 2012). Diese Oberflächenvergrößerung entsteht durch eine starke Ausfaltung der Membrane der Nervenzelle und der Muskelfaser. Auf dieser Weise wird eine Verstärkung der Signalübertragung erreicht (◘ Abb. 2.2).

Die Synapsen schütten nun chemische Substanzen, die Neurotransmitter, aus, die über die synaptische Spalte an ihren Bestimmungsort, zu den anderen Nervenzellen, gelangen. Deren Membranpotenzial wiederum wird erhöht und kann erneut ein Aktionspotenzial auslösen, sofern die Konzentration der ausgeschütteten Neurotransmitter hoch genug ist. Dies ist meist dann der Fall, wenn an einer Nervenzelle genügend viele Synapsen gleichzeitig aktiviert sind.

Um zu ermitteln, wie das Gehirn Bewusstsein produziert, hat ein Team um Thomas Lissek, Neurobiologe am Max-Planck-Institut für medizinische Forschung in Heidelberg, die Gehirnaktivität von Mäusen im wachen, im bewussten Zustand und unter Anästhesie verglichen (Lissek et al. 2016). Mittels eines lichtgebenden Proteins konnte die Aktivität von Nervenzellen sichtbar gemacht werden.

Die Ergebnisse zeigten, dass nicht die Anzahl aktiver Nervenzellen im Gehirn das Bewusstsein bestimmt, sondern vielmehr die Art und Weise ihrer gegenseitigen Interaktion.

In wachem Zustand leuchten die Nervenzellen in komplexen Mustern zu unterschiedlichen Zeiten auf. Unter Anästhesie ist aber zu beobachten, dass sie alle gleichzeitig und gleichartig aktiv sind. Lissek stellte fest, dass entgegen der plausibelen Annahme, das Gehirn werde inak-

tiv unter Anästhesie, es lediglich die Art und Weise seiner Aktivität ändert; die Intensität der Nervenzellentladungen blieb unverändert. Zudem konnte er überraschend beobachten, dass Nervenzellen unter Anästhesie sensibler als im wachen Zustand auf Reize aus der Umwelt reagieren. Überraschend, da eine Anästhesie normalerweise ja verwendet wird, um z. B. Schmerzreize während einer Operation zu unterdrücken. Eine Hirnregion, die normalerweise für Tastinformation zuständig ist, fing sogar an, auf akustische Reize zu reagieren.

Weitere Depolarisationen folgen, bis alle Na^+-Kanäle geöffnet sind. Dieser sich selbst induzierende Prozess verläuft automatisch und unterliegt einem Alles-oder-Nichts-Prinzip, d. h., wenn ein Aktionspotenzial ausgelöst wird, sei es elektrisch oder chemisch, folgt automatisch und immer die Weiterleitung des elektrischen Impulses, entweder als motorischer Reiz zur Muskulatur hin oder als sensorischer Reiz in Richtung Gehirn. Wird der Schwellenwert nicht erreicht, erfolgt auch keinerlei Reaktion. Chemische Synapsen bestimmen die endgültige Route, da der Botenstoff (Neurotransmitter) die Erregung nur in eine Richtung weiterleitet oder weil das Signal am Anfang einer Nervenzelle entsteht. Ein einmal eingeschlagener Kurs kann nicht mehr geändert werden. Zu guter Letzt schließen sich die Kanäle wieder, und die Zelle kehrt zurück in ihren Ruhezustand. Hodgkin und Huxley konnten 1952 aufgrund Untersuchungen zur Erzeugung von Aktionspotenzialen in Axonen in Tintenfisch-Nervenzellen (squid giant axon) ein empirisches Modell aufstellen, wobei sie die für die Erzeugung von Aktionspotenzialen relevanten Natrium- und Kaliumionenkanäle identifizierten. Sie vermuteten, was erst viel später aufgrund mikroskopischer Forschung bestätigt wurde, dass diese spannungsabhängigen Natrium- und Kaliumionenkanäle aus vier Untereinheiten („Gates") bestehen, die in je zwei Konfigurationen vorliegen können: geschlossen oder geöffnet (Beeman 2014).

Wegen der freien Diffusion von K^+- und Na^+-Ionen durch die Wand einer Nervenzelle können Konzentrationsunterschiede kompen-

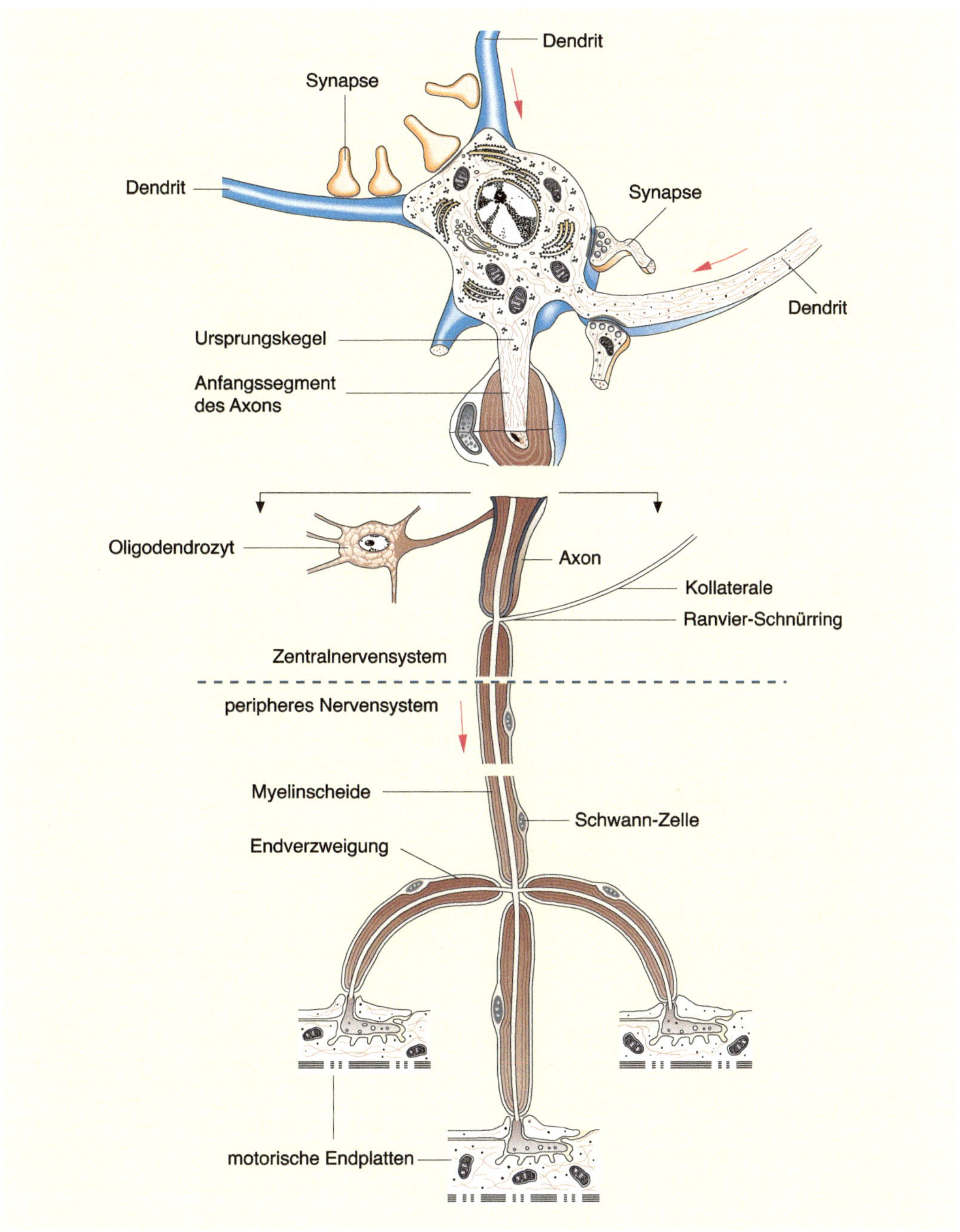

◘ Abb. 2.2   Motorische Nervenzelle. (Aus Spornitz 2010)

siert werden. Die schützende, verhältnismäßig undurchlässige Hülle eines Neurons (Myelin) ist aus Eiweißen und Lipiden aufgebaut, Kanal- und Transportproteine lassen nur unter bestimmten Umständen kleine Ionen passieren und erzeugen so eine elektrische Leitfähigkeit. Alkohol, als fettlöslicher Stoff, vermag z. B. die Zellmembran leicht zu durchdringen. Während der Schwangerschaft kann regelmäßiger Konsum von einem Glas Wein oder ein einmaliger Genuss von hochprozentigem Alkohol so das Gehirn des ungeborenen Kindes erheblich und irreversibel schädigen. Sogar dauerhafte Behinderungen des Kindes wie das fetale Alkoholsyndrom (FAS) oder Alkoholembryopathie (AE) können schon durch relativ geringe Alkoholmengen entstehen (Feldmann et al. 2007). Wasser allerdings kann die fetthaltige Zellmembran nicht passieren und muss daher spezielle Kanäle, die von hydrophilen Proteinen – Aquaporinen – gebildet werden, nutzen. Alle Zellen enthalten Aquaporine, nur nicht die Nieren, die deshalb für Wasser kaum permeabel sind. Diese Aquaporine erleichtern das Eindringen von Wasser in die Zelle und garantieren so eine konstante Ionenkonzentration innerhalb und außerhalb einer Zelle. Für die Gase O_2 und CO_2 ist die Zellmembran einer Nervenzelle sehr gut durchlässig, sie können frei ein- und austreten (Martini et al. 2012).

Die Ionenverschiebung, die das Aktionspotenzial auslöst, die sogenannte Natrium-Kalium-Pumpe, verbraucht sehr viel Energie. Denn Ionen müssen aktiv in Gegenrichtung zum Konzentrationsgefälle transportiert werden. Der dafür benötigte Nährstoff Glukose kann nur über spezialisierte Proteine, Glukosetransporter (z. B. Insulin), ins Zellinnere geschleust werden. Diese Transporter sichern schnell den Bedarf an Glukose, denn aus Glukose wird in den Mitochondrien durch Oxidation mittels Sauerstoff ATP (Adenotriphosphat) hergestellt. Die Spaltung eines ATP-Moleküls in ein Adenodiphosphat (ADP) und ein Phosphat (P) setzt erst die benötigte Energie für die Na-K-Pumpe frei und damit für das Aktionspotenzial. So kann in die Zelle eingedrungenes Na^+ aktiv hinaus, und K^+ hinein befördert werden. Dabei werden 3 Na^+- gegen 2 K+-Ionen ausgetauscht, und ein Ladungsunterschied entsteht. Somit hängt das Ruhepotenzial einer Nervenzelle von einer konstanten ausreichenden Sauerstoff- und Glukoseversorgung der Zelle ab (Dudel und Menzel 2000).

Die Glukoseaufnahme aus der Nahrung funktioniert bei einer Zelle im Darm prinzipiell anders als bei den Blutzellen. In der „Nicht-Darmzelle" muss erst sämtlicher Zucker in der Zelle aufgebraucht werden, damit erneut ein Konzentrationsgefälle entsteht, wodurch es wieder zur Osmose kommen kann. Zucker wird aufgenommen, wie er benötigt wird. Von der Epithelzelle im Darm soll aber all der Zucker aus der Nahrung verwertet werden, der angeboten wird, auch wenn sich noch Reste von Glukose in der Zelle befinden. Der Zucker wird also nicht ausgeschieden. Er muss daher zwangsläufig gegen ein Gefälle befördert werden. Die Glukose wird daher gemeinsam mit Na^+ in die Zelle transportiert, das Na^+ gelangt nachher über die Natrium-Kalium-Pumpe wieder hinaus. Überschüssige Glukose wird in Fett umgewandelt, mit der Folge von Übergewicht (Martini et al. 2012).

Ein Mangel an Sauerstoff (O_2), und damit an Energie, führt zu Stagnation der Na-K-Pumpe, die dann die Na^+-Ionen nicht mehr hinausschafft: die Zellen schwellen an. Dies kann dazu führen, dass der sehr kleine Raum zwischen den Zellen im Gehirn, der die Kapillargefäße in sich birgt, schrumpft, die Kapillaren komprimiert werden und der O_2-Mangel noch weiter verstärkt wird. Ein Überangebot von Na^+ in einer Zelle verursacht eine Depolarisation mit automatischer Ausschüttung der Überträgersubstanz (v. a. Glutaminsäure) an den Endungen der Nervenzelle, wodurch im Gehirn die nächste Zelle geschädigt wird. Außerdem steigt durch das Ausschütten der Überträgersubstanz noch zusätzlich der O_2-Verbrauch. Dies erklärt die geringe Überlebenszeit von Nervenzellen bei Sauerstoffmangel.

Aufgrund der vielen und langen Endungen mancher Nervenzellen ergibt sich ein Problem für die Sauerstoffversorgung dieser Zellen: Wegen der großen Entfernungen können nicht mehr alle Teile der Zelle nur durch Diffusion versorgt werden. Daher erfolgt der Transport ebenfalls im Inneren des Axons der Zelle, in Vesikeln entlang von Mikrotubuli, kleinen, aus Proteinen aufgebauten Röhrchen. Dieser axonale Transport spielt beim Nachwachsen von abgetrennten Neuronen eine große Rolle. Die Struktur der Mikrotubuli ist sehr empfindlich und kann leicht durch Gifte, z. B. Colchicin, zerschlagen werden oder durch u. a. Taxol erstarren. Diese Stoffe haben eine hochtoxische Wirkung auf die Nervenzelle, weil die leitende Funktion zerstört wird.

Die Giftstoffe der hochgiftigen Kegelschnecken, Conotoxine, welche in den warmen Ozeanen der Welt nach Würmern und kleinen Fischen jagen, sind Nervengifte und können schon in den kleinsten Mengen sehr selektiv die Signalübertragung in den Nervenbahnen unterbrechen. Ein Angriff der größeren Schneckenarten kann auch für Menschen tödlich enden. Wissenschaftler vom Institut für molekulare Biowissenschaften (IMB) in Brisbane haben aus Bestandteilen dieser Conotoxine neuartige, vielversprechende Schmerzmittel für die Behandlung von Krebspatienten entwickeln können. Diese Schmerzmittel können in der Wirksamkeit mit Morphium konkurrieren, haben aber sehr viel weniger Nebenwirkungen und machen nicht abhängig. Die Schmerzlinderung basiert auf der sehr selektiven Unterbrechung der Signalübertragung schmerzleitender Nervenfasern, indem sie bestimmte Calcium-Kanäle in den Zellmembranen blockieren (Lossau 2002). Dieser Wirkmechanismus steht im Gegensatz zu der üblichen schmerzlindernden Wirkung von Medikamenten, die auf der Hemmung der Schmerzwahrnehmung im Gehirn beruht.

Ein Forscherteam um Bryan Fry von der University of Queensland fand auch bei Säbelzahnschleimfischen der Gattung Meiacanthus ein einzigartiges lähmendes Gift, das ähnlich wie Heroin wirkt. Die Giftdrüsen befinden sich in den verlängerten bogenförmigen Eckzähnen im Unterkiefer. Das Gift, ein opiatartiges Peptid, wirkt eher schmerzlindernd, als dass es Schmerzen auslöst. Nach Fry sei dies äußerst ungewöhnlich; möglicherweise lässt eine Beißattacke den Blutdruck des Opfers sinken und lähmt es somit. Auch dieses Gift könnte als Basis für neue Schmerzmittel dienen, so Fry (Casewell et al. 2017).

Die Amyotrophe Lateralsklerose (ALS) ist eine nicht heilbare Erkrankung des motorischen Nervensystems, deren Ursache weitgehend unbekannt ist. Sie schränkt die Leitfähigkeit der vom Gehirn ausgelösten Signale ein und zieht motorische Defizite nach sich. Wenn motorische Fasern im Gehirn (sog. erste motorische Fasern) betroffen sind, werden hemmende Signale durch Enthemmung der Muskelspannung gestört; erhöhte Muskelspannung, Spastik, ist die Folge. Sind motorische Fasern, deren Kerne in dem motorischen Vorderhorn des Rückenmarks (sog. zweite motorische Fasern) lokalisiert sind, betroffen, führt das zu Muskelschwäche oder Lähmung der Muskulatur.

Die langen Transportwege in der Nervenzelle und die starken Potenzialänderungen (wozu auch die Rückkehr in den Normalzustand gerechnet werden muss!) erfordern viel Energie. Deswegen reagieren die Nervenzellen besonders empfindlich auf Energiemangel (Kandel et al. 1991).

Bei multipler Sklerose, ebenfalls eine Erkrankung der weißen Substanz, also der Mark- oder Myelinscheide, wird auch die Leitfähigkeit der sensorischen und motorischen Nervenfasern im Rückenmark und Gehirn beeinträchtigt. Hierdurch kommt es zu sowohl motorischen als auch sensorischen Ausfallerscheinungen. Motorische Störungen äußern sich durch Koordinationsstörungen, Muskelschwäche oder Spastik. Sensorische Störungen offenbaren sich durch verschlechterte Wahrnehmungsfähigkeit bezüglich Tastsinn, Schmerzwahrnehmung, Sehfähigkeit, Propriozeption oder Gleichgewichtsstörungen. Je nachdem welche Nervenbahn wie stark geschädigt ist, können sehr unterschiedliche oder auch mehrere sowohl motorische als auch sensorische Körperfunktionen gleichzeitig ausfallen. Schmerzen treten z. B. in Gelenken auf, weil durch gestörte Muskelfunktion die Belastbarkeit der Gelenke verringert wird und die Nervenfasern für Schmerzwahrnehmung noch intakt sind, also eine indirekte Folge der Erkrankung. Sind die Nervenfasern für Schmerzwahrnehmung betroffen, werden eher keine Schmerzen wahrgenommen.

2.3 Saltatorische Erregungs- leitung – Sprunghaft geht es schneller

Damit die elektrische Weiterleitung der Impulse optimal gesichert ist, sind die Nervenfasern von unterstützenden Gliazellen, den sogenannten Schwann'schen Zellen ummantelt, die aus einer weißen Isolierschicht, dem aus Proteinen aufgebauten Myelin, bestehen. Diese Nervenfasern bilden dann auch die „weiße Substanz".

Einschnürungen in dieser Schutzschicht, die Ranvier'schen Schnürringe, sind verantwortlich für die Weiterleitung der Aktionspotenziale oder Nervenimpulse entlang der Nervenzelle, weil das elektrische Signal von Schnürring zu Schnürring springt, die sog. saltatorische Erregungsleitung. Je weiter die einzelnen Schnürringe voneinander entfernt sind, desto größer ist auch die Leitungsgeschwindigkeit. Der Myelinmantel der markhaltigen Nervenfasern mit seinen Schnürringen macht auf diese Weise eine immense Leitungsgeschwindigkeit möglich, die in Gefahrensituationen notwendig ist, um z. B. schnellstmöglich mit Flucht oder Kampf oder auf Schmerz zu reagieren. Auch bei schnellen motorischen Aktionen, wie z. B. beim Geräteturnen, werden schnelle Reaktionen gefordert. Nervenimpulse können so mit fast 400 km pro Stunde übermittelt werden. Das ist schneller, als der schnellste Rennwagen fahren kann. Die geringste Geschwindigkeit beträgt ungefähr 3,6 km/h. Im Vergleich zu einem durchschnittlichen Schritttempo von 4–5 km/h sehr langsam.

Die weiße Gehirnsubstanz Myelin verdoppelt sich im Lebensalter zwischen 10 und 20 Jahren. Allerdings hat diese Effizienz auch ihren Preis: Einmal hergestellte Gehirnverbindungen sind zwar schneller, aber zur gleichen Zeit auch starrer und unflexibler. Hier mag auch der Grund dafür liegen, warum Jugendliche, im Gegensatz zu Kleinkindern, größere Schwierigkeiten haben, z. B. Fremdsprachen oder schwierigere motorische Aufgaben wie Geräte- oder Bodenturnen zu erlernen. Kleinkinder lernen Vokabeln und Grammatiken spielend und haben nicht die geringste Schwierigkeit, Fremdsprachen zu lernen. Einfache Sätze aus wenigen Wörtern können bis zum dritten Jahr verarbeitet werden, wobei die Schläfenlappen des Großhirns das Zentrum der Sprachverarbeitung sind.

Zu Recht stellt sich der amerikanische Hirnforscher Harry Chugani die Frage, warum in der Schule nicht frühzeitiger, auf spielerische Art angefangen wird, einfachen Sprachunterricht zu erteilen. Erst in der kritischen Wachstumsphase des Gehirns damit anzufangen, wenn die Nerven von einer Myelinscheide umhüllt werden, ist nach der modernen Hirnforschung eindeutig zu spät für den einfacheren Spracherwerb (Bach et al. 2003). Obwohl Embryos schon Vokale erkennen können, müssen die Areale für komplexere Sprachverarbeitung, die im Broca-Areal im Stirnbereich stattfindet, weiter ausgereift sein. Außerdem müssen Verbindungen mit u. a. dem linken Schläfenlappen hergestellt werden. Erst wenn diese Nervenfasern myelinisiert sind, können auch komplexe Formulierungen schnell und effektiv verarbeitet werden (Skeide und Friederici 2016).

> **Intelligente Gymnastik fördert die Konzentrationsfähigkeit, beruhigt und entspannt den Geist.**

Kubesch (2002) konnte auch nachweisen, dass körperliche Aktivität die Vernetzung von Neuronen fördert und damit die Reizübertragung verbessert. Dies erklärt den engen Zusammenhang von Motorik und Intelligenz. Die neuronale Plastizität aufgrund körperlicher Belastung lässt sich durch einen Anstieg der regionalen Gehirndurchblutung und eine höhere Produktion von axonenbildenden Wachstumsfaktoren erklären. Eine andere Begründung für die bessere kognitive Leistung in Zusammenhang mit motorischer Aktivität könnte die Konzentrationsfähigkeit sein: koordinative Motorik fördert Konzentration, genauso wie Lernfähigkeit.

Paul Thompson stellte bei einer Vergleichsuntersuchung von 23 eineiigen sowie 23 zweieiigen Zwillingen fest, dass die menschliche Intelligenz stark von der Qualität der isolierenden Myelinschicht der Axone abhängt (Thompson et al. 2009). Je dicker diese Schicht, desto schneller die Weiterleitung der Nervenimpulse, was für die intellektuelle Leistung erforderlich ist. Die Qualität des Myelin in vielen Teilen des Gehirns ist genetisch festgelegt.

Neben der verbesserten Weiterleitung sensorischer und motorischer Informationen sind die Schwann'schen Zellen ebenfalls für die, zwar sehr begrenzte, Regenerationsfähigkeit der Axone nach einer Verletzung des peripheren Nervensystems von Bedeutung.

Nicht alle Axone werden von den Schwann'schen Zellen umhüllt. Marklose Nervenfasern mit geringerer Isolierung sind bedeutend langsamer. Sie haben eine fast 10-mal niedrigere Leitungsgeschwindigkeit, da das Aktionspotenzial nicht sprunghaft, sondern über die Zellwand gleitend weitergeleitet wird. Das macht sie so geeignet für die Übermittlung von (Schmerz-)Reizen aus den inneren Organen.

Nicht nur die Myelinschicht erhöht die Leitungsgeschwindigkeit. Auch der Durchmesser der Axone trägt zur Beschleunigung bei. Dicke Axone leiten schneller als dünne, denn dicke Axone haben eine größere Membrankapazität. Dementsprechend nimmt der Innenwiderstand längs des Axons ab und die Leitungsgeschwindigkeit zu (Dudel und Menzel 2000).

Der Dicke der Nervenfasern sind allerdings Grenzen gesetzt, denn die bessere Signalleitung durch den geringeren Membranwiderstand wird durch die Zunahme des Längswiderstands zunichte gemacht. Außerdem benötigt mehr Gewebe auch mehr Energie (Kandel et al. 1991). Dies gilt sowohl für myelinisierte als auch nicht-myelinisierte Nervenfasern. Ein drittes Merkmal für die elektrische Signalleitung ist der Widerstand der restlichen Zellmembran des Neurons.

Alle diese Faktoren bestimmen, ob das ausgelöste Aktionspotenzial in einem Dendriten mittels der Amplitudengröße und Dauer der synaptischen Spannung dann groß genug ist für die Reizschwelle in dem Axonhügel und so einen Reiz in dem leitenden Axon auslösen kann oder nicht (Kandel et al. 1991).

2.4 Oberflächige Sensorik – Rätseln und mutmaßen

Charles-Edouard Brown-Séquard (1817–1894), ein seinerzeit prominenter britischer Neurologe, beschrieb als Erster die sensorischen Folgen einer Läsion verschiedener Nervenfasern im Rückenmark. Aufmerksam auf diese Symptome wurde er durch Beobachtungen von Verletzungen bei Mitgliedern der Pariser Mafiosi. Ein in Auseinandersetzungen verwendetes Springmesser war dort in das Rückenmark eines Beteiligten eingedrungen (Freeman und Okun 2002). Charles-Edouard Brown-Séquard stellte daraufhin eine gespaltene Wahrnehmung sensorischer Empfindung bei dem Verletzten fest. Auf der einen Seite registrierte er den Verlust von Lagesinn und Druckempfindlichkeit und auf der anderen Seite eine Zunahme der Schmerz- und Temperaturempfindlichkeit (Freeman und Okun 2002). Zusätzlich stellte er motorische Ausfälle der Gefäß- und der Skelettmuskulatur, Rötung der Haut und damit zusammenhängend eine bläuliche Verfärbung der Haut bei Zufuhr von Wärme und Kälte fest. Obwohl die Mobilität des Patienten wiederhergestellt worden war, blieben Störungen der Tiefensensibiltät und des Gleichgewichtes bestehen.

1920 stellte der Neurologe Sir Henry Head (1861–1941) seine „specific fiber theory" (Freeman und Okun 2002) vor. Er unterschied zwei spezifische Arten von Hautnerven, die zu zwei basalen Empfindungen, richtungweisend für unsere heutige Einsicht in die oberflächige Sensorik, führten. Die oberflächige (auch epikritische) Sensibilität oder Tastschärfe dient der Lokalisierung im Raum und der Unterscheidung oberflächiger, sanfter Berührungs- und Schmerzreize. Die tiefere (auch protopathische) Sensibilität dagegen ist zuständig für die gröbere und bedrohliche Druck- und Schmerzempfindung. Bei starkem Druck kann keine Lokalisation mehr ausgemacht werden: alles tut weh. Zusätzlich zu diesen zwei sensorischen Modalitäten beschrieb er noch eine dritte sensorische (Eigen-)Empfindung: die Tiefensensibilität oder Propriozeption (der sechste Sinn). Dieser Sinn ermöglicht uns, den eigenen

Körper und seine Bewegungen sowie die Lage oder Stellung einzelner Körperteile zueinander wahrzunehmen. Sensorische Nervenfasern im Zusammenspiel mit motorischen würden die Reize für die Tiefensensibilität leiten. Frustriert von den widersprüchlichen Berichten mehrerer Patienten mit sensorischen Störungen (!), verletzte er seinen eigenen Speichennerv (N. radialis) am Unterarm, um den Verlauf der sensorischen Funktion zu dokumentieren (Freeman und Okun 2002).

Charles Scott Sherrington bot 1898 in seiner Arbeit *Experiments in examination of the peripheral distribution of the fibres of the posterior roots of some spinal nerves* (Experimente bei der Untersuchung der peripheren Verteilung der Fasern der hinteren Wurzeln einiger Rückenmarksnerven) (Freeman und Okun 2002) einen Überblick über die bis dahin bekannten sensiblen und motorischen Funktionen der Rückenmarksegmente. Er erstellte Pläne von Hautarealen peripherer Nerven – aus den sensorischen hinteren Wurzelganglien stammend – bei Schimpansen. Nach der Durchtrennung von Wurzelnerven über und unter einer intakten Nervenwurzel war er in der Lage, die zu der intakten Nervenwurzel gehörenden Hautareale exakt zu beschreiben. In den Bereichen der durchtrennten Nervenwurzeln konnte kein Reiz mehr ausgelöst werden, sie waren ja „tot". Auf diese Weise fand er z. B. für die Wahrnehmung von Schmerz und Temperatur kleinere Areale als für Berührung. Auch konnte er die Verzweigung von Axonen nachweisen und zeigen, dass die Wege der Schmerzleitung über Axone auf ein gut organisiertes Netzwerk hinwiesen.

Ein nozizeptiver, körperlicher Schmerz entsteht durch Reizung eines sensorischen, für die Schmerzwahrnehmung geeigneten Organs (freies Nervenende). Das ist meist der Fall bei einer Gewebeschädigung aufgrund von Entzündungen oder bei traumatischen Ereignissen (z. B. im Sport). Auch die Reizung der Nervenenden in der Kapsel von Gelenken (auch Wirbelgelenken) sind als nozizeptiver Schmerz zu betrachten. Die Berührung reizt und führt zu der bekannten „Aua!"-Reaktion.

Etwa nur 5–10 % der Bevölkerung leiden dagegen an neuropathischen Schmerzen (brennende, „elektrische" Empfindungen). Während bei nozizeptiven Schmerzen die Nervenbahnen als „Überträger" von Schmerzreizen fungieren, liegt bei neuropathischen Schmerzen die Ursache eines Schmerzreizes im Nervensystem selbst, so die Hypothese.

Nach Kandell werden solche Schmerzen als Folge einer Verletzung oder Durchtrennung eines Nervs im peripheren oder zentralen Nervensystem betrachtet. Diese Symptomatik umschließt die sympathischen Reflexdystrophien, heftige Schmerzen nach einem Anfall von Gürtelrose (Post-Zoster-Neuralgie, PZN), die Phantomschmerzen nach Amputation eines Körpergliedes sowie eine Anaesthesia dolorosa, wörtlich Schmerz ohne Schmerzempfindung (Kandel et al. 1991).

Der verletzte Nerv erholt sich nicht mehr, er feuert unablässig weiter und sendet ohne Reizung eines freien Nervenendes Signale an das Gehirn, so die gängige Vorstellung.

Hypothetisch soll die Verletzung des Nervs zu einer zentralen Sensibilisierung im Rückenmark, und damit zu einer verstärkten Wahrnehmung des Schmerzes, dem sog. Wind-up-Phänomen (Dudel und Menzel 2000) führen. Die Wirkung der schnellen multirezeptiven „Wide-dynamic-range"-Neuronen im Rückenmark, welche auch auf Druck mit nur geringen Entladungsfrequenzen (!) reagieren, ist noch unklar. Ihre Bedeutsamkeit ist jedoch generell unumstritten. Sie rufen wahrscheinlich funktionelle und strukturelle Veränderungen des gesamten nozizeptiven Systems hervor (Dudel und Menzel 2000).

2.5 Die Schädigung der Nervenfaser führt zu lebenslänglicher Beeinträchtigung

Die Weiterleitung des Aktionspotenzials kann nur unterbrochen werden, wenn der Nerv einen Schaden erleidet, durch welche Ursache auch immer. Eine Läsion bewirkt grundsätzlich die Verminderung oder gar den Verlust der Funktionsfähigkeit des Axons. Im Falle eines Axons, das Schmerzsignale weiterleitet, wird dann kein oder weniger Schmerz wahrgenommen (alles oder nichts!). Handelt es sich um das erregende Axon eines Motoneurons, ist Muskelschwäche oder Ausfall der Muskeltätigkeit die Antwort auf die Verletzung. Wenn das Axon eine hemmende Wirkung auf andere Axonen hat, so hat auch die Schädigung einen enthemmenden Effekt, das heißt höhere Muskelspannung (Spastik) oder verstärkte sensorische Reizung. Eine Erregung durch Druck auf die Nervenfaser wurde in der medizinischen Literatur bis jetzt noch nie erwähnt und ist höchstwahrscheinlich nicht möglich. Druck auf eine Nervenwurzel kann daher nicht zu sensorischer Erregung einer Nervenfaser, die Schmerz leitet und wahrnehmbar macht, führen. Die Ansicht vieler Orthopäden, Schmerzen als Erregung eines Nerven (!) entstünden durch Druck auf einen Nerv, der aus der Wirbelsäule austritt, steht in vollem Widerspruch zu den modernsten Kenntnissen über Reizleitung bei Nervenfasern. Reizung eines Nervenendes, als sensorisches Organ für Schmerzwahrnehmung, löst dagegen allerdings sehr wohl Schmerzempfindungen aus.

Schon geringer Druck, der über einen längeren Zeitraum ausgeübt wird, kann zum Funktionsverlust eines Nervs führen. Ein erhellendes Beispiel ist die äußere Druckschädigung des Wadenbeinnervs, wodurch die Wadenbeinmuskeln (Mm. peroneii), die den Außenrand des Fußes heben, gelähmt sind. Der Wadenbeinnerv liegt sehr nah an der Oberfläche des Unterschenkels. Dieser Peroneus-Nerv kann durch zu langes Übereinanderschlagen der Beine (crossed-legs-palsy), durch Wundverbände (auch beim Gipsverband) oder falsche Lagerung des Patienten im Krankenhaus geschädigt werden, was in Ausfallerscheinungen wie Lähmung des Fußes und Gefühllosigkeit im Unterschenkel sichtbar wird, allerdings ohne begleitende Schmerzen. Lokale Betäubung, beim Zahnarzt zum Beispiel, basiert auf vorübergehender Inhibierung der Weiterleitung des elektrischen Signals durch chemische Stoffe. Sind diese im Körper wieder abgebaut, ist auch die Betäubung beendet.

Selbst bei nur kurzzeitigem Druck, kann – aber nur vorübergehend – ein Funktionsverlust auftreten, z. B. wenn man auf der Schulter gelegen hat. Für einen Moment ist man dann unfähig, die Hand oder Finger zu bewegen, und ein kribbelndes Gefühl wird spürbar. Anscheinend kann sich die Myelinscheide schnell, innerhalb von Sekunden erholen, wenn sie nur nicht zu fest oder zu lange eingequetscht wurde. Wer sich heftig am Ellenbogen stößt, reizt den Ellennerv (Nervus ulnaris) mit der Folge eines kurzen, aber sehr unangenehmen, fast schmerzhaften elektrisierenden Gefühls im Mittel-, Zeige- und Ringfinger. Die Finger lassen sich dann für kurze Zeit nur vermindert bewegen. Aber auch in diesem Falle tritt normalerweise innerhalb kürzester Zeit Erholung ein.

Schon geringer Druck kann zuweilen eine leichte, unvollständige Depolarisation auslösen, die nicht zu einer Erregung führt. Sie pflanzt sich allerdings nur minimal auf die benachbarten Regionen der Membran fort. Da bei dieser Art der Erregungsleitung jedoch sehr schnell und in großen Mengen elektrischer Strom verloren geht, ist sie nur über Bruchteile von Millimetern wirkungsvoll. Zu einer Übertragung kommt es nicht, denn diese geschieht ausschließlich an den Synapsen; die „Reizung" wird dann auch nicht wahrgenommen. Die Erregung einer Nervenzelle kann also nur an einer Synapse, durch Reizung eines freien Nervenendes, durch Aktivierung einzelner Sinneszellen oder durch spezifische Reize mit einer minimalen Stärke ausgelöst werden!

In der Chirurgie wird die Leitfähigkeit sensibler und motorischer Nervenfasern bewusst unterbrochen, wenn es gilt, alle von diesen Nervenfasern innervierten Gewebe unempfindlich zu machen, um schmerzlos zu operieren. So kann eine lokale und zeitlich begrenzte Betäubung präzise durchgeführt werden.

Schon James Moore (Braun 1921) konnte 1787 durch Kompression des Nervus ischiadicus und des Nervus cruralis mittels einer Pelotte für 1½ Stunden die Schmerzempfindlichkeit von Probanden herabsetzen. Zur Durchführung einer Unterschenkelamputation wurde der Patient mittels Abschnürung und

2

forcierter Einwicklung der Glieder – auch Ligatura fortis genannt – lokal betäubt. Und der Chirurg Jacques L. Lisfranc (1790–1847) empfahl, den ersten Schnitt einer Operation so anzulegen, dass er die das Operationsgebiet versorgenden Nerven durchtrennt, um so das Leiden des Kranken bei einem chirurgischen Eingriff zu vermindern oder zu verkürzen (Braun 1921). Ein Grund, dieses Verfahren anzuwenden, liegt mit Sicherheit in der Beobachtung, dass Erkrankte mit Schmerzen instinktiv versuchen, den Schmerz durch Druck auf den schmerzenden Teil des Körpers zu lindern. Auch denke man an unbeabsichtigte Drucklähmungen, die bei falscher Lagerung des Patienten entstehen können (Peroneuslähmung), oder an die Erfahrung, dass im Falle einer Amputation die Durchblutung unterbrochen werden muss und dabei während der Umschnürung der Glieder zufällig lokal taube Stellen entstehen. Die Methode des Abschnürens hat sich trotz der Schmerzen, die eine solche Kompression verursachen muss, durchgesetzt. So verwarf der französische Chirurg Pierre-Joseph Desault (1744–1795) die Methode der Abschnürung von Gliedern, die zur Gefühllosigkeit führen, weil diese die Gefahr der Gangrän in sich birgt (Braun 1921).

Eine peripher neurologische Symptomatik, vergleichbar mit einer radikulären, kann in unserer Zeit auch unbeabsichtigt, z. B. durch modische Beinkleider, ausgelöst werden. Ein Team um Professor Thomas Edmund Kimber von der Universität Adelaide, Australien, beschrieb im „Journal of Neurology, Neurosurgery and Psychiatry" den Fall einer 35-jährigen Frau, die aus ihren extrem eng sitzenden Skinny Jeans geschnitten (!) werden musste. Nachdem sie bei einem Umzug geholfen und längere Zeit in der Hocke gesessen hatte, um Schränke auszuräumen, spürte sie später am Abend ein Taubheitsgefühl in den Füßen, stolperte und stürzte. Im Hospital stellten die Neurologen extreme Schwellungen ihrer Waden fest; den Fuß und die Zehen konnte sie nicht mehr richtig bewegen, in den Unterschenkeln hatte sie kein Gefühl mehr. Die Neurologen diagnostizierten schließlich eine Muskel- und Nervenschädigung durch extremen Druck (Wai 2015).

Wo in der Vergangenheit eher physikalische Methoden, um einen Patienten lokal zu anästhetisieren, im Vordergrund standen, stehen heute den Chirurgen Mittel überwiegend chemischer Art zur Verfügung. Ein kräftiger Druck auf eine Nervenfaser reicht zuweilen aus, sie leitungsunfähig zu machen und damit eine Betäubung hervorzurufen; ein starker oder langanhaltender Kältereiz kann ihre Funktion vollständig aufheben (man denke an gefühllose Finger und Zehen bei Bergsteigern).

■■ Mechanische Belastbarkeit peripherer Nervenfasern – Gering und unveränderlich

Bei den überaus zahlreichen Untersuchungen über den Einfluss verschieden wirkender Kräfte physikalischer oder chemischer Art auf das Nervengewebe wurde der Auswirkung einer mechanischen Dehnung auf periphere Nerven bis heute kaum Aufmerksamkeit geschenkt. Denn es kann nicht anders sein, als dass die Nervenfasern durch die normalen Bewegungen der Glieder und des Rumpfes großen Spannungsveränderungen unterworfen sind.

Gabriel Gustav Valentin (1810–1883), ein deutscher Professor der Physiologie an der Universität Bern, beschäftigte sich im 19. Jahrhundert schon ausführlich u. a. mit dem Verhalten der Nervenfaser und ihrer Leitfähigkeit im Dehnungszustand (Vogt 1877). So prüfte er die Einflüsse der Längsdehnung der Nerven des Hüftgeflechtes am enthaupteten Frosch, indem er Gewichte an diese Nervenfasern hängte. Die Resultate seiner Versuche lassen sich wie folgt zusammenfassen:

Wegen der Dehnung wurde die Länge der Fasern vergrößert und der Querschnitt verkleinert. Die Myelinhüllen drückten das weiche Mark von der Seite her zusammen. Diese Art von Zug und Druck erzeugte keine merklichen Unterschiede der Hubhöhe (Kraft) des Wadenmuskels und bei der Erregbarkeit des Nervs, solange die Zugkraft nicht eine gewisse Größe überschritt. Wuchs dagegen die Zugkraft weiter an, so nahmen die Hubhöhe des Muskels

(Kraftverminderung) und die Reizbarkeit des Nervs umso nachdrücklicher ab, je schwerer die Dehnungsgewichte waren.

Bei kurzer Dauer der Dehnung erholte sich der Nerv ziemlich rasch. Je schwerer das Gewicht und je dauerhafter die Dehnung, umso länger hielt die Beeinträchtigung des Nervs an. Selbst als dem Nerv keinerlei Zuckungen mehr zu entlocken waren, erholte er sich nach einiger Ruhezeit.

Die mikroskopische Untersuchung mäßig ausgedehnter Nervenfasern bietet in der Regel nichts Ungewöhnliches, die Myelinschicht scheint sich nur von der Hülle an einzelnen Punkten loszulösen. Die elektromotorischen Eigenschaften der Myelinschicht ändern sich erst unter dem Einfluss starker mechanischer Einwirkungen.

Im Experiment dehnten die Physiologen Karl Tutschek und Heinrich Ranke im 19. Jahrhundert den Ischiadicusnerven eines Frosches mittels einer Sonde (Vogt 1877). Der Versuch wurde, unter Nutzung der Türk'schen Methode, am enthaupteten Tier durchgeführt. Demnach hängte man den enthaupteten Frosch am Rumpf auf und tauchte die Füße der hinteren Beine so lange in eine reizende Flüssigkeit, bis eine Kontraktion der Beinmuskeln erfolgte. Der zu dehnende Nerv wurde anschließend in der Mitte des Oberschenkels freigelegt.

Das Ergebnis dieses Experimentes war eine erhöhte Reflexerregbarkeit an dem betreffenden Oberschenkel bei einer einmaligen, leichten Dehnung. Eine darauffolgende zweite, stärkere Dehnung verminderte die Erregbarkeit nur gering. Eine dritte, der zweiten nachfolgende, starke Dehnung setzte die Erregbarkeit weit unter die normale Erregbarkeitsschwelle herab. Nur mechanische Reize konnten noch eine Reaktion auslösen. Eine einmalige starke Dehnung reduzierte die Erregbarkeit sofort.

Schließlich hatte T. Conrad unter Leitung des Neurologen L. Landois (Vogt 1877) Untersuchungen über die Nervendehnung am Frosch, Hund und Kaninchen durchgeführt und gleichzeitig den Grad der jeweiligen Dehnung mithilfe von Glasstäben unterschiedli-

chen Durchmessers, die unter den freigelegten Nerv gelegt worden waren, bestimmt.

Auch sie erzielten ähnliche Ergebnisse wie Valentin, Tutschek und Ranke: Eine schwache Dehnung des N. ischiadicus erhöhte die Reflexerregbarkeit an dem entsprechenden Schenkel beim enthaupteten Frosch. Nach starker Dehnung des N. ischiadicus war die Reflexerregbarkeit des entsprechenden Beines unter die Norm herabgesetzt.

Stärkere mechanische Reizung (Dehnung) setzen also die Reizbarkeit und die Reflexerregbarkeit eines Nervs in seinem Verbreitungsbereich herab.

An folgendem Experiment ließ sich die normale Elastizität und Dehnbarkeit der peripheren Nerven zeigen: Der Mittelarmnerv einer männlichen Leiche, mit einer Länge von der Hand bis zur Achselhöhle gemessen 50 cm, wurde an einem Ende fixiert und durch Gewichte gedehnt. Ein Gewicht von 3 kg genügte zur einen Dehnung bis zu 2 cm. Um die maximale Verlängerung von 3 cm zu erreichen, musste die Hand sehr stark gezogen werden. Auch nach oft wiederholter Dehnung bis zu 2–3 cm Verlängerung zog sich der Nerv immer genau auf seine normale Länge zurück. Erst nach Stunden, bei dauernder starker Zugbelastung, konnte eine bleibende Verlängerung des Nervs von 0,2 cm erzielt werden.

Die Dehnbarkeit des Nervs war zentral an der Achselhöhle am größten, peripher an der Hand deutlich geringer. Stach man zwei Nadeln am unteren Nervenende in einem Abstand von 3 cm ein und zwei andere am oberen Ende, so wurden bei der Dehnung die beiden unteren Nadeln gleichmäßig nach unten gezogen, wobei der Abstand zwischen den Nadeln unverändert blieb. Am oberen Ende dagegen rückten die Nadeln bei maximaler Dehnung des Nervs um 0,6 cm auseinander.

Kurze Nervenstücke sind steif und unelastisch. Fasste man ein 3 cm langes Stück des Mittelarmnervs zwischen zwei Pinzetten, so war es unmöglich, dieses Stück auszudehnen.

Im Vergleich zu den Gefäßen des gleichen Körperabschnittes bildete der Nerv hierzu einen schroffen Gegensatz. Dehnte man z. B. ein gleichlanges Stück der Armschlagader oder -vene, so genügte ein geringer Zug, um sie 4–5 cm länger zu ziehen.

Wenn man den amputierten Oberschenkel einer Leiche quer durchtrennt, wobei nur der Ischiadicusnerv erhalten bleibt, kann der Nerv bei einer Belastung mit 30 kg um 10 cm gedehnt werden. Diese Verlängerung bezieht sich aber auf den gesamten Nerv.

P. Tillaux untersuchte, ab welcher Gewichtsbelastung die Nerven zerreißen würden (Vogt 1877). Er fand, dass der N. ischiadicus erst bei einem Gewicht von 54–58 kg zerreißt; der Mittelarmnerv oder Ellennerv bei 20–25 kg. Der Riss erfolgte immer an bestimmten Durchtrittsstellen und erst nach einer unerwarteten Dehnung des Nervs selbst um 15–20 cm.

Beugte man an der Leiche den Oberschenkel stark im Hüftgelenk, während das Kniegelenk dagegen maximal gestreckt blieb, so war man nicht in der Lage, den hinter dem Wadenbeinköpfchen freigelegten Wadenbeinnerv spürbar emporzuheben. Ebenso wenig gelang dieser Versuch für den zwischen Sitzbein und Rollhügel freigelegten Ischiasnerv. Forciertes Hervorziehen des Nervs führte eher zu einer Ruptur, als dass der Nerv gedehnt wurde.

Dasselbe traf auf den Arm zu. Wurde der rechte Arm seitwärts abgespreizt und nach hinten gelenkt, der Ellenbogen und die Hand gestreckt, während gleichzeitig der Kopf nach links wies, so führte das zu absoluter Spannung des Mittelarmnervs, des Armgeflechtes sowie des Armnervs. Verminderung der Streckung im Handgelenk oder im Ellenbogen hatte zur Konsequenz, dass die Nerven als große Schlingen hervorgezogen werden konnten (Vogt 1877).

Also ist der Nerv selbst nur in beschränktem Maße elastisch und überhaupt dehnbar. Die Grenzen seiner normalen Dehnbarkeit fallen mit den physiologischen Bewegungsgrenzen der Körperteile zusammen. Will man über das innerhalb dieser physiologischen Grenzen gesetzte Maß hinaus den Nerven dehnen, so ist die Gefahr zu zerreißen gegeben.

> **Die physiotherapeutische Ansicht, man könne Gliederschmerzen lindern durch, zwar vorsichtige, Dehnung peripherer Nerven ist folglich äußerst fraglich.**

Für die Leitfähigkeit bedeutet das, dass diese durch die natürliche Dehnung bei geänderter Körperstellung nicht beeinträchtigt wird. Wird die physiologische Grenze hingegen überschritten, entstehen Risse mit erheblichen und irreparablen Störungen der Leitungsfunktion des Nervs.

Ob Zugbelastungen an einem peripheren Nerv auch das Rückenmark oder sogar das Gehirn beeinflussen, wurde bei einer ausgewachsenen, narkotisierten Ziege untersucht, deren Nervus ischiadicus – zwischen Sitzbein des Beckens und dem Rollhügel des Oberschenkels – freigelegt und einer starken Zugkraft ausgesetzt wurde. Es konnte hierbei keinerlei Einfluss des Zuges auf das Rückenmark beobachtet werden, selbst dann nicht, als der Zug den Nerven zerriss.

An der Durchtrittsstelle der Rückenmarksnerven durch die Zwischenwirbelkanäle befindet sich ein Strang fibröses Gewebe, das die Nervenhüllen mit der Wirbelsäule verankert. Hierdurch wird gerade an dieser Stelle der Zug am Nerven gestoppt und das Rückenmark geschützt. Die Erb'sche Parese, deren Namensgeber der deutsche Neurologe Wilhelm Heinrich Erb (1840–1921) war, bestätigt dieses Experiment (Vogt 1877). So wissen wir um die schädigenden Kräfte, die beim Drücken und Zerren während der Entbindung auf den Säugling einwirken und Nerven des Armgeflechts schädigen können. Lähmungserscheinungen im Unterarm und in der Hand sowie Kraft- und Gefühlsverlust, kennzeichnend für periphere Nervenläsionen, sind eine mögliche Folge. Hypertonie in Form von Spastik, üblicherweise Indizien für eine Schädigung des Rückenmarks oder sogar des Gehirns, wurde hingegen nie beschrieben.

Auch andere Wissenschaftler beschäftigten sich mit der Leitfähigkeit des peripheren Nervensystems und analysierten Berichte von Patienten mit sensorischen Störungen aufgrund mechanischer Schädigungen wie Tumore des Rückenmarks oder traumatischer Verletzungen. Die Lokalisation der Schädigung mit den Ausfallerscheinungen im Zusammenhang zu betrachten, erlaubte es, Kausalbeziehungen zwischen Schädigung und Ausfallerscheinung festzustellen. Diese beruhten alle auf Störung der Leitfähigkeit der Nervenfaser, und so konnten Nervenbahnen für die verschiedenen sensorischen Empfindungen definiert werden.

2.6 Neuropathien – Können Nervenfasern schmerzen?

Die „International Association for the Study of Pain" (IASP) hat neue Richtlinien für die Diagnose neuropathischer Schmerzen oder Nervenschmerzen erstellt (Mainka et al. 2015). In der Vergangenheit basierte diese Diagnose auf der Annahme einer Läsion oder Schädigung des somatosensorischen Nervensystems und wurde rein aufgrund anamnestischer Angaben des Patienten gestellt (benannt wurde ein brennender oder elektrisierender Schmerz). Im besten Fall dient dieses Verfahren lediglich der Vermutung eines Nervenschmerzes, so die IASP. Die endgültige Diagnose kann erst erfolgen, wenn die Schmerzen eine direkte Folge einer Läsion oder Erkrankung des für die Schmerzwahrnehmung relevanten somatosensorischen Systems sind. Diese Schädigungen sollten dann auch so objektiv wie möglich festgestellt werden.

Aber das Nervengewebe hat eine große Anpassungsfähigkeit. Bei der Schmerzwahrnehmung nach einem vorhandenen Schmerzreiz können andere Reize, welchen unter normalen Umständen wenig Bedeutung beigemessen wird, plötzlich sehr quälend sein. So wirkt bei einem Sonnenbrand warmes Wasser unter der Dusche oder auch die Berührung von Kleidung auf einmal ausgesprochen schmerzhaft.

Typisch für neuropathische Schmerzen nun ist, so die IASP, dass oftmals gleichzeitig „Plussymptome" (verstärkte Schmerzempfindlichkeit bei gleichzeitig herabgesetzter Schmerzschwelle, wie z. B. das Schmerzen des warmen Wassers bei Sonnenbrand), und „Minussymptome" (verminderte Schmerzempfindlichkeit, Hypästhesie) auftreten. Für den Arzt sind die Minussymptome diagnostisch wegweisend, für den Patienten stehen die Plussymptome hinsichtlich des Behandlungswunsches im Vordergrund.

Nach der Anamnese steht am Anfang der diagnostischen Überlegungen eine ausführliche klinisch-neurologische Untersuchung mit Schwerpunkt auf der Sensibilität im Vordergrund. Beobachtet wird auf unbekleideter Haut das betroffene Areal, bei einseitigen Beschwerden im Seitenvergleich, oder, bei beidseitigen Beschwerden, auch das nicht betroffene Hautareal. So sollen die verschiedenen Fasersysteme erfasst werden, welche die sensorischen Modalitäten wie Berührung oder Vibration, Kälte und Wärme wahrnehmen lassen (Mainka et al. 2015).

Mithilfe technischer Geräte können die elektrophysiologischen Eigenschaften, insbesondere die Nervenleitgeschwindigkeit, und damit die Schädigungen des Nervensystems (z. B. durch Einklemmungen der Nerven im Spinalkanal oder im Bereich von Beinen und Armen) untersucht werden. Elektroneurografie (ENG) oder somatosensorisch hervorgerufene Potenziale (SSEP) geben Auskunft über die Leitfähigkeit der dickmyelinisierten Fasern. Neuere elektrophysiologische Methoden leiten die durch Laser (LEP), Kontakthitze (CHEP) oder Schmerz (PREP) hervorgerufenen Potenziale ab, mit denen die Integrität der dünn- und unmyelinisierten, afferenten Fasern des peripheren Nervensystems überprüft wird. Der zu untersuchende Nerv wird an mindestens zwei Stellen in seinem Verlauf elektrisch gereizt. Durch Ableitung mit oberflächig auf die Haut geklebten Elektroden wird die Zeit gemessen, die von der Nervenreizung bis zur Reaktion (Schmerz) vergeht. Diese Zeit ist so kurz, dass sie nur elektronisch bestimmt werden kann (Mainka et al. 2015).

Die Ableitung mittels Elektroden auf der Haut kann nur sehr ungenau sein, denn jede Zelle, ob Muskelzelle, Bindegewebszelle oder Nervenzelle, verfügt über einen elektrischen

Potenzialunterschied über ihrer Zellwand. So soll diese Messung als Nervenleitgeschwindigkeitsmessung in Relation zu anderen (klinischen) Befunden betrachtet werden. In der diagnostischen orthopädischen Praxis werden Diagnosen rein auf der Grundlage dieser Messergebnisse gestellt, trotz widersprechender klinischer Befunde. Die offensichtlichen Widersprüche können auf die Unzuverlässigkeit dieser neurografischen Befunde deuten, und das Leugnen der Klinik kann zu Fehlbehandlungen mit oft gravierenden Folgen für den Patienten führen. Äußerliche Veränderungen und eine Reduktion der Nervenfasern können durch die Analyse der Nervenfasern aus der Haut mit Hautbiopsien und neuerdings auch mittels einer mikroskopischen Untersuchung dieser Nervenfasern in vivo (corneal confocal microscopy, CCM) ermittelt werden (Mainka et al. 2015).

Auch bei der verstärkten Schmerzempfindlichkeit lässt sich ein Widerspruch ausmachen. Dieses „Plussymptom" kann nämlich auch als eine effektive und gesunde Reaktion der Schmerzsensoren des Nervensystems (die freien Nervenenden) auf geschädigte Zellen in der direkten Umgebung (z. B. bei einem Sonnenbrand oder bei Diabetes mellitus) dieser Schmerzsensoren interpretiert werden. Eine geringe Berührung dieser geschädigten Zellen aktiviert sofort die Schmerzsensoren, da die Reizschwelle schon erhöht ist. Der Schmerz wird dann direkt über das intakte Nervensystem zum Gehirn weitergeleitet und verhütet weitere Schädigung des Versorgungsgebietes eines Nervs. Die Gewebezellen in diesem Versorgungsgebiet sind krank, nicht die Nervenzellen!

> **Nervenschädigung, wie gering auch immer, führt grundsätzlich nur zu „Minussymptomen".**

In den letzten Jahren haben sich die Einsatzmöglichkeiten des Ultraschalls durch die verbesserte Technik zur Diagnostik des Nerven- und Muskelgewebes deutlich erweitert.

Bei Verletzungen von peripheren Nerven soll die Nervensonografie große Bedeutung erlangt haben. Wo die klassische Neurografie kaum in der Lage ist (!), bei höchstgradigen oder kompletten Nervenfaserläsionen eine genaue Lokalisation festzustellen, kann die Nervensonografie nicht selten den Schädigungsort klar bestimmen und den Unterschied zwischen einer vollständige Durchtrennung des Nervs und einer Durchtrennung, bei der die Hüllstrukturen des Nervs erhalten geblieben sind, sichtbar machen. Außerdem lassen sich gegebenenfalls (partielle) Tumoren des Nervs oder lokal komprimierende Strukturen (OP-Material, Knochenfragmente, Narben) nachweisen, so Dr. med. Axel Schramm (Schramm 2016). Im Bereich von tieferliegenden Nervenabschnitten, insbesondere oben am Bein, sind die diagnostischen Möglichkeiten der Sonografie noch begrenzt. Die Anteile des Armgeflechts oberhalb des Schlüsselbeins einschließlich der Spinalnerven dagegen lassen sich in der Regel sehr gut darstellen.

Auch bei Neuropathien erlaubt die Sonografie nunmehr auch eine morphologische Klassifikation in vivo. Bei Neuropathien mit Schädigung der Myelinscheide (multifokale, erworbene, demyelinisierende, sensorische und motorische Neuropathie, multifokale motorische Neuropathie, akute Immunneuropathien wie das Guillain-Barré-Syndrom mit seinen typischen motorischen und sensorischen Ausfallerscheinungen der Rumpf- und Gliedermuskulatur) zeigt sich dabei eine teils deutliche Vergrößerung der Nervenquerschnittsfläche korrelierend zur Erkrankungsdauer. Demgegenüber tritt bei Neuropathien mit einer Schädigung des Axons (z. B. das Miller-Fisher-Syndrom mit Lähmung der Augenmuskeln, einer ataktischen Störung der Bewegungskoordination sowie dem Fehlen von Reflexen) eine normale oder – bei fortschreitender Krankheit – sogar eine reduzierte Nervenquerschnittsfläche auf (Schramm 2016).

Eine Polyneuropathie kommt bei 2–3 % der Bevölkerung und bei 7 % der über 65-Jährigen vor. Die Ursache bleibt derzeit noch bei bis zu 50 % der Betroffenen unklar. Für Polyneuropathie bei Menschen über 65 Jahre mit erheblichen motorischen Ausfällen der Arme und/ oder Beine wurde nun die genetische Ursache gefunden. Ein vererbter Mangel des Enzyms Neprilysin aufgrund einer Genmutation wurde als Übeltäter ausfindig gemacht. Anregung dieser Enzymaktivität könnte die Heilung der Erkrankung bedeuten (Auer-Grumbach et al. 2016).

Im Unterschied zu Nerven in Gehirn und Rückenmark können sich die peripheren Nervenzellen, die außerhalb davon liegen, nach geringerer und kurzzeitiger Schädigung, bei denen kein Nervengewebe zerstört wurde, nach der herrschenden Auffassung komplett regenerieren. Eine Nervenverletzung im Gehirn oder Rückenmark hat daher dann auch immer schlimme Folgen. Aber Zerstörung von peripherem Nervengewebe, z. B. durch eine Schnittverletzung, hat ebenfalls schlimme Folgen und Erholung ist schwierig, denn die Selbstheilungsfähigkeit peripherer Nerven nach Verletzungen ist äußerst gering.

Bei einer vollständigen Durchtrennung eines Nervs kann nur ein chirurgischer Eingriff, wobei die beiden Enden zusammengenäht werden, zu Funktionsverbesserung führen. Aber auch dann bleibt die Aussicht auf Heilung schlecht.

Bei den viel häufigeren, aber weniger ernsthaften Druck-, Zug- oder Quetschverletzungen ist die Selbstheilungsfähigkeit des Nerven entscheidend.

In der Medizin gilt die allgemein herrschende Auffassung, dass sich innerhalb eines Zeitraumes von 6–8 Wochen eine wesentliche Besserung der Schädigung einstellen muss. Danach kann nur noch eine Operation helfen. Allgemein gilt: Je kürzer die Schädigung besteht, desto besser ist die Chance auf Funktionserholung. Wird ein chirurgischer Eingriff länger als ein Jahr hinausgezögert, dann sind kaum noch gute Ergebnisse zu erzielen.

Nach einer rechtzeitig durchgeführten Behandlung benötigt der Nerv etwa einen Monat, um einen Zentimeter neu zu wachsen. Die Erholung von Lähmungen beginnt daher oft erst nach Monaten und verläuft nur langsam, wenn überhaupt.

Nervengewebe gehört, wie auch die meisten Gewebe im Körper, zu denen, deren Selbstheilungsfähigkeit äußerst gering ist. Eine geschädigte Lunge z. B. führt zu einer lebenslangen Funktionseinschränkung, man denke an die vielen unheilbaren asthmatischen Erkrankungen. Nur Haut, Blutgefäße und Knochen verfügen über gute selbstheilende Fähigkeiten.

Während meiner dreißigjährigen Berufserfahrung habe ich selten Erfolge bei ernsteren Verwundungen von Nervengewebe gesehen, was die These der geringen Selbstheilung bestätigt.

Bis zum heutigen Tage gilt die konträre und im Widerspruch mit den gegenwärtigen Kenntnissen über Nervenschäden stehende Auffassung, Nervenfasern können gereizt werden und schmerzen. Reizung der lumbalen Nervenwurzel könnte ischialgische Beschwerden im Bein auslösen; eingeklemmte zervikale Nervenwurzeln wären so imstande, ausstrahlende Beschwerden in den Armen (Brachialgie) zu verursachen. Der Durchgang durch die Öffnung zwischen Beckenknochen und birnenförmigem Muskel (M. piriformis) kann sich bei erhöhter Spannung dieses Muskels verkleinern, wodurch der Ischiadicusnerv eingeklemmt und gereizt wird. Das sogenannte Piriformis-Syndrom schließt sich somit dem Gedankengang der Ischialgie an: Nervenreizung durch Einschnürung des Nervs.

Ein anderes Beispiel, bei dem ein ausstrahlender Schmerz auf Nervenreizung zurückgeführt wird, ist die Trigeminusneuralgie oder der Gesichtsschmerz. So soll dieser die Folge einer Schädigung des Drillingsnervs sein, der die Empfindungen beider Gesichtshälften über drei Verästelungen weiterleitet.

Bei einer rein mechanischen Verletzung der Nervenwurzel durch eine Verengung des Nervenspinalkanals, was als ein sehr starker mechanischer, schädigender Druckreiz zu verstehen ist, ist die Rolle des Wind-up-Phänomens, eine folglich zentrale Sensibilisierung im Rückenmark, und der schnellen, multirezeptiven Wide-dynamic-range-Aβ-Neurone im Rückenmark, welche auch auf Druck mit nur geringen Entladungsfrequenzen (!) reagieren, aus physiologischer Sicht eher zu vernachlässigen und nicht als Ursache für Nervenschmerz zu betrachten

(Dudel und Menzel 2000). Starker Druck auf die Nervenwurzel wird in erster Linie motorische (Parese oder Paralyse) und/oder sensorische (Gefühllosigkeit oder vermindertes Gefühl) Ausfälle verursachen. Schmerzen können so nicht ausgelöst werden. Das bedeutet, dass eine gründliche Revision der klinischen Diagnostik in der Rückenmedizin dringend erforderlich ist!

2.7 Artikuläres oder pseudo-radikuläres Syndrom – Die Gelenke, nicht die Nerven sind betroffen

Nach heutiger Kenntnis scheint sich das soge-nannte „radikuläre Syndrom" oder Nervenwur-zelkompressionssyndrom durch (lumbo-)-ischialgische Beschwerden bemerkbar zu ma-chen: über den Ischiasnerv ausstrahlende Schmerzen, die vom Rücken aus nach vorne ins Bein bis hinunter in den Fuß schießen. Aber: Bedeutet dies, dass überall dort, wo der Nerv verläuft, Beschwerden entstehen? Verbreitet sich der Schmerz entlang des Nervs? Physiolo-gisch und anatomisch unwahrscheinlich. Selbst die aktuelle Auffassung, Druck würde eine Entzündung des umhüllenden Nervengewebes und somit den Schmerz erzeugen, ist kaum haltbar. Denn auch in diesem Fall würde die Funktion des Nervs beeinträchtigt werden, mit den bereits beschriebenen Folgen in Form von Lähmungserscheinungen, motorischer Schwä-che und sensorischen Ausfällen.

Persönlich konnte ich immer wieder beob-achten, dass das Trainieren des Hüftgelenks und eine Kräftigung der Streckmuskulatur (Ischiocrural- und Gesäßmuskulatur) die aus-strahlenden Beschwerden im Gesäß oder Bein deutlich lindern; eine praxisbezogene Erfah-rung, die der Symptomatik eines geschädigten Nervs widerspricht. Die klinische Diagnostik bei Ischialgien zeigt in der Regel die Evidenz krankhafter Bewegungseinschränkungen im Hüftgelenk, insbesondere die mangelhafte In-nenrotation und Streckung und den Kraftver-lust der Streckmuskulatur. Außerdem gibt es austherapierte Fälle, bei denen erst nach einer

totalen Hüftersatzoperation langanhaltende und therapieresistente ischialgische Beschwer-den verschwunden sind.

Die Vermutung von Alois Brügger, aus-strahlende Beschwerden würden offenbar gleichfalls durch Reizung eines anderen, nicht nervlichen Gewebes herbeigeführt (pseudora-dikuläre Symptomatik), ist nicht ganz von der Hand zu weisen. Vor allem Gelenke, bezogen auf die Gelenkkapsel und die Faszien, sind eher Urheber von ausstrahlenden Beschwerden. Die Bezeichnung „artikuläre Symptomatik" wäre dann bei einer derartigen Schmerzsympto-matik zutreffender. Durch eine Schädigung, wie gering auch immer, können viele Gelenk-afferenzen, worunter meist Schmerzsensoren in der Kapsel, den Bändern, der subchondralen Knochenplatte und in der Knochenhaut zu ver-stehen sind, wegen der netzförmigen Struktur der Kollagenfibrillen über einen größeren Be-reich hinweg durchaus gereizt werden und so ein ausstrahlendes Gefühl verursachen.

Radikuläre Symptomatik, hervorgerufen durch Druck auf eine Nervenwurzel, äußert sich dann in peripher neurologischen Ausfall-erscheinungen: verminderter oder kompletter Ausfall des Gefühls und verminderter bis kom-pletter Ausfall motorischer Aktivität. Und Ner-venschmerz wird dann zu einem Widerspruch in sich!

Aber das Bild einer Nervenreizung mit folg-lich ausstrahlenden Beschwerden, immer noch als radikuläre Symptomatik interpretiert, ist, aufgrund der verschiedenen aktuellen Krank-heitsbilder, die auf dieser Nervenreizung fußen, scheinbar schwer zu vertreiben.

Die für das Piriformis-Syndrom typischen Gesäßschmerzen, gefolgt von Schmerzen in der Oberschenkelrückseite, ähnlich wie die ischial-gischen Beschwerden, sollten durch Einklem-mung des Hüftnervs in seinem Verlauf durch das Becken verursacht werden. Der Durchgang durch die Öffnung zwischen Beckenknochen und birnenförmigem Muskel kann sich bei erhöhter Spannung dieses Muskels verkleinern, wodurch der Ischiadicusnerv eingeklemmt (gereizt) wird. Der birnenförmige Muskel ge-hört zur tiefen Schicht der Hüftmuskeln und unterstützt die Außenrotation, das seitwärtige Abspreizen und das Strecken des Beines nach hinten. Klinische Untersuchungen des Hüftgelenks zeigen deutliche Defizite bei der Beweglichkeit und Kraft mit endgradigen Schmerzen.

W. Yeoman (Yeoman 1928) beschrieb 1928 als Erster den Gesäßschmerz, seiner Meinung nach nicht durch eine neurale Reizung verursacht, aber durch eine orthopädische: eine Läsion des Gefüge- oder Iliosakralgelenkes, eine nur gering bewegliche, manuell von außen praktisch nicht fühlbare (Turesson 2001), aber sehr feste Struktur, die das Kreuzbein mit der Beckenschaufel verbindet. Diese Läsion führe zu einer Entzündung des birnenförmigen Muskels mit der typischen Symptomatik, so Yeoman.

Buijs unterstützte die These von Yeoman anhand von drei Fallbeispielen (Buijs et al. 2007). Die angeblich radikulären Beschwerden, ausstrahlend vom Gesäß in die Rückseite des Beines dieser drei Patienten, konnten schließlich mit dem Iliosakralgelenk in Zusammenhang gebracht werden, entweder durch MRT- oder CT-Aufnahmen oder durch intraartikuläre Injektionen von Lokalanästhetika.

Parlak führt die ischialgische Beschwerden einerseits zurück auf bekannte intrinsische Faktoren wie myofasziale Reizung, verursacht durch einen hypertonen birnenförmigen Muskel, oder Myositis ossificans (Weichteilverknöcherung), verursacht durch ein Trauma (Parlak et al. 2014). Andererseits sieht er auch Ursachen dieser ischialgischen Beschwerden in pathologisch veränderten angrenzenden Strukturen des Iliosakralgelenks. Jedoch auch einen Sturz auf das Steißbein oder schweres Heben können ischialgische Beschwerden auslösen. Innenrotation im Hüftgelenk oder Einklemmung des Ischiadicusnerven kann die Hypertonie des Piriformismuskels mit darauffolgenden ischialgischen Beschwerden auslösen.

> **Klassisch radikulär und pseudoradikulär = artikulär.**

In all diesen Fällen wurden die Hüftgelenke nicht oder kaum mit in Betracht gezogen. Nach meiner Erfahrung ist bei Schmerzen des Iliosakralgelenks immer eine Fehlfunktion des Hüftgelenks zu beobachten, die klinisch einfach festzustellen ist. Insbesondere das Bewegungsausmaß der (Innen-)Rotation und die Extension weisen charakteristische Defizite auf. Auch die ischiocrurale rückseitige Oberschenkelmuskulatur verkürzt sich und die Dehnung dieser Muskeln führt zu stärkeren rückseitigen Beinschmerzen. Dies lässt vermuten, dass ischiocrurale Beinschmerzen orthopädischer Natur sind und mit der Funktion des Hüftgelenks einhergehen.

Ein anderes Beispiel, bei dem ein ausstrahlender Schmerz auf Nervenreizung zurückgeführt wird und Zusammenhänge mit schmerzhaften Gelenken übersehen werden, weil nicht erkannt, ist die Trigeminusneuralgie oder der Gesichtsschmerz. So soll dieser Folge einer Schädigung des Drillingsnervs sein, der die sensorischen Wahrnehmungen beider Gesichtshälften über drei Verästelungen weiterleitet. Der Stirnbereich sowie auch der Kiefer können unterschiedlich empfindlich sein. In den meisten Fällen sind der Ober- und Unterkiefer sowie die Lippen und Wange betroffen und dies in der Regel nur auf einer Gesichtshälfte. Bei der Diagnose wird auch hier das Kiefergelenk meist unberücksichtigt gelassen, wo gerade dieses Gelenk ausstrahlende Beschwerden im Unter- und Oberkiefer auslösen kann. Palpation des Gelenkes kann einen heftigen, einschießenden Schmerz im Kiefer provozieren. Kieferbewegungen sind in der Regel eingeschränkt und ebenfalls endgradig schmerzhaft.

Mit dem Aufkommen bildgebender Verfahren wie Computertomografie und Magnetresonanztomografie wurde die klinische Befunderhebung in den Hintergrund gedrängt. Angesichts der Bilder wurde immer häufiger die Diagnose „Bandscheibenvorfall" gestellt, selbst wenn die vorliegenden Merkmale nicht mit der klinischen Symptomatik einer Nervenschädigung übereinstimmten.

Diese klinische Befunderhebung dagegen führt meist zu unverkennbaren Zusammenhängen zwischen ausstrahlenden Beschwerden in den Muskeln eines Armes oder Beines und Fehlfunktionen der vom Muskel überspannten Gelenke. Eine Verbesserung der Motorik dieser

2

Gelenke führt bei geringerer Symptomatik sofort zu Linderung oder bei fortgeschrittener Arthrose zu Verschlimmerung der Beschwerden.

Hatten die Mediziner der Antike und deren Nachfolger mit ihrer Überzeugung, die Gelenke als Verursacher für die ausstrahlenden Beschwerden zu betrachten, vielleicht doch recht? Ist ausstrahlender Gesäß- und Beinschmerz doch Hüftschmerz? Und ist pseudoradikulär letztendlich doch eher als artikulär zu verstehen? Also: Vom „gelenkigen Hüftweh" via „nerviges Beinweh" zurück zum „gelenkigen Hüftweh"? Sind wir nach gut 2000 Jahren wieder an den Anfang zurückgekehrt? Wird es nicht höchste Zeit, sich bei Rückenschmerzen viel mehr der klinischen Diagnostik zu widmen und funktionelle Zusammenhänge zwischen Wirbelsäule und großen Gelenken erneut zu betrachten und zu analysieren? Ich denke ja.

Literatur

Auer-Grumbach M, Toegel S, Schabhüttl M, Weinmann D, Chiari C, Bennett DLH, Beetz C, Klein D, Andersen PM, Böhme I, Fink-Puches R, Gonzalez M, Harms MB, Motley W, Reilly MM, Renner W, Rudnik-Schöneborn S, Schlotter-Weigel B, Themistocleous AC, Weishaupt JH, Ludolph AC, Wieland T, Tao F, Abreu L, Windhager R, Zitzelsberger M, Strom TM, Walther T, Scherer SS, Züchner S, Martini R, Senderek J (2016) Rare variants in MME, encoding metalloprotease neprilysin, are linked to late-onset autosomal dominant axonal polyneuropathies. AJHG. doi: 10.1016/j.ajhg.2016.07.008

Bach A, Grünewald U, Greuling H, Sommer E, Grebe M (Red) (2003) Lernen mit Köpfchen. Skript zur WDR-Sendung „Quarks und Co"

Beeman D (2014) Hodgkin-Huxley Model. Living Reference Work Entry Encyclopedia of Computational Neuroscience, S 1–1301

Braun H (1921) Die örtliche Betäubung, ihre wissenschaftlichen Grundlagen und praktische Anwendung. Barth, Leipzig https://ia902708.us.archive.org/20/items/diertlichebetub00braugoog/diertlichebetub00braugoog.pdf. Zugriff: 12.09.2015

Buijs E, Visser L, Groen G (2007) Sciatica and the sacroiliac joint: a forgotten concept. Br J Anaesth 99 (5): 713–716. doi: 10.1093/bja/aem257

Carbone AL, Plested AJR (2016) Superactivation of AMPA receptors by auxiliary proteins. Nature Communications Vol. 7, Article number: 10178. DOI: doi:10.1038/ncomms10178

Casewell NR, Visser JC, Baumann K, Dobson J, Han H, Kuruppu S, Morgan M, Romilio A, Weisbecker V, Ali SA, Debono J, Koludarov I, Que I, Bird HC, Cooke GM, Nouwens A, Hodgson WC, Wagstaff SC, Cheney KL, Vetter I, van der Weerd L, Richardson MK, Fry BG (2017) The evolution of fangs, venom, and mimicry systems in blenny fishes. Current Biology 27: 1–8

Dann B, Michaels FA, Schaffelhofer S, Scherberger H (2016) Uniting functional network topology and oscillations in the fronto-parietal single unit network of behaving primates. doi:10.7554/eLife.15719

Dudel J, Menzel R, Schmidt RF (Hrsg) (2000) Neurowissenschaft – von Molekul zur Kognition, 2. Aufl. Springer, Berlin Heidelberg, S 42

Feldmann R, Lösert H, Weglage J (2007) Fetales Alkoholsyndrom (FAS). Monatsschr Kinderheilkd 155: 853. doi.org/10.1007/s00112-007-1567-9

Freeman C, Okun MS (2002) Origins of the sensory examination in neurology. Semin Neurol 22 (4): 399–408

Huppelsberg J, Walter K (2009) Kurslehrbuch Physiologie. Stuttgart, S 227

Kandel ER, Schwartz JH, Jessel ZM (1991) Principles of neural science, 4. Aufl. McGraw-Hill, S 140

Kubesch S (2002) Sportunterricht: Training für Körper und Geist. Nervenheilkunde 9: 487/56–490/65

Kuhn M, Wolf E, Maier JG, Mainberger F, Feige B, Schmid H, Bürklin J, Maywald S, Mall V, Jung NH, Reis J, Spiegelhalder K, Klöppel S, Sterr A, Eckert A, Riemann D, Normann C, Nissen C (2016) Sleep recalibrates homeostatic and associative synaptic plasticity in the human cortex. Nature Communications 7, Article number: 12455 (2016). doi: 10.1038/ncommons 12455

Lissek T, Obenhaus HA, Ditzel DAW, Nagai T, Miyawaki A, Sprengel R, Hasan MT (2016) General anesthetic conditions induce network synchrony and disrupt sensory processing in the cortex. Frontiers in Cellular Neuroscience. doi: 10.3389/fncel.00064

Loidl A, Lunkenheimer P, Gulich R, Wixforth A, Schneider M, Hänggi P, Schmid G (2008) Untersuchungen zu der Fragestellung, ob makroskopische dielektrische Gewebeeigenschaften auch auf Zellebene bzw. im subzellulären Bereich uneingeschränkte Gültigkeit besitzen. Abschlussbericht. Universität Augsburg

Lossau N (2002) Schmerzmittel aus dem Gift von Meeresschnecken. http://www.welt.de/printwelt/article367105/Schmerzmittel-aus-dem-Gift-von-Meeresschnecken.html. Zugriff: 12.12.2013

Mainka T, Höffken O, Maier C, Enax-Krumova EK (2015) Erweiterte Diagnostik neuropathischer Schmerzen erfasst kleine Nervenfasern. InFo Neurologie & Psychiatrie 11: 46–56. doi: 10.1007/s15005-015-1382-0

Martini FH, Nath JL, Bartholomew EF (2012) Anatomy & Physiology. 9. Aufl. Edition Pearsons education

Literatur

Ornstein R, Sobel D (1987) The healing Brain. Simon &
Schuster, New York, S 101–103

Parlak A, Aytekin A, Develi S, Ekinci S (2014). Piriformis
syndrome: a case with non-discogenic sciatalgia.
Turkish Neurosurgery 24: 117–119. doi:
10.5137/1019-5149.JTN.7904-13.0

Ritzau-Jost A, Delvendahl I, Rings A, Byckowicz N,
Harada H, Shigemoto R, Hirrlinger J, Eilers J, Haller-
mann S (2014) Ultrafast action potentials mediate
kilohertz signaling at a central synapse. doi: 10.1016/
j.neuron.08.036; 2014

Schramm A (2016) Nerven- und Muskelultraschall in der
Neurologie und Neurophysiologie. NeuroTransmitter 2: 36-46. doi: 10.1007/s15016-016-5394-x

Shafy S (2011) Wenn die Hirnmasse schrumpft. http://
www.spiegel.de/spiegelwissen/a-747304-2.html.
Zugriff: 12.07.2013

Skeide MA, Friederici A (2016) The Ontology of the
cortical language network. Nature Reviews Neuroscience 17: 323–332. doi: 10.1038/nrn.2016.23

Spornitz UM (2010) Anatomie und Physiologie. Lehrbuch und Atlas für Pflege- und Gesundheitsfachberufe, 6. Aufl. Springer, Berlin Heidelberg

Thompson PM, Chiang MC, Barysheva M, Shattuck DW,
Lee AD, Madsen SK, Avedissian C, Klunder AD, Toga
AW, McMahon KL, de Zubicaray GI, Wright MJ,
Srivastava A, Balov N (2009). Genetics of brain fiber
architecture and intellectual performance.
J Neuroscience 29 (7): 2212–2224. doi: org/10.1523/
JNEUROSCI.4184-08.2009

Triesch J, Zheng P, Dimitrakakis C (2013) Network
self-organization explains the statistics and dynam-
ics of synaptic connection strengths in cortex. PLoS
Comput Biol. doi.org/10.1371/journal.pcbi.1002848

Turesson B (2001) Belastung und Bewegung der Sakroiliakalgelenke, Teil 2. Manuelle Therapie 5. Thieme,
Stuttgart, S 173–183

Vogt P (1877) Die Nerven-Dehnung als Operation in der
chirurgischen Praxis: eine experimentelle und
klinische Studie. Verlag: F.C.W.Vogel, Leipzig.
https://archive.org/stream/dienervendehnung-
00vogt/dienervendehnung00vogt_djvu.txt. Zugriff:
12.10.2015

Wai K, Thompson PD, Kimbe TE (2015) Fashion victim:
rhabdomyolysis and bilateral peroneal and tibial
neuropathies as a result of squatting in ‚skinny
jeans‘. J Neurol Neurosurg Psychiatry 87 (7): 782.
doi.org/10.1136/jnnp-2015-310628

Xiao L, Michalski N, Kronander E, Gjoni E, Genaoud C,
Knott G, Schneggenburger R (2013) BMP signaling
specifies the development of a large and fast CNS
synapse. Nature Neuroscience. doi: 10.1038/
nn.3414

Yeoman W (1928) The relation of arthritis oft the sacro-
iliacal joint to sciatica. Lancet 2: 1119–1122

3

Motorische Steuerung

© Springer-Verlag GmbH Deutschland, ein Teil von Springer Nature 2018
P. Geraedts, *Physiotherapeutisches Training bei Rückenschmerzen*
https://doi.org/10.1007/978-3-662-56086-0_3

So, wie das Gehirn die Motorik von „oben nach unten" – Top-down – steuert, so steuert die Sensorik die Motorik von „unten nach oben" – Bottom-up.

Das richtige Training der großen Gelenke bei Rückenschmerzen sowie das Erlernen einer richtigen Haltung ist ein sehr komplexes und daher meist unterschätztes motorisches Lernverfahren, das zum Ziel hat, die Motorik des Rumpfes und der Glieder zu ändern.

Die Motorik gehört zusammen mit der Wahrnehmung zu einer der höheren menschlichen Leistungen und ist von grundlegender Bedeutung. Sie umfasst das gesamte Spektrum menschlicher Bewegung inklusive all dessen, was an ihr nicht sichtbar ist. Sie wird bestimmt von morphologischen, neurologischen, physiologischen, psychologischen sowie konditionellen Fähigkeiten wie auch sportlichen Leistungen. Diese Fähigkeiten sind erheblich voneinander abhängig und regen sich gegenseitig an (Meinel und Schnabel 1998). So setzen z. B. Hunderte von Muskeln an über 200 Knochen an. Um diese einzelnen Komponenten aufeinander abzustimmen, ist eine enorme koordinative Leistung erforderlich. Bis heute ist kein Roboter in der Lage, die Eleganz, Geschmeidigkeit und Genauigkeit der menschlichen Motorik, beispielsweise beim Gehen oder Laufen, nachzuahmen. Und der aufrechte Stand und Gang eines Menschen kann nur als ein „Wunder der Regulation" betrachtet werden (Birbaumer und Schmidt 1990).

So verfügt der Mensch über eine riesige Bandbreite motorischer Fertigkeiten. Motorische Lernprozesse führen zu neuer, manchmal spektakulärer Motorik, wobei die Basis, die Reflexmotorik aus dem Säuglingsalter, erhalten bleibt, auch wenn sie nicht immer zu erkennen ist. Aufgrund sensorischer Impulse ist das zentrale Nervensystem in der Lage, spontane und zielgerichtete Motorik zu erzeugen. Infolge der neuesten Erkenntnisse ist das, was heute als Seele oder Geist betrachtet wird, Ergebnis nervlicher Aktivitäten auf molekularem, zellularem und anatomischem Niveau.

Das komplexe und ingeniös gestaltete Gehirn versetzt uns in die Lage, einerseits die Wunder der Musik, Wissenschaft, Kunst, Technik, Politik und Wirtschaft schöpferisch hervorzubringen und zu genießen, andererseits spektakuläre motorische Leistungen zu erbringen und neue Motorik zu erlernen. Es ist ein ungemein adaptives Organ: Intellektuelle und körperliche Belastung fördern seine weitere Entfaltung, während geistige und/oder körperliche Inaktivität es verkümmern lässt. Jeder gesunde Mensch verfügt darüber und kann selber jederzeit, in jedem Alter bis zu einem bestimmtem Maß entscheiden, wie sich das Gehirn weiterentwickelt. Motorisches Lernen ist grundsätzlich zwar schwierig, aber bis ins hohe Alter möglich.

3.1   Zentrale motorische Steuerung – Die klugen Köpfe der Motorik

John Bargh, ein US-amerikanischer Psychologe, hat mit Experimenten zur unbewussten Beeinflussung von (auch motorischem) Verhalten bahnbrechende Arbeit geleistet und meinte, 99,44 % aller Verhaltensweisen basieren auf automatisierten Prozessen (Kolk 2012). Der amerikanische Sozialpsychologe Daniel Merton Wegner, der Experimente zu mentaler Kontrolle und freiem Willen durchführte, behauptete, der freie Wille sei eine Illusion. Prof. Heinz Mechling definierte motorische Fertigkeit als eine erlernte und bereits weitgehend automatisiert ausgeführte motorische Aktivität, die sich hauptsächlich durch Üben herausbildet (Mechling und Effenberg 1999). Das Bewusstsein greift nicht ständig steuernd oder korrigierend in den Ablauf einer Bewegung ein. Dabei wird davon ausgegangen, dass der Ausprägungsgrad einer Fähigkeit sowohl anlagebedingt als auch von einwirkenden Umwelteinflüssen abhängig ist.

Die motorische Entwicklung wird von verschiedenen Prozessen beeinflusst: Ausgehend von der hirnorganischen und körperlichen Reifung und dem Wachstum bilden sich die motorische Lernfähigkeit und die Prägung des motorisch Erlernten (motorisches Gedächtnis)

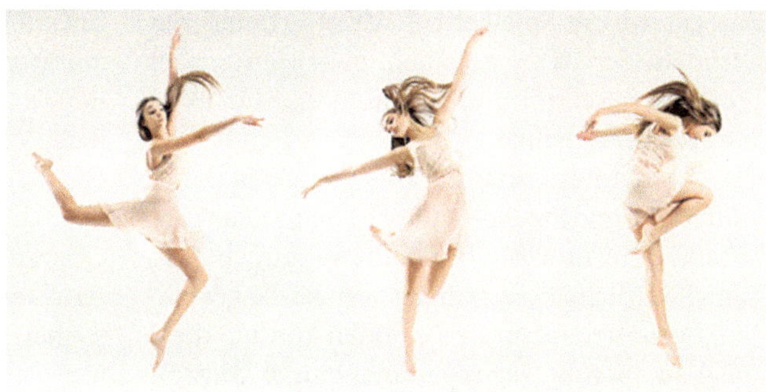

■ **Abb. 3.1**   Balletttänzerin.
Integration automatischer und
bewusster Willkürmotorik
führt zu eindrucksvoller Motorik
(© konradbak/Fotolia)

heraus. Gefördert wird der Lernprozess durch das soziale Umfeld wie Eltern, Erzieher und nicht zuletzt Freunde und Freundinnen. Aber der Mensch verfügt auch über einen inneren Antrieb, sich motorisch zu entwickeln. Jeder Mensch, jedes Kind, behindert oder nicht behindert, entwickelt sich.

So gesehen ist es schwierig, motorisches Verhalten bewusst zu steuern. Es konkurriert immer mit dem unbewussten Verhalten, das schließlich niedergerungen werden muss. Unter dem Aspekt der Steuerung lässt sich die automatische Motorik von der planenden Zielmotorik unterscheiden (■ Abb. 3.1).

Die englischen Physiologen Thomas Laycock und Benjamin Carpenter meinten, ein Großteil des Gehirns diene, genauso wie das Rückenmark, der motorischen Reflexaktivität (Sachs et al. 1998). Laycock postulierte bezüglich „reflex action of the brain" die Auffassung, dass der Reflex eine intelligente aber unbewusste Reaktion auf Reize sei. In Carpenters Auge stellte diese motorische Steuerung eine hochinteressante Funktion des Gehirns dar. Er zeigte, wie viel unwillkürliche Koordination erforderlich ist, um einen bewussten Akt, eine willkürliche Bewegung auszuführen. 1876 konstatierte er, dass selbst bei den ganz und gar bewussten Bewegungen der Wille das Ergebnis nicht unmittelbar beeinflusst, sondern sozusagen den unwillkürlichen Apparat bedient, mit dem das erforderliche Zusammenwirken von Nerven und Muskeln „in Gang gesetzt wird".

Für jeden dieser Vorgänge ist die Koordinierung zahlreicher Muskelbewegungen erforderlich. Ihre Kombinationen sind derart komplex, dass der berufsmäßige Anatom nicht imstande wäre, die genaue Lage jedes einzelnen, an der Erzeugung einer bestimmten Bewegung, wie z. B Klavierspielen oder der Aussprache einer Silbe, beteiligten Muskels anzugeben. Wir stellen uns die Bewegung der Hand oder die Silbe, die wir hervorzubringen wünschen, lediglich vor und befehlen unserem unwillkürlichen Ich: tu dies, und der gut geübte Automat gehorcht. Wir versetzen nicht diesen oder jenen Muskel in Aktion, sondern erzielen vielmehr ein vorausgedachtes Ergebnis.

Der große englische Neurologe John Hughlings Jackson machte diese Lehre, die von Carpenter beschrieben wurde, in einer Variante berühmt. Sie besagt, dass die Großhirnrinde Bewegungen, nicht Muskeln abbildet, d. h., wir machen uns eine bestimmte Vorstellung und aktivieren daraufhin das unwillkürliche Ich (Sachs et al. 1998).

Ein wichtiges Prinzip der motorischen Steuerung, das diese Lehre ebenfalls unterstützt, ist das Prinzip der reziproken Verflechtung, d. h. ein Wechsel zwischen Vorherrschaft der Beuger und Strecker sowie zwischen einseitigen und beidseitigen Muskelgruppen (Arbinger 1995). Dieses hemmende, reziproke Zusammenspiel unterschiedlicher Körperteile führt, im Gegensatz zu der zusammengehenden, assoziierten Motorik, zu normaler, alltäglicher und funktioneller Motorik. Denn glatt verlaufende Bewegungen entstehen nur, wenn durch hemmende, reziproke Einflüsse die Muskelspannungen exakt aufeinander abgestimmt sind. Eine gut dosierte Hemmung ist sichtbar, beispielsweise beim Gehen. Das Standbein streckt, wo das Spielbein gleichzeitig beugt, das Pendeln der Arme geschieht gleichzeitig, aber entgegengesetzt, Rumpfdrehung und Drehung des Beckens ebenso.

Auch die assoziierte Motorik passt in dieses Bild der funktionellen motorischen Steuerung. Assoziierte motorische Mitbewegungen sind unwillkürliche Bewegungen, welche die gewollten begleiten. Gesunde Personen können diese begleitenden Bewegungen manchmal kontrollieren, manchmal auch nicht.

Unkontrollierbare Mitbewegungen beruhen meist auf noch nicht abgeschlossener Reifung und werden im Laufe der motorischen Entwicklung durch die gezielte, reziproke Motorik unterdrückt. Nur bei sehr großen Anstrengungen oder unter krankhaften Bedingungen (Lähmungen) werden sie wieder sichtbar. In der normalen Motorik gibt es viele Beispiele unwillkürlicher Mitbewegungen. So ist die Bewegung des einen Augapfels stets von der Bewegung des anderen begleitet, und zwar selbst dann, wenn diese ganz zwecklos ist (z. B. bei verbundenem oder erblindetem Auge). Andere Beispiele sind das Runzeln der Stirn und Verzerrungen im Gesicht bei körperlicher Anstrengung oder im Sport, aber auch das Zusammenpressen von Unter- und Oberkiefer beim kräftigen Ballen der Faust. Ein Schmerz hinterlässt oft theatralische Verzerrungen im Gesicht, sobald der Kranke versucht, den Schmerz zu vermeiden.

Zur Gruppe der kontrollierbaren Mitbewegungen zählt zum Beispiel das Mitschwingen der Arme beim Gehen; ein vollautomatischer Bewegungsablauf, der aber unterdrückt werden kann.

Beim Erlernen gewisser motorischer Fertigkeiten mit einem bestimmten Schwierigkeitsgrad (z. B. Tanzen) ist es bedeutsam, Mitbewegungen zu vermeiden und glatt verlaufende, reziproke Motorik zu entwickeln, da sonst gesetzte motorische Ziele nicht erreicht werden können. Will das Klavierspiel erlernt werden, muss die Neigung zu symmetrischen Mitbewegungen der einen Hand mit der andern bekämpft werden.

Auch in der Rehabilitation sind Mitbewegungen zu erkennen. Sie basieren zwar auf funktionsschwachen Gelenken und sind als kompensierende Motorik zu betrachten, können aber unterdrückt werden, wenn die Gelenke noch nicht zu stark eingeschränkt sind. Das Beckenaufrichten wird als eine Bewegung nach hinten empfunden, und so bewegt der Oberkörper automatisch mit nach hinten. Den Arm hochheben lässt das Schulterblatt mitbewegen, sogar den Oberkörper mit nach hinten, wenn das Schultergelenk eingeschränkt ist.

Motorische Anpassungsmechanismen wie Gewöhnung, Erwartung, Automatisierung, Konditionierung sowie motorische Lernprozesse können zu bedingten, aber nicht immer identischen motorischen Automatismen führen. Diese automatisierte Motorik läuft nicht nur unter Einfluss des Mittelhirns im Hirnstamm, sondern auch unter Einfluss der Hirnrinde ab. Und diese Hirnrinde entscheidet letztendlich, abhängig von Umgebungsbedingungen, wie die endgültige Reaktion ausfällt.

Die klassische Konditionierung, zu der auch der weit verbreitete Pawlow-Reflex gehört, ist das prominente Beispiel, wie eine Erwartung zu einer erlernten automatischen Reaktion (Konditionierung) führen kann. In der orthopädischen Rehabilitation geschieht Ähnliches. Intelligente, rehabilitative Bewegungsabläufe, wie beispielsweise die entgegengesetzten Bewegungen des Brustkorbs und des Beckens bei der Haltungskorrektur oder endgradige, beweglicheitsverbessernde Bewegungen der großen Gelenke, müssen sehr bewusst neu erlernt werden. Das kann nur geschehen, indem diese Abläufe als positiver Reiz (Schmerzlinderung, Wohlbefinden) empfunden werden.

Bei komplexen, genauen motorischen Handlungen entsteht zunächst eine mentale Vorstellung einer bewusst gewollten Bewegung im Gehirn, der Bestimmungsort der Bewegung wird fixiert (Feedforward-Kontrolle). Erst daraufhin erfolgen Programmierung und Ausführung der Bewegung. Beim Fangen eines Balles müssen die Flugbahn und die Geschwindigkeit des Balles zunächst visuell wahrgenommen und interpretiert werden. Aufgrund dieser Information werden nun die Hände in die Flugbahn des Balles gebracht und fangen ihn ab. Soll der Ball nun in eine andere Richtung wieder weggeworfen werden, so läuft dies nach derselben mentalen Vorgabe ab. Bei geübteren Sportlern, insbesondere bei Teilnehmern einer Mannschaftssportart wie Basketball, Fußball, Volleyball oder Baseball kann man beobachten, dass beide Aufgaben zu einer einzigen verschmelzen. Der Körper wird schon vor dem Fangen des Balles in die Richtung des folgenden beabsichtigten Wurfes ausgerichtet. Der Spieler nimmt beim Fangen den nächsten Schritt vorweg, weil er infolge vorheriger Erfahrung weiß, wohin der Ball geworfen werden soll (Klein 2000).

Diese zielgerichtete und exakte motorische Handlung ist nur möglich, wenn auch die sensorische Information, beispielsweise aus den Propriozeptoren in Muskeln, Sehnen und Gelenken, andauernd an die motorische Reaktion gekoppelt wird. Die geringste Funktionsschwäche eines Gelenks in Form Beweglichkeits- oder Kraftverminderung, sei es durch Überbelastung im Sport, durch Verletzung oder Degeneration, hemmt und führt zum Leistungsabfall.

Ein wichtiger sensorischer Reiz, der die Motorik erheblich beeinträchtigen kann, ist Schmerz. Insbesondere ein Gelenkschmerz führt sofort zu kompensierender Motorik mit Belastungen beispielsweise der Wirbelsäule mit nachfolgenden Rückenbeschwerden und kann auf Dauer die Lebensqualität erheblich vermindern. Andererseits lassen sich Rücken- und Gelenkbeschwerden bei beginnender Arthrose durch gezielte Haltungs- und Bewegungsmotorik eindrucksvoll lindern. Gelenkige Insuffizienz des Bewegungsapparates kann durch motorische Förderung sehr gut reduziert oder gar behoben werden. Das Wohlbefinden sowie die kognitiven Leistungen verbessern sich.

So, wie sich das zentrale Nervensystem also zeitlich vom Rückenmark und Hirnstamm über das Kleinhirn und die basalen Ganglien zur Gehirnrinde entwickelt, entfaltet sich die motorische Steuerung hierarchisch überwiegend von der Reflexmotorik auf Rückenmarksebene über weitgehend automatisierte,

auf Hirnstammebene gesteuerte „halbautomatische" Motorik hin zu bewusst gelenkter Motorik auf kortikaler Ebene. Die Reflex- und automatisierte Motorik bildet hierbei immer die Basis für die Gesamtmotorik, wenn auch nicht immer sichtbar. Sie umfasst den größten Bereich der gesamten motorischen Bandbreite. Müsste man sich bewusst auf jede motorische Handlung konzentrieren, käme unser alltägliches Leben zum Stillstand. Denn die neuronalen Verbindungen in der Hirnrinde reichen bei Weitem nicht aus, eine jegliche Bewegung intentional zu kontrollieren: unser Kopf müsste dann zumindest doppelt so groß sein.

Daher ist die Muskulatur des Körpers, aus Sicht der Steuerung, grob in zwei Gruppen unterteilbar. Kleine, tief gelegene Muskeln werden in der Regel nicht bewusst angespannt, weil die kleinsten Bewegungen auch nicht bewusst auszuführen sind. So kann der Mensch die tiefen Rückenmuskeln, die nur einzelne Wirbel bewegen, nicht willentlich anspannen, genauso wenig, wie er die Stellung einzelner Wirbel verändern kann. Diese kleinen Muskeln spannen automatisch mit an, sobald die größeren oberflächigen Muskeln wie Gesäß-, große Rücken- und Bauchmuskeln angespannt werden, um das Becken oder den Brustkorb zu bewegen. Beckenbodenmuskeln sind nur über die Schließmuskeln des Afters oder der Scheide und/oder über die Bauchmuskeln anzuspannen. Kleine Gelenkmuskeln rund um Schulter oder Hüfte sind ebenfalls bewusst nicht isoliert anzuspannen, nur im Zusammenhang mit den großen Muskeln, den „Bewegungsmuskeln", die dem Bein oder dem Arm eine Richtung geben. Die tiefliegenden kleinen Muskeln führen und unterstützen die großen Muskeln, welche die Bewegungen ausführen, und sind daher als „stabilisierende" Muskeln zu betrachten.

Die bewusste Steuerung aus dem Groß- und Endhirn bezieht sich wohl auf den geringsten Anteil der totalen Spannweite menschlicher Motorik. Die motorischen Steuerungssysteme greifen komplex ineinander und beeinflussen sich gegenseitig. So können Rückenmarkreflexe und die weitgehend automatisierte Motorik auf Hirnstammebene die Willkürmotorik hemmen. Und umgekehrt kann die Willkürmotorik aus dem Großhirn einen hemmenden oder erregenden Einfluss auf die reflexartige und automatisierte Motorik aus Rückenmark, Hirnstamm und Basalganglien ausüben. Denn Fasern dieses bewussten motorischen Systems haben Verbindungen mit allen anderen Teilen des zentralen Nervensystems wie Rückenmark, Hirnstamm, Basalganglien und Kleinhirn (Rickenbacher et al. 1982). Zentralneurologische Top-down-Prozesse werden so andauernd integriert mit peripher-neurologischen Bottom-up-Prozessen. Sensorik und Motorik steuern sich gegenseitig und formen gemeinsam den sensomotorischen Regelkreis. Das Endziel **aller** motorischen Steuerungsprozesse sind die letzten motorischen Neuronen, deren Fasern in der (Skelett-)Muskulatur enden, wo sie ihre erregenden und/oder hemmenden Aufgaben erfüllen.

3.2 Periphere motorische Steuerung – Die Initiatoren der Motorik

Sensoren in der Haut, in den Muskeln, Faszien, Sehnen, Gelenkkapseln und Bändern wie auch Propriozeptoren, Muskelspindeln, Golgi-Sehnenorgane und Schmerzsensoren informieren das Gehirn ständig über die Gelenkstellungen, die Orientierung im Raum, die Kräfte, welche an Muskeln, Sehnen und Gelenken wirken und die Veränderungen der Gelenkteile zueinander, sobald die Gelenke bewegt werden. Die so entstandene Tiefensensibilität bildet zusammen mit Informationen aus dem Gleichgewichtsorgan den „sechsten Sinn": die Propriozeption oder Eigenwahrnehmung, die über die Position des Körpers und der Glieder im Raum informiert. Im Gehirn wird diese Information an die Motorik gekoppelt.

Die Muskelspindeln können die Länge des Skelettmuskels erfassen und vollautomatisch beeinflussen. Innerhalb der Sehnen und Faszien übernehmen die Golgi-Sehnenorgane dieselbe Funktion. Die Information aus den Muskelspindeln und Golgi-Sehnenorganen wird an das Rückenmark, an den Hirnstamm oder an das Gehirn weitergeleitet. In dem komplexen System der motorischen Steuerung ist ihre Aufgabe die Feinabstimmung und das Standhalten der Muskelspannung. Das nämlich sichert eine bestimmte Gelenk- oder Körperstellung. Zur gleichen Zeit schützen die Golgi-Sehnenorgane sie vor Überdehnung, dem Reißen der Muskelfaserhüllen oder der Sehnen, sollten sie zu stark durch unmittelbare Anspannung bei plötzlicher Dehnung belastet werden. Der Muskeldehnungsreflex, der auf Rückenmarksebene stattfindet, wirkt dann unmittelbar.

Der adäquate Reiz für diese Sinnesorgane ist Zug durch (bewusst gewollte) Muskelspannung oder die Dehnung eines Muskels, wodurch die sensorischen Nervenfasern in den Muskelspindeln erregt werden. So können Muskelkontraktionen willkürlich und unwillkürlich gesteuert werden und komplexe alltägliche Bewegungsabläufe glatt verlaufen.

Die Gelenksensorik wurde von vielen Forschern untersucht (u. a. Boyd 1954; Schulz et al. 1984; Zimny 1988; Lephart und Fu 2000). Zu den wichtigsten Rezeptoren, die Gelenkstellungen wahrnehmen können, gehören die schnell adaptierenden Vater-Pacini- und Meissner-Körperchen und die langsam adaptierenden, hochempfindlichen Ruffini-Sensoren. Die spindelförmigen Ruffini-Rezeptoren liegen tief zwischen den Kollagenfasern der Haut und reagieren, sobald sich diese Fasern gegeneinander verschieben, d. h., wenn sich die Haut dehnt oder die Gelenke bewegen. Schulz (Schulz et al. 1984) und Grigg (Grigg et al. 1982) fanden Golgi-Mazzoni-Sensoren in der Innenseite der Kapsel, die langsam reagieren auf Belastungen senkrecht auf die Faserrichtung der Kapsel. Wyke (Freeman und Wyke 1967; Freeman und Wyke 1966) spricht von einer artikularen Neurologie und unterscheidet vier verschiedene Typen von Kapselsensoren, Typ I, II, III und IV, die eine ähnliche Charakteristik wie die Mechanosensoren aufweisen. Typ I und II, überwiegend lokalisiert in der Kapsel eines Gelenkes, geben Aufschluss über die Positionen der Gelenkteile und ihre Veränderung im Gelenk.

Typ-III-Sensoren, lokalisiert in den Bändern eines Gelenkes, informieren über zu starken Zug, ähnlich wie die Golgi-Sensoren in den Sehnen der Muskeln. Typ-IV-Sensoren nehmen Gelenkschmerzen wahr, insbesondere bei Bewegungen. Die Kapsel großer, proximaler Gelenke wie die der Schulter und der Hüfte sind aus propriozeptiver Sicht empfindlicher als die Kapsel kleinerer, peripherer Gelenke wie Ellenbogen- und Handgelenke. Das liegt an der größeren Anzahl der Sensoren, die gekoppelt ist an die Oberflächengröße der Kapsel. Außerdem werden an die großen Gelenke höhere Ansprüche gestellt. Typ-I-Propriosensoren kommen in den Zwischenwirbelgelenken der Halswirbelsäule häufiger vor, während die Typ-II-Propriosensoren in den Zwischenwirbelgelenken der Lendenwirbelsäule in größerer Anzahl zu finden sind (van der El 2000; Newton 1982).

Gardner, Skoglund, Ekholm und Appelberg stellten fest, dass eine Reizung der Gelenkrezeptoren in den Bändern und in der Gelenkkapsel reflexartige reziproke Motorik und gekreuzte Muskelreflexaktivität auslösen kann. Skoglund konnte sogar vollständige Hemmung der Hüftmuskulatur beobachten, nachdem der Nerv des Ligamentum capitus femoris – ein dreieckiges Band, das innerhalb des Hüftgelenks durch die Gelenkkapsel zieht und am Hüftkopf ansetzt – elektrisch gereizt worden war. Appelberg et al. sahen in der Gelenksensorik aufgrund der auszulösenden kontralateralen Reflexaktivität eine wichtige Funktion bei der Lokomotion, also Gehen und Laufen (Newton 1982).

Propriozeptive, kinästhetische Information stammt in erster Linie aus den Muskelspindel- und den Sehnensensoren vom Golgi-Typ sowie den sensiblen Ruffini-Kolben als Gelenksensor, in zweiter Linie erst aus den Typ-I- und Typ-II-Propriosensoren.

Propriozeption integriert also zum einen Reizungen, welche von den Muskeln, Sehnen und Gelenken weitergeleitet werden, zum anderen berücksichtigt sie den Gleichgewichtssinn und teilweise auch die Hautsensoren. Erst das Zusammenspiel all dieser Komponenten erzeugt unser Körpergefühl, sodass uns jederzeit, auch bei geschlossenen Augen, die Stellung und Lage, Bewegung und Drehung unseres Körpers und unserer Gliedmaßen präsent ist. Nur ein geringer Teil der damit zusammenhängenden Prozesse wird uns bewusst. Bei extremen Bewegungen werden allerdings auch die Schmerzrezeptoren miteinbezogen.

> **Gelenkmobilisierung führt zu Kraftverbesserung und Verlängerung der Muskel-Faszienlänge der gelenküberspannenden Muskulatur.**

Insgesamt kann die Propriozeption eine beeindruckende Genauigkeit erreichen: So können wir im Schultergelenk noch Drehungen bis zu 0,2° und minimale Geschwindigkeiten bis zu 0,3°/s wahrnehmen, beim Fingergelenk sind das 1° und 0,2°/s. Der Kraftsinn ermöglicht es uns, Abweichungen von Gewicht- bzw. Kraftunterschieden in beiden Händen bis auf etwa 3–10 % genau zu spüren (Völz 1999). Sich schneller zu bewegen oder das Bewegungsausmaß zu vergrößern kann die propriozeptive Empfindlichkeit erhöhen (van der El 2000).

Brown und Kollegen formulierten die Hypothese, es gäbe zwei sensorischen Mechanismen; einen für die Wahrnehmung passiver und einen für die Wahrnehmung aktiver Bewegungen. Der durchschnittliche Winkel, der bei dem Grundgelenk des großen Zehs (Art. metatarsophalangeale I) wahrgenommen werden konnte, betrug 4,4° bei einer Geschwindigkeit von 1,0 und 2,0°/s. 10 % der Teilnehmer spürten Bewegung bei einem Winkel von minimal 15°. Wurde ein Anästhetikum eingespritzt, verloren 8 von 9 Teilnehmern das Gefühl für die Gelenkposition und das Gefühl für Bewegung. Bei angespannter Muskulatur aber konnten sie durchaus Bewegung wahrnehmen. Daraus folgerten Brown et al., die Wahrnehmung passiver Bewegung werde durch eine veränderte Spannung der Gelenkkapsel ermöglicht. Sensoren in den Muskelspindeln wie auch in den Gelenken erlaubten hingegen das Wahrnehmen von aktiven Bewegungen, denn Muskelaktivität dehne auch die Gelenkkapsel (Newton 1982).

Goldschneider ermittelte schon 1889, dass kleine passive Bewegungen in einem Bereich von 0,5–0,7° bei einer Geschwindigkeit von 1,0 bis 2,0°/sec. wahrgenommen werden konnten, aktive schon bei weniger als 5,0° (Newton 1982).

Lichtmikroskopische Studien von O'Connor und McConnaughey haben zu den „sensorischen Hypothesen" für die Menisken im Knie geführt. Sie fanden in den ligamentären Strukturen im vorderen und im hinteren Horn des Meniskus und in den Kreuzbändern (Lig. meniskofemorale posterius und Lig. meniscofemorale anterior) Typ-I Rezeptoren für die Wahrnehmung passiver Gelenkpositionen und Bewegungen und Typ-II-Rezeptoren insbesondere für die Wahrnehmung endgradiger Bewegung durch Dehnung der Kapsel. In dem Meniskuskörper selbst wurden keine Sensoren festgestellt (Newton 1982).

Refshauge et al. analysierten ebenfalls die Wahrnehmung von Bewegung im Hüft-, Knie-, Sprung- und Zehgelenk. Alle Teilnehmer der Untersuchung fühlten schon die Bewegung, noch bevor sie deren Richtung erkennen konnten; zwischen Beugung und Streckung konnten sie allerdings nicht unterscheiden. Die propriozeptive Genauigkeit in der Wahrnehmung der Zehe war deutlich geringer als die der Hüft-, Knie und Sprunggelenke; zwischen den Hüft-, Knie- und Sprunggelenken war kein Unterschied zu verzeichnen. Außerdem ließ sich feststellen, dass eine Wechselbeziehung zwischen der Veränderung der Muskel-Faszienlänge und der Veränderung des Gelenkwinkels bei Muskelaktivität besteht. Die Schwelle für die Wahrnehmung einer Gelenkposition kann also in prozentualer Veränderung der Muskel-Faszienlänge ausgedrückt werden und die Wahrnehmung von Bewegung in prozentualer Veränderung der Muskel-Faszienlänge pro Sekunde (Refshauge et al. 1995).

Es ließ sich auch zeigen, dass die Injektion eines Lokalanästhetikums in ein Gelenk den Positionssinn kaum beeinflusst. Auch die Implantation künstlicher Hüftgelenke verändert die Wahrnehmung der Position des Beines nur geringfügig, denn die Muskelspindeln sichern diese Wahrnehmung.

Freie Nervenenden für Schmerzwahrnehmung (Nozizeptoren) befinden sich fast in allen Strukturen der Gelenke und werden erst bei belastenden, extremen, endgradigen Gelenkstellungen aktiviert. Insbesondere wenn beispielsweise durch Überbeanspruchung oder eine Erkrankung (Arthrose, Knochentumor) die Gelenke generell nicht mehr belastbar sind. Die Gelenksensoren können die Motorik erheblich beeinflussen (arthrogener Muskelreflex); insbesondere die Schmerzsensorik, aber auch die Mechanorezeptoren hemmen beträchtlich die Steuerung der Motorik auf reflexartige Weise (arthrogene Muskelinhibition). Die Informationen der Rezeptoren aus dem Gelenk, den Bändern und dem (subchondralen) Knochen wie beispielsweise beim Altern eines Gelenks, bei Verletzungen nach einem Trauma oder Operationen werden zum Rückenmark geleitet, wo sofort auf motorische Axone umgeschaltet werden kann und eine reflexartige motorische Reaktion erfolgt, beispielsweise eine Einschränkung der Kraftentfaltung trotz angestrebter maximaler Muskelkontraktion. Ein typisches Bild einer muskulären Hemmung nach Knieverletzungen ist die ausgeprägte Muskelschwäche des Kniestreckers. Nach einer Gelenkoperation am Knie kann der Umfang des Oberschenkels aufgrund der Muskelatrophie des Kniestreckers um 4 cm geringer sein, obwohl der Muskel bei der Operation nicht betroffen war. Die Muskelschwäche wird dadurch begründet, dass weniger motorische Einheiten (also weniger Muskelfasern) mit minimaler Intensität (verringerte neuronale Feuerungsfrequenz) aktiviert werden.

Auch kann eine Abwehrspannung oder sogar eine Ko-Kontraktion der gesamten das Gelenk überspannenden Muskulatur bei stärkeren Belastungen krankhafter Gelenke in Erscheinung treten. Bei geringer pathologischer Gelenksymptomatik zeigt sich nur eine geringe Schwäche und/oder schnelle Ermüdbarkeit, dem Bild einer (Teil-)Lähmung ähnlich.

Wenn ein Gelenk altert oder verletzt wurde, kann sich unbemerkt eine Bewegungseinschränkung einschleichen. Auch die Steuerung aus höheren neuronalen Ebenen wie dem Hirnstamm und den basalen Ganglien, zuständig für die automatisierte Motorik und über das

Rückenmark mit dem neuronalen Reflexkreis auf Rückenmarksebene verbunden, kann gehemmt werden. Gelenktraumen oder Operationen können die propriozeptiven Informationen zum Gehirn reduzieren, ziehen allerdings ein zentrales Defizit in der Wahrnehmung der Propriozeption nach sich; der Patient hat „vergessen", wie die Muskulatur richtig beansprucht werden kann (Keller und Engelhardt 2017). Elektromyografische Arbeiten von McCouch (McCouch et al. 1951) und Wyke (Wyke 1972) haben enge Beziehungen zwischen reflexartigen Steuerungsimpulsen aus den Facettengelenken (syn. Bezeichnung: Zwischenwirbel- oder auch Intervertebralgelenk) und der Steuerung aus dem Hirnstamm für den gesamten Bewegungsmechanismus nachgewiesen. Sie konnten elektromyografisch den Einfluss der oberen zervikalen, intervertebralen Gelenke auf den Tonus der Haltungsmuskulatur feststellen. McCouch et al. (1951) wiesen nach, dass tonische Nackenreflexe durch Reizung der Afferenzen in den Gelenkkapseln der intervertebralen Gelenke der Halswirbelsäule verursacht werden. Und Pawlow, der Entdecker des bedingten Reflexes, stellte aufgrund einer Bewegungsanalyse fest, dass ein unverkennbarer Zusammenhang zwischen der Muskulatur und den Facettengelenken und dem damit zusammenhängenden Nervensystem besteht, sowohl im Bereich der automatischen Reflexmotorik als auch der später erlernten, bewusst gesteuerten Zielmotorik (Kroll 1929). Die (hemmende) Steuerung aufgrund eines Schmerzes im Gelenk, auch arthrogene Muskelinhibition oder Gelenkreflex genannt, wird, gerade bei beginnenden Beschwerden, nicht immer richtig erkannt und kann zu falschen Schlüssen führen. Die Stärke der Gelenkfunktion prägt also in hohem Maß und in jedem Alter über die Gelenkreflexion die Motorik. Auch wenn eine Gelenkfunktionsschwäche nicht begleitet wird von Schmerzen, wird die Motorik langsamer, schwächer und anders: Ausgleichsmotorik.

Die bestehenden Verbindungen zu höheren Steuerungsebenen im Gehirn, wo die bewusste Steuerung stattfindet, ermöglichen jedoch eine bewusste Beeinflussung auf diese reflexartigen motorischen Reaktionen, ein Umstand, der in der Rehabilitation und im Sport nutzbringend angewendet wird. Bewegungseinschränkungen bei nicht allzu großen Schäden des Gelenks können durch bewusst gesteuerte Bewegungen gegen dosierten und richtig gelenkten Widerstand auf diesem Wege wieder aufgehoben werden. Sind sie jedoch nicht mehr zu beheben, kann ein Bild ähnlich einer Lähmung entstehen, weil die Muskulatur zu stark geschwächt ist.

Schmerzende Muskeln nach zu starker Beanspruchung (Muskelkater) können in diesem Rahmen als eine reflexartige Reaktion der Muskulatur und der Faszien auf das gereizte Gelenk verstanden werden, wahrscheinlich zur Vermeidung weiterer Belastung des Gelenks und seiner möglichen, ernsthafteren Schädigung. Schnell ermüdende Muskulatur bei unbelastetem Training (wobei die Gelenke kein Gewicht tragen) gehört in die gleiche Kategorie. Das Zusammenspiel von Bandapparat und der subchondralen Knochenschicht des Gelenks ergibt sich aus den paradoxalen Ergebnissen isometrischer Befunderhebung: unbelastete, äußeren Einflüssen widerstehende Förderung der Wadenmuskulatur (im Sitzen) löst kaum Beschwerden aus, das Auftreten mit der Fußsohle (Belastung des Gelenks) dagegen führt zu Schmerzen in der Wadenmuskulatur!

Wahrscheinlich spielen hier die Faszien eine entscheidende Rolle. Denn die Häute im Muskelgewebe gehen direkt in die Sehnen über, welche ihrerseits unlösbar mit der Kapsel und den Bändern der Gelenke verknüpft sind. Und die Bänder wiederum stehen in Verbindung mit der sehr empfindlichen subchondralen Knochenschicht. Das Abtasten der Gelenkspalten verstärkt bei ausstrahlenden Muskelschmerzen diese noch weiter, was den Blick auf die Faszien lenkt.

Und so können auch Muskelfaser- oder Sehnenrisse auf geschwächtes Fasziengewebe aufgrund von Überbelastung eines Gelenks zurückgeführt werden. Die geringe Zugfestigkeit u. a. der Achillessehne in Zusammenhang mit arthrotischen Symptomen des Sprunggelenks bestätigt diese Ansicht.

Ein durch Überbeanspruchung, beispielsweise im Sport, stark gereiztes Gelenk hemmt die Muskulatur. Nach einem außerordentlich langen Lauf kann ein Sprunggelenk derartig stark belastet sein, dass ein Anheben des Fußes kaum möglich ist und man gezwungenermaßen auf dem Vorderfuß auftritt. Auch ein Hüftgelenk kann durch Überbelastung so stark gereizt sein, dass beim Auftreten das Bein kaum in der Hüfte gestreckt werden kann und man hinkt. Das Zeichen von Trendelenburg tritt sofort in Erscheinung. Beim Zieleinlauf eines Marathons sind diese Bilder häufig anzutreffen, in der Regel aber ungefährlich. Nach einer Erholungsphase kehrt das normale Gangbild wieder zurück.

Ist ein Gelenk erkrankt, z. B. durch Arthrose, wird ein solcher Gang zuweilen zum normalen Gangbild: Es scheint, als seien die Füße des Patienten gelähmt, wenn es um das Sprunggelenk geht. Bei arthrotischer Veränderung des Hüftgelenks und bei ausstrahlenden Schmerzen ins Bein kann sich ein Bein schwer und wie gelähmt anfühlen.

In der klinischen Diagnostik führen Zeichen wie Schwäche, Gefühl von Lähmung oder Taubheit und ausstrahlender Schmerz gelegentlich zu Verwirrung, da sie sehr den Symptomen einer Nervenschädigung ähneln, so die momentan geltende Ansicht in der Medizin. Die Gelenkprobleme rufen dann eine unzureichende motorische Steuerung des Beines hervor, und der Verdacht auf einen Nervenschaden (z. B. Verletzung einer Nervenwurzel im Rücken) liegt dann nahe.

Hurley spricht, bezogen auf diese reflexartige Reaktion, von arthrogener Muskelinhibition (AMI), d. h. einer monosynaptischen, spinalen, reflexartig veränderten Muskelaktivität aufgrund von Reizung eines Gelenks oder einer (degenerativen) Gelenkveränderung. Ein schwächerer Reflex deutet auf eine Hemmung der Muskulatur hin, ein stärkerer auf eine Anregung.

Hopkins (Hopkins und Ingersoll 2000; Hopkins 2002) hält die Untersuchung dieses sog. H- oder Hoffmann-Reflexes, die Muskelreaktion auf einen elektrischen Reiz eines peripheren Nerven, für eine hervorragende und zuverlässige Messmethode für die Gelenkfunktion.

In einer 36 Studien umfassenden Metastudie untersuchte T. Horre (Horre 2008) den Einfluss von Gelenkdysfunktionen auf die Muskelfunktion. Demnach gibt es einige Evidenz, dass Schmerz, Schwellung, Osteoarthrose und andere Gelenkdysfunktionen zu einer Hemmung oder Anregung von Muskeln führen können. Jedoch liegen keine klaren Muster vor, und die neurophysiologischen Erklärungen sind noch weitestgehend unerforscht.

Acht Studien zu Gelenkverletzungen (Osteoarthrose) zeigten Patienten mit einer muskulären Hemmung des „vierköpfigen Oberschenkelstreckers". Hurley (Hurley et al. 1994) wies sogar eine Hemmung dieses Muskels im **nicht** betroffenen Bein nach. Außerdem legten Hurley und Scott (Hurley und Scott 1998) sowie Pap (Pap et al. 2000) in anschaulicher Form einen Zusammenhang zwischen dem Ausmaß einer Hemmung des vierköpfigen Oberschenkelstreckers und der Funktion des Knies dar. Diese Erkenntnis unterstreicht die Bedeutung der reflektorischen Hemmung des Oberschenkelstreckers und damit der Kraft dieses Muskels für die Gelenkfunktion.

In sieben Studien führte eine künstlich erzeugte Kniegelenkschwellung zu einem verringerten Reflex des vierköpfigen Oberschenkelstreckers und einem erhöhten Reflex des Schollenmuskels im hinteren Unterschenkel. De Andrade und Kollegen untersuchten die Relation zwischen Infusion (künstlich erzeugte Schwellung) in das Knie auf die Aktivität des Streckmuskels (M. quadriceps femoris) bei gesunden Menschen und bei Menschen, die an der Charcot-Marie-Tooth-Atrophie, einer erblichen Erkrankung des peripheren Nervensystems mit sensorischen und motorischen Störungen, litten. Schon eine geringe Beugung des Kniegelenks (10°) verursachte bereits Schmerzen. Die Elektromyografie zeigte eine deutliche Reduktion der muskulären Aktivität des Oberschenkelstreckmuskels, während das Knie ab 10°-Beugung gestreckt wurde. De Andrade folgerte hieraus, dass dieser Hemmungsmechanismus insbesondre nach einer Knieoperation und bei Gelenkerkrankungen dominiert (Newton 1982). Iles et al. (1990) sowie Jensen und Graf (1993) stellten ebenfalls fest, dass eine Schwellung im Kniegelenk dort einen höheren Druck auslöst, wodurch afferente Ruffini-Sensoren aktiviert werden. Hierdurch wird eine simple muskelhemmende Reflexantwort provoziert. Für die Rehabilitation bedeutet dies: ein Gelenkerguss muss vorrangig reduziert werden, um die Muskelaktivität des vierköpfigen Oberschenkelstreckers zu fördern.

In zwei Studien zum vorderen Kreuzband verdeutlichten Swanik (Swanik et al. 2004) und Palmieri (Palmieri et al. 2005), dass eine Ruptur des vorderen Kreuzbandes zu einer kompensierenden Anspannung der ischiocruralen Muskulatur führt.

Eine künstlich erzeugte Schwellung im Sprunggelenk zieht, im Gegensatz zum Knie, erhöhte Muskelaktivität des vierköpfigen Oberschenkelstreckers nach. McVey (McVey et al. 2005) jedoch fand eine Hemmung des Schollenmuskels, der mit dem Wadenmuskel die Wade bildet, und des langen Wadenbeinmuskels.

Sowohl de Groot et al. (2006) als auch Steenbrink et al. (2006) konnten bei Patienten mit Rissen in der Rotatorenmanschette in der Schulter veränderte Aktivitätsmuster im Deltamuskel, der für die Streckung nach oben als Hauptbewegung verantwortlich zeichnet, aufzeigen. Nach lokaler Anästhesie normalisierten sich diese Aktivitätsmuster wieder. Anscheinend führt Schmerz zu diesen Veränderungen der Muskelaktivität. Ben-Yisha wies nach, dass Schmerzmedikation Kraft und Beweglichkeit beim seitwärtigen Abspreizen und beim Nachoben-Strecken des Armes verbesserten (Ben-Yisha et al. 1994).

Indahl demonstrierte, allerdings bei Hausschweinen, dass eine elektrische Reizung der lumbalen Bandscheiben die Aktivität der autochthonen aufrichtenden paravertebralen Rückenmuskeln verstärkt, während ein chemischer Reiz in Form einer in die Zwischenwirbelgelenke zwischen den Gelenkfortsätzen eingebrachten isotonischen Salzlösung (Salie)

die Aktivität dieser lokalen Rückenmuskeln wieder mindert (Indahl et al. 1997). Diesen Gelenken könnte hiermit eine kontrollierende Bedeutung in dem komplexen neuromuskulären Gleichgewicht eines lumbalen Bewegungssegments zugeschrieben werden.

Johansson et al. (2000) beschreiben ebenfalls die Beeinflussung der Aktivität der Oberschenkelmuskulatur durch vordere Kreuzbandverletzungen. Eine EMG-Untersuchung zeigte frühere und länger anhaltende Aktivität insbesondere des mittleren Teiles des Kniestreckers (Vastus medialis des M. quadrizeps femoris) und des lateralen Hamstrings (M. biceps femoris) bei Patienten mit einer vorderen Kreuzbandverletzung.

Sinkjær und Arendt-Nielsen stellten fest, dass die Intensität der Belastung das Maß der elektrischen Aktivität bestimmt (Johansson et al. 2000). Gehen im Freien zeigte keinen Unterschied, erst beim ansteigenden Gehen nahm die EMG-Aktivität deutlich zu. Sinkjær und Arendt-Nielsen (Johansson et al. 2000) konnten 1991 beobachten, dass Training des Quadrizepsmuskels zu einer besseren Stabilität des Kniegelenks führte.

Ein anderer – und vielleicht der wichtigste – Faktor für die Stabilität des Kniegelenkes ist die Fähigkeit, Gewicht zu tragen. Das Kniegelenk ist aus funktioneller Sicht immer Belastung ausgesetzt, sei es durch die Schwerkraft, Muskelaktivität, Bewegung oder Haltung. Bei jeder Bewegung sind sowohl die Spieler als auch Gegenspieler (Kokontraktion) des Kniegelenks gleichzeitig aktiv und verleihen dem Kniegelenk so seine Stabilität (Johansson et al. 2000). Kreuzbandverletzungen können diese aktive Stabilität erheblich beeinträchtigen. Es liegt somit auf der Hand, dieses Phänomen beim Training zu berücksichtigen durch aktiv stabilisierende gewichttragende Übungen. Ich konnte mit solchem Training, das zwar koordinativ schwierig und anstrengend ist, gute Ergebnisse erzielen.

Auch das Schultergelenk enthält sensorische Organe wie die schnell adaptierenden Vater-Pacini- und Meissner-Körperchen, die langsam adaptierenden, hochempfindlichen

Ruffini-Sensoren und freie Nervenenden für die Schmerzwahrnehmung. Jarosch et al. (Allen 2000) fanden Nervenfasern unterschiedlicher Durchmesser, welche nicht mit den Blutgefäßen in Verbindung gebracht werden konnten.

In den Sehnen und Muskeln des Schultergelenks wurden auch Golgi-Sensoren und Muskelspindel festgestellt. Sowohl in der Gelenklippe (Labrum glenoidale) als auch in der Kapsel und den Bändern des Schultergelenks wurden diese sensorische Mechanorezeptoren als anatomische Basis für die Propriozeption festgestellt.

Lephart et al. (Allen 2000) maßen die Propriozeption der Schulter mit einem dazu speziell entwickelten elektrischen Winkelmesser bei 90 Personen, die dazu in drei Gruppen aufgeteilt wurden. Eine gesunde Kontrollgruppe, eine zweite Gruppe von Patienten mit unbehandelter Schulterinstabilität und die dritte Gruppe mit operativ behandelter Schulterinstabilität.

In der ersten Gruppe konnte kein Unterschied zwischen der linken und der rechten Schulter festgestellt werden. In der zweiten Gruppe wurde ein signifikanter Unterschied zwischen der instabilen und gesunden Schulter festgestellt bezüglich Bewegungssinn und Gelenkposition. Und in der dritten Gruppe wurde ebenfalls kein Unterschied festgestellt in der propriozeptiven Wahrnehmung zwischen links und rechts. Rekonstruktion der Kapsel und des Labrums bei Patienten mit vorderer Schulterinstabilität kann also die Propriozeption wiederherstellen.

Koordinative synergetische Muskelaktivität der Rotatorenmanschette und des Bizepsmuskels (M. biceps brachialis) sind erforderlich für eine normale Schulterfunktion. Gelenksensorik aufgrund Schädigungen des Gelenks kann diese Muskelfunktion erheblich beeinflussen. Gowan (Allen 2000) untersuchte Baseballwerfer und stellte fest, dass zwei Muskelgruppen die Schulterbewegung kontrollieren. Die erste Gruppe (M. supraspinatus, M. trapezius und M. biceps brachii als Außenrotatoren) zeigte erhöhte elektromyografische Aktivität in der Endphase der Cocking-Phase, wobei der Arm angehoben, abgespreizt und außenrotiert wird. Diese Muskeln liefern die Kraft zum Werfen. In der darauffolgenden Akzelerations- oder Beschleunigungsphase, wobei die Außenrotation wechselt in die Innenrotation und der Arm nach vorne bewegt wird zum Werfen, nimmt diese Muskelaktivität ab. Zur gleichen Zeit nimmt die Aktivität der Werfmuskeln (M. pectoralis major, M. serratus anterior, M. subscapularis und des kräftigen M. latissimus dorsi, alle Innenrotatoren) erheblich zu, um fest zu werfen. Glousman (Allen 2000), der dieselbe Messtechnik wie Gowan verwendete, konnte deutlich verminderte elektromyografische Aktivität der zweiten Muskelgruppe bei Werfern mit chronischen Schulterbeschwerden beobachten. Die so entstandene Schulterinstabilität zeigte sich durch vermehrte Außenrotation während der Endphase der Cocking-Phase und des Anfangs der Akzelerationsphase. Die Aktivität der zweiten Muskelgruppe konnte nicht ausreichend gesteigert werden, und die Wurfkraft verringerte sich erheblich. Zudem stellte Glousman verstärkte kompensatorische Muskelaktivität des M. biceps brachii und des M. supraspinatus fest, welche die Stabilität der Schulter sichern sollte. Diese veränderte muskuläre Aktivität kann ein Schultergelenk schädigen und zu chronischen Beschwerden führen.

Und zuletzt konnte in einer Studie zum Hüftgelenk mit 40 Probanden ohne Beschwerden nachgewiesen werden: Mobilisation in der Beuge- und Streckrichtung des Hüftgelenks erhöht die Kraft des Gesäßmuskels um 14 % im Vergleich zu einer Kontrollgruppe mit nur 4 %. Die Verbesserung der Beweglichkeit eines Gelenkes führt also zu Kraftzunahme der gelenküberspannenden Muskulatur.

Diesen unverkennbaren neurologischen Zusammenhang zwischen den Gelenken und den Muskeln, die das Gelenk bewegen, konnte ich selbst oft beobachten. Nach einem arthroskopischen Eingriff am Kniegelenk verringerte sich der Umfang des Oberschenkels um 2–4 cm, obwohl die Muskeln selbst nicht verletzt worden waren. Der Gesäßmuskel ist sofort bei nur geringen Bewegungseinschränkungen des Hüftgelenks geschwächt. Noch offenkundiger ist das Erscheinungsbild eines schmerzenden Deltamuskels der Schulter bei verminderter Beweglichkeit des Schultergelenks. Der Deltamuskel kann optisch fast vollständig atrophieren und dennoch sehr stark bleiben. Die Fehldiagnose einer (Teil-)Lähmung liegt dann nahe. Bei Oberarmschaftfrakturen nah am Oberarmkopf, bei denen das Gelenk laut radiologischem Befund unbeschädigt geblieben ist, ist angeblich eine vollständige Schwäche zu beobachten, die sich in einer enormen Bewegungsunfähigkeit äußert. Die passive Beweglichkeit ist hierbei kaum eingeschränkt. Die Prognose ist günstig und schnelle Erholung ist abzusehen.

Schmerzen in einem Gelenk ziehen Abwehrspannungen bei Bewegungen in Richtung des Schmerzes nach sich. Ausstrahlende Beschwerden in Beinen und Armen sind möglicherweise auf einen ähnlichen physiologischen Prozess zurückzuführen: Schmerzsensoren im Gelenk und in der Gelenkkapsel, die ja in der Knochenfaszie enden, können ausstrahlende Schmerzen erklären. Faszienmassage, die selbst sehr schmerzhaft ist, aber zu einer, zwar kurzfristigen, Linderung führt, könnte diese Hypothese bestätigen.

Werden von Patienten beispielsweise ziehende Schmerzen im Unterleib ohne Bezug zum weiblichen Zyklus oder einer Schwangerschaft thematisiert, so können dafür viele Gründe vorliegen, auch orthopädische. Ähnlich wie zuweilen ein Hüftgelenk aufgrund einer Schädigung oder Reizung des Hüftkopfes ziehende Schmerzen im Oberschenkel auslösen mag, kann eine Reizung der Hüftpfanne, die sich in dem anderen Gelenkteil, dem Darmbein, befindet, Schmerzen in der Leiste hervorrufen, welche in den Unterleib ausstrahlen können, eine diagnostische Möglichkeit, die meist übersehen wird. Die relativ große Gelenkfläche des Iliosakralgelenks (etwa 10 cm^2!), die das Darmbein mit dem Kreuzbein verbindet, kann bei Reizung durch funktionsschwache Hüftgelenke heftige Rückenschmerzen, aber auch Unterleibsbeschwerden verursachen.

Empirische Beobachtungen belegen, dass diese Muskelbeschwerden durch gezieltes Training des Schulter-, Knie- oder Hüftgelenks langanhaltend nachlassen. Eine Verbesserung der Beweglichkeit und Kraft des Gelenkes scheint dann die betroffenen Schmerzsensoren zu hemmen.

Geringe Schädigungen im Gelenk werden durch bildgebende Verfahren zwar oft nicht festgestellt, aber klinisch sind minimale Bewegungseinschränkungen, endgradige Schmerzen oder Kraftverminderung deutlich erkennbar. Und diese Gelenkdefizite verursachen Kraftverlust und bisweilen Schmerzen im Knochen, die auf demselben Prinzip wie Muskelschmerzen beruhen, deren Ursache ebenfalls im Gelenk zu finden ist. So mag klinische Diagnostik aussagekräftiger sein als nur radiologische.

Auch Knochendichte kann auf eine ähnliche, reflexartige Weise die Muskulatur schwächen. Im Gegensatz zu der herkömmlichen Auffassung, Calcium und Vitamin D könne die Knochendichte verbessern, führt mechanische Belastung durch Muskelaktivität erst recht zu stärkeren Knochen; Inaktivität dagegen führt sofort zum Abbau des Knochengewebes. Sportliche Betätigung und Bewegung sind mittlerweile in der allgemeinen Gesundheitsförderung unumstritten. Im Gegensatz zu Sportarten, die den Körper unterstützen, wie Radfahren oder Schwimmen, sollte gewichttragenden Übungsformen wie Gehen, Laufen, Springen und Hüpfen der Vorrang eingeräumt werden, unter der Voraussetzung, dass die Gelenke ausreichend belastbar sind.

Literatur

Allen AA (2000) Muscular contributions to normal shoulder joint kinesis. In: Lephart SM, Fu FH (Hrsg) Propriozeption and neurmuscular control in joint stability. Human Kinetics. Pittsburgh, S 110–114

Arbinger R (1995) Entwicklung der Motorik. In: Hetzer H, Todt E, Seiffgekrenke I, Arbinger R (Hrsg) Angewandte Entwicklungspsychologie des Kindes-und Jugendalters. Quelle & Meyer, Heidelberg

Ben-Yisha A, Zuckermann JD, Gallacher M, Cuomo F (1994) Pain inhibition of schoulder strenght in patients with impingement syndrome. Orthopaedics17: 685–688

Birbaumer N, Schmidt RF (1990) Biologische Psychologie. Springer, Berlin Heidelberg, S 296

Boyd IA (1954) The histological structure of the receptors in the knee joint of the cat correlated with their physological respons. J Physiol (London) 124: 476–488

Casewell NR, Visser JC, Baumann K, Dobson J, Han H, Kuruppu S, Morgan M, Romilio A, Weisbecker V, Ali SA, Debono J, Koludarov I, Que I, Bird GC, Cooke GM, Nouwens A, Hodgson WC, Wagstaff SC, Cheney KL, Vetter I, van der Weerd L, Richardson MK, Fry BG (2017) The Evolution of fangs, venom, and mimicry systems in blenny fishes. Current Biology. doi.org/10.1016/j.cub.2017.02.067

van der El A (2000) Manuele diagnostiek wervelkolom, 4. Aufl. Manthel, Rotterdam

Freeman MAR, Wyke B (1966) Articular contributions to limb muscle reflexes. The effects of partiel neurectomy of the knee-joint on postural reflexes. Br J Surg 53: 61–69

Freeman M, Wyke B (1967) Articular Reflexes at the ankle joint: an electromyographic study of normal and abnormal influences of ankle joint mechanoreceptors upon reflexactivity in the leg muscles. Brit J Surg 54: 990–992

de Groot JH, Van de Sande MAJ, Meskers CGM, Rozing PM (2006) Pathological teres major activations in patients with massive rotator cuff tears alters with pain relief and/or salvage surgery transfer. Clinical Biomechanics 21: 27–32. doi.org/10.1016/j.clinbiomech.2005.09.011

Grigg P, Hoffmann A, Fogarty K (1982) Properties of Golgi-Mazzoni afferents in cat knee joint capsule, as relevated by mechanical studies of isolated joint capsule. J Neurophysiol 47: 31–40

Hopkins JT (2002) Within and between session reliability of the peak qadrizeps H-reflex. Med Sci Sports Exerc 34: 118

Hopkins JT, Ingersoll CD (2000) Arthrogenic muscle inhibition: a limiting factor in joint rehabilitation. J Sport Rehabil 9: 135–159

Horre T (2008) Einfluss von Gelenkdysfunktion auf die Muskelfunktion. Manuelle Therapie 12: 60–71

Hurley MV, Jones DW, Newham DJ (1994) Arthrogenic quadriceps inhibition and rehabilitation of patients with extensic traumatic knee injuries. Clin Sci 86: 305–310

Hurley MV, Scott D (1989) Improvement in quadriceps sensimotor function and disability of patients with osteoarthritis following a clinically practicable exercise regime. Brit J Rheumatol 37: 1181–1187

Indahl A, Kaigle AM, Reikeras O, Holm SH (1997) Interaction between the porcine lumbar intervertebral disc, zygapophysial joints, and paraspinal muscles. Spine 22: 2834–2840

Iles JF, Stokes M, Young A (1990) Reflex actions of knee joint afferents during contraction of the human quadriceps. Clin Physiol 10: 489–500

Jensen K, Graf BK (1993) The effects of knee injection on quadriceps strength and knee intraarticular pressure. Arthroscopy 9: 52–56

Johansson H, Pederson J, Bergenheim M, Djupsjöbacka M (2000) Periphal afferents of the knee: their effects on central mechanisms regulation muscle stiffness, joint stability, and proprioception and coordination. In: Lephart SM, Fu FH (Hrsg) Propriozeption and neurmuscular control in joint stability. Human Kinetics. Pittsburgh, S 5–15

Keller K, Engelhardt M (2017) AMI – Konsequenzen für die Rehabilitation. Manuelle Therapie 21 (2): 62–65

Klein M (2000) Sportwissenschaftliche Skripte, Bewegungswissenschaft im Grundstudium. Saarbrücken. http://www.sport-training.de/pdf/skript-bewegungswiss.pdf. Zugriff: 11.12.2013

Kolk H (2012) Vrije will is geen illusie. Bert Bakker, Amsterdam

Kroll M (1929) Neuropathologischen Syndrome zugleich Differentialdiagnostik der Nervenkrankheiten. Julius Springer Verlag. https://doi: 10.1007/978-3-642-91845-2

McCouch GP, Deering ID, Ling TH (1951) Location of receptors for tonic neck reflexes. J Neurophysiol 14 (2): 191–195

McVey ED, Palmieri RM, Docherty CL, Zinder SM, Ingersoll CD (2005) Arthrogenic muscle inhibition in the leg muscles of subjects exhibiting functional ankle instability. Foot Ankle Int 26 (12): 1055–1061. doi: 10.1177/107110070502601210

Mechling H, Effenberg AO (1999) Bewegungslehre – Bewegungswissenschaft. In: Laging R, Günzel W (Hrsg) Neues Taschenbuch des Sportunterrichts, Bd. 1. Hohengehren, S 45–78

Meinel K, Schnabel G (1998) Bewegungslehre – Sportmotorik. Abriss einer Theorie der sportlichen Motorik unter pädagogischem Aspekt, 9. Aufl. Berlin

Newton RA (1982) Joint receptor contributions to reflexive and kinesthetic responses. Phys Ther 62: 22–29

Palmieri RM, Weltman A, Edwards JE, Tom JA, Saliba EN, Mistry DJ, Ingersoll CD (2005) Pre-synaptic modulation of quadrizeps athrogenic muscle inhibition. Knee Surg Sports Traumatal Arthroscop 13: 370–376. doi:10.1007/s00167-004-0547-z

Pap G, Machner A, Awiszus F (2000) Funktionelle Veränderungen des Quadriceps-femoris-Muskels bei Patienten mit Varusgonarthrose. Z Rheumatol 59: 380. doi.org/10.1007/s003930070046

Refshauge KM, Chan R, Taylor JL, McCloskey DI (1995) Detection of movements imposed on human hip, knee, ankle and toe joints. J Physiol 488 (1): 231–241

Rickenbacher J, LAndolt AM, Theiler K, Scheier H, Siegfried J, Wagenhäuser FJ, Lanz T, Wachsmuth W

(Hrsg) (1982) Praktische Anatomie. 2. Bd., 7. Teil „Rücken". Springer, Berlin Heidelberg, S 137–140

Sachs O, Gould SJ, Miller J, Kevles DJ, Lewontin RC, Silvers RB (Hrsg) (1998) Verborgene Geschichten der Wissenschaft. Knaur, München, S 32–43

Schulz R, Miller D, Schultz RA, Miller DC, Kerr CS, Micheli L (1984) Mechanoreceptors in human cruciate ligaments. A histological study. J Bone Joint Surg Am 66 (7): 1072–1076

Steenbrink F, de Groot JH, Veeger HEJ, Meskers CG, van de Sande MA, Rozing PM (2006) Pathological muscle activation patterns in patients with massive rotator cuff tears, with and without subacromial anästhetics. Manual Therapy 11: 231–237. doi: 10.1016/j.math.2006.07.004

Swanik CB, Scott M, Lephart SM, Swanik KA, Stone DA, Fu FH (2004) Neuromuscular dynamic restraint in women with anterior cruciate ligaments injuries. Clin Orthop Relat Res 425: 189–199

Völz H (1999) Das Mensch-Technik-System: Physiologische, physikalische und technische Grundlagen-Software und Hardware. Expert

Wyke B (1972) Articular neurology – a review. Physiotherapy 58 (3): 94–99

Zimny M (1988) Mechanoreceptors in articular tissues. Am J Anat 182: 16–32

Biomechanische Betrachtung des Rückenschmerzes infolge funktionsschwacher Schulter- und Hüftgelenke

© Springer-Verlag GmbH Deutschland, ein Teil von Springer Nature 2018
P. Geraedts, *Physiotherapeutisches Training bei Rückenschmerzen*
https://doi.org/10.1007/978-3-662-56086-0_4

Der biomechanische Einfluss der großen Gelenke auf die Wirbelsäule wird bis heute in der Medizin kaum erkannt. Ausgleichsmotorik ist ein Begriff, der in der Medizin nicht auf Bildern zu fassen ist. Geringe Einschränkungen großer Gelenke werden kaum erfasst, und schon gar nicht als Ursache von Beschwerden in der Wirbelsäule. Wenn Schmerzen in der Wirbelsäule wahrgenommen werden, muss die Ursache selbstverständlich in der Wirbelsäule liegen. Über den Tellerrand hinausschauen ist bisweilen in der Medizin nicht üblich, kann aber zu erhellenden Einsichten führen. Nur klinische Befunderhebung der großen Gelenke in Zusammenhang mit sorgfältiger Befundung der Wirbelsäule kann Aufschluss über Herkunft der Schmerzsymptomatik der Wirbelsäule geben.

4.1   Die gestalterische Motorik der Arme – Arme als Werkzeuge des Geistes

Arme und Hände befähigen uns, zu gestalten oder zielgerichtete Handlungen auszuführen, wobei die Arme meist in einer offenen Kette funktionieren. Außerdem können sie auch eine stützende Funktion haben, im Sport beim Geräte- oder Bodenturnen als Handstand gut zu erkennen. Die physische Belastbarkeit der Hand,- Ellenbogen- und Schultergelenke ist wesentlich geringer als die der Beingelenke. Dem entspricht der kleinere Umfang der Hand- und Armmuskulatur. Die Arme und Hände sind in der Lage, komplexe feinmotorische Fertigkeiten auszuüben. Überspitzt formuliert, lassen sich die Hände als Werkzeuge des Gehirns betrachten. Minimale Funktionseinschränkungen im Schulter- oder Handgelenk können desaströse Folgen für die (koordinativen) Aufgaben der Arme und Hände haben. Man braucht nur das virtuose Spiel eines Pianisten oder Klarinettisten beobachten, um die motorische Vielseitigkeit und zur gleichen Zeit die Empfindlichkeit der Hände zu erkennen. Diese motorische Vielseitigkeit lässt sich im Gehirn an den relativ großen Arealen erkennen, welche für die Steuerung der Hände zuständig sind (Abb. 4.1, Abb. 4.2 u. Abb. 4.3).

Nicht nur der Umfang der Repräsentation der Hände im Gehirn, sondern auch die Biomechanik des Schultergelenks bestimmt in hohem Maß die Motorik der Arme. So betrachtet hat der Erhalt einer optimalen Funktion dieses Gelenkes große Bedeutung für die Arm- und Handmotorik.

Die Basis für eine bestmögliche Armbewegung im Schultergelenk ist die gleichzeitige Bewegung des Schulterblatts in Kombination mit der Aufrichtung des Brustkorbes (Abb. 4.4).

Das Schultergelenk als das beweglichste Kugelgelenk des menschlichen Körpers erlaubt, den Arm großzügig zu bewegen. Das Schulterblatt enthält als das eine Gelenkteil die längsovale und flache Pfanne, und der Oberarm als das andere Gelenkteil den kugelförmigen Kopf. Weil die Pfanne sehr klein und flach ist, umschließt sie, anders als beim Hüftgelenk, kaum den Kopf. Ein aus Faserknorpel bestehender Ring, die Pfannenlippe, vergrößert die Kontaktfläche zwischen beiden Gelenkteilen und passt ihre Formen (rund und flach) einigermaßen aneinander an, ähnlich wie der Meniskus beim Kniegelenk. So ist das Schultergelenk zwar passiv instabil, aber zur gleichen Zeit ausgesprochen beweglich. Die Gelenkkapsel des Schultergelenkes ist sehr weitläufig und schlaff, um die außerordentliche Beweglichkeit gewährleisten zu können.

Die Stabilität des Gelenkes wird daher größtenteils aktiv durch die kleine Schultermuskulatur (Rotatorenmanschette) gewährleistet, die bei großer Belastung infolge der weitreichenden Beweglichkeit häufig Verletzungen aufweist. Insbesondere die Obergrätenmuskelsehne hat viel zu leiden und reißt oft. Ähnlich wie beim Hüftgelenk ist der obere Teil des Oberarmes in Relation zum unteren Teil leicht nach hinten gedreht. Dieser Torsionswinkel ändert sich im Lauf des Lebens von etwa 78° bei einem Neugeborenen zu 30° bei Erwachsenen (Schünke et al. 2011; Bender 2016). Japanische Wissenschaftler um Itami konnten beobachten, dass extreme Belastungen bei Wurfsportarten diesen Verlauf des Torsionswinkels beeinflus-

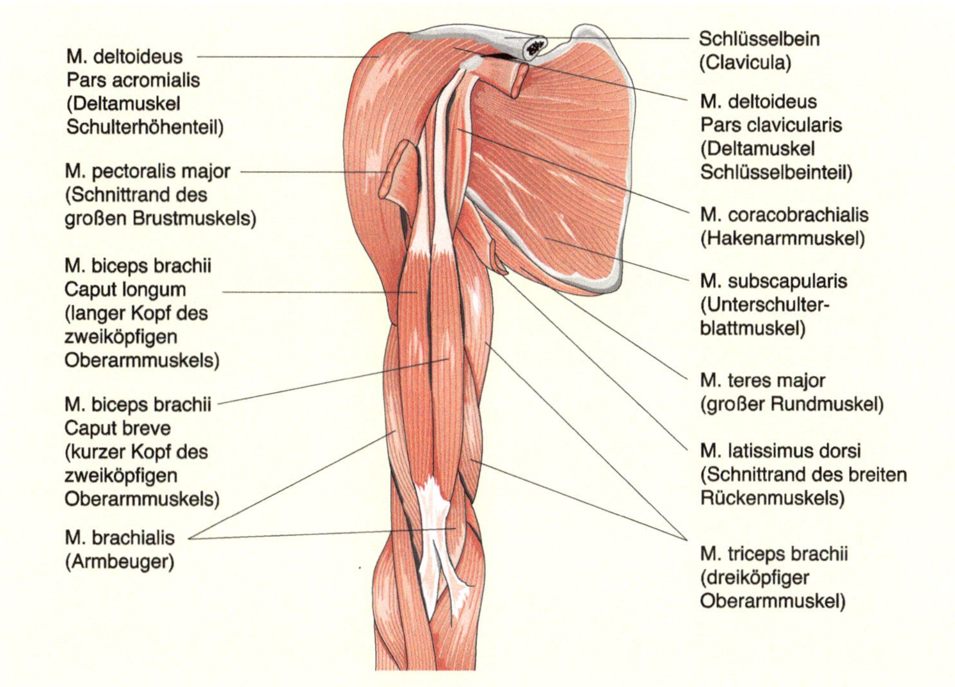

◘ **Abb. 4.1** Vorderansicht des Oberarms mit Ansicht auf die Innenseite des Schulterblatts mit dem Unterblattmuskel (M. subscapularis). (Aus Spornitz 2010)

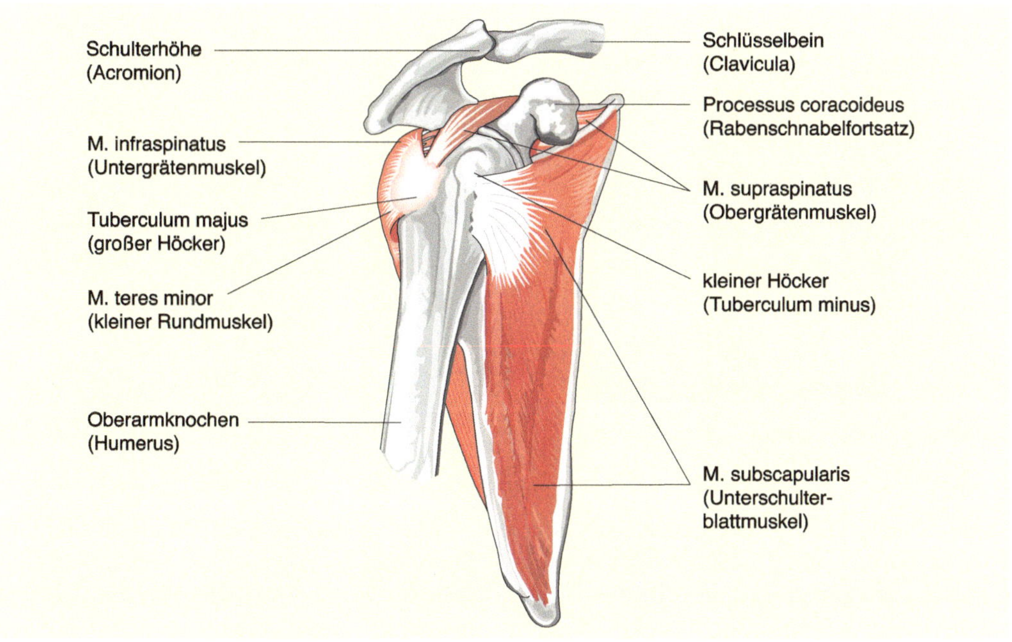

◘ **Abb. 4.2** Vorder-Seiten-Ansicht der Schultergelenkregion: Ansätze des M. subscapularis (Unterblattmuskel), M. supraspinatus (Obergrätenmuskel), M. infraspinatus (Untergrätenmuskel) und des M. teres minor (kleiner runder Muskel). (Aus Spornitz 2010)

4

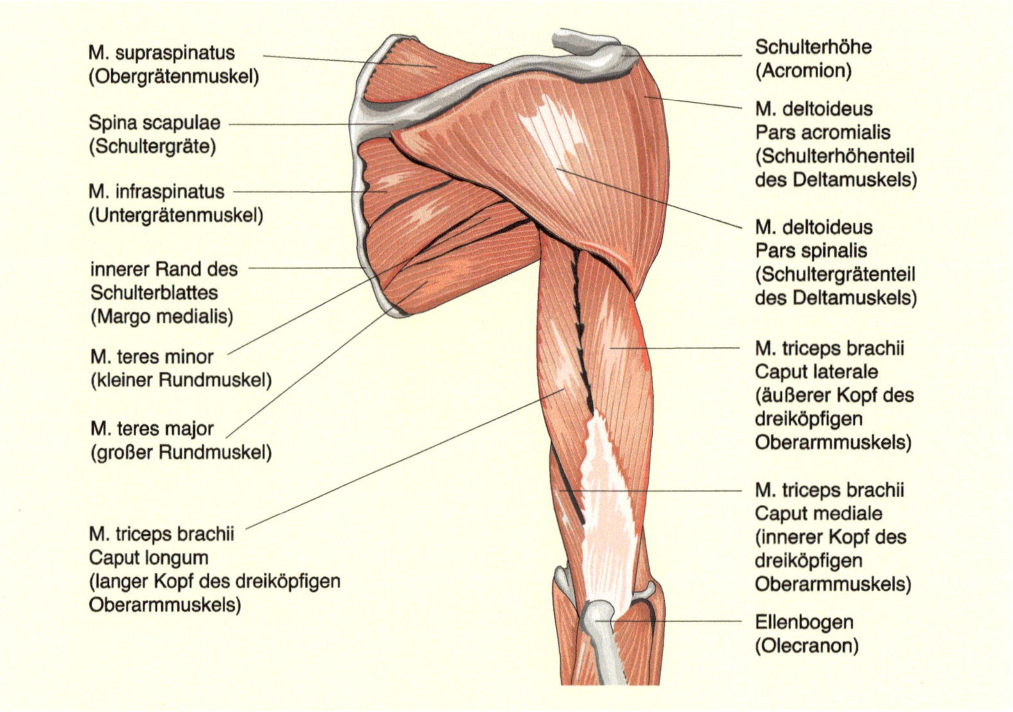

◨ **Abb. 4.3**   Hinteransicht des Oberarms und des Schulterblatts mit u. a. Sicht auf die kleinen Muskeln der Rotatorenmanschette und des M. deltoideus. (Aus Spornitz 2010)

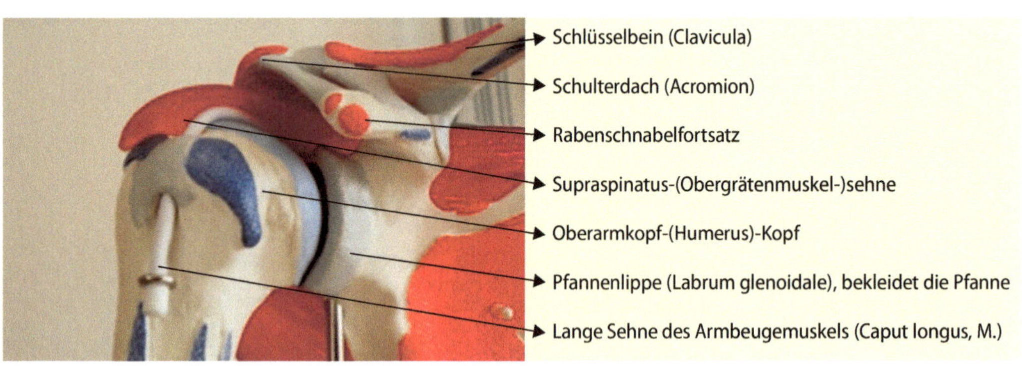

◨ **Abb. 4.4**   Schultergelenk

sen konnten (Schünke et al. 2011; Bender 2016). Bei Baseballspielern z. B. zeigt das Gelenk des Wurfarmes einen größeren Torsionswinkel im Bereich der Rotatorenmanschette. Die normale, physiologische Entdrehung des Oberarmes könnte hierdurch gehemmt werden, so die Forscher.

Die muskuläre Verbindung des Schulterblatts mit dem Rumpf dagegen erlaubt dem Schulterblatt nur eine reduzierte Beweglichkeit. Sobald die Anregung entsteht, den Arm willentlich und gezielt zu bewegen, wird zeitgleich in zwei Gelenken bewegt: im Schulterblatt über dem Rumpf und beim Arm im Schultergelenk, was im Zusammenspiel normalerweise zu einer harmonischen Bewegung führt. Ebenso kommt es zur Aufrichtung der Brustwirbelsäule. Einzelne isolierte Bewegungen des Schulterblatts oder des Oberarmes sind nicht möglich. Codman führte 1934 schließlich den Begriff „scapulohumeraler Rhythmus" ein, der dieses Zusammenspiel zwischen Arm und Schulterblatt beim Bewegen beschreibt.

Beim seitwärtigen Abspreizen oder Heben des Armes kommt es zu einer Auswärtsdrehung des Schulterblatts um eine Drehachse durch die Mitte des Schulterblatts, wobei die untere Spitze nach oben außen schwenkt (Leyendecker 2010). Das Schulterblatt kippt außerdem nach hinten und bewegt sich etwas nach unten über die rundere Brustwirbelsäule. Die Pfanne bewegt sich dabei nach oben und nach hinten und bietet dem Kopf des Oberarmes eine bessere Möglichkeit, sich in der Pfanne zu zentrieren. Sehr eng mit dieser Schulterblattbewegung hängt die Aufrichtung der Brustwirbelsäule zusammen: Beide Bewegungen verstärken sich gegenseitig; die Schulterblattbewegung löst eine Streckung der Brustwirbelsäule aus, und umgekehrt erleichtert das Strecken der Brustwirbelsäule die Bewegung des Schulterblatts. Daher spielt vornehmlich die Haltung bei diesem Bewegungsablauf eine entscheidende Rolle: Ist die Brustwirbelsäule gekrümmt, wie beim Sitzen, kann sich das Schulterblatt kaum nach unten bewegen, sondern strebt automatisch nach oben. Auch bei Patienten mit einem nur geringen Rundrücken kann, durch die unzureichende Schulterblattbewegung über dem Brustkorb nach unten, der Arm in seiner Mobilität nach oben eingeschränkt sein. Wird der Brustkorb dagegen aufgerichtet, lässt sich das Schulterblatt wesentlich leichter nach unten und damit der Arm nach oben bewegen. Unter diesem Aspekt der Funktionstüchtigkeit sind die großen Rückenmuskeln, die ja den Arm und das Schulterblatt mit dem Rumpf verbinden, eher als Schulterblatt- oder Oberarmmuskeln zu betrachten, mit dem zusätzlichen Effekt, den Brustkorb aufzurichten, also den Rücken zu strecken. Das enge Zusammenspiel zwischen der Bewegung des Schulterblatts und

der Aufrichtung des Brustkorbes kommt erst recht beim Nach-oben-Ausstrecken des Armes und beim seitwärtigen Abspreizen bis 90° mit gleichzeitigem Auswärtsdrehen des Oberarmes, also bei der Wurfbewegung, zum Ausdruck. Ein Nach-innen-Drehen des Oberarmes oder Nach-hinten-Strecken des Armes führt fast automatisch zum Nach-oben-Streben des Schulterblatts und zur Beugung der Brustwirbelsäule und Überstreckung der Halswirbelsäule. Bei Kindern und Sportlern sind die komplexen Zusammenhänge zwischen der Bewegung der Brustwirbelsäule und der Armbewegung als Automatismen meist noch vorhanden, bei älteren oder inaktiven Menschen ist bewusste Steuerung unentbehrlich.

Die Bewegung des Armes nach oben um eine frontale Bewegungsachse, die den Körper durch die Schulter von links nach rechts durchbohrt, erbringt den größten Bewegungsraum. In dieser Bewegungsrichtung ist das Schultergelenk am ehesten und am meisten belastbar. Meine Erfahrung bestätigt dies, denn bei schmerzhaften und eingeschränkten Schultergelenken führt die (unterstützte) Streckung nach oben am ehesten zur Funktionsverbesserung (Linderung und Beweglichkeitsverbesserung). Es folgt Abspreizen kombiniert mit Außenrotation und dann erst reines seitwärtiges Abspreizen.

Ein Gewichtheber kann daher „locker" über 100 kg stemmen. Der russische Gewichtheber Artem Okulow gewann die Goldmedaille bei der Gewichtheber-WM 2015 in Houston in der Gewichtklasse bis 85 kg mit einer Zweikampflast (Reißen 176/Stoßen 215) von 391 kg (Hertener Allgemeine 2015).

Beim Erlernen spezifischer motorischer Fertigkeiten, beispielsweise beim Schwimmen, könnte man sich vorstellen, dass Bewegungen in der Längsachse des Körpers, wobei der Arm nach oben, unten und hinten bewegt wird, leichter zu erlernen sind als die Bewegungen, bei denen der Arm seitwärts abgespreizt wird. In der Praxis bedeutet dies, dass Kraulen leichter zu erlernen ist als Brustschwimmen. Merkwürdigerweise lernen Kinder zuerst das Brustschwimmen, die wohl komplizierteste

Schwimmtechnik nicht nur wegen der schwierigen Bein- und Armbewegungen, sondern auch noch wegen der Komplexität der gleichzeitigen Arm- und Beinkoordination. Beim Brustschwimmen aber wird der Arm zuerst nach oben (von Bauchlage aus gesehen) gestreckt, dann nach innen gedreht und abgespreizt, eine für das Schultergelenk sehr belastende Bewegung. Auch der Beinschlag ist beim Brustschwimmen koordinativ wesentlich schwieriger als beim Kraulen; die Beine werden angezogen, abgespreizt und gestreckt, eine Grätschbewegung ähnlich wie bei einem Frosch. Allzu oft schleichen sich Fehler ein wie z. B. eine asymmetrische Beinbewegung (Scherenschlag) und eine zu geringe Stoßkraft, wenn der Körper aus seiner Längsrichtung auf der Vortriebslinie herausrückt. So fehlt die Kraft, den Körper voranzutreiben. Nicht umsonst wird der Beinschlag unabhängig vom Armschlag erlernt, also mit ruhig gehaltenen Armen, indem das Kind z. B. ein Brett festhält. Kraulen dagegen ist wesentlich leichter zu erlernen. Während der Zugphase (die 1. Hälfte der Bewegung unter Wasser) und der Druckphase (2. Hälfte der Bewegung unter Wasser) kann eine geringe Innenrotation auftreten. Sobald die Druckphase beendet ist, wird der Arm aus dem Wasser genommen und über den Körper nach vorne geführt (Zurückholphase). Hierbei wird der Arm angewinkelt und abgespreizt, anschließend sofort nach außen gedreht und nach vorne geführt. Diese Bewegung ist eher eine funktionsverstärkende Bewegung für das Schultergelenk. Für beide Techniken gilt, dass der Kopf mit ins Wasser genommen werden muss, um physiologische Belastungen der Halswirbelsäule zu vermeiden. Richtige Atmung stellt dabei die größte Herausforderung dar, gerade in der Lernphase.

Die Bedeutung des Schulterblatts als der eine Gelenkteil des Schultergelenks, zuständig für die Bewegung der Arme, ist bei Säuglingen von etwa 8 Monaten gut zu erkennen: Ist die Motorik des Rumpfes und damit die des Schulterblatts noch nicht so weit ausgereift, dass das Kind aufrecht sitzen kann, kann es auch die Arme nicht bewegen, die es benutzen muss, um

sich abzustützen. Hält man manuell den Rumpf gerade und fixiert manuell das Schulterblatt, kann das Kind die Arme auf einmal frei nach oben bewegen. Hält man nur den Rumpf gerade, ohne das Schulterblatt zu fixieren, hebt es die Arme nur bis 90°. Das Schulterblatt kann noch zu wenig gehalten werden, um die Bewegung des Armes nach oben zu ermöglichen.

Das Schulterblatt wird normalerweise völlig automatisch und unbewusst bewegt, wenn der Arm willentlich gesteuert werden soll. Durch motorisches Lernen kann die vollautomatische, aber unter Umständen unzureichende Steuerung des Schulterblatts bewusst beeinflusst werden. Die Motorik des Schulterblatts hat im Gehirn eine wesentlich geringere Widerspiegelung als die des Armes oder der Hand, wahrscheinlich wegen der geringeren funktionellen „Bedeutung" der Bewegung des Schulterblatts. Das Erlernen der Schulterblattbewegung wird hierdurch erschwert.

Der wichtigste Muskel für die willentliche Steuerung des Armes ist der dreiteilige Deltamuskel (M. deltoideus). Er hat eine vielfältige und komplexe Funktion, da er an allen Bewegungen des Armes beteiligt ist.

Der mittlere Schulterhöhenteil des Deltamuskels kann den Arm nur bis ungefähr 60° seitwärts nach oben ziehen, wobei die ersten 10–20° auf die Aktivität des Obergrätenmuskels (M. supraspinatus, einer der vier Muskeln der Rotatorenmanschette) zurückzuführen sind. Ab 60° springen der vordere Schlüsselbeinteil und der hintere Grätenteil des Deltamuskels ein. Sie können den Arm bis ungefähr 90° seitlich vom Körper wegbewegen. Ab 90° muss der Oberarm nach außen gedreht werden weil sonst der Rollhügel des Oberarmkopfes und das Gelenkdach aufeinanderstoßen. Weitere Hebung seitwärts bis 170° ist nur möglich, wenn die Gelenke des Schultergürtels (Schultereckgelenk und Sternoklavikulargelenk, die gelenkige Verbindung des Schlüsselbeins mit dem Brustbein) völlig frei sind. Die großen Schulterblattmuskeln ermöglichen die Bewegung ab 90° durch die Fixierung am Rumpf und die Auswärtsdrehung des Schulterblatts. Der vordere Schlüsselbeinteil hebt den Arm in Zusammenarbeit mit dem mittleren Schulterhöhenteil nach vorne bis etwa 90° hoch. Ab 90° wird die Bewegung durch die Drehung des Schulterblatts in Richtung Gesäß über den Brustkorb mit gleichzeitiger Auswärtsdrehung erlaubt.

Nach hinten bewegt sich der Arm durch Aktivität des hinteren Grätenmuskels, auch wieder in Kooperation mit dem mittleren Schulterhöhenteil. Hierbei bewegt sich das Schulterblatt nach oben und nach vorne.

Die Ansicht, der dreiteilige Deltamuskel sei der wichtigste Motor des Schultergelenks, beruht auf einem Postulat des amerikanischen orthopädischen Chirurgen Charles Sumner Neer II (Neer 1990): „Der M. deltoideus ist der Hauptbeweger des Glenohumeralgelenks. Sein mittlerer Teil arbeitet zusammen mit dem M. supraspinatus. Aber wenn dieser Teil nicht funktioniert, dann kann der M. supraspinatus ihn nicht ersetzen und den Arm heben." („The deltoid is the prime mover of the glenohumeral joint. The middle deltoid acts in unison with the supraspinatus. However, if the middle deltoid is nonfunctioning, the supraspinatus is inadequate to substitute it for raising the arm.")

Aber der Ursprung dieser Ansicht liegt noch weiter zurück und findet sich bereits bei dem französischen Physiologen Guillaume Benjamin Duchenne. In seiner 1867 erschienenen Publikation *Physiologie der Bewegung, dargelegt mittels elektrischer Experimente und klinischer Observation und anwendbar bei der Forschung der Paralyse und der Deformierung (Physiologie des mouvements démontrée à l'aide de l'expérimentation électrique et de l'observation clinique et applicable a l'étude des paralysies et des déformations)* beschrieb er einen Patienten, der seinen Arm, mit ausgeprägter Atrophie des Deltamuskels, nicht bewegen konnte (Duchenne 1867). Duchenne folgerte daraus, der Deltamuskel müsse wegen einer isolierten Parese des Achselnervs vollständig gelähmt sein. Der Patient litt jedoch an starken rheumatischen Schmerzen und konnte deswegen den Arm nicht bewegen. Und nach einer schmerzlindernden Elektrobehandlung (in loco dolenti) konnte der Patient mühelos den Arm vertikal heben, die Bewegung war aber schwach.

Daraus zog Duchenne die logische Schlussfolgerung, dass der Obergrätenmuskel lediglich die Funktion des Deltamuskels unterstützt, indem er den Oberarm in der Pfanne stabilisiert. Der wichtigste Motor für die Bewegung des Armes sei aber der Deltamuskel. Die physische Schwäche war zweifellos nicht nur auf die Atrophie des Deltamuskels zurückzuführen, sondern mit großer Wahrscheinlichkeit – auch bedingt durch einen orthopädischen Schaden der Rotatorenmanschette – im Zusammenhang vor allem mit Gelenkschmerzen zu sehen (Prudnikov et al. 2011).

Die Geschwister Prudnikov dagegen, russische Orthopäden der medizinischen Abteilung in Nowosibirsk, betrachteten Duchennes Sichtweise als einen Mythos und kamen aufgrund verschiedener aktueller Fallbeobachtungen zu folgendem Fazit: Bei vollständiger Lähmung des Deltamuskels nach einer Läsion des Achselnervs ist die Rotatorenmanschette, wenn intakt, in der Lage, die aktive Hauptbewegung, das Hochheben des Armes nach vorne, im Schultergelenk sicherzustellen. Bei betroffenen Patienten mit einer derartigen Lähmung, besonders ab dem 40. Lebensjahr, und der Unfähigkeit, den Arm zu heben, ist es unbedingt erforderlich, eine Rotatorenmanschettenruptur oder eine Schädigung des Überschulterblattnervs, der ja den Obergräten- und Untergrätenmuskel innerviert, auszuschließen. In allen Fällen solch kombinierter Verletzungen hat die Wiederherstellung der Rotatorenmanschette absolute Priorität, denn hiervon hängt das Ergebnis ab, und nicht davon, ob sich der Deltamuskel erholt oder nicht (Prudnikov et al. 2011).

Dieser Ansicht widerspricht aber die biomechanische Funktion des Obergrätenmuskels. Aufgrund des Verlaufs der Muskelfasern des Obergrätenmuskels, des Drehpunktes des Schultergelenks und der damit zusammenhängenden geringen Hebel ist nur eine geringe Abspreizbewegung seitwärts kombiniert mit einer Außenrotation des Armes möglich.

Es ist durchaus denkbar, dass sowohl die Geschwister Prudnikov als auch Duchenne nicht in der Lage waren, den Unterschied zwischen orthopädischen (beispielsweise aufgrund eines Gelenkschmerzes) und neurologischen (aufgrund eines Nervenschadens) Muskelschwächen exakt festzustellen. Auch erwähnt keiner die sensorischen Ausfälle, welche zwangsläufig neben den motorischen Defiziten bei einer neurologischen Schwäche (Lähmung) auftreten müssten. Für den Achselnerv betrifft es hier die Haut der seitlichen Schulterregion, während die sensiblen Fasern des Überschulterblattnervs die hinteren und oberen Anteile der Gelenkkapsel des Schultergelenks versorgen. Das wiederum bedeutet, der Gelenkschmerz steht hier auf jeden Fall nicht im Vordergrund.

Zur weiteren Verbesserung der Zentrierung der Kugel in der Pfanne dienen die vier kleinen, tiefer gelegenen Muskeln der Rotatorenmanschette, die das Schultergelenk sehr nah umgeben und die kleinen Bewegungen des Oberarmkopfes noch besser über die Pfanne führen. Die Sehnen dieser vier kleinen Muskeln bilden zusammen mit einer starken Bandverbindung des Rabenschnabelfortsatzes des Schulterblatts mit dem Oberarmkopf eine kräftige Sehnenkappe, die das Schultergelenk umfasst und passiv stabilisiert: die Rotatorenmanschette. Im Extremfall verhindern sie, dass die Kugel aus der Pfanne herausrutscht. Diese vier Muskeln (Obergrätenmuskel, M. supraspinatus; Unterblattmuskel, M. subscapularis; Untergrätenmus-

kel, M. infraspinatus und der kleine runde Muskel, M. teres minor) führen sowohl die Drehung des Armes nach außen als auch nach innen bei allen anderen Bewegungen durch dosiertes Anspannen. Sie entspringen alle dem Schulterblatt und setzen direkt in der Nähe des Oberarmkopfes an: zwei an der Innenseite für die Innendrehung und zwei an der Außenseite für die Außendrehung. Sie arbeiten sehr eng vollautomatisch miteinander und zusammen mit den großen Bewegungsmuskeln. Sie können nicht willentlich selektiv gesteuert werden (Abb. 4.5).

Für die Bewegung des Armes zum Körper heran und gleichzeitig nach vorne bei 90° abgespreiztem Oberarm sind der große und der kleine Brustmuskel zuständig. Außerdem drehen sie den Oberarm maximal bis 90° nach innen. Sie werden hierbei von zwei Muskeln der Rotatorenmanschette unterstützt: In geringerem Maß vom Obergrätenmuskel und Unterblattmuskel. Das Schulterblatt bewegt von der Brustwirbelsäule zur Seite und nach vorne weg und kann flügelartig vom Brustkorb ab bewegt werden; die Brustwirbelsäule neigt dazu, sich zu krümmen. Hierdurch können die Facettengelenke in einer Endposition gelangen (Griegel-Morris et al. 1992), wodurch starker Zug auf die Bänder entsteht mit der Folge Rücken- oder Schulterschmerz.

Für die entgegengesetzte Bewegung sind als Gegenspieler der Untergrätenmuskel und der

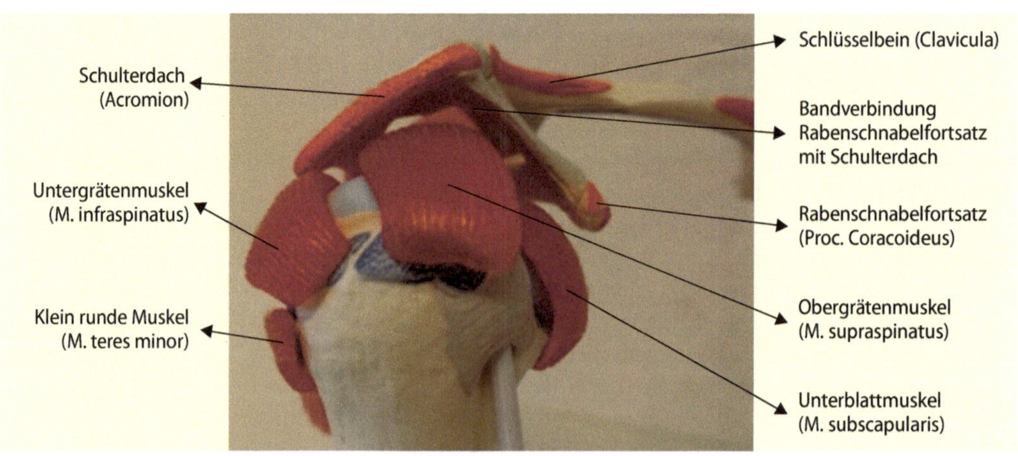

 Abb. 4.5   Rotatorenmanschette des Schultergelenks

kleine runde Muskel aktiv, zwei Muskeln der Rotatorenmanschette, die den Arm bis etwa 45° nach außen drehen. Gleichzeitig mit der Auswärtsdrehung bewegt das Schulterblatt dann nach hinten zur Brustwirbelsäule hin, überwiegend durch die Aktivität der Schulterblattmuskeln: Kapuzenmuskel und Rautenmuskel. Die Brustwirbelsäule richtet sich mit auf. Der – im Vergleich zu den Muskeln für die Innenrotation – geringere Umfang der für die Außenrotation verantwortlichen Muskeln sagt etwas über die Bedeutung der Außenrotation für die Funktion des Armes: Sie unterstützt die großen Bewegungen nach oben und seitwärts.

Die Innenrotation spielt eine größere Rolle beim Heranziehen von Gegenständen zum Körper.

Der für die Innenrotation wichtigste große Brustmuskel entspringt über fast die gesamte Länge des Brustbeines und setzt am Oberarm punktförmig an. Bei dieser Bewegung wird die Kugel aus der Pfanne auswärts bewegt und das Schulterblatt gleitet über den Brustkorb zur Seite und nach vorne. Der Brustkorb neigt hierbei zur Beugung. Dieser Bewegungsablauf führt zu einer Verringerung der Belastbarkeit und damit zu einer Fehlbelastung in der Brust- und Halswirbelsäule. Auch das Schultergelenk wird schwerer belastet, weil die Kugel nicht ausreichend in der Pfanne zentriert wird. So können Beschwerden in der Hals-, der Brustwirbelsäule wie auch im Schultergelenk entstehen. Das Butterfly-Gerät (Fliegende am Gerät) als eines der beliebtesten Geräte im Sportstudio, um die Brustmuskulatur zu stärken und den Rumpf optisch besser zu gestalten, ist bekannt für seine hohe Belastung des Schultergelenks und führt nicht selten zu Beschwerden, so meine Erfahrung.

In der bis heute vorherrschenden Ansicht über die Biomechanik des Schultergelenks steht die Funktion des Delta- und, in geringerem Maß, des Obergrätenmuskels – völlig zu Unrecht – wesentlich mehr im Vordergrund als die Funktion der Schulterblattmuskulatur (wegen der Lage auch „Rückenmuskulatur" genannt). Denn diese Muskeln sind für eine einwandfreie Bewegung des Oberarms ab 90° unentbehrlich.

Sie sind für die Gesamtbewegung des Armes genauso wichtig wie die Oberarmmuskeln und die Muskeln der Rotatorenmanschette. Gerade in der Rehabilitation einer verletzten, operierten oder schmerzhaften Schulter, aber auch in (Überkopf-)Sportarten zum sicheren Training der Schulter- und Rumpfmuskulatur sollte diesen zusammenhängenden Muskelfunktionen mehr Aufmerksamkeit gewidmet werden.

Der wohl größte und stärkste Skelettmuskel, der breite Rückenmuskel, besteht aus einer flachen Muskelplatte, die sich in ihrem Verlauf zum Oberarm zu einem Muskelstrang verschmälert. Er setzt an den Dornfortsätzen der unteren Brustwirbel, an den Lendenwirbeln sowie am Kreuzbein, Beckenkamm und an den unteren Rippen an, um dann das Schulterblatt zu überspannen und weiter bis zum Oberarm zu ziehen, wo er sich an die Vorderseite des Oberarmkopfes anfügt (◘ Abb. 4.6).

Die Doppeltfunktion der großen Rückenmuskeln besteht darin, das Schulterblatt oder den Oberarm zu bewegen. Gleichzeitig richten sie durch paradoxale Anspannung die Brustwirbelsäule auf, damit das Schulterblatt besser nach unten bewegt. Die Rückenfaszie ist als rautenförmige graue Aussparung im Bereich zwischen den beiden Beckenkämmen und dem Ursprung des breiten Rückenmuskels zu sehen.

Der breite Rückenmuskel nimmt in diesem Bewegungsablauf wegen seiner paradoxalen Doppelfunktion eine sehr besondere Stellung ein. Er wird hauptsächlich wirksam, wenn er bei angehobenen Armen den Körper nach oben ziehen kann, wie z. B. bei Klimmzügen. Beim Geräteturnen ist der breite Rückenmuskel in dieser Funktion besonders gut sichtbar, denn er lässt den äußeren Rand der Achselhöhle deutlich hervortreten. Bei fixiertem Rumpf bewegt er den Arm nach hinten zum Rücken, wobei die Handfläche nach innen gerichtet ist, so als ob sie an das Gesäß herangeführt würde. Dabei krümmt sich die Brustwirbelsäule und das Schulterblatt strebt nach oben Richtung Halswirbelsäule. Diese optische Erscheinung wurde alternativ mit der bildhaften Bezeichnung „Schürzenbindermuskel", „Gelehrtenmuskel" (Rickenbacher et al. 2004) oder in einer älteren

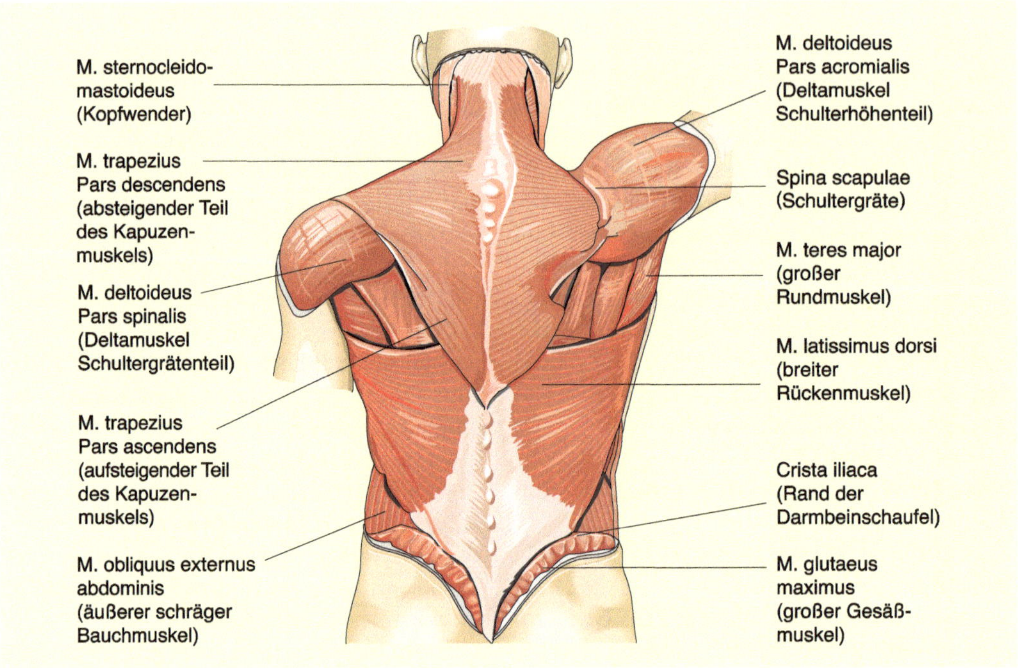

◘ Abb. 4.6   Oberflächliche Schicht der Rückenmuskulatur. (Aus Spornitz 2010)

deutschen Übersetzung „Arskratzermäuslein" (lat. musculus, „Mäuslein") beschrieben. Bei dieser Bewegung nach hinten zum Rücken hin bildet der breite Rückenmuskel den Gegenspieler sowohl für den Deltamuskel als auch für den unteren und mittleren Teil des Trapezmuskels, der das Schulterblatt nach unten zieht und nach außen dreht.

Sobald aber der Arm hochgehoben wird, spannt er ebenfalls an, da gleichzeitig auch die Brustwirbelsäule gestreckt wird. Hier tritt das Paradox in Erscheinung: Der breite Rückenmuskel spannt zwar an, aber er verlängert sich gleichzeitig. Jetzt ist er aus Sicht der Bewegung der Brustwirbelsäule und des Schultergelenks aktiver Mitspieler zur Aufrichtung der Brustwirbelsäule, anstatt nur Gegenspieler für den Trapez- und den Deltamuskel zu sein. Er unterstützt ja die Bewegung des Schulterblatts nach unten als Voraussetzung für die saubere Bewegung des Oberarmes im Schultergelenk nach oben. Aus Sicht der Kraft ist er eher als Gegenspieler für den Deltamuskel zu betrachten, denn er stärkt den Deltamuskel zum Strecken des Schultergelenks (d. h., die beiden Gelenkteile des Schultergelenkes bewegen sich in entgegengesetzte Richtung auseinander). So bildet sich eine Art von „innerem Widerstand". Der Deltamuskel braucht dazu viel mehr Kraft, um den Oberarm, mit gleichzeitiger Zentrierung in der Pfanne des Schulterblatts, nach oben zu bewegen. Je fester dieser breite Rückenmuskel anspannt, desto fester spannt also auch der Deltamuskel sichtbar an. Der Obergrätenmuskel spannt tastbar sogar weniger an, und bei Menschen mit gut entwickelten Schultermuskeln sogar optisch wahrnehmbar! In vivo lässt sich diese paradoxe Funktion des breiten Rückenmuskels anschaulich demonstrieren.

Auch der Trapezmuskel, wegen seiner Lage im Nackenbereich auch Kapuzenmuskel oder Kappenmuskel genannt und offiziell als Rückenmuskel bezeichnet, hat, genau wie der breite Rückenmuskel, eine wichtige Funktion für die Bewegung des Schulterblatts über den Brustkorb nach unten und damit für die des Armes. Ähnlich wie der breite Rückenmuskel fungiert der untere Teil dieses Muskels. Mit

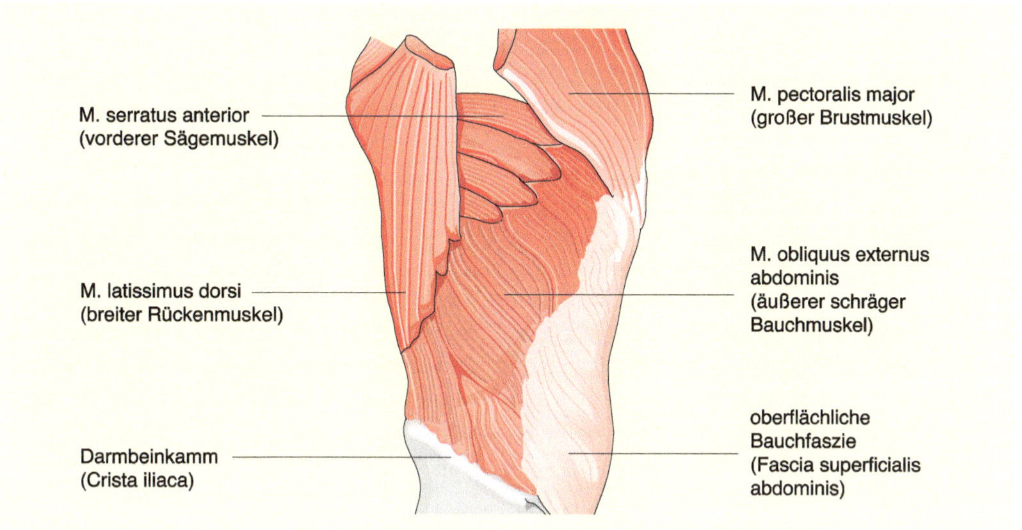

◘ Abb. 4.7 Rumpfmuskulatur von der rechten Seite betrachtet. (Aus Spornitz 2010)

nach oben aufsteigenden Muskelfasern ist er aus Sicht der Bewegung des Schulterblatts Mitspieler für den Deltamuskel, fördert aber dessen Aktivität beim Anspannen und wird dann aus Sicht der Kraft, ähnlich wie der breite Rückenmuskel, zum Gegenspieler des Deltamuskels.

Der Teil dieses Muskels mit absteigenden Fasern oberhalb des Schulterblatts geht vom Hinterhauptbein, Nackenband und von den Dornfortsätzen der Halswirbel aus und setzt an dem äußeren Teil der Schultergräte und des Schlüsselbeines an. Seine Hauptfunktion besteht im Normalfall darin, den Kopf zu drehen. Nebenher hebt er die Schultern und (über-)streckt die Halswirbelsäule. Hiermit ist er Gegenspieler der anderen Partien desselben Muskels. Denn der mittlere Teil des Trapezmuskels mit querverlaufenden Muskelfasern gelangt quer über den Rücken vom Schulterdach zu den Fortsätzen der oberen vier Brustwirbel, zieht die Schulterblätter zusammen und richtet die Brustwirbelsäule mit auf. Der dritte Teil mit aufsteigenden Fasern dagegen entspringt größtenteils den Fortsätzen der Brustwirbelsäule und setzt an der Schultergräte, einer quer über das Schulterblatt verlaufenden Leiste, an. Er zieht die Schulterblätter nach unten mit gleichzeitiger Außendrehung des Schulterblatts und richtet ebenfalls die Wirbelsäule auf. Hierdurch wird die Bewegung des Armes im Schultergelenk über 90° erleichtert.

Der Trapezmuskel wird motorisch über einen Ast des 11. Hirnnerven (N. accessorius) und sensorisch, propriozeptiv, über die Teile des Armgeflechtes, welche aus der oberen Halswirbelsäule entspringen (C2–C4), innerviert. Sowohl der motorische zusätzliche Ast als auch die sensorischen Äste des Armgeflechtes entspringen alle dem Rückenmark.

Unter dem Kappenmuskel liegen noch die relativ kleinen Rautenmuskeln, welche als tiefe Rückenmuskeln zu betrachten sind. Sie verlaufen von den Dornfortsätzen der ersten vier Brustwirbel schräg nach unten zum mittleren Rand des Schulterblatts und können, ähnlich wie die tiefen Rückenmuskeln, nicht bewusst angesteuert werden. Sie ziehen die Schulterblätter zurück nach hinten und nach oben und sind damit Gegenspieler des dritten Teils des Trapezmuskels und eines anderen wichtigen Schulterblattmuskels, der vordere Sägezahnmuskel, ein Mit- oder Gegenspieler des breiten Rückenmuskels, abhängig davon, ob dieser paradoxerweise anspannt. Gleichzeitig ist er Mitspieler des oberen Teils des Trapezmuskels.

Der „vordere Säge(zahn)muskel", der, ausgehend von den oberen neun Rippen, zwischen Schulterblatt und Brustkorb zum mittleren Rand des Schulterblatts zieht und hier am oberen und unteren Winkel ansetzt. Er unterstützt den 2. und 3. Teil des Kapuzenmuskels und den breiten Rückenmuskel bei der Aufgabe, das Schulterblatt mit gleichzeitiger Außendrehung nach unten zu bewegen. Außerdem holt er das Schulterblatt an den Brustkorb heran und lässt es gleichzeitig über ihn leicht nach vorne gleiten, um so das Nach-oben- und Nach-vorne-Strecken des Armes zu ermöglichen. So kann die Schlagkraft des Arms deutlich verstärkt werden, beim Boxen sehr effektiv. Daher stammt dann auch die Bezeichnung „Boxermuskel".

Bei Schädigung des „langen Brustkorbnervs", ein Nerv des Armnervengeflechts, ist der Sägezahnmuskel gelähmt und die Schulterblätter stehen flügelartig vom Brustkorb ab. Der Arm kann nur noch bis 90° hochgehoben werden, weil die Funktion des Schulterblatts, zuständig für die weitere 70°- Hebung des Armes, ausgefallen ist. Dies zeigt die ausgeprägte Bedeutung des Sägezahnmuskels für die Schulterblattbewegung nach unten und damit für den Arm nach oben.

Bei orthopädisch bedingter Schwäche, oft bei Jugendlichen mit Haltungsschäden anzutreffen, ist ein ähnliches Bild sichtbar, nur sind da die Bewegungen des Armes nicht nennenswert eingeschränkt. Die flügelartig abstehenden Schulterblätter werden daher trefflich als Engelsflügel (Scapula alata) bezeichnet. Auch eine Schwäche der Rautenmuskeln begünstigt diesen Schulterblattstand.

Zusammenfassend kann der Arm nur dann vollständig nach oben gestreckt werden (bis 160°), wenn der Deltamuskel einerseits mit dem Obergrätenmuskel für die ersten 90° sehr eng zusammenarbeitet und andererseits für die weiteren 70° mit dem breiten Rückenmuskel, Trapezmuskel und Sägezahnmuskel.

Die komplexe und oft entgegengesetzte Funktion dieser Muskeln sowohl in der Rehabilitation als auch im Sport in ein gezieltes Training zu integrieren, macht dieses Training äußerst schwierig und schwer. Kompetente Anleitung ist hierbei unentbehrlich!

Labriola konnte die aktive Stabilität durch Kraftmessungen der Schultermuskulatur im mittleren und im Endbereich des Bewegungsumfangs mittels eines rechnerischen Modells bestimmen (Labriola et al. 2005). Er stellte fest, dass die Gelenkstabilität in der Endposition geringer war als in der mittelgradigen. Ein simulierter Kraftzuwachs der Rotatorenmanschette zentralisierte den Oberarmkopf in der Pfanne und erhöhte damit die Stabilität des Gelenkes, wohingegen ein Kraftzuwachs des Deltamuskels und des (großen) Brustmuskels zu einer Schwächung der Gelenkstabilität führte.

Um diese Ergebnisse zu verifizieren, wurde anhand einer Leiche mit relevanten Schultermuskeln die Stabilität im Schultergelenk geprüft. Geringere Aktivität des Untergrätenmuskels verringerte die Kompression und damit die Zentrierung im Schultergelenk. Erhöhte Aktivität des großen Brustmuskels erzeugte in Zugrichtung des großen Brustmuskels vorwärts orientierte Kraftergebnisse. In beiden Fällen verringerte sich die aktive Stabilität im Schultergelenk.

Am Leichenmodell wurden auch die Auswirkungen von instabileren Gelenkpositionen, wie seitliche und horizontale Wegführung des Armes und die Außenrotation, untersucht. Dem rechnerischen Modell entsprechend zeigten auch diese Schultergelenkpositionen vorwärts orientierte Kraftergebnisse. Größerer Kraftaufwand in diesen Gelenkpositionen mit gleichzeitiger Inaktivität des großen Brustmuskels konnte sogar zum Auskugeln des Gelenks führen.

Die Ergebnisse dieses Modells habe ich in der Praxis wiedererkannt: Festzustellen war, dass die angebliche Instabilität im Schultergelenk in der Endposition beim Heben des Armes durch starke Anspannung der Schulterblattmuskeln weitgehend behoben werden konnte. Den Arm hochzuheben und gleichzeitig zu versuchen, das Schulterblatt unten zu halten, zwei entgegengesetzte Bewegungen, erzeugt eine enorme Muskelspannung und bei Schulterbeschwerden meist Linderung. Dies deutet auf eine Verbesserung der gelenkigen Stabilität durch bessere Zentrierung hin, denn verbesserte Stabilität im Gelenk führt zu Linderung, so die allgemein geltende Auffassung in der rehabilitativen Medizin.

Durch die Anspannung der Schulterblattmuskeln nimmt die Spannung im Deltamuskel optisch und tastbar zu! Die Kraftergebnisse haben in diesem Falle eine Zentrierung des Oberarmkopfes in der Pfanne zur Folge und machen die bis jetzt unterschätzte Bedeutung der Schulterblattmuskeln wie auch der breiten Rückenmuskeln und des Kapuzenmuskels deutlich. Denn sie sind die Gegenspieler des Brustmuskels und können dessen Aktivität reziprok mittels erhöhter Aktivität hemmen und damit die Stabilität im Schultergelenk verbessern.

Es ist logisch nachvollziehbar, dass bei einem derart engen biomechanischen Zusammenhang zwischen Schultergelenk und Brustwirbelsäule Störungen im Schultergelenk auch Störungen in der Brustwirbelsäule und/oder in der Halswirbelsäule auslösen können. Eine eingeschränkte Möglichkeit, den Arm nach oben zu strecken, ruft so eine geringere Aktivität der Schulterblattmuskulatur (des mittleren und unteren Teils des Kappenmuskels und des breiten Rückenmuskels) hervor, wodurch das Schulterblatt unzureichend nach unten gezogen und daher mit nach oben bewegt wird. Die Brustwirbelsäule wird zu wenig gestreckt. Da diese fehlende Streckung die Belastbarkeit der Brustwirbelsäule wesentlich reduziert, können so Schmerzen in der Brustwirbelsäule entstehen. Schmerzen infolge einer zu geringen Belastung der Brustwirbelsäule rühren daher zuweilen von einem insuffizienten Schultergelenk her. Eine Kräftigung der Schulterblattmuskulatur durch Hebung des Armes in Kombination mit der Aufrichtung der Brustwirbelsäule und dem Herunterziehen des Schulterblatts führt meist zu Linderung dieser Beschwerden.

Weil durch ein insuffizientes Schultergelenk das Schulterblatt nach oben gerichtet ist, wird die Halswirbelsäule ebenfalls stärker strapaziert. Erstens wird eine zu stark gekrümmte Brustwirbelsäule durch eine verstärkte Wölbung in der Halswirbelsäule ausgeglichen.

Zweitens wird die Halswirbelsäule darüber hinaus durch erhöhte Aktivität des oberen Teils des Kappenmuskels, der das Schulterblatt nach oben zieht und die Halswirbelsäule überstreckt, belastet. Diese erhebliche zusätzliche Beanspruchung der Halswirbelsäule provoziert schließlich die weitverbreiteten Nackenbeschwerden, oft als „Verspannungen" angedeutet, die bis in den Kopf ausstrahlen können.

Meine Erfahrung bestätigt, dass ein geschwächtes Schultergelenk, wobei (geringe) Bewegungseinschränkungen und damit zusammenhängende Kraftdefizite deutlich erkennbar sind, immer wieder mit Schmerzen in der Brust- oder Halswirbelsäule korrelieren.

Bei noch stärkeren Defiziten in der Schulter können Ausgleichsmechanismen sogar Beschwerden in der Lendenwirbelsäule nach sich ziehen. Wenn beim Hochheben des Armes die Schulter zu stark eingeschränkt ist, wird zum Ausgleich der Brustkorb mit nach oben und nach hinten bewegt, mit der Folge einer zu starken Streckung der Lendenwirbelsäule. Die geringe Belastbarkeit einer überstreckten Lendenwirbelsäule löst dann Beschwerden aus.

Das Bewegungsausmaß in den Gelenken der Brustwirbelsäule (Facettengelenke, Rippenwirbelgelenke) und der Halswirbelsäule ist gering; eine Fehlfunktion der Schulter führt sofort zu endgradigen Belastungen dieser Gelenke und damit zu Überbelastung. Gelangen die Facettengelenke in eine Endposition (Griegel-Morris et al. 1992), so wird ein starker Zug auf die Bänder ausgeübt, der infolgedessen Rücken- oder Schulterschmerzen auslöst. Die geringe gelenkige Belastbarkeit dieser Gelenke im Zusammenhang mit der Funktion der Schulter wird häufig falsch eingeschätzt und daher auch kaum erkannt. Schmerzen rühren ja immer von den Bandscheiben her …

Einen ausgeprägten selektiven Wachstumfehler, ähnlich wie die Hüftdysplasie beim Hüftgelenk, kommt beim Schultergelenk nicht oder nur selten vor. Allerdings kommen geringere Abweichungen des Schulterdachs (Acromion) und der Pfanne des Schultergelenks häufiger vor. Da aber diese nicht sofort zu erheblichen Funktionseinschränkungen wie beim Hüftgelenk führen, wird diesen keine besondere Bedeutung beigemessen.

▪▪ Eine gesunde Schulter – eine schöne Handschrift

Die Entwicklung der Handmotorik verläuft mit hoher individueller Variabilität und logischerweise parallel mit der Entwicklung der Motorik der Schulter. Die stabilisierende Motorik der Schulter spielt eine bis jetzt unterschätzte Rolle bei der Führung der Hand und der Finger. So basieren Graphomotorik oder Schreibbewegungen auf subtil nuanciertem, hochkomplexem, rhythmischem Bewegen der Hand, das erlernt werden muss und somit eine der feinsten und differenziertesten Koordinationsleistungen des Menschen überhaupt darstellt. Feinmotorik (Hände und Finger) und Grobmotorik (Schulter) führen gemeinsam zu einer gleichmäßig fließenden Bewegung. Feinmotorisch wird der Stift mit zwei Fingern und dem Daumen gehalten, im Handgelenk findet eine minimale Bewegung statt, die von der gewählten Schriftgröße abhängig ist. Bei der europäischen Schreibtechnik bewegt der Arm im Schultergelenk von links nach rechts, bei der arabischen und chinesischen bewegt er umgekehrt von rechts nach links. Die stabilisierende Schulterblattmuskulatur des Schultergelenks ist, genau wie sonst auch beim Anheben des Arms, dafür verantwortlich, dass der mit dem Stift ausgeübte Druck auf dem Papier oder sonstiger Unterlage reguliert wird. Wenn beim Schreiben die Feinabstimmung der Bewegungen in den einzelnen Gelenken nicht 100%ig stimmt, wird die Schrift deutlich un**gelenk** (!) und schlecht leserlich. Außerdem bleibt die Schrift nicht auf einer Linie, sondern biegt nach unten ab, weil der Arm im Schultergelenk nicht ausreichend mit seitwärts bewegt wird.

Nicht nur bei Kindern mit Entwicklungsverzögerungen oder -störungen, sondern auch bei Kindern mit beispielsweise Skoliosen sieht man zu viel Bewegung im Handgelenk und zu wenig im Schultergelenk, was eine ungelenke Schrift zur Folge hat.

Der Obergrätenmuskel verdient eine gesonderte Betrachtung, da er oftmals als Verur-

sacher vieler Schulterbeschwerden, die zuweilen operativ behandelt werden, gilt. Laut bildgebenden Verfahren (insbesondere Ultraschall) reißt die Sehne dieses Muskels aufgrund degenerativer Veränderungen des Gewebes ab dem 50.–60. Lebensjahr häufig zum Teil oder gar ganz ab, oder sie wird aufgrund ihres Verlaufs vom Schulterblatt unter der Schulterecke hindurch bis zum Oberarmkopf, wo sie ansetzt, eingeklemmt (Impingement). Häufig bilden sich, sichtbar auf Röntgenbildern, Kalkablagerungen rund um diese Sehne.

Die radiografischen oder sonografischen Befunde stimmen aber nicht immer mit den klinischen Befunden überein. Trotz „Abriss" ist die Kraft zwar verringert, aber dennoch größer, als aufgrund eines Abrisses zu erwarten ist. Die Ergebnisse operativer Verfahren bleiben dann oft hinter den Erwartungen zurück.

Eine Arthrose des Schultergelenks führt immer zu einer Einschränkung der Außenrotation des Oberarmes. Schreitet die Arthrose fort, nimmt auch diese typische Einschränkung der Außenrotation zu. Diese Einschränkung auf eine Fehlfunktion des Obergrätenmuskels zurückzuführen, ist meiner Meinung nach ein vorschneller Schluss. Eher ist eine gelenkige Insuffizienz aufgrund arthrotischer Vorgänge im Schultergelenk Auslöser für das typische motorische Bild. Ein Vergleich mit der typischen Einschränkung der Innenrotation beim Hüftgelenk trifft auf jeden Fall zu. Aus dieser Sicht könnte man mit gutem Grund schließen, dass bei Schulterbeschwerden zu stark fokussiert wird auf die Supraspinatussehne des Supraspinatusmuskels.

Eine andere Sehne, die lange Sehne des Armbeugemuskels (Caput longus, M. biceps brachii), die oberhalb des eigentlichen Schultergelenks an der Pfanne ansetzt und den Unterarm in gebeugter Position nach außen dreht und den Arm abwinkelt, hat ebenfalls nur eine stabilisierende Funktion für das Schultergelenk. Auch diese Sehne ist sehr anfällig für Verletzungen (Risse), insbesondere bei plötzlichen Drehbewegungen. Von einer Einklemmung dieser Sehne ist nicht die Rede, entscheidend sind wohl degenerative Veränderungen des Gelenks bei älteren Menschen. Bei jüngeren Menschen können traumatische Ereignisse diese Verletzungen hervorrufen. In den meisten Fällen ist auch die Knorpel- oder Pfannenlippe am oberen Rand der Gelenkpfanne in Mitleidenschaft gezogen (superiores Labrum von anterior nach posterior oder SLAP-Läsion).

Ein Abriss der langen Bizepssehne wird oft trotz bester bildgebender Verfahren nicht bemerkt, erst wenn operiert wird, ist er sichtbar. Optisch sind eine Verdickung und Verkürzung des Muskelbauches zu bemerken, die Funktion des Armes ist in vielen Fällen nicht oder nur gering eingeschränkt. Wohl ist die Kraft des Armbeugers erheblich vermindert.

Bei schlechter Haltung (Rundrücken) oder beginnenden arthrotischen Beschwerden des Schultergelenks passt sich die Motorik des Schulterblatts aufgrund der Gelenkreflexe sofort automatisch an: Die Bewegung über den Brustkorb nach unten und zur Mitte wird geringer; beim Nach-oben-Strecken des Armes dreht der Arm nach innen und bewegt das Schulterblatt gleichzeitig mit nach oben und nach außen. Außerdem kann sich das Schulterblatt vom Rumpf ab bewegen und so einen (geringen) Engelsflügel bilden. Auch die feine Handmotorik verschlechtert sich: Schreiben wird schwieriger, und die Handschrift wird schlechter, Tippen auf einer Tastatur oder das Einfädeln einer Nadel z. B. wird komplizierter.

Minimale Bewegungseinschränkungen im Schultergelenk haben so zuweilen große motorische Folgen, die in der Diagnostik der Hals- und Brustwirbelsäule zu selten erkannt werden.

Durch sportliche oder berufliche Überbeanspruchung des Schultergelenks können typische Fehlfunktionen entstehen, wobei wiederum die veränderte Beweglichkeit (ROM) wegweisend ist.

Das **GIRD-Syndrom** (glenohumerales Innenrotationsdefizit) ist durch eine Einschränkung der Innenrotation und eine Vergrößerung der Außenrotation gekennzeichnet als Folge einer Straffung der hinteren Kapsel, einer knöchernen Veränderung durch humerale Retroversion, oder der passiven Dehnbarkeit der Muskelfaser (Thixotrophy) (Kibler et al. 2012).

Es kann bei Sportlern, welche Über-Kopf-Sportarten wie Handball, Tennis und Baseball ausüben, beobachtet werden. Aber auch bei Anstreichern, Elektrikern und Baumchirurgen ist diese Symptomatik zu erkennen.

Kibler et al. (2012) bezeichnen die verringerte Beweglichkeit der Innenrotation erst als pathologisch (GIRD), wenn beim Seitenvergleich diese Innenrotation mehr als 20° oder das gesamte rotatorische Bewegungsausmaß mehr als 8° eingeschränkt ist. Manske et al. sehen eine bestimmte Verringerung der Innenrotation sogar als Voraussetzung für eine vergrößerte Außenrotation, welche unbedingt benötigt wird, um einen Baseball mit einer Geschwindigkeit von etwa 100 mph (= 160 km/h) oder einen Tennisball mit einer Geschwindigkeit von fast 120 mph (= 193 km/h) zu schlagen. So betrachtet Manske eine verringerte Beweglichkeit der Innenrotation nicht als krankhaft, sondern als anatomisch, wenn diese beschränkt bleibt auf 18–20°, wobei beim Seitenvergleich die Gesamtrotationsbewegung gleich sein muss. Schränkt die Beweglichkeit die Innenrotation weiter ein, bis über 20° und entsteht zur gleichen Zeit eine Differenz beim Seitenvergleich der Gesamtrotationsbewegung von mehr als 5°, betrachtet er die Einschränkung als pathologisch. Prädisponierende Faktoren für Schulterverletzungen sind einseitige Verringerungen der Gesamtbeweglichkeit sowie externe Rotationsdefizite (ERD) von schon weniger als 5° im Schultergelenk (Manske et al. 2013).

So können Handballspieler oder Baseballspieler beim Werfen eine vergrößerte Außenrotation entwickeln, weil eben die Rotation mit jedem Wurf trainiert und dadurch gedehnt wird.

Wegen dieser oft wiederholten Bewegungen mit sehr hoher Geschwindigkeit wird zur gleichen Zeit das Weichteilgewebe auf der Rückseite des Schultergelenks eines Werfers oder Tennisspielers gestrafft. Hierdurch verringert sich die Innenrotation, eben weil diese Bewegung „nicht gebraucht wird". Eine Straffung des Gewebes im hinteren Teil des Schultergelenks und die Lockerung des vorderen Gewebes hat

Folgen für den Bewegungsmechanismus des Schultergelenks. In der Endphase, beim Aufschlag, verschiebt sich der Kopf des Oberarmes. Er befindet sich nicht mehr zentral in der Pfanne. Wird die Kapsel gelockert, bewegt sich der Kopf nach unten/vorne; ist die Kapsel gestrafft, verschiebt sich der Kopf nach hinten/oben (Hartmann 2015).

Mihata stellte 2010 fest, dass bei Straffung des hinteren Kapselgewebes, nachdem das vordere Kapselgewebe gedehnt worden war, die Außenrotation mit 8,1 ± 2,3° zu- und die Innenrotation mit 23,1 ± 7,2° abnahm. Die gesamte Beweglichkeit verringerte sich um 15,0 ± 6,6°. Der Druck im Schultergelenk (glenohumerale Kontaktdruck) nahm signifikant zu (Mihata et al. 2010).

Chou et al. (2017) stellten fest, dass bei Baseballwerfern mit einer insuffizienten Innenrotation sich die Wurfbewegung ändert. Die so entstandene höhere Belastung des Schultergelenks prädisponiert für Schulterverletzungen, insbesondere bei Universitätsspielern.

Das bedeutet, dass hierdurch diese Sportler anfällig für Schulterverletzungen wie Risse der Pfannen- oder Knorpellippe im Schultergelenk oder Risse der Muskeln der Rotatorenmanschette, insbesondere des Obergrätenmuskels, sein können.

Noël et al. (2008) konnten in einer retrospektiven Studie mit 43 CT-Aufnahmen von 43 Patienten mit einem hinteren Riss in der Knorpellippe des Schultergelenks (Labrium glenoidale) feststellen, dass diese Risse fast immer zusammenhingen mit klinischen Symptomen wie posteriore Instabiltät, internes Impingement und anteriore Instabiltät des Schultergelenks.

In der Regel sind solche Bewegungseinschränkungen ohne chirurgische Eingriffe gut zu behandeln. Dr. David Lintner, ein renommierter amerikanischer Sportmediziner – Texas Super Doc laut „US News and World Report" – bewertete 2004 die Schultern jedes Werfers des Houston Astros Baseball Club, einschließlich „Major and Minor Leaguers" (Lintner 2015). 10 Jahre davor fielen dem Haupttrainer von „The Astro's", David LaBos-siere ATC, die zurückgegangene Innenrotation seiner Werfer auf. Er begann, die Schultern der Werfer in Innenrotation zu dehnen, wobei er bemüht war, die Außenrotation nicht noch mehr zu verstärken. Für die damalige Zeit ein neuer Ansatz im Training der Baseballspieler. Diese Strategie zahlte sich aus: Die Verletzungsrate ging zurück, und für die nächsten Jahre hatten die Astros die geringste Verletzungsrate in den Major Leagues. Seitdem haben immer mehr Clubs ähnliche Programme in ihr Training integriert (Lintner et al. 2007).

Auch Kibler (Kibler 1998) führte eine Studie mit Tennisspielern durch. In der einen Gruppe wurden die Schultern von Tennisspielern in Innenrotation präventiv gedehnt, in der anderen Gruppe nicht. Die Gruppe mit präventiver Dehnung wies 38 % weniger Verletzungen auf.

Cooper vergrößerte operativ die Innenrotation der steiferen Schulter, damit die fehlende Innenrotation weniger als 20° im Vergleich zur anderen Schulter betrug. Während drei Saisons traten keine Verletzungen auf (Cooper und Brems 1992).

Das GIRD-Syndrom führt zwangsläufig zu einem anderen Syndrom, das sich auf das Schulterblatt bezieht: das SICK-Syndrom (Hartmann 2015). Es beschreibt den auffälligen Zustand des Schulterblatts mit den typischen Kennzeichen: Fehlposition des Schulterblatts mit Auffälligkeit der unteren Spitze des Schulterblatts, Schmerzen und Fehlstand des Rabenschnabelfortsatzes vorne unterhalb des Schlüsselbeins und abnormales Bewegungsmuster des Schulterblatts.

Eine Straffung des hinteren Gewebes des in der Innenrotation eingeschränkten Schultergelenks führt zu einem anderen Bewegungsbild des Schulterblatts. Demzufolge ist dieses Syndrom bei denselben Sportlern (im Handball, Baseball) anzutreffen, die auch am Gird-Syndrom leiden. Das betroffene Schulterblatt eines Sportlers mit SICK-Syndrom steht tiefer als das andere und dreht etwas eher nach vorne. Wenn man sich umschaut, sieht man viele Sportler mit einem ähnlichen Erscheinungsbild. Extremes Gewichtheben mit schlechter Haltung und insbesondere Brustmuskelübungen wie Bankdrücken oder Liegestützen können dieses Syndrom verschlimmern.

4.2 Die tragende Motorik der Beine – Dem Rumpf Beine machen

Die Beinmotorik dient der Aufrechthaltung des Körpers und der Lauf- und Gehfähigkeit. Dabei arbeiten die das ganze Körpergewicht tragenden Beine immer in einer geschlossenen Kette. Selbst minimale Einschränkungen eines Hüft-, Knie- oder Sprunggelenkes können die Beinmotorik schon erheblich beeinträchtigen.

Sprung-, Knie- und Hüftgelenke sind perfekt gebaut, um Gewicht zu tragen und daher auch sehr belastbar.

Die Beinmotorik wird größtenteils durch das kugelige Hüftgelenk, nach dem Kniegelenk das zweitgrößte Gelenk des menschlichen Körpers, ermöglicht. Wegen des gewichttragenden Charakters des Hüftgelenks sind die Pfanne und der Kopf, anders als beim Schultergelenk, besser aufeinander abgestimmt, denn die Pfanne umschließt den Hüftkopf um mehr als die Hälfte. Die Pfanne ist Teil des Beckens, und

der Hüftkopf wird vom oberen Ende des Oberschenkels geformt. So sind im Grunde das Becken und der Oberschenkel die Gelenkpartner der Hüfte (◻ Abb. 4.8).

Die Kugelform des Hüftgelenks gewährt dem Gelenk eine große Bewegungsfreiheit, wenn auch eine geringere im Vergleich zum Schultergelenk. Das Hüftgelenk verfügt ebenfalls über einen bogenförmigen, teilweise unterbrochenen knorpeligen Ring, der dazu dient, Scherkräfte aufzufangen und die Belastbarkeit zu verbessern.

Der Kopf des Hüftgelenks ist über den Schenkelhals mit dem Oberschenkel verbunden. Dieser Schenkelhals bildet mit dem Schaft des Oberschenkels einen sog. Centrum-Collum-Diaphysen-Winkel (CCD-Winkel) und definiert maßgeblich die Traglinie des Beines. Diese Mikulicz-Linie bestimmt die Tragfähigkeit des ganzen Beines und verläuft vom Hüftkopfmittelpunkt durch die Mitte des Kniegelenks zur Mitte des Sprunggelenkes.

Der CCD-Winkel beträgt bei Kindern ab 3 Jahren ungefähr 140°, ab der Pubertät ungefähr 130°, bei Erwachsenen 125° und bei Senioren 115°. Je größer dieser Winkel, je steiler der Schenkelhals, je geringer die Hebelwirkung, umso größer ist die Belastbarkeit des Schenkel-

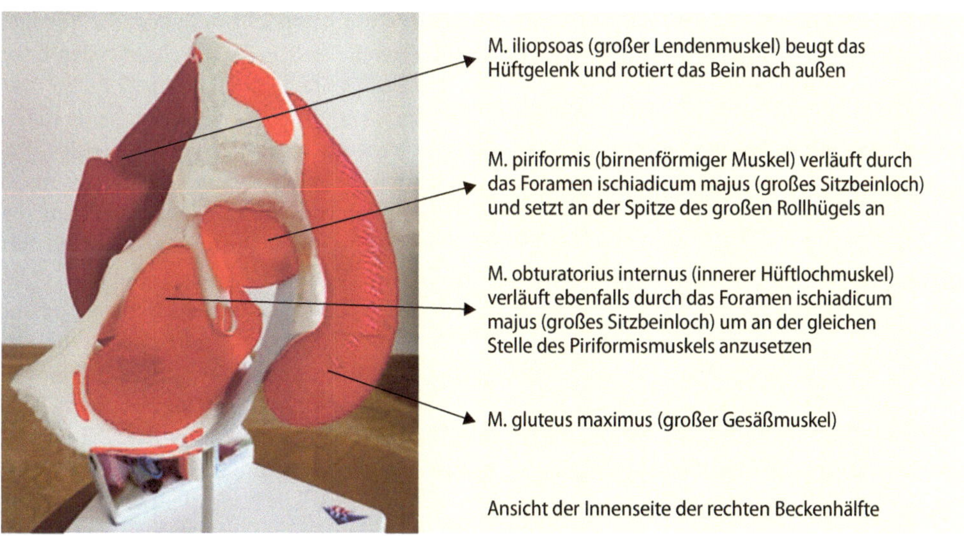

◻ **Abb. 4.8**   Die Muskeln des Hüftgelenks: von der Innenseite der Hüftpfanne (Darmbein) betrachtet

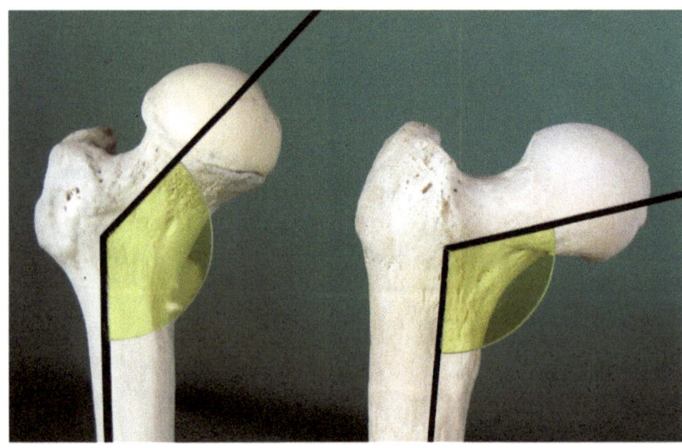

◨ Abb. 4.9 Veränderung des Oberschenkelhalswinkels (Centrum-Collum-Diaphysen-Winkel, CCD). (Aus Spornitz 2010)

halses bei Kindern, die sich in Kraft der Beinmuskeln und Schnelligkeit der Beine äußert. Ist dieser Winkel größer als 130–120° und weichen zudem die Kniegelenke nach außen von der Beinachse ab, so spricht man von O-Beinen. Bei einem Winkel kleiner als 130–125° weichen die Knie nach innen, es sind sogenannte X-Beine. Wird er kleiner als 90° und steht der Schenkelhals nun waagerecht, spricht man von einer Hirtenstabdeformität mit ausgeprägten X-Beinen. Abweichende Winkel in den Hüft- oder in den Kniegelenken führen zwangsläufig auch zu X- und O-Positionen in den Sprunggelenken. Eine X-Position verursacht den typischen Spreiz-Senk-Fuß. Die Korrektur eines solchen Fußes kann nur durch Korrektur der gesamten Beinachse erfolgen, wobei das Becken eine Schlüsselrolle übernimmt. Einlagen machen daher nur dann Sinn, wenn auch zeitgleich eine motorische Korrektur der ganzen Beinachse mit einer zentralen Rolle für das Becken stattfindet. Beim Aufrichten des Beckens drehen die Oberschenkel im Hüftgelenk nach außen, und damit auch die Knie. Die Unterschenkel stehen jetzt senkrecht, und die Fußgewölbe werden ebenfalls aktiv korrigiert.

Von der Seite aus betrachtet verläuft eine Lotlinie vom Scheitel vertikal nach unten durch Ohr, Schulter, Hüftgelenk und knapp vor dem Knie, um am Ende des höchsten Punktes des Fußgewölbes etwas vor dem Sprunggelenk zu enden. Bei einer Hyperlordose, die meist mit einem überstreckten Knie zusammenhängt, liegen das Hüft- und Kniegelenk vor dieser Linie,

was oft bei Jugendlichen in Erscheinung tritt. Bei älteren Menschen mit einer arthrotischen Hüfte mit Streckdefizit ist eine nach vorne gebogene Haltung zu beobachten. Hier liegen Hüft- und Kniegelenk dann hinter dieser Linie.

Unterschiedliche CCD-Winkel rechts und links können zu einer Beinlängendifferenz führen, wobei eine Differenz bis zu 1 cm als normal betrachtet wird. In meiner Praxis habe ich Orthopäden gesprochen, welche eine Differenz von sogar bis zu 2 cm noch als normal betrachten, Beschwerdefreiheit vorausgesetzt. Für Kinder gilt in der Regel eine Differenz bis 0,5 cm als normal. Bei regelgerecht entwickelten Hüftgelenken ist der Schenkelhals, ähnlich wie beim Oberarm, auch um 10–20° um die Längsachse des Oberschenkels nach vorne gedreht, bezogen auf eine zweite Achse, die quer durch den unteren Teil des Oberschenkelknochens direkt über dem Knie verläuft. Bei Kindern kann dieser Winkel wesentlich größer sein, bis 30–40°, wodurch auch die Innenrotation des Beines in der Hüfte deutlich vermehrt ist. Die Rotationsfähigkeit der Hüfte ist ein indirektes Maß für den Winkel der Vorwärtsdrehung (Schaps et al. 2008). Diese Kinder drehen die Beine gerne und leichter nach innen, was ein entsprechendes Gangbild mit nach innen gedrehten Beinen oder Füßen zur Folge haben kann. So ein Gangbild kennt viele Bezeichnungen: „Kniebohrgang" oder „kneeing-in", „Toeing-in" oder „über den großen Onkel laufen". Auch der „Najadensitz", bei dem die Kinder zwischen den Unterschenkeln sitzen können, ist ein Zeichen dieser vermehrten Einwärtsdrehung des Beines, die im Zusammenhang mit der ausgeprägten Vorwärtsdrehung des Schenkelhalses steht. Eine solche Vorwärtsdrehung kann durch eine gesteigerte Außendrehung des Unterschenkels kompensiert werden. Mit 8–10 Jahren korrigiert der Körper die erhöhte Vorwärtsdrehung meist spontan von alleine (Fegeler 2017). Wenn nicht, bleibt das auffällige Gangbild mit Einwärtsdrehung des Beines bestehen. Eine starke Innenrotation des Unterschenkels oder ein angeborener Klump- oder Sichelfuß kann dieses Gangbild ebenfalls hervorrufen.

Ein kleinerer CCD-Winkel hängt oft mit einer geringeren Vorwärtsdrehung zusammen. Je waagerechter also der Schenkelhals ist, desto geringer diese Vorwärtsdrehung und desto weniger dreht das Bein nach innen. In extremeren Fällen dreht der Schenkelhals sogar nach hinten und das Bein daher nach außen. Das Knie weicht deutlich von der Körpermitte ab, das Erscheinungsbild der sogenannten „O-Beine" tritt zutage. „O-Beine" stehen im Zusammenhang mit einer X-Position im Hüftgelenk und einer X-Position im Sprunggelenk, und beide Varianten sind ein Zeichen für eine geringere Belastbarkeit des Hüft-, Knie- und Sprunggelenks dieses Beines. Arthrotische Beschwerden bis hin zu einer ausgeprägten Arthrose in all diesen Gelenken können im späteren Leben die Folge sein.

Diese Achsenfehlstellung erscheint bei Kindern seltener als das Einwärtsgangbild. Das Gehen bei starker Außendrehung des Beines beeinflusst das Gleichgewichtsverhalten und fällt dem Kind schwer. Erst spät fangen diese Kinder an zu laufen (Buckup et al. 2001).

Eine Rückwärtsdrehung des Schenkelhalses mit Auswärtsgangbild stellt, im Gegensatz zu einer erhöhten Vorwärtsdrehung mit Einwärtsgangbild, einen krankhaften Zustand dar und sollte behandelt werden. Wenn Übungsbehandlungen nicht effektiv sind, kann ein operativer Eingriff die Torsion korrigieren.

Ein größerer CCD-Winkel wird hypothetisch eher einen größeren Winkel der Vorwärtsdrehung nach sich ziehen. Das heißt, je steiler der Schenkelhals, desto mehr dreht er nach vorne und damit das Bein nach innen, das Knie bewegt sich zur Körpermitte hin (X-Beine = Vorwärtsdrehung des Schenkelhalses).

Weil das Hüftgelenk große Kräfte übertragen muss, sind der Winkel und die Drehung des Schenkelhalses nur in Zusammenhang mit der Position der Hüftpfanne zu betrachten. Bei normaler Drehung und Winkelstellung des Schenkelhalses bildet seine Achse einen rechten Winkel mit der Linie der Hüftpfanne (s. Röntgenaufnahme). Der Hüftkopf ist gut in der Pfanne zentriert, und das Hüftgelenk ist in der Lage, große Kräfte auf die Bauch-, Gesäß- und Oberschenkelmuskeln zu übertragen.

Die Anlage der Hüftpfanne kann aber sehr unterschiedlich sein. Im Normalfall wird die Hüftgelenkpfanne von allen drei Beckenknochen bestimmt. Das Pfannendach wird vom Darmbein gebildet, die vordere Seite vom Schambein und die hinten gelegene untere Seite der Hüftgelenkpfanne (Acetabulum oder „Essignäpfchen") vom Sitzbein. Es ist insbesondere das Darmbein, das bei Fehlbildung zu einem abweichenden, nicht voll ausgebildeten und dadurch kleineren Pfannendach und damit zu einer Fehlfunktion des Hüftgelenks, zu einer sogenannten Hüftdysplasie führt.

Die Hüftdysplasie ist die am häufigsten vorkommende orthopädische Erkrankung bei Kindern und wird vermehrt bei Mädchen angetroffen. Zeichen, die auf eine Fehlentwicklung hinweisen können, sind bei Säuglingen zunächst die unterschiedlichen Po-Falten rechts/links und eine reduzierte Motorik des betroffenen Beines, zum Beispiel beim Strampeln. Relativ gut kann die Fehlentwicklung durch eine zuverlässige und für den Säugling nicht belastende Ultraschalluntersuchung des Hüftgelenks in den ersten Lebenswochen diagnostiziert werden. Diese Technik stellt die knorpeligen Strukturen und knöchernen Fixpunkte in der Regel gut dar. In Deutschland ist die Sonografie der Hüftgelenke ein Standardverfahren und daher Bestandteil der Vorsorgeuntersuchung U3. Um die Diagnose einer bereits bei der Geburt vorhandenen Hüftdysplasie zu stellen, ist diese Methode wegen umstrittener Grenzwerte nicht ganz zuverlässig.

Zuweilen bildet sich in späteren Jahren die Abweichung spontan zurück oder sie verursacht keinerlei Beschwerden. Geringe Fehlentwicklungen bleiben unauffällig und werden erst bemerkt, wenn das Kind älter ist, ungefähr bis zu einem Alter von 12 Jahren.

Ein persistentes Hohlkreuz oder einfach nicht gerne laufen zu wollen (mit geringen Innenrotationseinschränkungen) kann dann doch noch auf ein, wenn auch nur geringfügig, unvollständig ausgereiftes oder fehlentwickeltes Hüftgelenk deuten. Beim Schulsport sind es diese Kinder, die ungerne daran teilnehmen, nicht motiviert sind und ständig mit allen möglichen Ausreden die Sportunterrichtsstunde schwänzen.

Die Europäische Gesellschaft für Pädiatrische Orthopädie (EPOS) hat daher kürzlich 23 Diagnosekriterien zusammengetragen, um Säuglinge (Kinder ab 4 Wochen nach der Geburt bis zum 1. Geburtstag) mit einer Dysplasie zu erfassen. Bisher gab es allerdings keine zuverlässige Gewichtung dieser Kriterien. Kinderorthopäden des Londoner University College haben aus den 23 Merkmalen die vier aussagekräftigsten herausgefiltert. Diese sind ein positives Ortolani- oder Barlow-Zeichen (ein Klickgeräusch, das entsteht, wenn das Hüftgelenk gebeugt wird und anschließend die Oberschenkel nach außen bewegt werden), eine eingeschränkte Abspreizfähigkeit von mehr als 20°, familiäre Vorbelastung durch das Vorkommen einer Hüftdysplasie bei einem Verwandten ersten Grades und eine Beinlängendifferenz. Laien könnten mit diesen vier gewichteten Kriterien die Wahrscheinlichkeit einer angeborenen Hüftdysplasie fast genauso gut bewerten wie klinische Experten, so die Kinderorthopäden. Ein oder mehrere von diesen Merkmalen sollten als Grund ausreichen, um weitere Diagnostik zu veranlassen, so die Autoren (Roposch et al. 2014).

Diese neuere Studie von Roposch et al. bestätigt eine ihrer früheren diagnostischen Studien aus dem Jahr 2011 (Roposch et al. 2011), bei der Kinder unter 9 Wochen auf DDH (Developmental dysplasia of the hip = Hüftgelenksdysplasie) hin untersucht worden waren.

261 Orthopäden aus 34 Ländern identifizierten 37 diagnostische Merkmale als kennzeichnend für die Diagnose DDH in diesem Alter. Die höchste Bedeutung für eine valide Diagnose DDH hatten damals schon ein positives Ortolani- oder Barlow-Zeichen, eine eingeschränkte Abspreizfähigkeit von mehr als 20° sowie Steißlage, familiäre Vorbelastung und eine Beinlängendifferenz.

Eine andere kindliche Hüfterkrankung, wobei nicht die Hüftpfanne, sondern der Hüftkopf betroffen ist, ist der Morbus Perthes (auch als Legg-Calvé-Perthes-Disease bezeichnet, da sie fast zeitgleich von G. C. Perthes in Deutschland, von J. Calvé in Frankreich und von A. T. Legg in den USA im Jahre 1910 beschrieben wurde). Diese Erkrankung mit einer Häufigkeit von 10,8 : 100.000 Kindern zwischen 4 und 8 Jahren wird immer noch kontrovers diskutiert, weil die Ätiologie noch immer nicht aufgeklärt ist. Und damit sind auch die Art und Effektivität der Therapie Gegenstand anhaltender Diskussionen. Der M. Perthes gehört zur Gruppe der aseptischen Osteochondrosen im Kindesalter. Dabei kommt es zum massiven Absterben von Gewebezellen der Epiphyse und damit zur Störung der Verknöcherung des chondralen Knochengewebes des Hüftkopfes. Eine Hypothese stützt auf die Vermutung, dass durch Mikrotraumen des Hüftkopfes das fragile spongiöse Knochengewebe geschädigt wird, möglich durch Hyperaktivität; eine zweite Theorie basiert auf Durchblutungsstörungen und zum dritten wird eine (erblich bedingte) Fehlentwicklung des Knochens nicht ausgeschlossen. Der M. Perthes ist von der wesentlich selteneren Meyer-Dysplasie, einer verzögerten und unregelmäßigen Verknöcherung der Hüftköpfe bei Kindern zwischen 2 und 5 Jahren, zu unterscheiden. Auffällig sind das hinkende Gangbild des Kindes und die begrenzte Beweglichkeit der Innenrotation und Abspreizfähigkeit des Hüftgelenks. Obwohl retrospektive Untersuchungen bei einem durchschnittlichen Nachuntersuchungsintervall von 50 Jahren belegen, dass über 80 % der Hüften bis zum 4. Lebensjahrzehnt gute bis sehr gute Ergebnisse zeigen, benötigte trotzdem die Hälfte der Patienten ein künstliches Hüftgelenk. Ziel aller Therapiemaßnahmen ist es, die Deformierung des Hüftkopfes zu verhindern und so eine Inkongruenz des betroffenen Hüftgelenkes zu vermeiden. Denn das Ausmaß der Inkongruenz im Adoleszentenalter bestimmt die Schwere der präarthrotischen Deformität und damit die Wahrscheinlichkeit einer frühzeitigen sekundären Coxarthrose. Dazu steht im Vordergrund jeder (Übungs- oder invasiven) Behandlung, die Zentrierung des Hüftkopfes zumindest zu erhalten (Prinzip des Containments) oder wenn möglich zu verbessern. In der noch nicht so weit zurückliegenden Vergangenheit versuchte man u. a. mittels Orthesen oder Unterarmgehhilfen das Gelenk dauerhaft zu entlasten in der Hoffnung, der Hüftkopf würde sich dann weiter entwickeln. Intraartikuläre Druckmessungen zeigten jedoch, dass die Ruhigstellung in einer Orthese sogar erhöhte intraartikuläre Drücke hervorrufen kann, wobei der Hüftkopf sich nicht weiter entwickelte. Auch wegen der anderen beträchtlichen negativen Folgeerscheinungen, wie Muskelatrophie, Kontrakturen, Gewichtszunahme und soziale Ausgrenzung, hat man sich dann doch wieder für eine aktive funktionelle Übungs- oder operative Behandlung entschlossen (Nelitz et al. 2009).

Ist das Hüftgelenk im späteren Alter bereits verknöchert, müssen trotz der Strahlenbelastung Röntgenuntersuchungen zur genauen Abklärung herangezogen werden. Diese erlauben sehr präzise Aussagen über die Verknöcherung des Hüftgelenks und die Stellung der einzelnen Bestandteile des Hüftgelenks zueinander. Die Kriterien zur Beurteilung sind die verschiedenen Winkel der knöchernen Hüftkopfüberdachung, wobei die wichtigsten Winkel der Hüftkopfzentrum-Pfannendacheck-Winkel nach Wilberg (der aussagt, wie weit die Pfanne den Kopf umschließt), und der Pfannendachwinkel nach Hilgenreiner (der aussagt, wie steil die Pfanne steht) sind. Mit u. a. der Epiphysendistanz kann eine Fehlstellung beurteilt werden.

Brückl, Hepp und Tönnis untersuchten an 1779 Hüftgelenken von Jugendlichen zwischen 5 und 20 Jahren mehrere geometrische Größen in 8 einzelnen Altersstufen. Für jede Alters-gruppe wurden Mittelwerte, einfache Streuungen und statistische Verteilungen errechnet und unter verschiedenen Aspekten ausgewertet (Brückl et al. 1972). Sie konnten anhand von exakt ausgeführten Beckenübersichtsaufnahmen den Grenzbereich zwischen normalen und dysplastischen Hüftgelenken analysieren und Richtwerte für die Beurteilung schwieriger Befunde geben. Die Einführung des Hüftwertes 1972 erwies sich als günstiges Kriterium, zumal er ohne Spezialaufnahmen die Form und Ausbildung des Hüftgelenkes erfasst. Der Hüftwert gibt Aufschluss darüber, ob das Hüftgelenk zukünftig eine Arthrose entwickeln wird. Er errechnet sich am Röntgenbild aus Werten für die Ausbildung der Pfanne des Hüftgelenkes, die Ausnutzung der Pfanne durch den Hüftkopf und dessen Lage im Hüftgelenk.

Solange das Gelenk noch nicht endgültig verknöchert ist (bis zu 9 Monate), kann dieser Verknöcherungsprozess beeinflusst und die Fehlentwicklung korrigiert werden. Die richtige Stellung von Hüftkopf zu Hüftpfanne wird durch das Abspreizen und Beugen des Beines erzielt: entweder durch breites Wickeln, eine Spreizhose, eine Pavlik-Bandage oder in ernsteren Fällen durch Hock-Gips nach Fettweis oder eine Tübinger-Hüft-Beuge-Schiene.

Sofern eine Fehlstellung einmal verknöchert ist, kann sich das Hüftgelenk auch nicht mehr richtig entwickeln und führt mittelfristig zu einer großen Funktionseinbuße mit darauffolgender Schädigung und schließlich zur Zerstörung des Gelenks: Arthrose.

Eine bekannte Ursache für die Fehlentwicklung einer Hüftgelenkpfanne ist die Beckenend- oder Steißlage während der Schwangerschaft. Nikoletta Panagiotopoulou und Kollegen konnten in einer Metaanalyse von neun vorwiegend europäischen Kohortenstudien mit 35.000 Kindern feststellen, dass diese Steißlage zu einem Risiko von 6,0 % für eine Hüftdysplasie führte, wenn die Geburt bei Beckenendlage mittels Kaiserschnitt erfolgte, und von 6,9 % bei vaginaler Entbindung (Panagiotopoulou et al. 2012).

Die internationalen Angaben zur Häufigkeit einer Dysplasie bei Neugeborenen differieren stark. In der Fachliteratur schwanken sie von ca. 4–50 %! Diese ungewöhnlich breite Spanne beruht überwiegend auf unterschiedlicher Einstufung der leichteren Dysplasieformen. Aber auch Screening-Programme, eventuell auch technische und qualitative Unterschiede der sonografischen Untersuchungstechnik können zu divergenten Ergebnissen führen.

Bei indigenen, autochthonen Naturvölkern wie Indianer und Samen (ein indigenes Volk im Norden Fennoskandinaviens) ist die Inzidenz am höchsten, bis 50 %, in Zentralafrika am niedrigsten, nur 4–5 % (Loder und Skopelja 2011). Klaus Buckup erklärt dies mit der Tatsache, dass die Mütter in Zentralafrika ihre Säuglinge seitlich auf dem Becken oder auf dem Rücken mit gespreizten Beinen tragen, während Samen und einige nordamerikanische Indianerstämme ihre Säuglinge in Streckstellung der Beine eng wickeln, wodurch Hüftluxation und Hüftdysplasie eher gefördert werden (Buckup et al. 2001). Hier stellt sich die Frage: Könnte das besser ausgereifte oder besser entwickelte Hüftgelenk nicht der Grund sein, warum Afrikaner im Vergleich zu den Europäern die besseren Athleten hervorbringen?

Die Anlage der Hüftpfanne kann, zusammen mit einer Veränderung der Achsenverhältnisse und einer anormalen Drehung des Hüpfkopfes zu einer Dezentralisierung des Hüftkopfes in der Pfanne führen. Die Hüftmuskulatur (z. B. die Gesäßmuskulatur) arbeitet dann wegen der veränderten Hebelwirkung und Zugrichtung dieser Muskulatur nicht mehr optimal. Das Becken kann dann, auf einem Bein stehend, nicht mehr waagerecht gehalten werden und kippt auf der Spielbeinseite seitlich und nach vorne weg. Der deutsche Chirurg, Generalarzt und Geheimer Medizinalrat Friedrich Trendelenburg (1844–1924) hat diese Fehlstellung aufgrund einer Lähmung der Gesäßmuskulatur, hervorgerufen durch eine Schädigung des oberen Gesäßnerven, beschrieben. Diese Fehlstellung ist in ihrer Erscheinungsform fast identisch mit der muskulären Insuffizienz wegen einer orthopädischen Fehlfunktion des Hüftgelenkes. Wo die Muskelkraft der Gesäßmuskulatur bei einer Lähmung gleich null ist,

ist das Absinken der entgegengesetzten Beckenseite ausgeprägter als bei einer orthopädischen Funktionsschwäche des Hüftgelenks, wo die Kraft „nur“ geschwächt ist. Es ist also genau zu differenzieren zwischen einer neurologischen oder einer orthopädischen Muskelschwäche, ähnlich wie bei der Schulter.

Dieses Trendelenburg-Zeichen verursacht ein charakteristisches Gangbild, das Trendelenburg-Hinken. Es unterscheidet sich vom sogenannten Duchenne-Hinken, bei dem zusätzlich der Oberkörper zur Seite des Standbeins bewegt wird, um das Absinken des Beckens auf der gegenüberliegenden Seite auszugleichen. Das Duchenne-Hinken ist nach dem neurologischen Krankheitsbild Morbus Duchenne benannt, einer Nervenerkrankung, bei der die Gesäßmuskeln vollständig gelähmt sind und das Becken auf der anderen Seite komplett absinkt. Ist die Hüftmuskulatur wegen einer orthopädischen Erkrankung wie beispielsweise bei (beginnender) Arthrose ausgesprochen schwach ausgeprägt, so kann man dieses Duchenne-Hinken, obschon in geringerem Maß, ebenfalls beobachten. Das Duchenne-Hinken führt zu einem schwerfälligen Gangbild, das Körpergewicht wird sichtbar von dem einem auf das andere Bein verlagert (Hailer o. J.).

Vollständigkeitshalber darf man nicht vergessen, dass Inaktivität immer Muskelschwäche nach sich zieht und damit ebenfalls, wegen der gewichttragenden Funktion des Hüftgelenks, auffällige Gangbilder erzeugt. Selbst eine geringe Muskelschwäche zeigt sich sofort im Gangbild. Diese Bilder sind oft vergleichbar mit denen, die auf pathologischen Achsenverhältnissen und dem Rotationsstand des Hüpfkopfes basieren. Bei Jugendlichen sieht man im Straßenbild schon häufig sehr leichte Formen des Trendelenburg-Hinkens („Wackel-Po“); bei Erwachsenen kommen eher mildere Formen des Duchenne-Hinkens vor, bedingt durch Übergewicht, Inaktivität und einer wahrscheinlich daraufhin beginnenden Arthrose. Nur klinische Befunderhebung, eventuell ergänzt mit bildgebenden Techniken, kann Aufschluss über die Ursache unterschiedlicher, auffälliger Gangbilder geben.

In meiner über 25-jährigen Berufserfahrung habe ich immer wieder beobachten können, dass bei der geringsten Abweichung im Hüftgelenk, seien es anormale Achsenverhältnisse des Schenkelhalses oder der CCD-Winkel, eine unvollständig ausgereifte Hüftpfanne, Muskelschwäche infolge beginnender Arthrose, Inaktivität oder Lähmungserscheinungen bei Morbus Duchenne, das Becken immer nach vorne kippt und so die Lendenwirbelsäule hohl zieht. Diese Beckenausrichtung basiert auf einer klinisch evidenten rein passiven Bewegungseinschränkung in Streckrichtung des Hüftgelenks, begleitet von einer Funktionsverschlechterung. Bei beginnenden Funktionsdefiziten kann aktiv korrigiert werden, schreiten diese weiter voran, entstehen endgültige irreversible Bewegungsdefizite. Und das so verstärkte Hohlkreuz kann dann Beschwerden im Rücken auslösen. Auf Röntgen- oder anderen Bildern werden diese geringen Abweichungen des Hüftgelenks nicht immer erkannt und als altersbedingt abgetan. Nur sorgfältige klinische Befunderhebung, bei der die geringste Bewegungseinschränkung, insbesondere in der Streckrichtung des Hüftgelenks, zu beachten ist, hilft hier weiter.

So stellte sich in meiner Praxis ein Junge von 15 Jahren (Daten beim Autor bekannt) mit starken Schmerzen im unteren Rücken nach Trampolinspringen vor. Klinische Befunderhebung ergab ein Innenrotationsdefizit und ein Außenrotationsübermaß. Außerdem war die aktive Streckung der Hüfte unzureichend (Schwäche der Gesäßmuskulatur). Passive Streckung und Beugung waren ohne Befund. In der Haltung war ein leicht nach vorne gekipptes Becken (also die LWS in Deklination, Hyperlordose der LWS) zu beobachten. Gezielte Haltungsschule (Beckenaufrichtung, Inklination der LWS, Delordosierung) und Kräftigung der Streckmuskulatur der Hüftgelenke durch Lauftraining mit aufgerichtetem Becken führten sofort zu vollständiger Schmerzfreiheit.

Wenn die krankhaften Erscheinungen im Hüftgelenk nicht allzu weit fortgeschritten sind, können durch Haltungsschule (sprich Beckenaufrichtung) die Rückenbeschwerden relativ leicht gelöst werden. Ansonsten müssen eher die Defizite des Hüftgelenks behandelt werden, mit anschließender Haltungskorrektur. Diese Strategie hat sich aus meiner Erfahrung als sehr effektiv erwiesen, um Rückenbeschwerden zu lindern oder sogar ganz zu beheben.

Auch im Rahmen des Normalen besteht eine große Bandbreite in dem Spiel von Achsenverhältnissen und der Lage des Hüpfkopfes und der Hüftpfanne. Dies führt in der Konsequenz zu einer ebenso großen Varietät an Gangbildern. Das spezifische Gangbild eines Models ist wahrscheinlich nur mit den richtigen Achsenverhältnissen des Schenkelhalses und einer bestimmten Lage der Hüftpfanne möglich. Ein Fußballspieler mit einer hervorragenden Technik verfügt mit großer Wahrscheinlichkeit über optimale Rotationsfähigkeiten im Hüftgelenk, in Kombination mit einer bestmöglichen Zentrierung des Hüftkopfes in der Pfanne, und die Leistungsstärke eines Langstreckenläufers liegt wahrscheinlich in der idealen Position der Hüftpfanne und einem größeren Winkel (Steilstellung) des Schenkelhalses, Faktoren die eine bessere Belastbarkeit des Schenkelhalses zulassen.

Das menschliche Bein kann, genau wie das Schultergelenk, in drei Richtungen vom Körper abgespreizt, zum Körper bis über die Mittellinie herangezogen und in zwei Richtungen gedreht werden. Die Bewegung nach vorne und nach hinten ist die funktionell wichtigste, denn sie schafft die Voraussetzung für das Laufen und Gehen. Die Bewegung nach vorne, die Beugung in der Hüfte, hat denn auch den größten Freiheitsgrad.

Die wesentliche, durch das Hüftgelenk ermöglichte Funktion der Beine liegt in der Fortbewegung durch das Gehen, Laufen, Springen und Hüpfen. Hierbei wird das Körpergewicht gegen die Schwerkraft hoch oder nach vorne gestemmt. Die Motorik der Beine, beim ruhig gehaltenen Rumpf, kann man am besten mit dem Pendelschwung vergleichen. So wie ein Pendel weisen auch die Bewegungen eine charakteristische Schrittfrequenz auf (Colicchia und Wieser 2000; Müller 2005). Pendel mit gleicher Länge haben auch die gleiche Schwingungsdauer; kürzere Pendel hingegen schwingen schneller. So auch beim Menschen: Kinder mit kürzeren Beinen haben eine höhere Schrittfrequenz als Erwachsene, d. h., sie bewegen ihre Beine schneller, was im Alltag leicht zu beobachten ist.

Die Geschwindigkeit wiederum bestimmt die Gangart: Bei geringer Geschwindigkeit ist Gehen von Vorteil, bei höherem Tempo wird Laufen effektiver. Auch müssen die Beine, einem Pendel ähnlich, nicht bei jedem Schritt mühsam abgebremst und wieder beschleunigt werden. Dies geschieht gleichsam wie „von selbst". Die kinetische Energie des Beins geht während des Gehens nicht verloren, sondern wird als potenzielle Energie gespeichert und kann für das Zurückschwingen des Beins wieder verwendet werden. Dieser Mechanismus macht das Gehen im Vergleich zum Laufen so energieeffizient. Auch die Gewichtsverlagerung des ganzen Körpers ist mit einem „invertierten Pendel" vergleichbar und stützt sich auf die gleiche energetische Grundlage (Cavagna et al. 2000). Schnelleres Gehen erhöht die Pendelfrequenz; nun muss wohl bei jedem Schritt aktiv beschleunigt und abgebremst werden. Auch beim (zum Vergleich zur natürlichen Pendelfrequenz) langsameren Gehen wird Energie benötigt, daher ist ein Einkaufsbummel so anstrengend. Zu beachten ist noch, dass Schrittdauer und -geschwindigkeit nicht proportional mit der Beinlänge zunehmen, sondern nur mit ihrer Quadratwurzel skalieren. Doppelt so lange Beine bedeuten also nur 1,4-fache Geschwindigkeit.

Bei reduzierter Schwerkraft (Vaughan 2002) spielt die Beschleunigung, die bei einem frei fallenden Körper auftritt, wenn der Luftwiderstand vernachlässigbar klein ist, (Fallbeschleunigung oder Ortsfaktor $g = 9{,}81 \text{ m/s}^2$) eine entscheidende Rolle für die Gehgeschwindigkeit. Auf dem Mond, wo der Ortsfaktor nur 1/6 seines Wertes auf der Erde hat, sollte ein Schritt demnach 2,4-mal so lange dauern wie auf der Erde. Die ersten von Neil Armstrong 1969 auf dem Mond gemachten Schritte, die eher einem Hüpfen glichen, sind wohl jedem bekannt. Astronaut E. Aldrin: „Es ist sehr schwer, normal zu gehen. Man verfällt sofort in dieses Hüpfen, wenn man versucht, schneller zu werden" (Müller 2005).

Voraussetzung für die Gehfähigkeit sind leistungsfähige Streckmuskeln mit großem Volumen, im Gegensatz zu der Beugemuskulatur mit geringem Volumen; der starke und große Gesäßmuskel, im Vergleich zu dem kleineren Lendenmuskel und dem Darmbeinmuskel (sie bilden gemeinsam den Lenden-Darmbeinmuskel), welche zusammen die Hüfte beugen. Der Unterschied im Umfang zwischen dem großen vierköpfigen, vorderen Oberschenkelstrecker und dem etwas kleineren, rückseitigen Oberschenkelmuskel ist wegen der stabilisierenden Funktion beider Muskelgruppen wesentlich geringer. Die vorderen und rückseitigen Oberschenkelmuskeln spannen fast immer gleichzeitig zur Stabilisierung des Kniegelenks an. Rund um das Hüftgelenk ist eine zeitgleiche Anspannung von untergeordneter Bedeutung, da das Becken bei zu schwacher Spannung der Streckmuskulatur sofort nach vorne kippt. Die Gesäß- und rückseitigen Oberschenkelmuskeln, zuständig für die Streckung der Hüfte, haben daher für das Hüftgelenk und damit für die Position des Beckens eine viel größere Bedeutung als die Beugemuskulatur beim Auftreten. Ein Kopf des vierköpfigen vorderen Oberschenkelmuskels, der gerade Muskel des Oberschenkels, der sowohl das Hüftgelenk als auch das Kniegelenk überspannt, hat eine nur geringe stabilisierende Auswirkung auf das Hüftgelenk. Seine eigentliche Aufgabe ist es, die Hüfte zu beugen und das Knie zu strecken. Beim Anspannen verlängert er sich paradoxal, genauso wie die rückseitige Oberschenkelmuskulatur. Beim Schießen eines Balles wird er maximal in seiner Funktion beansprucht, weil die Beugung in der Hüfte mit der Streckung des Knies zusammentrifft. Zur gleichen Zeit aber wird auch das Hüftgelenk stark belastet, gerade auch wegen der Explosivität der Schießbewegung. Hypothetisch können hiermit die Leistenbeschwerden zusammenhängen, welche bei Fußballspielern häufig auftreten.

Auch um das Sprunggelenk herum hat die Wadenmuskulatur als Fußsenker einen viel größeren Umfang im Vergleich zu der gering-belastbaren Fußhebermuskulatur. Die Wadenmuskulatur erlaubt die Sprungfähigkeit, wohingegen die Fußhebermuskeln lediglich eine richtungsgebende, stützende Funktion beim Abrollen des Fußes während des Auftretens übernehmen.

Auch beim Hüftgelenk gibt es, ähnlich wie bei der Schulter die Rotatorenmanschette, kleinere innere Muskeln wie der *äußere und innere Hüftlochmuskel* (M. obturatorius externus und internus), die Zwillingsmuskeln (Mm. gemelli inferior und superior), der birnenförmige Muskel (M. piriformis) und der M. quadratus femoris (viereckige Schenkelmuskel).

Der innere Hüftlochmuskel und die Zwillingsmuskeln bilden den M. triceps coxae, den dreiköpfigen Hüftmuskel (Medilexikon o. J.), da sie am Sitzbein entspringen und gemeinsam am großen Rollhügel des Oberschenkels ansetzen. Er dreht das Bein als Hauptfunktion nach außen. Der tiefe viereckige Schenkelmuskel (M. quadratis femoris), der ebenfalls an einer Fortsetzung des Sitzbeines (Spina ischiadicum) entspringt und zwischen den Rollhügeln ansetzt, bewirkt ebenfalls eine Außenrotation des Beines. Der birnenförmige Muskel, der viereckige Schenkelmuskel, der dreiköpfige Hüftmuskel und der äußere Hüftlochmuskel bilden zusammen eine effektive, automatisch gesteuerte Unterstützung der bewusst zu steuernden Außenrotation des Beines durch die großen oberflächlichen Gesäßmuskeln (Mm. gluteii) und den Hüftbeuger (M. iliopsoas).

Merkwürdigerweise wird keine tatsächliche Innenrotatorenmuskelgruppe in der vorliegenden Literatur beschrieben, wahrscheinlich da die Innenrotation eine Nebenfunktion größerer Muskeln ist und die muskuläre Kraftentfaltung nur einem Drittel der Außenrotatoren entspricht. Der kleine und mittlere Gesäßmuskel (Mm. gluteii medius und minimus), der M. tensor fasciae latae (Oberschenkelbinderspanner, der im Grunde eine Abspaltung des mittleren Gesäßmuskels darstellt), und die Adduktorengruppe (Muskeln an der Innenseite des Oberschenkels, die das Bein zur Mittelachse des Körpers hinführen) sind zuständig für die aktive Innenrotation des Beines (Jähne und Georgi 2017).

Die Adduktoren sind insgesamt von einer Gruppenfaszie umgeben, die als Verschiebegewebe wirkt. Die Adduktoren sind zwar kräftige Muskeln, aber ermüden schnell. Das könnte bedeuten, dass diese Muskeln eine stabilisierende Funktion für das Hüftgelenk haben und nicht als dynamische Hauptbeweger, wie die Hüftbeuger und -strecker das sind.

Hieraus könnte man vorsichtig schließen, dass die Innenrotation von geringerer Bedeutung für die aktive Motorik ist als die Außenrotation. Bei Trainings- oder Übungsprogrammen sollte der Schwerpunkt eher auf der Außenrotation als auf der Innenrotation liegen. Empirisch konnte ich als Rückenschulleiter zudem feststellen, dass bei beginnenden Hüftbeschwerden Innenrotation, im Gegensatz zu Außenrotation, eher schmerzprovozierend ist als die Außenrotation (◘ Abb. 4.10).

Die kleineren Gesäßmuskeln haben ebenfalls eine verstärkende Funktion, gerade wegen ihrer größeren einsetzbaren Kraft. Der parallele Verlauf zum Hals des Oberschenkelkopfes führt zur Zentrierung des Hüftkopfes in der Pfanne und sorgt damit für Stabilität. Diese kleinen Muskeln steuern primär nicht die Bewegung, sondern unterstützen die großen äußeren Bewegungsmuskeln, insbesondre bei der Rotation des Oberschenkels, und haben damit eine unverkennbar stabilisierende Funktion für das Hüftgelenk (◘ Abb. 4.12).

Die Bänder des Hüftgelenks tragen zur weiteren Stabilität bei. Dieser komplexe Bandapparat ist spiralförmig angelegt, wodurch bei Streckung mit geringer Innenrotation die Bänder sehr stark gespannt werden. Bei Beugung mit geringer Außenrotation der Hüfte entspannt dieser Bandapparat.

Das wichtigste und mit 350 kg Zugfestigkeit das stärkste Band des Körpers, das Darmbeinschenkelband, befindet sich an der Vorderseite des Hüftgelenks. Sein Verlauf von der vorderen unteren Beckenspitze und dem Rand des Pfannendachs bis zur Linie zwischen den beiden Oberschenkelrollhügeln verhindert ein extremes Nach-hinten-Kippen des Beckens. Zusam-

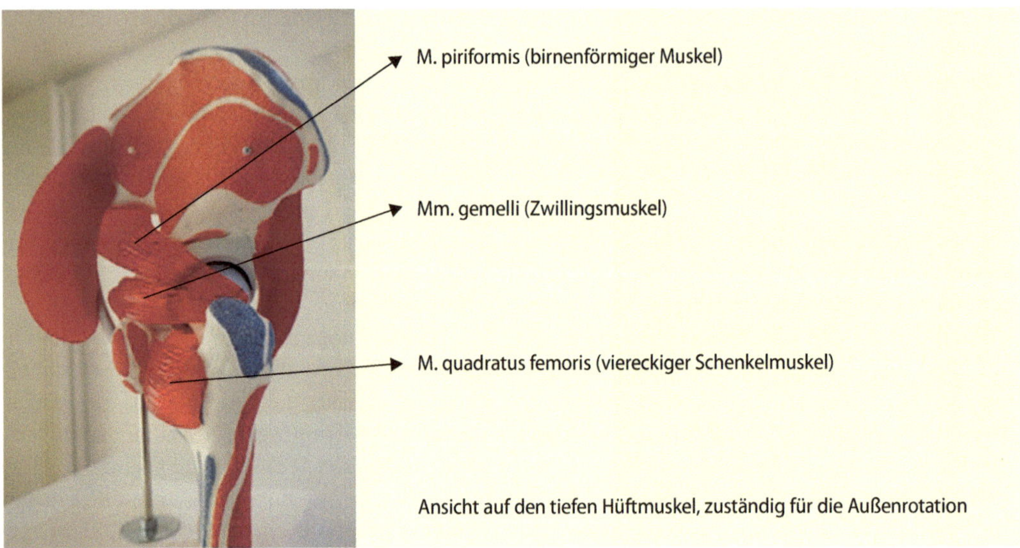

■ **Abb. 4.10**   Ansicht auf die tiefen Hüftmuskeln, zuständig für die Außenrotation

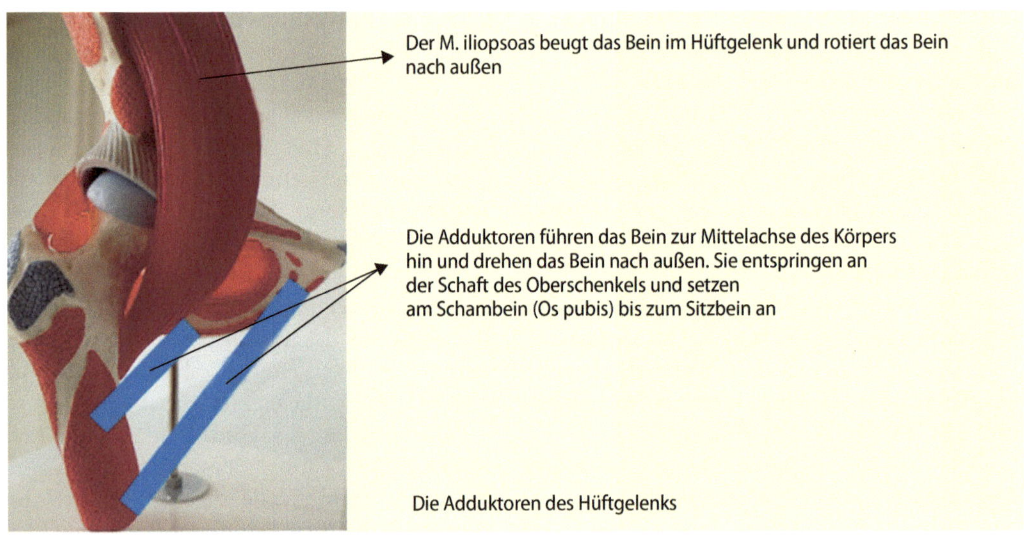

■ **Abb. 4.11**   Die Adduktoren des Hüftgelenks

men mit den Hüftstreckern (den Gesäß- und rückseitigen Oberschenkelmuskeln), die ein Nach-vorne-Kippen des Beckens unterbinden, wird das Becken stabilisiert und bei gesunden Hüftgelenken eine aufrechte Haltung gewährleistet.

Das Sitzbeinschenkelband verläuft auf der Rückseite des Hüftgelenks vom Sitzbein aus zu einer scharfen Knochenleiste auf der Rückseite des Oberschenkels zwischen den beiden Rollhügeln. Es hemmt die für das Hüftgelenk sehr belastende Innenrotation und schützt so das Hüftgelenk vor Überbelastung. Das drittwichtigste Band, das Schambeinschenkelband, ist das schwächste der Hüftgelenksbänder. Es verläuft auf der Rückseite des Gelenks vom Scham-

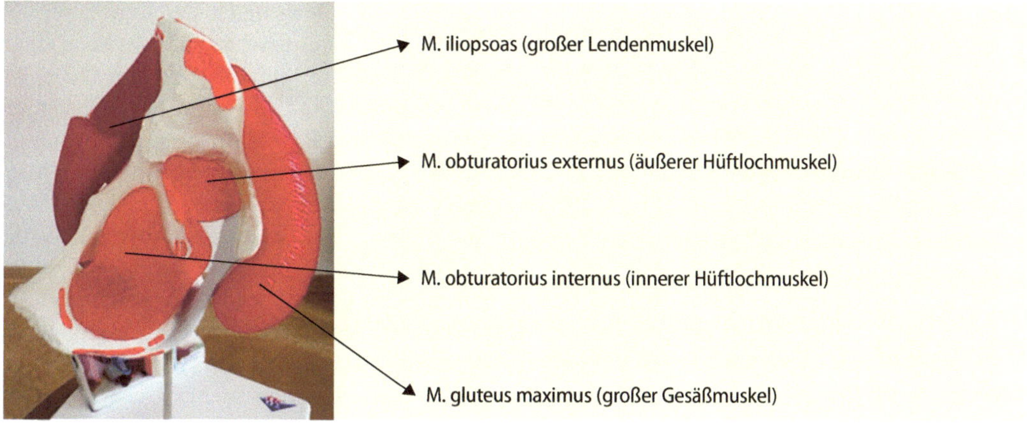

❏ **Abb. 4.12** Muskulatur der Innenseite des rechten Darmbeins

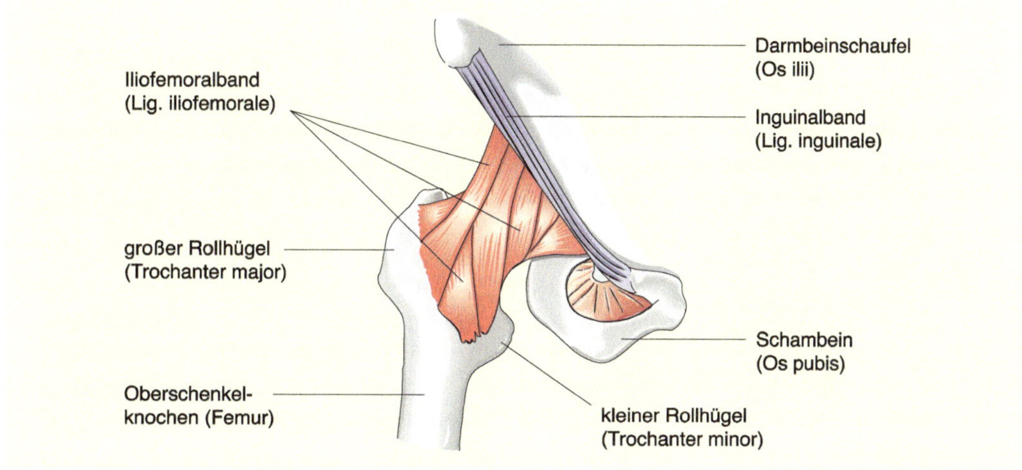

❏ **Abb. 4.13** Bänder Hüftgelenk. (Aus Spornitz 2010)

bein zum kleinen Oberschenkelrollhügel und schränkt die Abspreizbewegung ein.

Die drei Bänder stehen in Verbindung mit einem Ringband, das sich wie ein Kragen um die engste Stelle des Oberschenkelknochenhalses schmiegt und der Verankerung der Gelenkkapsel und der Bänder dient. Im Inneren des Hüftgelenkes befindet sich noch das Oberschenkelknochenkopfband, das vom Pfannengrund direkt zu einer Grube im gegenüberliegenden Oberschenkelkopf zieht. Dieses Band enthält wichtige Blutgefäße, von großer Bedeutung für die Blutversorgung während der Entwicklung des Gelenkkopfes in der Wachstumsphase (❏ Abb. 4.13).

Die Wirkung der starken Bänder vorne, zusammen mit der geringeren Muskelkraft der vorderen Hüftmuskeln, wird durch die großen und stärkeren Muskeln auf der Rückseite des Gelenks zusammen mit den rückseitigen, schwächeren Bändern ausgeglichen.

In der Streckstellung des Gelenkes, also beim Gehen und Stehen, kommt diese Stabilität optimal zum Ausdruck, weil die Bänder dann gespannt sind und die Kraft der Streckmuskeln diese Stabilität gut unterstützen kann. Beim Sitzen sind die Bänder nicht mehr gespannt, auch fehlt die aktive Unterstützung der Muskelkraft, wodurch die Zentrierung des Hüftkopfes in der Pfanne geringer ist. Hier könte die Erklärung für Beschwerden im Gesäß oder in der Leiste liegen, die eventuell beim vielen Sitzen in das Bein ausstrahlen.

Im Gegensatz zum Schultergelenk scheinen die kleinen Hüftmuskeln in der klinischen Beurteilung bei Hüftbeschwerden keine Rolle zu spielen. Sehnenrisse scheint es nicht zu geben, Operationen zur Reparatur solcher Sehnen ebenso wenig. Und das trotz der gewichttragenden und damit belastenderen Funktion dieser kleinen Hüftmuskeln, obschon man einen größeren klinischen Wert der Funktion dieser Muskeln erwarten würde.

Die großen, willentlich steuerbaren Gesäßmuskeln setzen am großen Rollhügel an, die tiefen, automatisch gesteuerten Hüftmuskeln an dem kleinen Rollhügel. Alle gemeinsam unterstützen sie die Außenrotation des Beines.

Der birnenförmige Muskel bedarf einer ausführlicheren Erläuterung, weil er, ähnlich wie der Obergrätenmuskel im Schultergelenk, einen diagnostischen Wert haben soll. Zwischen dem Beckenknochen und diesem Muskel kann der Ischiasnerv eingeklemmt werden und so ausstrahlende Beschwerden in das Gesäß oder in das Bein verursachen, so die Ansicht. Auch hier führt die Auffassung, ein eingeklemmter Nerv würde ausstrahlende Beschwerden auslösen, zu einer Fehldiagnostik. Klinische Untersuchungen des Hüftgelenkes tragen in diesem Fall wieder positive Zeichen eines degenerativen Hüftgelenks im Sinne von Bewegungseinschränkungen spezifischer Bewegungsrichtungen, insbesondere der Innenrotation und/oder Schwäche typischer Muskeln, vor allem der Gesäßmuskulatur!

Der Gesäßmuskel hat eine besonders wichtige (Doppel-)Funktion. Er streckt das Hüftgelenk und richtet gleichzeitig das Becken auf (Synonym für Beugung der Lendenwirbelsäule), wodurch sich die Streckung der Lendenwirbelsäule verringert. Gerade damit wird die Verbindung des Beckens mit der Lendenwirbelsäule (der lumbosakrale Übergang, L5/S1)

entlastet. Die Beugungen der Lendenwirbelsäule durch das Aufrichten des Beckens einerseits und andererseits das Strecken der Hüfte sind von der Wahrnehmung her zwei völlig gegensätzliche Bewegungen der Gelenkteile Becken und Oberschenkel. Aber beide gemeinsam erzeugen eine exakt ausgeführte Streckung des Hüftgelenks. Sauberes Anspannen der Gesäßmuskulatur, um nur das Hüftgelenk zu strecken, ist daher koordinativ sehr schwierig. Schnell drängen sich Ausweichbewegungen in der Lendenwirbelsäule auf: zu wenig Streckung in der Hüfte führt zu mehr Streckung in der Lendenwirbelsäule.

Auch das Iliosakralgelenk, die großflächige (etwa 6–8 cm^2!) Verbindung der Beckenschaufel mit dem Kreuzbein, wird entlastet: Schmerzt das Iliosakralgelenk durch ein nach vorne gekipptes Becken, sorgt das Anspannen des Gesäßmuskels für eine sofortige Linderung. Außerdem verhindert dieser große Gesäßmuskel zusammen mit den kleineren, mehr seitlich vom Hüftgelenk gelegenen Gesäßmuskeln das Absinken des Beckens zu einer Seite (Trendelenburg) und erfährt hierbei Unterstützung von der unteren Hälfte der geraden Bauchmuskeln, dem gegenüberliegenden Streckmuskel der Lendenwirbelsäule und den zweigelenkigen rückseitigen Oberschenkelmuskeln, die ja sowohl das Knie als auch die Hüfte überspannen (☐ Abb. 4.14).

Das Becken hat aus funktioneller und orthopädischer Sicht eine große Bedeutung für den ganzen Körper. Es verbindet einerseits durch das Hüftgelenk und andererseits durch das Iliosakralgelenk die Beine mit der Wirbelsäule, und damit die Dynamik des Hüftgelenkes mit der Statik der Lendenwirbelsäule. Die Basis der Wirbelsäule ist das Kreuzbein, das mittels nur gering beweglicher und daher sehr stabiler Iliosakralgelenke großflächig an die Darmbeinschaufeln als Gelenkteile der Hüftgelenke gekoppelt ist (Sturesson 2001). Gleichzeitig verknüpft es damit beide Beckenhälften miteinander, wodurch eine robuste Funktionseinheit entsteht. Durch die propellerförmige Gestalt des Iliosakralgelenks dreht sich das Kreuzbein beim Aufstehen aus Rückenlage

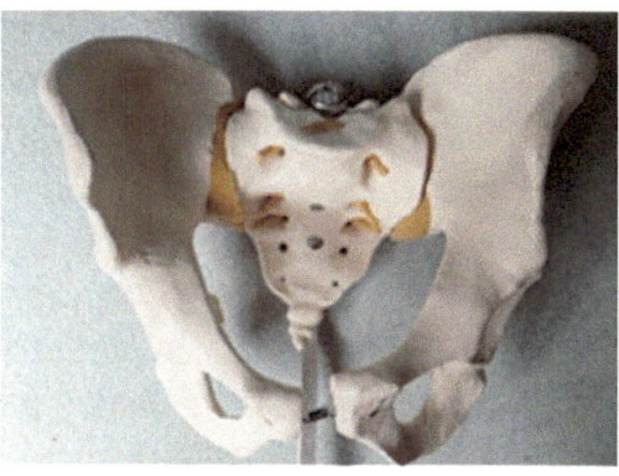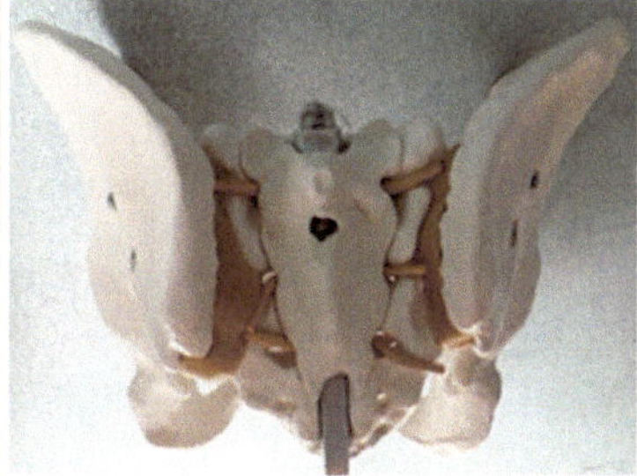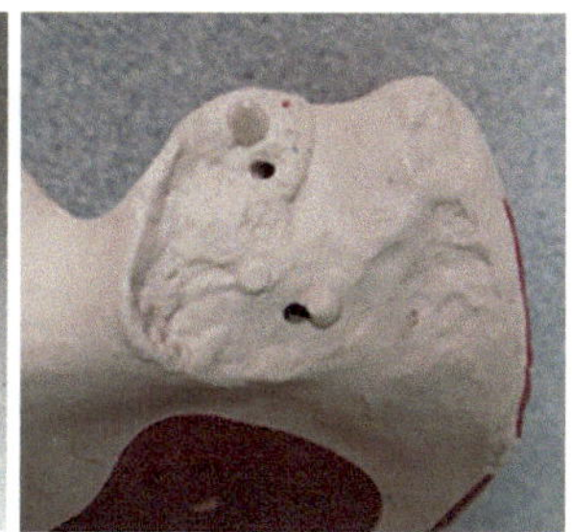

Abb. 4.14 Vorderseite, Rückseite des Beckens: Kreuzbein und Darmbein verbunden durch die Iliosakralgelenke, Gelenkfläche des Iliosakralgelenks

(also von entlastender zu belastender Haltung) um seine eigene Querachse: die Basis des Kreuzbeins (S1), und damit auch des letzten Lendenwirbels L5, verlagert sich nach vorn und unten, die Spitze des Kreuzbeines nach hinten und leicht nach oben (Nutation). Der Eingang zum kleinen Becken wird dadurch verkleinert, der Ausgang vergrößert. Die beiden Beckenschaufeln nähern sich auf der Rückseite einander an und die Sitzbeinhöcker weichen auseinander. Die Schambeinfuge kann hierdurch stärker belastet werden, was sich bei Überlastung als tiefe Leistenschmerzen äußern kann (Kapandji 2006). Die unbewusst und reflexartig gesteuerten Beckenbodenmuskeln, die den kleinen Ausgang des Beckens abschließen, entspannen hiermit sofort und die inneren Organe können vorfallen. Unterleibschmerzen und Inkontinenz mögen die unangenehmen Folgen sein. Das Vergrößern des Beckenausgangs setzt die Spannung der bewusst zu steuernden Schließmuskeln herab. Nur durch muskuläre Aktivität der Gesäß- und insbesondere der unteren Bauchmuskulatur lässt sich das Kreuzbein zurückdrehen (Antinutation), damit die Iliosakralgelenke entlastet werden. Auch der Schließmuskel kann aktive Unterstützung bei der Beckendrehung leisten, die Beckenbodenmuskeln werden durch diese aktive Beckenbewegung automatisch aktiviert.

Durch die große Fläche der Iliosakralgelenke können bei zu starker Belastung auch starke Schmerzen über einen größeren Bereich entstehen. Vom seitlichen Rücken über die Beckenschaufel in die Leiste bis in dem Unterleib

können diese Beschwerden ausstrahlen. Eine beispielsweise durch beginnende Arthrose gereizte Hüftpfanne, also Hüftgelenk, kann dieses Beschwerdebild verschlimmern. Außerdem treten zusätzlich Schmerzen im Gesäß auf. Das klinische Bild des Hüftgelenks zeigt meist typische Auffälligkeiten, wie eingeschränkte Beweglichkeit in der Streckung und Innenrotation in Zusammenhang mit endgradigen Schmerzen.

Das zentrale, stabile System des Beckens an sich ist aber passiv instabil mit der Wirbelsäule und den Hüftgelenken verbunden. Die gesamte Beweglichkeit der Hüftgelenke in der Beuge-Streckrichtung beträgt ungefähr 160°, die des Übergangs vom Kreuzbein zur Lendenwirbelsäule (L5, S1-Übergang) nur 14° und die der gesamten Lendenwirbelsäule (mit 5 Wirbeln) nur 55° (Bogduk et al. 2000). Bei einer geringen Bewegungseinschränkung der Hüftgelenke in der Streckrichtung kippt das Becken nach vorne, und sowohl der bewegliche Übergang zwischen Kreuzbein und Lendenwirbelsäule (L5, S1) als auch das Iliosakralgelenk geraten in eine gelenkige Endposition, was grundsätzlich zu körperlichen (Knochenhaut-)Schmerzen führt. Palpation kann über die am meisten betroffenen Gelenke Aufschluss geben: Das Iliosakralgelenk, Übergangsgelenk zwischen Lendenwirbelsäule und Kreuzbein, oder die höheren Gelenke der Lendenwirbelsäule sind bei Druck schmerzhaft. Ist das betastete Iliosakralgelenk am schmerzhaftesten, kann dies auf das Hüftgelenk als Ursache hindeuten. Auch ein Schmerz im Iliosakralgelenk bei Hüftbeugung kann als zuverlässiges Zeichen eines Hüftleidens aufgefasst werden. Der klinischen Untersuchung des Hüftgelenkes folgt dann meist ein positiver Befund mit Kraftdefiziten und Bewegungseinschränkung, insbesondere die Innenrotation und Extension, und bestätigt damit die Vermutung, so meine Erfahrung. Ist der Übergang zwischen Kreuzbein und Lendenwirbelsäule am schmerzhaftesten, deutet das eher auf eine Haltungsschwäche durch ein zu stark nach vorne gekipptes Becken hin und ist öfter bei jüngeren Menschen zu beobachten. Der klinische Befund der Hüftgelenke zeigt dann lediglich nur Kraftdefizite und ist auf Haltungsschwäche, möglicherweise durch Inaktivität bedingt, zurückzuführen.

Auf dem Röntgenbild kann eine geringe Verschiebung des letzten Lendenwirbels L5 über das Kreuzbein S1 nach vorne sichtbar sein, ein Phänomen, bekannt als Wirbelgleiten oder Spondylolisthese. Das kann gravierende, schädliche Folgen für das Rückenmark mit neurologischen Ausfallerscheinungen wie Lähmungen oder eine echte Taubheit haben. Während meiner über 25-jährigen Erfahrung stellten sich viele Patienten mit Wirbelgleiten vor, aber neurologische Symptome konnte ich niemals feststellen. Wohl zeigte sich fortwährend eine Beschwerdesymptomatik, die auf defiziente Hüftgelenke hindeutete. Klinische Befunderhebung bestätigte dieses immer wieder. Insbesondere die Streckung und Innendrehung des Hüftgelenkes waren meist signifikant eingeschränkt.

Die Stabilität der Verbindung des Beckens mit der Lendenwirbelsäule wird überwiegend durch die Aktivität der Streckmuskulatur der Hüfte und der unteren Hälfte der geraden Bauchmuskulatur, die das Becken aufrechthalten, gewährleistet. Hierdurch balanciert das Becken sozusagen auf den Hüftgelenken. Es bleiben die Iliosakralgelenke, der Übergang zwischen Kreuzbein und Lendenwirbelsäule und die Lendenwirbel in einer neutralen Mittelposition und daher belastbar und beschwerdefrei. Die Belastung der Beine wird so auf Hüft- und Bauchmuskulatur übertragen und die Hüft- und Wirbelgelenke bleiben geschont. Lässt nun die funktionelle Stabilität nach, sei sie hervorgerufen durch Inaktivität oder Probleme mit den (Hüft-)Gelenken, welcher Art auch immer, sinkt das Becken wegen der insuffizienten Streckung in der Hüfte nach vorne und überstreckt die Lendenwirbelsäule (Hohlkreuz). Die auf den Beinen ruhende Last wird nun nicht mehr an die Hüft- und Bauchmuskulatur weitergeleitet, sondern an die Hüftgelenke, die Iliosakralgelenke und die (Facetten-)Gelenke der Lendenwirbelsäule, mit den allseits bekannten Beschwerden.

Dass auf Dauer die Fehlhaltung des Beckens zu einer Arthrose der Facettengelenke in der Lendenwirbelsäule führen kann, konnten Sahin et al. (2015) in einer Studie von repräsentativ ausgewählten Patienten nachweisen.

Für jeden Patienten wurden die Art und der Umfang der Facettengelenkdegeneration, die Neigung des Beckens, Anwesenheit eines Hohlkreuzes, der Winkel der hohlen Lendenwirbelsäule, der Winkel des Übergangs der Lendenwirbelsäule mit dem Kreuzbein und die Krümmung des Kreuzbeines bestimmt. Die Ergebnisse der Studie zeigten einen positiven Zusammenhang zwischen einer Neigung des Beckens, einem verstärkten Hohlkreuz, einem kleineren Winkel zwischen dem 5. Lendenwirbel und Kreuzbein (stärkerer Knick L5-S1-Übergang) und einer verstärkten Krümmung des Kreuzbeines in Verbindung mit dem Vorkommen einer Arthrose in den Facettengelenken der Lendenwirbelsäule.

McLure untersuchte die Beziehung zwischen der Bewegung des Beckens und des Hüftgelenks beim Aufrichten des Rumpfes aus der gebeugten Position (McLure et al. 1997). Eine Gruppe von Probanden mit einer Historie von Rückenschmerzen, zum Zeitpunkt der Studie aber ohne Schmerzsymptomatik, wurde verglichen mit einer Gruppe ohne solch eine Historie.

Die Wissenschaftler beobachteten, dass sich die Gruppe mit einer Rückenschmerzvergangenheit mehr und schneller aus der Lendenwirbelsäule heraus bewegte und weniger aus der Hüfte. Außerdem stellten sie fest, dass Teilnehmer mit einer Schmerzhistorie verkürzte hintere Beinmuskeln aufwiesen – im Vergleich zu der Gruppe ohne Schmerzvergangenheit

(Mclure et al. 1997). Auch hier fördert eine Bewegungseinschränkung im Hüftgelenk mehr Beweglichkeit der Lendenwirbelsäule, was zu Schmerzen im unteren Rückenbereich führen kann. Verkürzte hintere Beinmuskeln deuten auf verminderte Mobilität der Innenrotation und der (aktiven) Streckung des Hüftgelenks hin, so meine eigene Beobachtung.

Cibulka beschreibt den Fall eines 35-jährigen Patienten mit immer wieder einseitig auftretenden Rückenschmerzen. Klinische Befunderhebung wies auf eine Dysfunktion des Iliosakralgelenks hin. Anschließende Beurteilung nach der Behandlung zeigte eine ausgeprägte Innenrotation des Beines mit folglich einer Innenrotation des Fußes. Behandlung des Hüftgelenks mittels beweglichkeitsverbessernden Übungen für die Rotation und Streckung beseitigten die Beschwerden. Ein enger Zusammenhang zwischen Rückenbeschwerden und einer Dysfunktion des Hüftgelenkes wurde daher stark vermutet (Cibulka 1999).

Regionale und gegenseitige Abhängigkeiten, wie sie bei Muskelskeletterkrankungen gelten, verweisen auf „the concept that seemingly unrelated impairments in a remote anatomical region may contribute to, or be associated with the patient's primary complaint" (… die Vorstellung, dass scheinbar unabhängige körperliche Unvollkommenheiten in entfernte anatomische Regionen doch zu den Beschwerden der Patienten beitragen oder damit zusammenhängen können) (Reiman et al. 2009).

So können mechanische Nackenbeschwerden durch einen (geringen) Rundrücken ausgelöst werden. Verminderte Beweglichkeit einer Schulter kann Schmerzen sowohl in der Brust-, Hals- als auch Lendenwirbelsäule verursachen. Schoulder-Spine-Syndrom (SSS), wäre für diesen biomechanmischen Zusammenhang eine richtige Bezeichnung, ähnlich wie bei dem Hüftgelenk und der Lendenwirbelsäuele.

Ein Praxisbeispiel möge dieses Syndrom veranschaulichen:

Fallbeispiel Eine 13-jährige Patientin (Patientendaten sind dem Autor bekannt) stellte sich vor mit Rückenschmerzen. Sie erlitt vor 3 Jahren eine Wirbelfraktur Th7, als beim Spielen ein Junge auf ihren Rücken sprang. Eine konservative Behandlung führte angeblich zur Verbesserung der Beschwerdesymptomatik, aber nicht lange danach entstanden erneut Beschwerden im Bereich des 3.–4. (!) Brustwirbels ausstrahlend in den rechten Oberarm, besonders nach dem Schwimmen. Die MRT-Kontrolle zeigte einen nicht richtig verheilten Bruch des 7. Brustwirbels. Trotz dieser Diagnose wurden keine Maßnahmen getroffen außer physiotherapeutische Behandlung. Motorische und klinische Untersuchung ließ keinen Schmerz im Bereich des 7. Brustwirbels provozieren. Die rechte Schulter dagegen zeigte erhebliche funktionelle Defizite: Bewegungseinschränkung in der Elevation, Rotation mit endgradigen Schmerzen, auffällige abweichende Motorik des Schulterblatts. Übungsbehandlung dieser Schulter führte sofort, zwar kurzfristig, zu Linderung der Beschwerden. Nach 3 Monaten war die Patientin großenteils beschwerdefrei. So konnte ein instabiler Bruch des 7. Brustwirbels klinisch nicht bestätigt werden, die Schulter mit ihren Defiziten zeigte sich eher als Verursacher der Schmerzsymptomatik.

Vorhandene Studien zeigen eine deutliche Verknüpfung von Schmerzen in der Lendenwirbelsäule mit einer verminderten Beweglichkeit des Hüftgelenks, insbesondere der Innenrotation und der Extension. Dieses Konzept des biomechanischen Zusammenhangs wird als das HSS beschrieben: Hip-Spine-Syndrom (Offierski und McNab 1983; Devin et al. 2012).

Ben-Galim wertete die Wirksamkeit der Hüftgelenkersatzoperation bei einer arthrotischen Hüfte hinsichtlich einer Einschränkung der Lendenwirbelsäule (Ben-Galim et al. 2007). Er fand signifikante Verbesserungen sowohl in den visuell analogen Tests für Rückenschmerzen als auch im Oswestry-Disability-Index in einem 2-jährigen Follow-up nach der Operation.

Ellison et al. (1990) verglichen die Rotation der Hüftgelenke von Patienten mit und ohne Rückenschmerzen. Sie beobachteten dabei bei Patienten mit Rückenbeschwerden eine asymmetrische Rotation; die Innenrotation war immer geringer als die Außenrotation.

Van Dillen trägt die Idee vor, dass eingeschränkte Hüftrotation Schmerzen in der Lendenwirbelsäule verursachen und/oder in Stand halten könnte (Van Dillen et al. 2008). Auch stellt er fest, dass die gegebene anatomische Nähe des Hüftgelenks mit der Lendenwirbelsäule viele Forscher dazu veranlasste, diesen Zusammenhang zu untersuchen (Chesworth et al. 1994; Cibulka 1999; Cibulka et al. 1998; Coplan 2002; Ellison et al. 1990; Grimshaw und Burden 2000; Mellin 1988; Mellin 1990; Vad et al. 2003; Vad et al. 2004; Wong und Lee 2004; Fairbank et al. 1984). Das Interesse in die Beweglichkeit der Hüfte und Rückenschmerz fußt auf die Hypothese, dass eine limitierte Beweglichkeit des Hüpftgelenks die Belastung erhöht mit demzufolge kompensierende Motorik des Beckens und Lendenwirbelsäule (Fairbank et al. 1984; Thurston 198; Mellin 1988; Mellin 1990; Ellison et al. 1990; Vad et al. 2004). Das Gesamtergebnis ist eine Verringerung der Belastbarkeit, zunehmende Spannung auf den verschiedenen Geweben und eventuelle Schmerzen in der Lendenwirbelsäule (Sahrmann 2002). Also viele Studien fokussieren auf den Zusammenhang zwischen Beweglichkeit des Hüftgelenks und Schmerzen in der Lendenwirbelsäule.

So prüfte beispielsweise Chesworth ebenso die Hüftrotation bei Patienten mit und ohne Beschwerden und stellte bei der Gruppe mit Beschwerden typische Einschränkungen sowohl der Innen- als auch Außenrotation des Hüftgelenks fest (Chesworth et al. 1994).

Nadler untersuchte den Zusammenhang zwischen der Kraft der Hüftstrecker, der Beinabspreizer und Beschwerden in der Lendenwirbelsäule (Nadler et al. 2000). Weibliche Athleten mit einer Rückenschmerzhistorie zeigten ein charakteristisches Streckkraftdefizit in einer Seite. 2001 wurde dieselbe Untersuchung unter Sportlerkollegen durchgeführt. Eine logistische Regressionsanalyse ließ erkennen, dass ein Unterschied in der Streckkraft der Hüfte als ein potenziell voraussagender Faktor für zukünftige Rückenbeschwerden in der Lendenwirbelsäule bei weiblichen Athleten zu betrachten ist. Kankaanpää et al. überprüften mittels EMG-Spektral-Analyse die Ermüdbarkeit der Hüft- und Rückenstrecker bei Patienten mit und ohne lumbale Rückenschmerzen. Während sie keinen Unterschied der Ermüdbarkeit der Rückenstrecker der Lendenwirbelsäule feststellten, ermüdete hingegen der Hüftstrecker (Gesäßmuskel) bei Probanden mit lumbalen Rückenschmerzen wesentlich schneller. Außerdem konnte in einer multifaktoriellen Querschnittsstudie, die 600 Personen umfasste, ein signifikanter Zusammenhang zwischen der Ermüdbarkeit der Hüft- und Bauchmuskulatur und lumbalen Rückenschmerzen festgestellt werden (Reiman et al. 2009)

Fallbeispiel   Der Orthopäde Dr. med. Peter Krapf beschreibt einen Fall, der keiner weiteren Erläuterung bedarf: „Am 31. Juli 2013 stellte sich ein 38-jähriger Mann erstmals in unserer Praxis vor. Ihn plagten Rückenschmerzen, die sich unter einer Physiotherapie nicht gebessert hatten. Der Therapeut vermutete die Hauptproblematik nicht im Rücken, sondern in der linken Hüfte und empfahl eine eingehende orthopädische Abklärung.

Klinischer Befund: Patient in gutem Allgemein- und Ernährungszustand ohne relevante Vorerkrankungen. Linksbetonte Druckdolenzen (Druckschmerz) über den Dornfortsätzen der Lendenwirbelsäule. Zeichen nach Lasègue und Bragard negativ. Keine neurologischen Ausfallerscheinungen, Blasen- und Mastdarmfunktion intakt. Die Innenrotation der Hüftgelenke ist beidseits fast aufgehoben, die Außenrotation endgradig vermindert. Die linke Hüfte ist massiv druckschmerzhaft. Impingement positiv. Keine Druckdolenz im Trochanterbereich.

Bisherige Diagnostik: Der Hausarzt des Patienten hatte wegen der Rückenschmerzen am 17. Juni 2013 eine Computertomografie der Lendenwirbelsäule veranlasst. Hierbei fand sich in den Segmenten L3/L4 und L4/L5 jeweils ein dorsomedianer subligamentärer Bandscheibenvorfall, betont im Segment L3/L4. Eine Magnetresonanztomografie vom 6. Juli 2010 war diesbezüglich unauffällig gewesen.

Die am 12. Juli 2013 ergänzend durchgeführte MRT bestätigte im Wesentlichen die beschriebenen CT-Befunde. Ein konsultierter

Neurochirurg hatte am 22. Juli 2013 eine relative Indikation für einen mikrochirurgischen Eingriff gesehen. Ein auf Wunsch des Patienten hinzugezogener zweiter Neurochirurg hat am 30. Juli 2013 aufgrund der konservativ therapierefraktären Beschwerden zu einer Operation geraten.

Weiterführende Diagnostik: Die zunächst durchgeführte Röntgenuntersuchung der Hüftgelenke zeigt neben einem linksseitigen Beckenschiefstand nach links von 1,2 cm arthrotische Veränderungen beider Hüftgelenke. Die nachfolgend durchgeführte MRT der Hüftgelenke offenbarte ein femoroazetabuläres Impingement (Anschlagen des Oberschenkelknochens an den Rand der Hüftpfanne).

Therapie und Verlauf: Am 28. August 2013 erfolgten wegen der Symptomatik dieses Impingements mit begleitender Gelenkkapselentzündung der linken Hüfte eine arthroskopische Kapsel- und Labrumspaltung, wobei gleichzeitig infiziertes und geschädigtes Gewebe entfernt wurde. Der Patient war direkt nach dem Eingriff beschwerdefrei, ist es bis heute geblieben und geht wieder seinem Beruf als Staplerfahrer nach" (Krapf 2014).

„Laufen stellt neben dem Gehen die natürlichste Form der Bewegung dar. Kleine Kinder ‚laufen' normalerweise und ‚gehen' selten! Alle Menschen sollten laufen, um gesund zu sein und zu bleiben! (Carl-Jürgen Diem, 1935)

Die wichtigste Beinmotorik ist wohl die Geh- und Laufmotorik zur Fortbewegung des Menschen. Die ersten Anzeichen für alle möglichen Varianten von Gehen, Stehen und Springen sind schon in den ersten Wochen bis 3 Monate nach der Geburt zu erkennen. Dann lässt sich der Schreitreflex auslösen: Hält man das Kind aufrecht und lässt die Füßchen abwechselnd Kontakt mit dem Boden aufnehmen, schreitet es instinktiv mit flachem Aufsetzen der Fußsohlen voran. Eine Erweiterung des Schreitreflexes ist der Extensorstoß, wobei Beine und Rumpf gestreckt werden, als eine rasche Antwort des Kindes auf gleichzeitigen Kontakt beider Fußsohlen mit dem Boden. Auch im Liegen kann man diesen Reflex beobachten. Leichter Druck gegen die Fußsohle führt zu Streckung des Beines. Das Phänomen Breast Crawling zeigt beeindruckend, wie schon ein neugeborenes Baby über den Bauch „nach oben schreitet" und sich seinen Weg zu Mamas Brust bahnt.

Aus dem Extensorstoß entwickelt sich das Tänzeln und Hopsen, wenn das Kind mit den Füßchen auf den Boden gestellt wird. Im Liegen bildet sich das Trampeln und Treten heraus, in der Badewanne ein richtiger Spaßakt für die Kleinsten. Der reflexartige Charakter dieser Bewegung nimmt ab, denn gegen den Willen der Säuglinge ist die Bewegung nicht auszulösen.

Das Tänzeln und Hopsen verändert sich allmählich in Richtung des Stehens. Das Kind lernt, die Spannung in den Beinen und Hüften besser zu kontrollieren und bleibt so besser auf beiden Beinen stehen. Hält man das Kind gut fest und wird das Körpergewicht auf ein Bein verlagert, kann man das andere Bein mühelos beugen, und das Kind bleibt standfest auf dem einen Bein stehen.

Über das Drehen, Krabbeln, Rollen und Sich-Aufrichten bereitet sich das Kind weiter auf das Gehen vor. Mit etwa 12 Monaten werden die ersten Schritte gemacht: Die Spurbreite ist noch groß, und das Kind hat wegen des schweren und relativ langen Oberkörpers und der kurzen Beine Schwierigkeiten, das Gleichgewicht zu finden. Es bewegt sich noch richtig tapsig und im „Ganzer-Fuß-Gang": Der Fuß wird nicht abgerollt, sondern komplett aufgesetzt. Mit 18 Monaten haben die meisten Kinder die Fähigkeit erlernt, selbstständig und ohne Hilfe zu gehen. Ab der Mitte des 2. Jahres geht es Treppen hinauf und ab dem 4. Jahr auch hinunter.

Mit 2 Jahren sind die ersten Laufschritte möglich, ein Jahr später erfolgt der Zehengang, und mit vier Jahren kann das Kind auf den Fersen gehen und für einige Sekunden auf einem Bein stehen. Auch kann es jetzt alleine rückwärtsgehen. Das Gehen und Laufen in diesem Alter ist geprägt von einer starken Beugung im Knie und in der Hüfte und führt zu dem typischen Gang- und Laufbild eines (Klein-)Kindes.

Mit 5 Jahren steht und hüpft das Kind auf einem Bein. Es macht ihm jetzt Spaß, auf einem schmalen Balken zu balancieren. Auch das In-lineskaten beherrschen manche Kinder schon in diesem Alter. Während des Rennens können Kinder einen Ball gezielt treffen und jetzt lernen, sehr geschickt Fußball zu spielen.

Erst mit 10 Jahren geht das Kind physiologisch „richtig", es rollt normal ab, folgt einer normalen Spurbreite und hat normale Schrittlänge beim Gehen und Laufen.

Was heißt nun „richtig abrollen" bei Erwachsenen? Das Größenverhältnis der Beine zum Rumpf hat sich normalisiert, d. h., die Füße können nicht mehr ganzflächig aufgesetzt werden, weil die Beine zu lang sind. Daher hat die Ferse beim Verlagern des Körpergewichtes auf das Standbein während der beginnenden Stützphase als Erste Kontakt mit dem Boden, trägt aber noch kein Gewicht. Bei weitergehender Verlagerung des Gewichtes auf das Standbein wird der Fuß allmählich flacher aufgesetzt. In der Mitte der Stützphase steht der Fuß flach auf, und der Mittelfuß trägt nun das ganze Körpergewicht. Das Knie ist leicht angewinkelt (etwa 15–20°), und der Unterschenkel steht senkrecht über dem Fuß. Durch die maximal geschlossene Kette spannen die zweigelenkigen vorderen und hinteren Oberschenkelmuskeln sowie die Unterschenkelmuskeln an und tragen so das Körpergewicht. Das Knie- und das Sprunggelenk werden so stabilisiert, wodurch die Belastbarkeit im Gelenk erheblich gesteigert werden kann. Das Becken wird durch die Anspannung der unteren Bauchmuskeln und der Gesäßmuskeln aufrecht gehalten. Die Aktivität der hinteren Oberschenkelmuskeln trägt nicht nur zur aktiven Stabilität des Knies, sondern auch zu der des Beckens bei. Die sehr belastende Hebelwirkung auf die Knie- und Sprunggelenke ist in dieser Phase gleich null.

Die Bewegung wird fortgesetzt, indem das Standbein aktiv weiter gestreckt (die tatsächlich fortbewegende Aktivität, die den Körper nach vorne beschleunigt) und gleichzeitig, im Anlauf zu der Schwebephase, das Körpergewicht auf dem Standbein vermindert wird. Der Oberkörper wird sozusagen aktiv nach vorne und leicht zur Mitte des Körpers „katapultiert", um in der nächsten Phase auf dem anderen Bein zu

lasten. Die vorderen Oberschenkelmuskeln sind in dieser zunehmenden Streckphase aktiver und verkürzen sich, die hinteren sind dagegen eher weniger aktiv und verlängern sich. Bei Zeitlupenaufnahmen von Kurzstreckenläufern im (Hoch-)Leistungssport (z. B. Daphne Schippers) ist dieser beschleunigende Effekt durch aktivere Kniestreckung deutlich sichtbar.

In gleichem Maße, wie sich die zu tragende Last vermindert, beugt das Standbein allmählich im Knie. Nur der Vorderfuß hat noch Kontakt mit dem Boden, trägt aber kaum noch Gewicht. Die Geh- oder Laufbewegung geht allmählich in die Schwebephase über, wo sich das Knie des jetzigen Spielbeins maximal beugt. Das Gewicht wird schon während der Schwebephase auf das bisherige Spielbein verlagert, das nun zum Standbein wird. Auf der Hälfte der Schwungphase des Spielbeins geht die Kniebeugung wieder in die Kniestreckung über, um beim Auftreten sofort das Körpergewicht abzufangen.

Die Unterschenkelmuskulatur spielt nur eine untergeordnete Rolle in dem ganzen Abrollprozess des Gehens. Da die Ferse und der Vorderfuß wenig Körpergewicht tragen, brauchen die Unterschenkelmuskeln auch nur wenig Arbeit zu leisten. Der wesentlich geringere Umfang dieser Muskeln im Vergleich zu den Oberschenkelmuskeln bestätigt dies. Sie haben lediglich eine richtungsweisende, unterstützende Funktion. Auch die häufig geäußerte Auffassung, der Wadenmuskel speichere die meiste Energie und setze diese beim Abstoßen frei, um so die Fortbewegung einzuleiten, ist aus Sicht der Muskelfunktion und der Biomechanik des Laufens kaum zu halten.

Vom Empfinden her geht man also auf dem Mittelfuß, „ganzfüßig", wobei Ferse und Vorderfuß nur einen „tastenden" Kontakt mit dem Boden haben, ähnlich wie die Kinder, mit einem nach hinten offenen Schritt und Fersen, die sich wegen der ausgeprägteren Knie- und Hüftbeugung höher in der Luft halten.

Beim Laufen gilt, was den Bewegungsablauf betrifft, im Grunde dasselbe Prinzip wie beim Gehen. Nur ist der Kontakt der Ferse und des Vorderfußes mit dem Boden noch geringer. Ebenso die Dauer der Standphase. Die Kniebeugung während der Stützphase des Standbeines sollte im Gegensatz zur Schwungphase des Spielbeins etwas stärker sein, wodurch das Laufbild dem eines Kindes ähnlicher wird.

Der große Unterschied des Laufens im Vergleich zum Gehen ist die gleichzeitige Schwebephase beider Beine, die das Laufen auch so anstrengend macht. Zudem ist hierdurch die Belastung der gewichttragenden Gelenke und der Lendenwirbelsäule null. Die größere Belastung dieser Gelenke beim Abfangen des Körpergewichtes im Moment des Aufkommens auf dem Boden wird ausgeglichen durch die günstigeren Gelenkpositionen (geringere Streckung) der Hüft-, Knie- und Sprunggelenke und die optimale Aktivität der gesamten Bein-, Hüft- und Bauchmuskeln.

Beim Laufen vollzieht sich die Beugung und Streckung der Beine in einem wesentlichen schnelleren Wechsel, was wesentlich belastender ist für die Hüftgelenke. Bei beginnenden Leistenschmerzen sollte daher das Laufen langsamer und länger angegangen werden. Meine Erfahrung zeigt, dass so Leistenschmerzen, ein hartnäckiges Problem bei schnellen Laufsportarten wie Fußball oder Basketball, wesentlich reduziert werden können, wenn nicht ganz verschwinden.

Das Gang- und Laufbild kann bewusst beeinflusst werden. Versucht man, den Fuß sanft aufzusetzen, wird das Auftreten mit dem Mittelfuß gefördert und die Anspannung der gesamten Beinmuskulatur intensiviert. Hierdurch werden die Sprung- und Kniegelenke wiederum stabilisiert, die Belastbarkeit nimmt zu und Beschwerden können gelindert werden. Wird das Becken aktiv aufgerichtet, kann die Lendenwirbelsäule noch mehr als beim Gehen entlastet werden. Die unteren Bauch- und Gesäßmuskeln werden aktiviert, wodurch auch das Hüftgelenk physiologisch besser belastet wird. Auch werden, sowohl beim Auftreten als auch während der Schwungphase, das Knie und die Hüfte etwas mehr gebeugt. Diese Lauftechnik hat sich in der Rehabilitation äußerst gut bewährt und sich als sehr effektiv erwiesen.

Die Armbewegung passt sich automatisch und unbewusst an die Bewegung der Beine an. Durch eine geringe, zusätzliche Aufrichtung des Oberkörpers spannen die Bauchmuskeln noch intensiver an, obwohl sie sich gleichzeitig verlängern (paradoxale Bauchmuskelaktivität). Auch die sofortige Anspannung der Schulterblatt- und Rückenmuskeln dient der Aufrichtung der Brustwirbelsäule. Die Arme bewegen sich automatisch und synchron mit den Beinen, nur im entgegengesetzten Rhythmus. Versucht man die Arme bewusst mitzubewegen (viele Lauftrainer sind der Auffassung, man könne, indem man die Arme gezielt mehr bewegt, das Tempo steigern), vermindert das die Stabilität des Rumpfes und verschlechtert die Beinmotorik. Der Laufrythmus wird unruhiger und das Tempo automatisch gedrosselt. Je besser die Rumpfstabilität, desto besser bewegen sich die Arme im Takt mit den Beinen.

Beim Bergauf- und Bergablaufen ändert sich die Funktion der Beinmuskeln erheblich. Beim Bergauflaufen nimmt die konzentrische Aktivität der vorderen Oberschenkel-, Gesäß- und in geringerem Maß der Bauchmuskulatur sowie die der Wadenmuskulatur wesentlich zu. Beim Bergablaufen nimmt die exzentrische Aktivität der vorderen Oberschenkelmuskulatur stark zu, weil sie jetzt abbremsend wirkt und die Beine mehr angewinkelt sind. Die Bauchmuskeln müssen jetzt intensiver arbeiten, um zu verhindern, dass die Lendenwirbelsäule überstreckt wird. Auch die Fußheber sind wegen des Einflusses der Schwerkraft wesentlich aktiver.

Beim Beschleunigen des Laufens spannen die Bauchmuskeln automatisch mehr an und der Rumpf ist stabiler, wird vom Läufer als steifer empfunden. Die Arme und Beine bewegen schneller und synchroner und das Ausmaß sowohl der Beine als auch der Arme ist größer.

Diese Lauftechnik hat sich nach meiner Erfahrung in der (Sport-)Rehabilitation äußerst gut bewährt und als sehr effektiv erwiesen. Jeder Mensch kann laufen, aber nur, wenn die Lauftechnik richtig und die Intensität an die Belastbarkeit der Gelenke des Betreffenden angepasst ist.

Gehen und Laufen sind also aktive, bewusst gewollte motorische Aktivitäten. Dies steht im Gegensatz zu der Auffassung, Gehen und

Laufen seien mehr oder weniger ungewollte Tätigkeiten, notwendig, um nicht nach vorne zu fallen.

Auch die These, das Barfußlaufen sei viel gesünder als das Laufen mit Schuhen, denn „Laufen mit Schuhen ist wie Klavierspielen mit Boxhandschuhen" (Jacky Ledeboer, erste niederländische Nationalmeisterin im Barfußlaufen; Driel 2011), sollte mit der nötigen Skepsis betrachtet werden.

Daniel Lieberman, Professor für Biologie an der Harvard-Universität in Boston, der die Entwicklung des menschlichen Fußes erforscht, kommt in einer Studie zu dem Ergebnis, dass Läufer in Schuhen mit der Ferse auftreten und Barfußläufer mit dem Vorderfuß, wobei der Wadenmuskel als Feder dient (Lieberman et al. 2009). Hierdurch soll die Belastung des Fußes von 200–300 % des Körpergewichts auf nur noch 60 % reduziert werden. Außerdem wird das Barfußlaufen als das „natürliche" Laufen dargestellt. Er sieht den modernen Schuh als die Wurzel allen Übels in Sachen Fußfehlstellungen, Verletzungen und Schmerzen des Bewegungsapparats.

Vergessen wird hierbei, dass natürliches Laufen nichts zu tun hat mit den Schuhen, sondern mit der motorischen Entwicklung. Vom Schreitreflex bis zum typischen Gang- oder Laufbild eines Kindes sieht man ein Auftreten mit dem Mittelfuß. Durch Veränderung der körperlichen Verhältnisse während des Wachstums ist der Mensch gezwungen, mit der Ferse zuerst den Boden zu berühren, darauffolgend tritt der Mittelfuß auf und trägt das volle Körpergewicht. Dabei wird das Körpergewicht auf das andere Bein verlagert und der Vorderfuß berührt ebenfalls nur noch den Boden. Das Fußgewölbe ist gebaut, um diese Belastung beim Auftreten mit dem Mittelfuß tragen zu können (man denke an den Bogen über einer Tür; schon die Römer bauten nach diesem Prinzip, und die Tragfähigkeit der Bögen hat sich bestens über Jahrtausende bewährt). Außerdem treten im Sprunggelenk keine sehr belastenden Hebelwirkungen auf, anders als beim Auftreten mit dem Vorderfuß oder mit der Ferse.

Der australische Forscher Joel Füller von der University of South Australia in Adelaide hat in einer randomisierten Studie untersucht, wie sich das Laufen in Barfußschuhen auf das Befinden der Läufer auswirkt (Füller et al. 2017). Dazu ließ er 30 trainierte Läufer mit einer mittleren wöchentlichen Laufstrecke von 25 km 26 Wochen lang in konventionellen Schuhen laufen und 31 Läufer in Barfußschuhen. Während dieser Zeit zogen sich 16 der 31 (51,6 %) Barfußläufer Verletzungen zu, im Gegensatz zu 11 der 30 (36,6 %) Läufer in üblichen Sportschuhen. Auffällig stark veränderte sich die Verletzungsquote ab einem Körpergewicht von 71 kg. Bei 86 kg Körpergewicht stieg das Verletzungsrisiko von 51,6 % auf 68 % in Barfußlaufschuhen und sank von 36,6 % auf 22 % in konventionellen Laufschuhen. Die Verletzungsgefahr in Barfußlaufschuhen nimmt also erheblich zu bei höherem Körpergewicht. Im Umkehrschluss heißt das, konventionelle Laufschuhe reduzieren das Verletzungsrisiko, gerade bei Übergewicht.

Im Rahmen der Paralympics ist es interessant, die Lauftechnik mit Lauffedern (Blades) einmal näher zu betrachten. „Blade Babe" Marlou van Rhijn läuft mit ihren Blades etwa 30 km/h, ein Tempo, das bis jetzt kein anderer erreicht hat. Geschwindigkeit ist Frequenz multipliziert mit Schrittlänge. Schnelle, steife Federn erhöhen die Frequenz, aber verringern die Schrittlänge. Weiche Federn mit größerer Federkraft verlängern die Schritte, senken aber die Frequenz.

Das bedeutet aber nicht, dass die Qualität der Feder keine Rolle bei der Leistung eines Topathleten spielt; schlechte Federn würde die Leistung vermindern, genausogut wie ein schlecht passender Schuh eine Laufleistung herabsetzt. Es kommt auf die ideale Kombination von Schrittlänge und Frequenz an, die durch das Gehirn und Rückenmark optimal gesteuert werden kann. Und die Federn müssen so genau in diesen Steuerungsprozessen passen, damit diese optimal verlaufen und zu einer maximalen Leistung führen. Und so gewinnt nur der beste Athlet, nicht die besten Federn.

Französische Forscher um Jean-Benoit Morin von der Université Jean Monnet in Saint-

Etienne (Morin et al. 2012) zogen ein ähnliches Resümee. Sie untersuchten, welche physiologischen Voraussetzungen für Höchstlaufleistungen wie die von Marlou van Rhijn oder Usain Bolt gegeben sein müssen. Unter den 13 Testpersonen befand sich auch Christophe Lemaitre, Europameister im 100-Meter-Lauf aus dem Jahr 2010 mit einer Zeit von 9,92 Sekunden.

Die Franzosen kamen zu dem Ergebnis, dass eine höhere Schrittfrequenz bessere Leistungen über eine Distanz von 100 m erzielt, während längerer Bodenkontakt und längere Schrittdauer für eine gute Endzeit eher nachteilig sind. Zum größten Teil entscheidend sind angeblich eine hohe maximale und durchschnittlich verfügbare Kraft und die Fähigkeit, diesen Kraftaufwand in horizontale Geschwindigkeit umzusetzen. Körperliche Maße wie Gewicht oder das Verhältnis von Beinlänge zu Körpergröße haben laut der französischen Studie keinen Einfluss auf die Leistungen.

Trotz der ganz natürlichen Belastung der gewichttragenden Gelenke durch das Laufen gibt es immer noch, sowohl in als auch außerhalb der Medizin, Bedenken, Laufen überhaupt könne schädlich sein für diese Gelenke.

Ein Forscherteam um Dr. Grace Hsiao-Wei Lo vom Baylor College of Medicine in Houston, Texas, wertete die Ergebnisse der Röntgenbilder und die Angaben zu Gelenkschmerzen und Arthrose-Beschwerden von über 2600 Probanden einer multizentrischen Beobachtungsstudie der Osteoarthritis-Initiative aus. Diese Studienergebnisse wurden beim American College of Rheumatology's Annual Meeting in Boston vorgestellt. Aktive ehemalige Läufer wiesen – altersunabhängig – im Vergleich zu Nicht-Sportlern eher seltener Knieschmerzen, röntgenologische Anzeichen oder Symptome einer Arthrose auf, ein überraschendes Ergebnis. Dennoch gebe es keine Gesundheitsgarantie für den Knorpel durch das Laufen, denn Leute könnten das Laufen wegen schmerzender Knie aufgegeben haben (Bublak 2016).

In der Funktion des Beckens sind Parallelen mit der Funktion des Schulterblatts zu beobachten. Das Iliosakralgelenk als die Verbindung der Beckenschaufel mit der Lendenwirbelsäule ist zu vergleichen mit der losen Verbindung des Schulterblatts mit der Brustwirbelsäule. Die gewichttragende Funktion des Beckens, wobei das Bein in einer geschlossene Kette bewegt, ist wahrscheinlich die Begründung für die robuste Verbindung der Beckenschaufel mit dem Sacrum. Die lockere Verbindung des Schulterblatts mit dem Rumpf dagegen basiert auf der Bewegung des Armes in einer offenen Kette. Sowohl die schwierige, willkürliche motorische Steuerung als auch der geringe Bewegungsumfang des Beckens und des Schulterblatts und deren Bedeutung für die jeweilige Führung des Armes und Beines sind erstaunlich ähnlich. Sowohl das Schultergelenk als auch das Hüftgelenk verfügen über kleine Muskeln zur Gelenkstabilisierung und große Muskeln zur Auslösung der Bewegung des Armes oder Beines.

4.3 Die Wirbelsäule als Aufhänger der Glieder – aufrechthaltende Motorik

Die Wirbelsäule ist ein Organ mit gleich mehreren Aufgaben. Ihre Beweglichkeit ist im Vergleich zu den großen Gelenken minimal, ihre Tragfähigkeit dagegen durch die doppelte S-Form enorm hoch. Eine andere bedeutende Funktion ist wohl der Schutz lebenswichtiger Organe. Im zentralen Kanal der Wirbelsäule liegt das sehr sensible Rückenmark, das, einmal verletzt, sich kaum erholt und zu bleibenden Beeinträchtigungen, schlimmstenfalls sogar zu Behinderungen führen kann.

Die Brustwirbelsäule bildet mit den 12 Rippen einen stabilen Korb, der das ebenfalls empfindliche Lungengewebe und ganz zentral das Herz schützt.

Aus den Zwischenwirbellöchern der Wirbelsäule treten die peripheren Nerven aus, welche von dort in den Körper ziehen und ihn so sensorisch und motorisch versorgen. Das Zwischenwirbelloch wird von zwei Hälften einander benachbarter Wirbelkörper gebildet.

In der Medizin besteht die sehr gängige, paradigmatische Ansicht, eine Verengung des Zwischenwirbelloches würde den Spinalnerv

◘ Abb. 4.15   Abschnitt der Lendenwirbelsäule

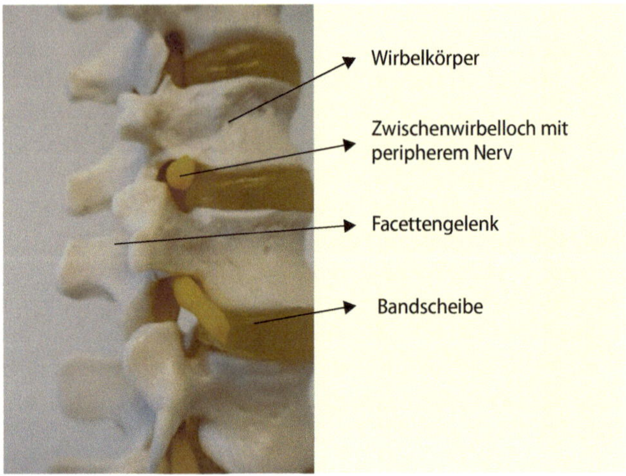

einklemmen, besonders in der Hals- und Lendenwirbelsäule (◘ Abb. 4.15). Dazu müssten
sich die Zwischenwirbelkanäle stark verengen,
was aus biomechanischer Sicht kaum möglich
ist. Eine weitgehende, einklemmende Verengung kann nur stattfinden, wenn die Gelenkfortsätze, welche die Facettengelenke bilden,
sich sehr stark verkleinerten. Aber auch die
Bandscheibe müsste sich etwa um die Hälfte
verschmälern. Nicht nur aus biomechanischer,
sondern auch aus physiologischer Sicht ist eine
Einklemmung eines spinalen Nervs sehr
unwahrscheinlich. Denn dann würde bei jeder extremeren Bewegung die Gefahr einer
Einklemmung und damit einer Lähmung mit
sensorischen und motorischen Ausfallerscheinungen bestehen. Hochleistungssport wie
Geräteturnen oder Akrobatik – beispielsweise
während der Olympischen Spiele gezeigt – wäre
undenkbar. Außerdem würde weitaus mehr
als die Hälfte der deutschen Bevölkerung
schließlich auf den Rollstuhl angewiesen sein.
Ungeachtet dessen wird sehr häufig die Diagnose „Spinalkanalstenose" gestellt, besonders bei ausstrahlenden Beschwerden in die
Glieder!

Zudem deutet der Begriff „Spinalkanalstenose" auf eine Verengung des zentralen Ka-
nals der Wirbelsäule, worin das sehr sensible
Rückenmark liegt. Eine solche Verengung
würde unwiderruflich das Rückenmark schädi-

gen und zu gravierenden Lähmungserscheinungen führen. Erfahrungsgemäß wird in der
Regel mit dieser Diagnose wahrscheinlich eine
Zwischenwirbellochverengung gemeint sein,
eine Verengung des Loches, wodurch der spinale Nerv aus dem Rückenmark austritt und in
den Körper zieht. Eine operative Weitung des
Spinalkanals ist biomechanisch fast unmöglich,
eine Weitung des Zwischenwirbelloches ist ausgesprochen komplex und das Risiko, den peripheren Nerv zu schädigen, sehr groß.

Außerdem würde man gerade bei gravierenden Skoliosen (mehrfach-)behinderter
Menschen erwarten, dass spinale Nerven eingeklemmt werden können. Aber auch hier
konnte ich nie peripher neurologische Symptome (infolge einer Einklemmung) feststellen.
Das Gleiche gilt für Patienten mit einer Rachi-
tiserkrankung, die auch ich behandelt habe. Die
Krankheit Rachitis, die nach dem Zweiten
Weltkrieg häufig vorkam, führt zu gravierenden Deformitäten der Wirbelsäule. Nahrungs-
mangel bedingte die Reduktion der für den
Körper so wichtigen Zufuhr von Calcium.
Durch diese extremen skoliotischen Verbie-
gungen der Wirbelsäule würde man erwarten,
dass sich Zwischenwirbellöcher stark verengen
mit Schädigung peripherer Nerven und nachfolgenden Lähmungserscheinungen. Aber auch
hier war von peripher-neurologischer Symptomatik keine Spur. (Orthopädische) Gelenk-

beschwerden der Wirbelgelenke dagegen traten verstärkt in Erscheinung.

Inzwischen sind diese Patienten alle verstorben und Rachitis entsteht nur noch selten.

Kalff versuchte zu klären, inwieweit Diagnostik und Therapie der symptomatischen lumbalen Spinalkanalstenose aufgrund der klassischen Ansicht gerade beim älteren Menschen wissenschaftlich unterlegt sind (Kalff et al. 2013).

Nach führenden radiologischen Kriterien wie knöcherne Einengung, Obliteration durch epidurales Fettgewebe und Deformitäten der Wirbelsäule wie Skoliose und Hyperlordose haben 21 % aller Patienten über 60 Jahre eine lumbale Spinalkanalstenose.

Es wird die herkömmliche Auffassung vertreten, dass die fortschreitende Degeneration einer Bandscheibe die wichtigste Ursache der lumbalen Spinalkanalstenose ist. Rein pathoanatomisch/pathophysiologisch bedeutet dies, dass Bandscheibendegeneration zu einer Höhenminderung des Segmentes mit Einengung des Zwischenwirbelkanals, Vorwölbung der Bandscheibe und entsprechendem Befall des Spinalkanals führt. Außerdem begünstigen die veränderten biomechanischen Verhältnisse eine zunehmende Arthrose der Facettengelenke. Das gelbe Band, Lig. flava, reagiert hypertrophisch auf die Belastung und verengt den Spinalkanal zusätzlich. Diese arthrotischen Veränderungen ziehen folglich fortschreitende Instabilität und die Entwicklung einer Pseudospondylolisthesis (chronisch degeneratives „Wirbelgleiten") nach sich mit weiterer Einengung des Spinalkanals.

Die klinische Symptomatik zeigt sich in belastungsabhängigen Rückenschmerzen sowie radikulärer, meist aber pseudoradikulärer Schmerzausstrahlung, so die herrschende Auffassung. Diese Symptome sind besonders ausgeprägt bei Bewegung in Körperhaltungen, die mit einer vermehrten Lordose der Lendenwirbelsäule einhergehen, da der Spinalkanal dann noch mehr eingeengt werden soll. Kyphosieren (inklinieren, nach vorne beugen) mindert die Symptome. So entsteht das typische inklinierte Gangbild des alten Menschen, das als Kompensationsmechanismus (Weitung des

Spinalkanals) der Einengung des Spinalkanals betrachtet wird (Suri et al. 2010). Wenn man überlegt, dass Höhenminderung der Bandscheibe ein irreversibler Zustand ist und diese Bandscheibe aus biomechanischer Sicht beim Beugen mehr als beim Strecken der Lendenwirbelsäule belastet wird, widersprechen die klinische Befunde von Suri et al. den führenden radiologischen Kriterien in der orthopädischen Medizin. Inklination (Beugung) der Lendenwirbelsäule führt zu weniger Belastung der Facettengelenke, Deklination (Überstreckung) zu mehr Belastung dieser Gelenke und damit zu Verschlimmerung der Beschwerdesymptomatik. So kann man schließen, dass lumbale Rückenschmerzen eher durch Belastung der Facettengelenke als durch Belastung der Bandscheibe ausgelöst werden.

Der typische vorgebeugte Gang des älteren Menschen kann übrigens auch sehr gut zurückgeführt werden auf Arthrose des Hüftgelenks (Saito et al. 2012).

Die unvollständige Streckfähigkeit des Hüftgelenks wird kompensiert durch Hyperlordose, wenn der aufrechte Gang erhalten werden soll, oder durch leichte Neigung nach vorne des Körpers. Da Hyperlordose die Facettengelenke wesentlich mehr belastet und Schmerzsymptome hervorruft, geht der alternde Mensch automatisch leicht nach vorne gebeugt. Die zunehmende altersbedingte Krümmung der Brustwirbelsäule verstärkt dieses Gangbild (Kalff et al. 2013).

Die Behandlung hat sich grundsätzlich zu richten nach den Symptomen des Patienten. Wenn einschränkende neurologische Defizite wie Paresen oder Gefühllosigkeit oder gar Blasen-Mastdarm-Störungen vorliegen, ist die Indikation für eine Operation absolut sicher und hat dringend Priorität.

Bei Fehlen dieser objektiv sicheren Symptome ist die Entscheidung für eine konservative Behandlung oder für eine Operation schwierig und basiert meist nicht auf wissenschaftlicher Evidenz. Chou stellte fest, dass eine moderate Evidenz für eine Überlegenheit der operativen versus der konservativen Therapie in den ersten ein bis zwei Jahren vorliegt (Chou et al.

2009). Auch andere Forscher beschreiben bessere Ergebnisse operativer Behandlungen (Atlas et al. 2005; Chang et al. 2005).

Man sollte aber bedenken, dass die Beurteilung der Datenlage dieser Studien durch unterschiedliche Operationstechniken (wie z. B. Laminektomie oder interspinöser Spreizer) sowie unterschiedliche Nachbeobachtungszeiten erschwert wird (Kalff et al. 2013).

Eine konservative Übungsbehandlung orientiert sich an den Hauptbeschwerden der Lendenwirbelsäule oder dem Beinschmerz und kann u. U. zu einer nachhaltigen Verbesserung der Beschwerdesymptomatik führen. Aber auch hier fehlt die Evidenz (Atlas und Delitto 2006; van Tulder et al. 2006).

Nach der heutigen aktuellen Auffassung sollen im Akutstadium entspannende Maßnahmen und im weiteren Verlauf Maßnahmen zur Stärkung der Rückenmuskulatur zum Erhalt der Funktion und Mobilität der Lendenwirbelsäule getroffen werden. Die Hüftgelenke bleiben hierbei vollständig außer Betracht.

Die durch die Gelenkfortsätze gebildeten Facettengelenke sind in den unterschiedlichen Abschnitten der Wirbelsäule auch verschieden angelegt. Daraus resultierende Stellungen dieser Gelenke führen zu den ungleichen Bewegungen in der Hals-, Brust- und Lendenwirbelsäule.

Facettengelenke sind Gelenke wie jedes andere Gelenk auch. Die beiden Fortsätze sind mittels einer Kapsel miteinander verbunden und ummantelt mit Knorpelgewebe. Das Gelenk enthält ebenfalls Gelenkflüssigkeit.

Aus der Kapsel dieser Facettengelenke (Zwischenwirbel- oder auch Intervertebralgelenke) geht ein wichtiger reflexartiger Steuerungsimpuls für den gesamten Bewegungsmechanismus aus. So wird die Steuerung der Haltungs- und Bewegungsfunktion der Wirbelsäule und der Tonus der Haltungsmuskulatur beeinflusst, der tonische Nackenreflex verursacht und sogar auf die bewusst gesteuerte Zielmotorik eingewirkt. Außerdem kann die Vielzahl von sehr sensiblen sensorischen Schmerzsensoren in diesen Gelenken und in den großen (Längs-)Bändern leicht gereizt werden und als starker körperlicher Schmerz im Gehirn wahrgenommen werden. Schulter- und Hüftgelenke mit eingeschränkter Beweglichkeit können schon durch Ausgleichsmotorik diese Gelenke fehlbelasten und so diese empfindlichen Schmerzsensoren reizen und Rückenschmerzen auslösen.

Das sehr starke und reißfeste, aber nur gering elastische gelbe Band (Lig. flava), das den Spinalkanal von innen bekleidet, ist mit seinen gelblichen elastischen Fasern scherengitterartig angeordnet. Es ist zwischen zwei Wirbelbögen platziert und grenzt damit den jeweiligen Spinalkanal zur Mitte und nach hinten ab. Das Band gewährt der Wirbelsäule auch ihre Stabilität und zur gleichen Zeit Elastizität, sodass bei Beugung der Wirbelsäule die Muskulatur während des Aufrichtens unterstützt wird.

Andere Bänder, die sich über die ganze Wirbelsäule erstrecken und die Körperachse zu einem äußerst stabilen, gering beweglichen Organ machen, sind die vorderen und hinteren Längsbänder. Das vordere Längsband (Lig. longitudinale anterius) zieht über die Vorderseiten der Wirbelkörper, das hintere (Lig. longitudinale posterius) verläuft über die hinteren Flächen der Wirbelkörper und kleidet den Wirbelkanal im vorderen Bereich aus. Ein drittes Band (Lig. supraspinale) zieht über alle hinteren Dornfortsätze. Zusätzlich sind alle Dornfortsätze gegenseitig durch kurze stabile Bänder miteinander verbunden. So entsteht ein zwar gering bewegliches, aber äußerst strapazierfähiges Achsenorgan.

Die vielleicht wichtigste, aber auch die meist unterschätzte Funktion der Wirbelsäule ist die, die einzelnen Körperglieder „aufzuhängen". Die Wirbelsäule selbst ist kein Bewegungsorgan, das sind die großen Gelenke. Dafür bietet sie den Gliedern, gerade durch ihre Stabilität und Belastbarkeit, den notwendigen Halt, um deren Aufgaben optimal zu erfüllen. So dient die Brustwirbelsäule als „Aufhänger" für die Arme, die Lendenwirbelsäule für die Beine. Die Halswirbelsäule dagegen hat die Funktion, den Kopf bewegen zu lassen und ist daher als Bewegungsorgan zu betrachten. Wo die Brust- und Lendenwirbelsäule als Aufhänger dienen, ist die Halswirbelsäule auch als Träger (des Kopfes) zu verstehen.

Der vordere Teil der Wirbelsäule, bestehend aus knöchernen Wirbelkörpern, ist gewichttragend und unterstützt – gemeinsam mit der doppelten S-Form – die Muskulatur dabei, sämtliche Lasten, verursacht durch die Motorik der Arme und Beine, aufzufangen. Die seitlichen und hinteren Dornfortsätze der Wirbel fungieren als Ansatzpunkt für die Muskulatur. Werden die Wölbungen der S-Form zu ausgeprägt, verlagert sich die Belastung der hohlförmigen Hals- und Lendenwirbelsäule nach hinten auf die nunmehr leicht überstrapazierten Facettengelenke, die sich an die Fortsätze anschließen. Auch das vordere Längsband wird durch Dehnung überlastet. In der rundgeformten Brustwirbelsäule verlagert sich der Schwerpunkt des Gewichtes weit nach vorne, wodurch sowohl die Bänder der Facettengelenke als auch das hintere, gelbe Längsband durch Hebelwirkung überdehnt werden, mit der Folge einer verringerten Belastbarkeit, die sich meist in Schmerzen äußert.

◾◾ Die Wirbelsäule von C- nach S-Form

Beim Frühgeborenen hat die Wirbelsäule noch eine konvexe, runde C-Form. Im Verlauf der ersten 3 Jahre entwickelt sich die doppelte S-Form, indem in der Halswirbelsäule eine entgegengesetzte, hohlförmige Krümmung entsteht. Der kindliche Kopf kann nun aufgerichtet werden. Zur Vorbereitung auf das Gehen entsteht in der Lendenwirbelsäule wegen der Streckung der Hüftgelenke eine ähnlich entgegengesetzte Krümmung. Erst mit 10 Jahren erreicht die Wirbelsäule ihre definitive Form und sind die Krümmungen irreversibel. Parallel hierzu bildet sich das individuelle Gangbild aus, das ebenfalls erst mit ungefähr 10 Jahren ausgereift ist.

Die doppelte S-Form lässt die Wirbelsäule wie eine Feder in Längsrichtung zusammen-, aber auch auseinanderziehen. Diese Elastizität der Wirbelsäulenbänder und die Rumpfmuskelaktivität begünstigen die Aufnahme einer ausgesprochen hohen Energie und führen daher zu großer Belastbarkeit, ohne dass Gewebestrukturen wie Bandscheiben oder Bänder zu geschädigt werden. Betrachtet man zudem noch die ebenfalls durch „Federtechnik" ungemein leistungsstarken Beine, erkennt man die enorme Strapazierfähigkeit des Körpers. Denken Sie nur an einen Geräteturner beim Aufkommen auf dem Boden!

Die Folgen eines Sturzes oder in unserem Beispiel eines Absprungs lassen sich erahnen, wenn man die Größe der Erdbeschleunigung ($g = 9{,}81$ m/s^2) und die des Bremsvorgangs als negative Beschleunigung kennt. Das Abbremsen kompensiert die Erdbeschleunigung. Übersteigt dieser Vorgang aber etwa die 10-fache Erdbeschleunigung, beispielsweise wenn ein menschlicher Körper flach auf den Boden fällt (sehr kurze Bremszeit und kein Bremsweg), wirken so starke Kräfte auf ihn ein, dass es mit hoher Wahrscheinlichkeit zu schweren Verletzungen kommt. Durch die Federwirkung wird die muskuläre Abbremsung verzögert (längere Bremszeit und längerer Bremsweg) und kann von der Bein- und Rumpfmuskulatur aufgefangen werden. So ist ein Sprung aus 2 m Höhe gefahrlos zu meistern, da die muskuläre Abfederung eine Bremsstrecke von mehr als 50 cm ermöglicht. Blieben die Beine gestreckt (schlagartiges Stoppen ohne Bremsweg und -zeit), würden die Knie- und Hüftgelenke und die Lendenwirbelsäule mit Sicherheit stark in Form von Kompressionsfrakturen geschädigt werden. Ein Athlet erreicht die hohen Werte durch seine enorme Muskelkraft (längere Bremszeit) und höhere Belastbarkeit der Gelenke.

So werden beispielsweise bei einem Sprung von einem 10 m hohen Turm mit einer Geschwindigkeit von 50,4 km/h ein Bremsweg von 1 m und eine Bremszeit von 0,14 Sekunden benötigt (Strommer 2017).

Aber es gibt auch Ausnahmen, die den Gesetzen der Natur trotzen. So überlebte am 26. Januar 1972 die ehemalige jugoslawische Stewardess Vesna Vulović als Einzige einer 6-köpfigen Besatzung und von 22 Passagieren in einer Douglas DC-9-Maschine einen Absturz aus angeblich 10.050 m Höhe. Nach 27-tägigem Koma und 16-monatiger Rehabilitation setzte sie ihre Arbeit beim Bodenpersonal der JAT fort (Robelli 2010). Und dem US-

Amerikaner Darren Taylor, bekannt als Professor Splash, gelang es aus einer Höhe von ca. 11,2 m (36,7 Feet) in ein Planschbecken mit nur 30,48 cm (12 inches) tiefem Wasser zu springen (StGeorge 2015).

Die bis heute allgemein herrschende Auffassung, Bandscheiben fangen als Puffer die Belastung der Glieder auf, müsste aus funktioneller Sicht dringend revidiert werden. Es sind die Beinmuskeln und die Muskeln und Bänder der gesamten Wirbelsäule in Zusammenhang mit der doppelten S-Form, welche diese Pufferfunktion übernehmen! Bandscheiben verleihen der Wirbelsäule lediglich ihre – zwar geringe – Beweglichkeit, dienen aber nicht als Puffer, um Belastung aufzufangen.

Die Wirbelkörper, und damit auch die Bandscheiben, werden von oben nach unten immer größer, aus dem alleinigen Grund, mehr Gewicht tragen zu müssen. Die Beweglichkeit dagegen nimmt von der Hals- zur Lendenwirbelsäule immer weiter ab.

▪▪ Die Bandscheibe – Puffer oder Lenker?

Seitdem der Neurochirurg William Mixter und die orthopädischen Chirurgen Josef Barr und JB Ayer im 19. Jahrhundert ihre Ansichten über die geringe Belastbarkeit der Bandscheibe veröffentlichten, wird diese vermeintliche Anfälligkeit der Bandscheibe immer noch als der Hauptverursacher von Rückenbeschwerden gesehen.

Viele Forscher haben auf der Suche nach der Ursache des Rückenschmerzes versucht, die Belastbarkeit der Bandscheibe zu messen, mit unterschiedlichen Resultaten. Aber inzwischen deuten die Forschungsergebnisse vieler Studien darauf hin, dass die Bandscheibe erheblich belastbarer ist, als bisher gedacht.

Der schwedische Orthopäde Alf Nachemson und der schwedische Rückgrat-Forscher Elfström (Nachemson und Elfström 1970), deren Messergebnisse auch heutzutage immer noch gerne zitiert werden, nahmen in den 1960er und 1970er Jahren als Erste Druckmessungen direkt in der Bandscheibe, zwischen dem 3. und 4. Lendenwirbel, bei Studenten vor, welche sich freiwillig zur Verfügung gestellt

hatten. Es sei darauf hingewiesen, dass dieser Druck ein Maß für die Belastung der vorderen Wirbelsäule ist und wenig aussagt über die Belastung der kleinen Facettengelenke.

Mit einer steifen Kanüle wurde ein Drucksensor direkt in den Gallertkern der Bandscheibe platziert. Sie stellten als wichtigstes Ergebnis fest, dass die Belastung beim Sitzen, aufrecht und ohne Rückenlehne, im Vergleich zum Stehen von 700 N auf 1000 N (obwohl die Einheiten grundsätzlich verschieden sind, entspricht auf der Erdoberfläche 1 kg etwa 10 N) anstieg. Eine Zunahme von fast 43 %!

Andersson (Andersson et al. 1977) führte nach demselben Verfahren wie Nachemson ähnliche Messungen durch, allerdings auch im Sitzen mit Unterstützung einer Rückenlehne und stellte wesentlich geringere Belastungen fest: die Belastung im Sitzen, aufrecht und ohne Rückenlehne, stieg im Stehen von 330 N auf 410 N an. Eine Zunahme von lediglich 23 %. Außerdem waren die Messwerte für die Belastungen im Stehen und im Sitzen bei Andersson mehr als 50 % geringer! (Brinckmann et al. 2000). Zum Vergleich: Beim Knorpel der großen Gelenke wurden Belastungen von 100–10.000 N/cm^2 gemessen. So gesehen ist die Belastung der Bandscheibe eher außerordentlich gering!

Der Biomechaniker Hans-Joachim Wilke von der Uniklinik in Ulm führte 1992 an einem gesunden 45-jährigen Probanden fast 24 Stunden lang Präzisionsabstandsmessungen in der Mitte der Bandscheibe zwischen dem 4. und dem 5. Lendenwirbel durch (Wilke et al. 1999). Der Proband durfte sich frei bewegen und übte verschiedene Tätigkeiten aus.

Gerade beim Sitzen verzeichnete Wilke jeweils deutliche Größenzuwächse der Bandscheibe, sodass die Annahme vom erhöhten Druck im Sitzen demnach kaum stimmen konnte. Gerade Sitzen mit durchgestrecktem Kreuz dagegen, bis jetzt generell als sehr entlastend für den Rücken betrachtet, führte zu den höchsten gemessenen Werten. „Da hat vieles nicht mehr zusammengepasst", so Wilke. Beim Stehen und Sitzen war der Druck auf die Bandscheibe ungefähr gleich groß. Beim bequemen „Lümmeln" im Stuhl (Hinterteil nach vorne gerutscht, Schulterblätter angelehnt) verzeichneten die Messinstrumente sogar eine Druckreduzierung um fast 50 %. Wilke konnte auch Nachemsons Thesen von den Belastungen im Liegen – bei der Seitenlage könne eine dreimal so hohe Belastung auftreten wie beim Ruhen in Rückenlage – widerlegen: Er fand keinen nennenswerten Druckunterschied.

Lediglich bei der typischen Lesehaltung am Strand (auf dem Bauch liegend, den Oberkörper mit den Ellenbogen abgestützt, wodurch das Kreuz durchgedrückt wird) hatten die Instrumente des Ulmers deutlich stärker ausgeschlagen.

Andere Messergebnisse von Nachemson wurden aber bestätigt: Der Druck auf die flexible Bandscheibe war mit Abstand am höchsten, wenn schwere Lasten mit gestreckten Beinen und durchgebogenem Rücken in die Höhe gewuchtet wurden (Spiegel Online 1998).

Wilke konnte während einer 7-stündigen Schlafperiode einen Anstieg des Drucks von 10 auf 240 N/cm^2 messen. Er meinte, dieser Druckanstieg könne durch eine regenerierende Wasseraufnahme der Bandscheibe erklärt werden. Urban und McMullin konnten 1988 bei Astronauten eine Größenzunahme der Wirbelsäule in der Schwerlosigkeit von 5 cm, im Vergleich zu normalen Druckverhältnissen, beobachten. Sie führten diese Zunahme ebenfalls auf Wasseraufnahme durch die Bandscheibe zurück (Brötz und Weller 2008). Wenn man diese Größenzunahme umrechnet auf die gewichttragenden 18 Bandscheiben der Brust- und Lendenwirbelsäule, würde das eine Zunahme pro Bandscheibe von 2,7 mm bedeuten. Die Größenzunahme über Nacht wird sicherlich geringer sein als unter Bedingungen der Schwerlosigkeit, also noch weniger als 2,7 mm pro Bandscheibe. Außerdem hätte man Unterschiede erkennen müssen zwischen den Bandscheiben der Lendenwirbelsäule und denen der Brustwirbelsäule, denn diese tragen wesentlich mehr Gewicht. Diese geringe Größenzunahme kann kaum den 24-fachen Druckunterschied von Wilke erklären.

Schulz erstellte ein aufwendiges Modell des Rumpfes, um eine Berechnung der Belastung der Wirbelsäule sowie der Muskelkräfte zu ermöglichen (Schube 2002). Die Wirbelsäulenbelastung wird bestimmt durch die Momente, die durch die äußeren Muskelkräfte und durch die Gewichte der zu tragenden Körpersegmente hervorgerufen werden. Für viele Übungen konnte die mechanische Druckbelastung der Wirbelkörper und damit der Bandscheiben berechnet werden. So lagen die mittleren Druckkräfte in Höhe des Lendenwirbelkörpers L3 zwischen 340 und 2350 N! Die Zugkraft in dem langen Rückenstrecker dagegen variierte auf jeder Seite zwischen 0 und 890 N, während sie in den ventralen Bauchmuskeln wesentlich geringer war, maximal 260 N.

Han (Han et al. 1995) berechnete beispielsweise für das Anheben eines Gewichts mit der Hand in der Größenordnung von 0–18 kg eine Druckkraft auf die Bandscheibe zwischen dem 3. und 4. Lendenwirbel des 3,4- bis 5,0-Fachen des Körpergewichts. Für eine 70 kg schwere Person sind das zwischen 2380 N und 3500 N!

Althoff konnte bei präzisen Messungen der Körpergröße feststellen, dass die Wirbelsäule der Probanden größer wurde, wenn sie sich nach längerem Stehen hingesetzt hatten. Nachgewiesen wurde damit die geringere Belastung der Wirbelsäule beim Sitzen im Vergleich zum Stehen (Althoff et al. 1992).

Rohlmann gewann Informationen über die Belastung der Lendenwirbelsäule auf indirektem Weg. Er nutzte einen Wirbelfixateur, der normalerweise verwendet wird, um infolge von Frakturen oder Tumoren instabile Wirbelsäulen wieder zu stabilisieren, indem er die Belastung des von dem Implantat überbrückten Bereichs der Wirbelsäule übernimmt (Rohlmann et al. 2011).

Der Fixateur wurde so angepasst, dass damit die Belastung des Implantats in vivo über ein externes System gemessen werden konnte. Bei 10 Patienten wurden solche Messimplantate eingesetzt und die Belastungen für viele Aktivitäten gemessen. Rohlmann verglich nun zwei unabhängige Untersuchungen miteinander und stellte fest, dass das Biegemoment im Fixateur und der Druck in der Bandscheibe für viele Körperpositionen und Übungen gut übereinstimmten, wenn die Werte prozentual auf einen zu 100 % gesetzten Wert beim Stehen bezogen wurden. Nur das Nach-vorne-Beugen im Stehen (36° zwischen oberer Lendenwirbelsäule und Kreuzbein) führte zu einem wesentlich höheren Druck in der Bandscheibe von 216 % gegenüber einer Biegebelastung des Fixateurs von nur 127 %.

Die Belastungen der Wirbelfixateure im Liegen waren gering. Für die Rückenlage betrug sie 26 %, für die Bauchlage 32 % und für die Seitenlage 34 % des Wertes im Stehen.

Das Anheben eines ausgestreckten Beins in Rückenlage ließ die Belastung des Fixateurs auf 66 % ansteigen, beide Beine anzuheben führte zu einem Maximalwert von 101 %! Das Anheben des Beckens hatte eine Belastung des Fixateurs von 89 % zur Folge. Das Anheben eines nach oben gestreckten Armes in Bauchlage verursachte Biegemomente von 91 %, während des Anhebens eines ausgestreckten Beines die Belastung nur auf 75 % steigen ließ. Seitwärtiges Abspreizen eines ausgestreckten Beins führte zu einer Belastung der Fixateure von 82 %. Trotz der geringeren Belastungen der Bandscheiben bei diesen Bewegungen können die Beschwerden bei Rückenschmerzpatienten erheblich zunehmen.

Das entspannte, bequeme Sitzen auf einem Hocker, Pezziball oder Kniestuhl bewirkte eine Belastung der Fixateure von etwa 87 %. Betont aufrechtes Sitzen, wie es oft von Rückenschulen gelehrt wird, erhöhte die Belastung der Fixateure auf 101 %. Das Wippen auf einem Pezziball führte zu einer Maximalbelastung der Fixateure von 105 %. Nach-vorne-Beugen bis 36° ließ die Biegebelastung bis 127 % steigen, Nach-hinten-Strecken erbrachte eine Belastung von 120 % bei einem Winkel von 19°.

Der höchste Wert wurde beim Anheben eines Getränkekastens gemessen: 460 %; gut 4-mal höher als beim Stehen.

Gehen führte zu einer maximalen Belastung des Fixateures: 128 %; die Gehgeschwindigkeit hatte hierauf kaum einen Einfluss. Jogging mit 8 km/h erhöhte diese Belastung mit nur etwa 10 %. Dieses erklärt das wohltuende, entlastende Gefühl der Wirbelsäule beim Laufen.

Aus den unterschiedlichen Ergebnissen der Messungen der Belastung der Bandscheiben kann man schließen, dass Druckmessungen der Bandscheiben schwierig sind und die Ergebnisse unzuverlässig. Daher sollten Schlussfolgerungen auch mit der nötigen Sorgfalt gezogen werden.

Nicolai Bogduk stellte fest, dass die Bandscheiben, die sich zwischen allen Wirbelkörpern vom Kopf bis zum Steiß befinden, mit den Abschlussplatten der Wirbelkörper verwachsen sind (Bogduk et al. 2000). Diese Insertionen kollagener Fasern aus der Bandscheibe bilden eine stabile Verbindung von Bandscheiben mit Abschlussplatten, wodurch eine strapazierfähige, aber immer noch leicht bewegliche Wirbelsäule als Achsenorgan entsteht. Der Schutz des sehr empfindlichen und nach Verletzung irreparablen Rückenmarks ist so gesichert. Auf Röntgenbildern führt dies zu einem scheinbar „arthrotischen" Bild mit manchmal „fortgeschrittenem oder totalem Verschleiß" (❏ Abb. 4.16).

Bogduk (Bogduk et al. 2000) beschreibt die Bandscheibe nach dem Leitbild verschiedener Vorgänger aus dem 18. und 19. Jahrhundert weiterhin als ein zweiteiliges Organ: dem äußerem Faserring (Anulus fibrosus) und dem inneren Gallertkern (Nucleus pulposus). Beide Gewebearten sind strukturell nicht scharf voneinander abgegrenzt und gehen fließend ineinander über.

Der äußere Faserring besteht zu 60 % aus dem festen und mechanisch sehr belastbaren Bindegewebe Kollagen Typ 1, das schräg in Faserringen verläuft. Der Faserverlauf des nächstliegenden, benachbarten Ringes ist entgegengesetzt schräg. Leichte Bewegungen in alle Richtungen sind so möglich, die axiale Rotation ist perfekt abgefedert. Auch ist die Bandscheibe durch diesen Aufbau des äußeren Faserringes bestmöglich gegen Traumata abgesichert. Von daher gibt es auch keine bevorzugten Stellen für das Entstehen von Rupturen.

Der Gallertkern besteht aus weniger und anderem Kollagen (Protheoglykanen und Glucosaminoglykanen), das mehr Flüssigkeit an sich binden kann, daher weicher ist und dessen

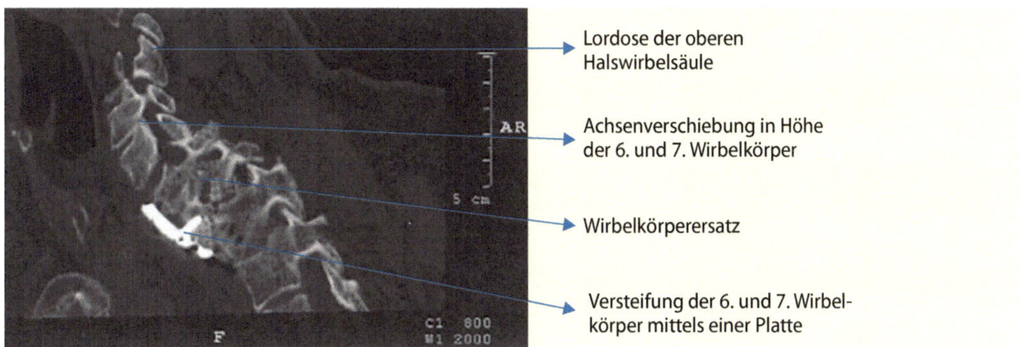

▣ Abb. 4.16   Röntgenaufnahme der HWS eines Patienten mit erheblichen Bewegungseinschränkungen beider Schultergelenke sowie ausstrahlenden Beschwerden in beiden Armen: gravierende knöcherne Deformierungen, mit nachfolgender Beeinträchtigung des Rückenmarks, *ohne auffälliger neurologischer und orthopädischer klinischer Befund(!)*. Operation führte nicht zu Linderung der Beschwerden, konservative Übungsbehandlung dagegen verbesserte sowohl die Mobilität als die Beschwerden erheblich (Mit freundlicher Genehmigung des Patienten, Daten beim Autor bekannt)

Fasern unklar angelegt sind. Im Gegensatz zu landläufiger Auffassung ist es unwahrscheinlich, dass der feste Faserknorpel der Bandscheibe beim Liegen (nachts) so viel Wasser in sich aufnimmt, dass der durch die tägliche Belastung entstandene Höhenunterschied der Wirbelsäule wieder ausgeglichen werden kann. Die Bandscheibe soll auf diese Weise ihre Pufferfunktion erhalten und sowohl die Zwischenwirbelkanäle als auch den Spinalkanal erweitern, wodurch austretende Nerven entlastet würden, so die aus biomechanischer Sicht äußerst unwahrscheinliche Hypothese. Außerdem wird die Bandscheibe, anders als der Knorpel großer Gelenke wie Knie-, Hüft- oder Schultergelenk, nicht von einer Gelenkflüssigkeit umgeben. Wo soll das Wasser, das die Bandscheibe wieder in sich aufnehmen soll, also herkommen? Wahrscheinlicher ist die Annahme, die sogenannte Größenzunahme der Wirbelsäule ist auf die Abflachung der Wölbungen zurückzuführen, wodurch die Wirbelsäule gestreckt wird. Das mag eher der Grund sein, warum der Mensch morgens größer ist als am Ende des Tages.

Der Kern der Bandscheibe ist etwas nach hinten in der Bandscheibe gelegen und auch hier finden kaum Verschiebungen des kollagenen Gewebes bei Drehbewegungen statt. Das heißt, dass die zentrale Achse der optimalen Rotationsbewegung durch den Gallertkern geht.

Die Bandscheibe ist so aufgebaut, um sich optimal an die wichtigsten Bewegungen wie Drehen, Beugen und Strecken der Wirbelsäule anzupassen und diese auch auszuführen (Oonk 1988). Die Beschaffenheit der Bandscheibe erlaubt eine perfekte Steuerung der Bewegungen der Wirbelsäule, sodass beträchtliche Belastungen der großen Gelenke in der Wirbelsäule aufgefangen und abgeschwächt werden. Außerdem werden beim Strecken und Beugen der Wirbelsäule diejenigen Belastungen, die von der Anziehungskraft der Erde verursacht sind, größtenteils durch entgegengesetzte Zugkräfte der Längsbänder der Wirbelsäule ausgeglichen. So sind die Bandscheiben kaum Scherkräften ausgesetzt.

Chirurgen des General Hospital of Armed Police Force in Beijing, China, konnten einen deutlichen Zusammenhang zwischen Bandscheibe und Motorik feststellen. In zervikalen Bandscheiben von verstorbenen Patienten mit Vertigo (Schwindel) fanden sie deutlich mehr hochempfindliche Ruffini-Körperchen, zuständig für die propriozeptive Kontrolle, als in anderen Bandscheiben. Wahrscheinlich kann so die Halswirbelsäule bei Patienten mit Schwindel besser kontrolliert werden (Yang et al. 2017).

Kingma untersuchte in einer Studie die mechanische Belastung der Lendenwirbelsäule bei verschiedenen Hebetechniken und stellte fest, dass die vom Patienten selbst gewählte Technik (Bücken mit gestreckten Beinen) nicht belastender für die Bandscheibe ist als die instruierte Technik (Hocktechnik) (Kingma et al. 2004). Die Bücktechnik mit gestreckten Beinen (als sehr belastend für die Lendenwirbelsäule geltend) führt zu einer geringeren Belastung der Lendenwirbelsäule als die Hocktechnik, die in der Medizin als entlastend für die Lendenwirbelsäule angesehen wird. Also ist die allgemein präferierte Hebetechnik von geringerer Bedeutung als bisher angenommen. Möglicherweise liegt auch hier der Grund, warum die Hocktechnik, obwohl jedem bekannt, von niemandem angewendet wird. Oonk konnte anschaulich machen, dass Menschen mit einem körperlich anspruchsvollen Beruf denselben Risiken ausgesetzt sind, um Rückenbeschwerden zu bekommen, wie Menschen, die einer Bürotätigkeit nachgehen (Oonk 1988).

Anstatt zu denken, unter einer großen Belastung müssten wohl irreversible Schäden an der Bandscheibe entstehen, die zu Rückenschmerzen führen, könnte man allerdings auch umgekehrt denken: erstaunlich, dass die Bandscheiben diesen Belastungen (beispielsweise beim Hochleistungssport) überhaupt widerstehen können. Bildhaft für die Belastbarkeit der Wirbelsäule sind die Leistungen der „Stoaheber", Mitglieder im Bayerischen Steinheber-Landesverband. Der 110 kg wiegende Andreas Altmann hob einen 354 kg schweren Stein 80,6 cm hoch, die 70 kg wiegende Nicole Geißler stemmte einen 229 kg schweren Stein 54,1 cm in die Höhe (Reinhardt 2016).

Die Bandscheibe dient ebenso – oder vielleicht noch mehr – als Lenker zweier Wirbelkörper im Hinblick auf ihre Bewegung zueinander und weniger als Dämpfer. Die geläufige Ansicht, die Hauptfunktion der Bandscheibe ist die eines Puffers, um Belastungen in der Längsrichtung der Wirbelsäule aufzufangen, ist kaum aufrecht zu halten, wenn man die doppelte S-Form der Wirbelsäule und die Muskelfunktion mitberücksichtigt. Die Pufferfunktion wird durch die doppelte S-Form der Wirbelsäule und die starke Bein-, Hüft- und Bauchmuskulatur gewährleistet. Denn Muskulatur ist in der Lage, ähnlich wie eine Feder, enorme Energiemengen in sich aufzunehmen, Energie, die sonst die Gelenke belasten würde. Durch eine gute Sprung- und Lauftechnik kann diese Belastbarkeit sogar noch wesentlich verbessert werden.

Bandscheiben gehören zu den größeren knorpeligen Strukturen des menschlichen Körpers und sind, wie alle knorpeligen Gewebe, kaum durchblutet. Austausch von Nährstoffen und Stoffwechselprodukten geschieht rein passiv durch Osmose und Diffusion, der übliche Prozess bei Knorpelgwebe, über die Längsbänder der Wirbelsäule (Brötz und Weller 2008).

Lange Zeit wurde diskutiert, ob die Bandscheibe sensibel innerviert wird, also schmerzempfindlich ist. Zunächst wurden im Bereich der Wirbelsäule nur in den Facettengelenken, dem Iliosakralgelenk, den Längsbändern der Wirbelsäule, der Knochenhaut der Wirbelkörper und der Wirbelbögen reichlich freie Nervenendigungen für die Schmerzwahrnehmung gefunden. Bogduk beschrieb auch im äußeren Faserring sensible Nerven (Bogduk et al. 1988). Palmgren konnte 1996 ebenfalls in operativ entferntem Bandscheibengewebe sowohl sensible als auch autonome Nervenendigungen nachweisen. So folgerte man, Schädigungen der Bandscheibe würden Rückenschmerzen auslösen (Brötz und Weller 2008).

Und das, obwohl die Facettengelenke und Knochenhäute wesentlich mehr und sensiblere Nervenfasern für Schmerzwahrnehmung enthalten. Außerdem ist nicht bekannt, ob diese sensiblen Nerven für Schmerzwahrnehmung geeignet sind. Ebenso gut könnten sie für die Propriozeption zuständig sein, ähnlich wie die in den Bandscheiben der Halswirbelsäule.

Aus den oben beschriebenen Mess- und Forschungsergebnissen kann man folgern, dass die Bandscheiben sehr wahrscheinlich viel belastbarer sind, als bis jetzt angenommen. Auch ihre Schmerzempfindlichkeit ist wahrscheinlich sehr gering. Die Wirbelsäule bildet mit den Bandscheiben und den äußerst reißfesten Bändern ein fast unzerstörbares Gerüst.

◼◼ Die Halswirbelsäule als Bewegungsorgan

Die Beweglichkeit der Lenden- und Brustwirbelsäule steht aus funktioneller Sicht nicht im Vordergrund. Die Halswirbelsäule dagegen lässt den Kopf in alle Richtungen großzügig bewegen und zeigt daher eine wesentlich größere Mobilität.

So beträgt die gesamte Rotation der Halswirbelsäule von links nach rechts durchschnittlich 140°, die Seitwärtsneigung 45° sowohl nach links als nach rechts und die gesamte Beugung und Streckung 80° (Schleimer 2008). Die Bewegungen der Halswirbelsäule sind komplexe, dreidimensionale Richtungsänderungen und enthalten sowohl Streck-, Beuge- als auch Drehkomponenten. Funktionell sind die Drehbewegungen in beide Richtungen und die Beuge- und Streckbewegung als Träger für den Kopf die wichtigsten. Der Kopf beherbergt die elementaren sensorischen Organe wie die Augen, das Gehör und das Gleichgewichtsorgan für die Motorik. Die Bewegung seitwärts ist funktionell von geringerer Bedeutung, aus anatomischer Sicht schwieriger ausführbar und damit belastend für die Facettengelenke. Mehrmalige Wiederholung dieser Bewegung kann Schmerzen auslösen und sollte, insbesondere bei älteren Menschen mit Nackenbeschwerden, aus jedem Übungsprogramm gestrichen werden. Trotzdem bleibt diese Übung fester Bestandteil in der Physiotherapie. Ein Training der Dreh-, Beuge- und Streckbewegung verbessert die Beweglichkeit nicht nur in der bewegten Richtung, sondern auch die Beweglichkeit seitwärts wird automatisch optimiert, so meine Erfahrung.

Für die Drehung des Kopfes sind der seitlich gelegene große Kopfwender und der absteigende Teil des Kapuzenmuskels zuständig. Auch die vorderen, schrägverlaufenden Treppenmuskeln können die Drehung bei einseitiger Anspannung unterstützen. Die wichtigste Funktion dieser Treppenmuskeln ist das Heben des Brustkorbes, und sie unterstützen so die Atmung, bei sehr intensiver Anstrengung deutlich sichtbar. Beim fixierten Brustkorb bewegen sie den Kopf aus gestreckter Position zurück in die neutrale Kopfstellung. Die Beugung des Kopfes nach vorne im Stehen oder im Sitzen kann wegen der Schwerkraft nicht durch beidseitiges Zusammenziehen der Kopfwender und der Treppenmuskeln stattfinden. Diese Bewegung wird wegen der Schwerkraft „zugelassen", d. h. durch exzentrisches Anspannen der Strecker der Hals-

wirbelsäule, den zervikalen Teil der oberflächigeren Rückenmuskeln, welche unter der Bezeichnung „Aufrichter der Wirbelsäule" zusammengefasst werden. Auch für die Streckung aus der aufrechten, neutralen Position ist kaum Aktivität der Streckmuskeln der Halswirbelsäule benötigt. Nur zur Initialisierung der Bewegung, danach erfolgt weitere Bewegung durch die Schwerkraft und exzentrische Führung durch die Beugemuskeln der Halswirbelsäule und der Bauchmuskeln. Nur bei endgradiger Beugung und Streckung wird wiederum Kraft benötigt. Erst wenn der Körper nicht im Lot ist, werden die Beuge- und Streckmuskeln aktiver. Die kleinen Zwischenwirbelmuskeln wiederum spannen automatisch an und werden durch die großen Bewegungsmuskeln geführt.

■■ **Die Brustwirbelsäule – ein stabiler Korb**

Die 12 Wirbel der Brustwirbelsäule bilden mit den Rippen den Brustkorb, der als Sitz für die Lunge und das Herz dient. Die Rippen gehen gelenkige Verbindungen mit den Wirbeln der Brustwirbelsäule ein. Der Rippenkopf verbindet sich mit zwei benachbarten Wirbelkörpern, der Rippenhals mit dem Querfortsatz eines Wirbelkörpers, außer bei der 11. und 12. Rippe. Diese Rippenwirbelgelenke weisen, ähnlich wie die Facettengelenke, eine Gelenkkapsel und die Kapsel verstärkende Bänder auf. Außerdem sind diese Gelenke, vergleichbar mit Facettengelenken und allen großen Gelenken, mit Gelenkflüssigkeit versorgt.

Durch die „Korbfunktion" ist zwar der Aktionsradius eingeschränkt, die Stabilität hingegen umso besser. Die Brustwirbelsäule weist eine Krümmung von etwa 40° auf und kann meist nicht ganz bis 0° gestreckt werden. Sie dreht ungefähr 45° nach links und 45° nach rechts, wobei die größte Beweglichkeit in der unteren Hälfte anzutreffen ist, wahrscheinlich wegen der letzten zwei schwebenden Rippen. Der Übergang von der Hals- zur Brustwirbelsäule markiert zur gleichen Zeit den Übergang von Beweglichkeit zu Steifheit und kann daher bei ungewohnter Belastung (beispielsweise durch insuffiziente Schultergelenke oder langwieriges Sitzen) beschwerlich werden. Ein Aufrichten der Brustwirbelsäule (evtl. mit nach oben gestreckten Armen und der gegenläufigen Bewegung des Schulterblatts) führt in der Regel zur Entlastung.

Die Schulterblatt- und Oberarmmuskeln sind gleichzeitig die wichtigsten Aufrichter der Brustwirbelsäule. Sie arbeiten sehr eng mit dem mittleren Teil derjenigen Rückenmuskeln zusammen, die nur die Wirbelsäule strecken und im Vergleich zu den großen Schulterblatt- und Oberarmmuskeln relativ klein sind. Auch bei den Rückenmuskeln hier gibt es wieder die Aufteilung in die oberflächigeren Rückenstrecker, die „Aufrichter der Wirbelsäule" und die kleineren, tieferen Rückenmuskeln, die ein oder mehrere Wirbelsegmente mit Dreh- und Aufrichtungskomponenten überspannen. Sie spannen unbewusst und automatisch an, sobald der Rumpf bewusst bewegt wird.

Zu den tieferen Rückenmuskeln gehören die Drehmuskeln (Mm. rotatores) als wichtigster Bestandteil des transversospinalen Systems. Diese Muskeln verlaufen von den Querfortsätzen eines Wirbels zu den höher gelegenen Dornfortsätzen des nächsten Wirbels. Wenn sie nur ein oder zwei Wirbel überspringen, ist die Drehungskomponente sehr groß. Oberflächlich davon folgt der viel gefiederte Muskel (M. multifidus), ebenfalls Teil des transversospinalen Systems. Er überspringt aber drei bis fünf Wirbel und ist im Lendenbereich sehr stark ausgebildet. Die Drehungskomponente ist wesentlich geringer, aber dafür ist die aufrichtende Funktion größer. Auch der Halbdornmuskel (M. semispinalis), der im Brustgebiet, aber besonders im Halsgebiet zu finden ist, gehört zum transversospinalen System. Er überspringt noch mehr Wirbel und übernimmt bei beidseitiger Kontraktion immer mehr die Extension des Kopfes und die Aufrichtung des Brustkorbes. Er unterstützt nur noch gering die Drehbewegungen der Halswirbelsäule und des Kopfes.

Dazu gibt es noch die variabel vorkommenden Mm. intertransversarii, die die Querfortsätze in unterschiedlicher Anordnung verbinden.

Einzelne Wirbel können nicht bewegt werden; sie rühren sich nur im Zusammenhang mit Bewegungen des Brustkorbes. Trainieren der Rückenstrecker ist wegen der paradoxalen Doppelfunktion der Schulterblatt- und Oberarmmuskeln nur möglich, wenn die Arme in das Training mit einbezogen werden.

Für die Beugung der Brustwirbelsäule in aufrechter Position ist, wie auch bei der Halswirbelsäule, nur exzentrisch Muskelaktivität der Rückenstrecker nötig: Sie spannen an und verlängern sich gleichzeitig, damit die Beugung zugelassen wird. Die Schwerkraft macht ihre Arbeit. Die Beweglichkeit aber ist sehr begrenzt, daher wird die exzentrische Muskelaktivität endgradig bis auf null sinken, weil mehr Beugung halt nicht möglich ist. Bei geringerer alltäglicher Aktivität kann sich im Laufe der Zeit die Krümmung der Brustwirbelsäule verstärken und auf Dauer einen Rundrücken ausformen.

Beim Nach-hinten-Neigen sind die Bauchmuskeln exzentrisch aktiv, denn sie verhindern eine extreme Streckung nicht nur der Brust-, sondern auch der Lendenwirbelsäule. Die schrägen Bauchmuskeln sind die wichtigsten Muskeln für die Drehung der Brustwirbelsäule und arbeiten dabei sehr eng und automatisch mit den kleinen Rückenmuskeln zwischen den einzelnen Wirbeln zusammen.

Eine ausgeprägte, nicht korrigierbare Krümmung der Brustwirbelsäule führt kompensatorisch zu einem verstärkten Hohlkreuz der Lendenwirbelsäule und einer überstreckten Halswirbelsäule. So wird die statische Aufrechthaltung des Körpers gewährleistet.

Mit dieser Form der Wirbelsäule hängt fast immer ein Streckdefizit in den Hüft- und den Schultergelenken zusammen. Bei der **Scheuermann-Krankheit** (Adoleszenten-Kyphose) und beim **Morbus Bechterew** (Versteifung der Wirbelsäule) ist dieser Zusammenhang empirisch unverkennbar festzustellen. Bei der Bechterew-Krankheit äußern sich die ersten klinischen Symptome oft als Leistenschmerzen. Die klinische Befunderhebung zeigt dann eindeutige Streck- und Rotationsdefizite in den Hüftgelenken. Auch die Schultergelenke sind in ihrer aktiven Beweglichkeit eingeschränkt. Bei der Scheuermann-Krankheit zeichnen sich dieselben klinischen Symptome im frühen Erwachsenenalter ab. Also lässt sich ein Zusammenhang zwischen der Form der Wirbelsäule und Funktionsfähigkeit der Hüft- und Schultergelenke nicht leugnen.

■ ■ Die Lendenwirbelsäule – instabile Verbindung zwischen Becken und Brustkorb

Die 5 Wirbel der Lendenwirbelsäule erlauben wegen der Position der Facettengelenke fast ausschließlich Beugung und Streckung mit einem gesamten Bewegungsbereich von etwa 65°, überwiegend Extension. Sie verbinden die Brustwirbelsäule mit dem Becken. Ihre Stabilität oder die des Beckens in Relation zum Brustkorb ist abhängig von der Bauchmuskulatur an der Vorderseite des Rumpfes, unterstützt von der Gesäßmuskulatur. Diese Stabilität ist aber nicht gesichert, da zu viele Faktoren eine ausschlaggebende Rolle bei der Aktivität dieser Muskulatur spielen. Gerade das Hüftgelenk hat einen großen Einfluss auf die aktive Stabilität der (Lenden-)Wirbelsäule.

Die Lendenwirbelsäule beugt sich (Abflachen der hohlen Wölbung), wenn sich der Oberkörper nach vorne bewegt und das Becken ruhig gehalten wird, oder beim Ruhighalten des Brustkorbes, wenn das Becken aufgerichtet wird. Das Aufrichten des Beckens führt automatisch und gleichzeitig zur Streckung der Hüftgelenke.

Die Strecker der Lendenwirbelsäule, klein vom Umfang her, arbeiten beim Hochkommen aus einer gebückten Position beidseitig sehr eng mit den Streckern des Hüftgelenkes und der Brustwirbelsäule zusammen, damit der Körper wieder in die aufrechte Position gelangt. Beim Gehen haben diese Strecker der Lendenwirbelsäule lediglich eine unterstützende Funktion. Der Strecker auf der Seite des Spielbeins spannt zusammen mit der Hüftmuskulatur des Standbeins und der unteren Hälfte der Bauchmuskulatur an. So wird verhindert, dass das Becken zu einer Seite absinkt. Sie unterstützen also die Stabilisierung des Hüftgelenks im Standbein, und damit die des Beckens und der Lendenwirbelsäule.

Aus Sicht der Manuellen Medizin/Chirotherapie, in Deutschland seit 1976 eine geschützte Zusatzbezeichnung für Ärzte, können Rückenschmerzen auf ein blockiertes Wirbelgelenk zurückgeführt werden. Die Ursachen für eine Blockierung können außerhalb des Gelenks, extraartikulär, liegen. Durch asymmetrische Überlastung wird ein Facettengelenk überbeansprucht, die Kapsel dieses Gelenks verkürzt sich mit folglich erhöhtem intraartikulärem Druck und der Aufhebung des Gelenkspiels. Eine intraartikuläre Gelenkblockierung entsteht, wenn Entzündungsreaktionen zu massiven pathologischen Veränderungen der Gelenkflüssigkeit (Synovia) führen (Streeck et al. 2017).

Andere Sichtweisen über die Ursachen einer Blockade beruhen auf der Erkenntnis, dass trotz der sehr stabilen Verankerung der einzelnen Wirbeln mittels äußerst reißfester Bänder und des sehr widerstandsfähigen knöchernen Gerüsts Verschiebungen der Wirbel aus ihrer normalen Lage heraus zu Einklemmungen des peripheren Nervensystems führen, einem Bandscheibenvorfall ähnlich, und so ausstrahlende, meist muskuläre Beschwerden auslösen können. Nach einer exakten Tast- und Funktionsbefundaufnahme sollten durch Einrenken, Traktion oder Verschiebungen einzelner Wirbel diese Beschwerden wieder gelöst werden können.

Die IAOM (International Academy of Orthopaedic Medicine) handhabt den Begriff „gelenkspezifische Behandlung" für alle Techniken, die zur Untersuchung und Behandlung verschiedener Knochenverbindungen im Körper dienen (Matthijs et al. 2006). Neuere Literatur beschreibt die Manuelle Therapie als eine rein passive Therapie, da jegliche Form von Aktivität ein Gelenk schließt. Somit ist für die Manuelle Therapie die physiologische Funktionalität der Wirbelsäule unwichtig (Streeck et al. 2006).

Zu bezweifeln ist, ob ein Mensch tatsächlich in der Lage ist, die äußerst geringen Bewegungen eines Wirbelgelenks durch die dicke Schicht der Weichteile zu ertasten, da er einfach nicht über ein solch hochempfindliches Tastgefühl verfügt. Außerdem kann eine lokale Bewegung keinesfalls stattfinden, da eine Fixierung und/

oder Bewegung einzelner Wirbel mechanisch (wegen der äußerst zugfesten Bänder und der geringen Beweglichkeit) nicht möglich ist.

Auch das von dem neuseeländischen Physiotherapeuten Robin McKenzie Ende der 1950er Jahre entwickelte biomechanische Untersuchungs- und Behandlungsformkonzept „Mechanical Diagnosis and Therapy" (MDT) bezieht sich auf einen nach den naturwissenschaftlichen Gesetzen der Bandscheibe äußerst unrealistischen Gedanken, eine vorgewölbte Bandscheibe könne in ihre ursprüngliche Form zurückgebracht werden. Dazu werden wiederholte schmerzauslösende, endgradige Streckbewegungen der Lenden- und Halswirbelsäule ausgeführt. Ein eindeutiger Beweis für die Effektivität der McKenzie-Methode muss noch geliefert werden (Machado et al. 2006).

Einige manualtherapeutische und osteopathische Techniken, bei denen Patienten ernsthaft verletzt wurden, haben sowohl in den Niederlanden als auch in Deutschland mediale Kritik ausgelöst. Aufgrund eines Berichtes der niederländischen Inspektion für das Gesundheitswesen (IGZ) hat der Vorstand der niederländischen Vereinigung für manuelle Therapie beschlossen, dass das „Einrenken" der Halswirbelsäule als Behandlungsform nicht zu verantworten und für den Patienten eine gefährliche Behandlung ist. Die Medizin kämpfte für ihren professionellen Status, konzentrierte sich auf die verifizierbare Wissenschaft der Pathologie und überließ manuelle „Hands-On"-Therapien den anderen, u. a. den Physiotherapeuten.

▪▪ Die instabile Wirbelsäule – wirklich ein Problem?

Obwohl die experimentelle Biomechanik des Achsorgans in den letzten 30 Jahren wesentliche Fortschritte gemacht hat, sind gesicherte Erkenntnisse zur Biomechanik der degenerativ veränderten Wirbelsäule jedoch immer noch rar. Das grundlegende Problem hierbei, die passive Stabilität der Bewegungssegmente der Wirbelsäule richtig zu verstehen und zu definieren, bleibt bestehen. Weltweit wird eine lebhafte Diskussion über das Problem der Instabilität der Wirbelsäule geführt. So hat sich eine Kontroverse über die klinische Relevanz der Instabilität der Lendenwirbelsäule entwickelt. Einige Autoren bezweifeln diese klinische Bedeutung, wobei andere den Begriff der Instabilität der Wirbelsäule großzügiger definieren und zunehmend auf das Verfahren einer Operation setzen.

Wittenberg und Haacker (Kayser 2006) benennen das Problem treffend mit der Feststellung: „Kein Phänomen an der Wirbelsäule wird so kontrovers diskutiert und ist so wenig einheitlich festgelegt wie die Instabilität." („The greatest difficulty in discussing lumbar instability is a complete lack of defining what lumbar instability actually is") (Kayser 2006). Aussagen von Kahanovitz (Kahanovitz 1991) und Nikolai Bogduk (Bogduk 2000), eines ausgewiesenen Kenners der Materie, der behauptet, der Begriff „lumbale Instabilität" als diagnostischer Begriff habe sich in die Literatur eingeschlichen und würde seitdem missbraucht und nicht korrekt verwendet, zeigen deutlich den unzureichenden Kenntnisstand über die Biomechanik der (Lenden-)Wirbelsäule in der heutigen Orthopädie.

So konnten Daten über segmentale Beweglichkeit und Steifigkeit bei Normalpersonen und bei Patienten, die unter tiefsitzenden Rückenschmerzen leiden, zwar ermittelt werden, aber bis heute ist es problematisch, diese divergierenden Patientendaten richtig zu bewerten. Auch die damit verbundenen Fragen zur optimalen Behandlung werden aktuell kontrovers und scharf diskutiert.

▪▪ Die paradoxe Bauchmuskelfunktion – Becken und Brustwirbelsäule aufrichten

Die Bauchmuskulatur bedarf einer gesonderten Aufmerksamkeit und Erläuterung, denn diesen Muskeln wird – nicht ganz gerechtfertigt – sowohl beim Sporttraining als auch bei der Rehabilitation ein viel höherer Stellenwert als anderen Muskeln zugeschrieben. Es scheint, als seien nur sie verantwortlich für einen schmerzfreien Rücken. Mitspieler wie die Gesäßmuskeln und die oberen Rückenmuskeln spielen allerdings eine ebenso wichtige Rolle.

Die Bauchdecke wird von mehreren Bauchmuskeln gebildet, wobei der gerade Bauchmuskel am oberflächigsten liegt und daher auch den größten Eindruck als „Waschbrettbauch" hinterlässt, wenn er gut ausgebildet ist und nicht von Fett- und Bindegewebe unter der Haut verhüllt wird. Die Bauchmuskeln verbinden den Brustkorb mit dem Becken und tragen so erheblich zur Stabilität der Lendenwirbelsäule bei. Daher sind sie relativ groß und stark. Die Stabilität wird durch zusätzliche Aktivität der Hüftstrecker (Gesäßmuskulatur) und der Strecker der Brustwirbelsäule gewährleistet. Im Gegensatz zu der Dynamik derjenigen Muskeln, welche große Gelenke überspannen, haben die Bauchmuskeln als Rumpfmuskel eine überwiegend statische Funktion. Deren Dynamik wird einerseits durch die geringe Beweglichkeit der Lendenwirbelsäule begrenzt, andererseits durch die statische Funktion der Wirbelsäule als Aufhänger für die einzelnen Glieder. Dennoch werden die Bauchmuskeln bei jeder Trainingsmethode, Pilates oder Yoga, aber auch in der Physiotherapie überwiegend dynamisch trainiert. Sit-ups, welche sehr belastend für die Wirbelsäule, insbesondre für die Lendenwirbelsäule sind, werden immer noch sehr gerne angewendet.

Ähnlich wie bei den großen Gelenken besteht die Bauchmuskeldecke aus Muskeln, die an der Oberfläche lokalisiert sind, und aus tiefer gelegenen Muskeln. Die oberflächigeren Bauchmuskeln führen Bewegungen aus und sind daher bewusst anzuspannen (beispielsweise beim Heben des Brustkorbes im Liegen, aus der nach hinten gestreckten Position des Rumpfes nach vorne beugen). Die tiefer gelegenen Muskeln werden gleichzeitig, automatisch und unbewusst mit angeregt und unterstützen die Aktivität der oberflächigeren Muskeln, indem sie die Spannungsebene erhöhen. Sie können also nicht selektiv angespannt werden.

Zu den oberflächigeren Bauchmuskeln gehören neben den schrägen die geraden Bauchmuskeln. Sie entspringen an den Rippenbögen und dem Brustbein und ziehen in zwei Bahnen nach unten, um am Schambein anzusetzen. Die beiden Bahnen sind in der Mitte mittels einer stark ausgeprägten Sehnenplatte, der weißen Linie (Linea alba), verbunden. Jede Bahn ist an mehreren Stellen von einer Art Bindegewebe unterbrochen, wodurch der gerade Bauchmuskel ein mehrfach gewölbtes Aussehen bekommt. Auf jeder Seite befinden sich in der Regel drei Wölbungen, daher die Bezeichnung „Waschbrettbauch" oder „Sechserpack" (engl. sixpack) (Martini et al. 2012). Sichtbar sind diese Wölbungen nicht immer, aber fühlbar. Wenn man aus der Rückenlage den Brustkorb etwas anheben will, sind die Wölbungen der Bauchmuskeln gut zu spüren (◘ Abb. 4.17).

Die inneren und äußeren schrägen Bauchmuskeln kreuzen sich in einem Winkel von 90°, wobei die inneren schrägen Bauchmuskeln überwiegend am Beckenkamm entspringen und zu den unteren vier Rippen ziehen, um dort anzusetzen. Die äußeren verlaufen von den unteren sieben Rippen zu der „Linea alba" (Martini et al. 2012). Die schrägen Bauchmuskeln unterstützen bei symmetrischer Anspannung die Funktion der geraden Bauchmuskeln, können bei asymmetrischer Aktivität den Brustkorb, bezogen auf das Becken, drehen.

Der quer verlaufende Bauchmuskel formt zusammen mit dem quadratischen Lendenmuskel die tiefere Schicht der Bauchmuskeldecke. Er entspringt an der großen Rückenfaszie, dem Beckenkamm und den unteren Rippen, um dann zusammen mit den schrägen äußeren Bauchmuskeln an der weißen Linie anzusetzen. Er beteiligt sich bei der Ausatmung und auch sonst immer an der willkürlichen Aktivität des Rumpfes. Selektiv ist er bewusst nicht anzuspannen. Schwerpunktmäßig kann er wohl extra gefördert werden, sofern die geraden Bauchmuskeln stark beansprucht werden und die Ausatmung betont wird.

Der quadratische Lendenmuskel füllt das Gebiet zwischen dem hinteren Teil des Darmbeinkammes und der 12. Rippe aus (Martini et al. 2012). Auch er arbeitet in der Regel automatisch, ohne bewusste Steuerung. Aber er kann bewusst angespannt werden, wenn man z. B. im Sitzen eine Beckenschaufel anhebt. Er stabilisiert die Lendenwirbelsäule bei starker Einatmung, indem er einen Gegenzug zum Zwerchfell bildet. Ohne diesen Gegenzug würde die Lendenwirbelsäule zu stark hohl ziehen, gerade bei heftigem Einatmen.

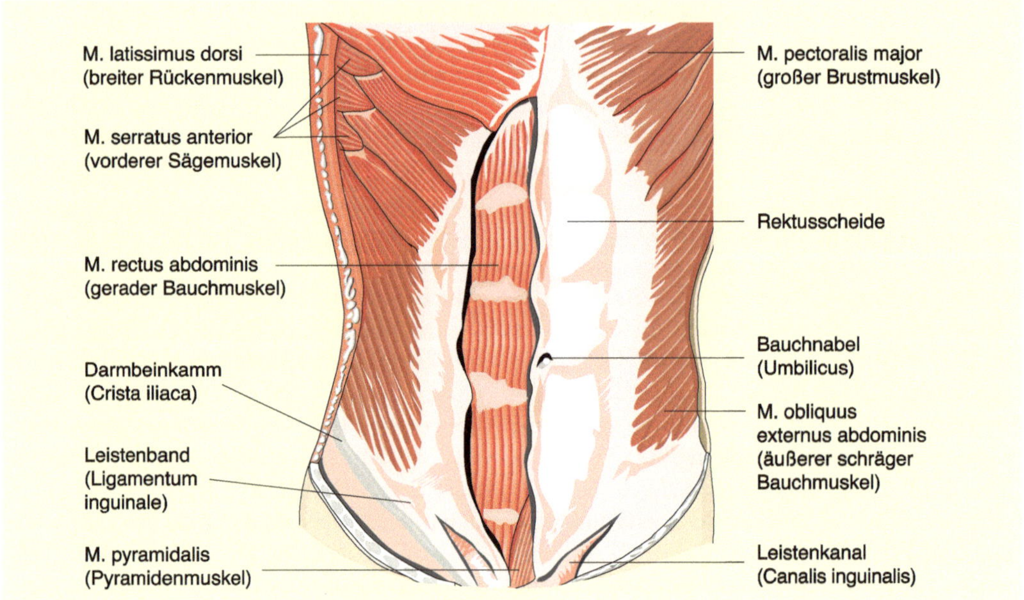

◘ Abb. 4.17   Bauchmuskulatur. (Aus Spornitz 2010)

Die Bauchmuskeln arbeiten sehr eng zusammen mit den Hüftstreckern und den Rückenstreckern der Brustwirbelsäule. Durch konzentrische Muskelaktivität der Gesäßmuskeln und der Streckmuskeln der Brustwirbelsäule spannen die Bauchmuskeln exzentrisch an, wodurch die Wölbungen der WS abgeflacht werden. Wegen des gewichttragenden Charakters leisten die unteren Bauchmuskeln und die Gesäßmuskeln mehr Arbeit als die oberen Rückenmuskeln. Die Halswirbelsäule wird dann von selbst gestreckt, auch durch die Aufrichtung des Kopfes, gesteuert durch die Augen, das Gehör und das Gleichgewichtsorgan. Denn nur mit geradem Kopf können die Augen ihre Funktion optimal ausüben.

In dieser Kette spielt das Hüftgelenk eine zentrale Rolle: Reizung, sei es durch Überbelastung, Veranlagung oder Krankheit (Arthrose), führt zwangsläufig zu einem Streckdefizit, geschwächten Gesäßmuskeln, einem Beckenkippen, das ein Hohlkreuz nach sich zieht, und einer Schwächung der Bauchmuskeln, die ein Zusammenfallen der Brustwirbelsäule mit wiederum einer verstärkten Krümmung der Halswirbelsäule auslöst.

▪▪ Rumpfstabiltät ist Hüftstabilität

Eine gute Rumpfstabilität („Core Stability") ist für eine optimale Bein- und Armmotorik unbedingt erforderlich. Außerdem wird die Wirbelsäule im Ganzen aufgerichtet, damit die Belastung der Arme auf die Brustwirbelsäule und die der Beine auf die Bauch- und Gesäßmuskulatur übertragen werden. Rumpfstabilität heißt, dass die Wölbungen der Wirbelsäule abgeflacht und die aktive Beweglichkeit verringert werden (= Stabilität), um die Belastungen der Arm- und Beinbewegungen aufzufangen. Die beweglichen Schulter- und Hüftgelenke verleihen dem Körper seine Mobilität. Die Wirbelsäule dient nun als Haltungsorgan, die Arme und Beine als Bewegungsorgane.

Verbessert man die Rumpfstabilität bewusst, indem beispielsweise beim Laufen der (untere) Bauchmuskel fester angespannt wird, läuft man automatisch schneller. Die Schrittlänge ist kürzer, die Frequenz höher, und das Tempo steigt.

Die Basis für die Stabilität der Wirbelsäule liegt im Hüftgelenk, und unmittelbar damit zusammenhängend bestimmen die Hüft- und die untere Hälfte der Bauchmuskulatur die

Position und damit die Stabilität des Beckens. Hierauf aufbauend kann die Brustwirbelsäule durch Anspannen der oberflächigeren Rückenstrecker der Brustwirbelsäule, die „Aufrichter der Wirbelsäule", emporgerichtet werden. Gleichzeitig richtet sich auch die Halswirbelsäule wie von selbst mit auf, sie bedarf keiner zusätzlichen bewussten Aktivität. Somit wird die ganze Wirbelsäule aktiv vom Becken aus gestreckt und stabilisiert.

4.4 Haltung – Ich bin meine Haltung

Der physische Bau der Wirbelsäule und seine aktive, bewusste oder unbewusste aufrechte Stellung im Raum bestimmen als äußere Erscheinungsform des Menschen die Haltung. Ähnlich wie das Gangbild ist auch die Haltung einzigartig. Um mit den Worten der amerikanischen Fotokünstlerin Gracie Hagen zu sprechen, die in ihrem Buch *Illusions Of The Body* kontrastierende Körperhaltungen zeigt, ist „der menschliche Körper seltsam und wunderschön. Es gibt kein ‚normal'" (Hagen 2013).

Mitte des 18. Jahrhunderts widmete sich der französische Arzt Nicolas Andry der Prophylaxe und Behandlung von Haltungsschäden bei Kindern und Jugendlichen und führte dieses Thema in die Medizin ein (Rauschmann und Thomann 2000). Seitdem haben etliche Mediziner wiederholt versucht, ein allgemeingültiges System zur Typisierung des menschlichen Körpers zu definieren. Der wohl bekannteste ist der deutsche Orthopäde Franz Staffel, der 1889 *Die menschlichen Haltungstypen und ihre Beziehungen zu den Rückgratverkrümmungen* veröffentlichte, worin er neben der normalen Haltung drei abweichende Variationen beschreibt: den totalen Rundrücken mit einer gekrümmten Brustwirbelsäule, den Flachrücken mit einer abgeflachten Brust- und Lendenwirbelsäule und den hohlrunden Rücken mit gekrümmter Brust- und überstreckter Lendenwirbelsäule (Hohlkreuz). Diese Typisierung nach Staffel haben viele Autoren für eigene, sehr unterschiedliche Einteilungen übernommen (Wydra 2004).

Im Gegensatz zu Staffel, der sich nur der Form der Wirbelsäule widmete, bezog Wagenhäuser die Muskulatur in seine Überlegungen mit ein und charakterisierte Haltung als ein Ergebnis der Wechselwirkung zwischen der körpereigenen Form des Skeletts, insbesondere der Wirbelsäule, und der motorischen Kräfte, die dieses Skelett aufrecht halten (Wagenhäuser 1973). Diese eng gekoppelte Wechselwirkung ermöglicht demnach eine ständige Anpassung der Körperhaltung an Umgebungsfaktoren, wodurch ein individuelles Haltungsbild entsteht.

Was ist nun eine „schlechte Haltung" gegenüber einer „normalen, guten Haltung"? Und welchen Krankheitswert hat eine Haltung, die von der „Norm" abweicht? Solche Fragen sind schwierig zu beantworten, denn es gibt keine klaren, wissenschaftlich messbaren Kriterien für die Definition einer guten Haltung oder einer schlechten Haltung, die Beschwerden auslösen könnte. Die Präsenz der Haltungsfehler in verschiedenen Untersuchungen variiert von 23–80 %. Diese erhebliche Differenz spiegelt die uneinheitlichen Richtlinien der Haltungsbeurteilung wider. Die starken individuellen Schwankungen, welche von der Qualität der motorischen Kontrolle abhängig sind, machen die Suche nach eindeutiger Beschreibung einer „normalen" Haltung so gut wie unmöglich (Reeg 2001). „Lehrbücher der Anatomie, der Entwicklungsgeschichte und der Orthopädie enthalten viele Angaben und oft widersprüchliche Ansichten über die normale Form und Haltung des Rückgrates", konstatiert auch Junghanns (Goßen 2002).

So nimmt Staffel die Ästhetik und die Häufigkeit des Erscheinens als Grundlage für eine „normale" Haltung. Er beschreibt sie als „[...] die Haltung, welche der schön gebaute, kräftige Mensch unwillkürlich zur Schau trägt, und in welcher sich das spezifisch Menschliche am charakteristischsten und typischsten ausprägt" und „zeigte die überwiegende Mehrzahl der menschlichen Einzelwesen [...] einen anderen Typus [...] würden wir nicht anders können als diesen Typus für ‚normal' und für schön zu halten" (Wydra 2004).

Matthiass entwickelte 1958 den Armvorhaltetest, um die Haltungsleistung von Kindern und Jugendlichen zu beurteilen, Haltungsschwächen zu entdecken und zu objektivieren (Klee 1995).

Dabei steht das Kind mindestens 30 Sekunden, höchstens eine Minute lang, mit waagerecht nach vorne gestreckten Armen. Im optimalen Fall bleiben die Arme im rechten Winkel, und der Oberkörper steht genau senkrecht. Beginnt das Kind, den Oberkörper nach hinten zu verlagern oder zu krümmen, oder werden die Arme stark angehoben, soll das auf schwache Haltemuskeln hindeuten. Aber auch die Schultermuskeln spielen eine große Rolle. Sind die zu schwach, muss das Kind den Oberkörper ebenfalls nach hinten verlagern, um die Arme heben zu können. Also deutet das Neigen des Oberkörpers beim Heben der Arme nach hinten nicht unbedingt nur auf eine Schwäche der Rumpfmuskulatur hin, sondern auch auf eine Schwäche der Schultermuskulatur. Und so bestimmt eine funktionsschwache Schulter die Haltung. Der Matthiass-Test ist somit kein geeignetes Instrument, die Kraft der Rumpfmuskulatur zu messen.

Er soll Aufschluss darüber geben, inwieweit Haltungsschäden der Wirbelsäule durch aktives Üben korrigierbar sind. Fritz Hefti nennt die verschiedenen Rückenformen „physiologische Varianten", die im eigentlichen Sinne keinen Krankheitswert haben (Wydra 2004). Ludwig, Mazet und Schmitt versuchten 2003 in ihrer interdisziplinären Betrachtung zu Haltungsschwächen, die Körperhaltung von Kindern und Jugendlichen möglichst objektiv zu erfassen (Wydra 2004). Sie orientierten sich hierbei am Haltungsindex von Fröhner (Wydra 2004). Dabei wurden die Form der Brustwirbelsäule (Rundrücken) und die der Lendenwirbelsäule (Hohlkreuz) über ein digitales videografisches Verfahren erfasst, wobei die gemessenen Werte in Relation zur Knöchellotlinie gesetzt wurden.

Selbst unter Berücksichtigung des Haltungsindexes nach Fröhner erreicht nur ein Viertel der Kinder hierbei den Wert für eine „normale" Haltung. Das heißt: Drei Viertel der Kinder zeigen eine „anormale" Haltung, wobei bei 30,6 % die Haltung sogar als schlecht zu beurteilen ist (Wydra 2004).

Heute wird im Allgemeinen anhand zweier signifikanter Merkmale die Zuordnung in unterschiedliche Haltungen vorgenommen. Man orientiert sich nämlich an der Wirbelsäulenform und an der Beckenneigung. Bisweilen wird auch die Vor- oder Rückneigung des Rumpfes mit in die Betrachtung einbezogen. Das Hüftgelenk wird erstaunlicherweise selten berücksichtigt, obschon die Beweglichkeit dieses Gelenks die Haltung des Beckens und damit auch die der Lendenwirbelsäule in hohem Maß mitbestimmt. Um Haltungsschwäche und die damit zusammenhängenden chronischen Muskelskelettschmerzen zu erklären, bot der tschechische Arzt Vladimir Janda, als Kind selbst an Polio erkrankt, seine Systematik der neuromuskulären Dysbalance dar (The Janda Approach 2014).

Er teilte die Muskeln in Haltungs- und Bewegungsmuskeln ein. Haltungsmuskeln oder tonische Muskeln sollten zur Verkürzung neigen und eine größere Spannung aufzeigen, Bewegungsmuskeln oder phasische Muskeln dagegen tendierten zur Verlängerung und wären eher gekennzeichnet durch Schwäche. Die meisten Autoren gründen ihre Klassifikation der Muskulatur auf Jandas Konzept.

So teilt auch der Andreas Klee in seiner Dissertation *Haltung, muskuläre Balance und Training* die Auffassung vieler seiner Kollegen, dass, um die Wirbelsäule „normal" aufrecht zu halten, die muskulären Kräfte ausbalanciert sein müssen. Länge und Kraft der entgegengesetzt wirkenden Muskeln, die das Gelenk überspannen, müssten aufeinander abgestimmt sein, damit das Gelenk in einer optimalen, physiologisch belastbaren Position gehalten wird. Ist dieses „arthromuskuläre Gleichgewicht" gestört, etwa durch Kraftverlust oder Verkürzung eines oder mehrerer Muskeln, entsteht eine muskuläre Dysbalance, so die allgemeine Auffassung. Die demzufolge geänderte Gelenkposition führt zu Verringerung der Belastbarkeit des Gelenks, die ihrerseits Funktionseinschränkungen und Beschwerden im Rücken nach sich zieht. So kann ein verstärktes Hohlkreuz der Lendenwirbelsäule durch mehr Druck auf die Facettengelenke oder eine zu sehr verkrümmte Brustwirbelsäule durch zu starke Dehnung der Längsbänder der Wirbelsäule wesentlich weniger mechanischen Belastungen widerstehen.

In der Praxis zeigt sich bei verschiedenen Autoren eine große Variabilität bei der Zuordnung von Muskeln in Haltungs- oder Bewegungsmuskeln, die vermutlich auf einer unzureichenden wissenschaftlichen Grundlage und den sehr unterschiedlichen Ergebnissen empirischer Arbeiten beruht (Klee 1992). Außerdem wurden die Gelenke zu wenig berücksichtigt, denn die geringere Belastbarkeit der Gelenke durch Alterung, Überbelastung oder Veranlagung führt zu typischer Verkürzung und Schwächung der gelenküberspannenden Muskulatur. Die gelenkbedingte, reflexartige muskuläre Verkürzung und Abschwächung könnte somit eine wesentlich plausiblere Erklärung für die „muskuläre" Dysbalance sein.

Aber auch äußere Faktoren ändern zuweilen die Haltung im negativen Sinne. So können beispielsweise das Stehen und das Laufen mit hohen Absätzen chronische Beschwerden des Haltungs- und Bewegungsapparats verursachen. Etwa dreimal so viele Frauen wie üblich (etwa 60 %), die regelmäßig Schuhe mit hohen Absätzen tragen, klagen über Rückenschmerzen im Lendenbereich. Um nämlich die vergrößerte Beugung im Sprunggelenk auszugleichen, wird das Becken nach vorne gekippt und der Schwerpunkt des Körpers nach hinten verlagert (verstärktes Hohlkreuz). Auch der Kopf kann nach vorne verlagert werden, was die Halswirbelsäule streckt und so eventuell Beschwerden auslöst.

Sportliche Aktivität führt generell zur Aufrichtung der Wirbelsäule, gezielte Haltungsschule optimiert diese Aufrichtung mit dem Ziel, die Wölbungen innerhalb der physiologischen Bewegungsmöglichkeit in die natürliche Position zurückzubringen. Sollen die gekrümmte Brustwirbelsäule sowie die Beckenneigung korrigiert werden, muss auch die Vor- oder Rückneigung des Rumpfes in die

Korrektur mit einbezogen werden. Keine einfache Aufgabe, denn Haltungsschule ist primär ein kognitives Verfahren, ein motorischer Lernprozess, bei dem der Betroffene lernt, das Becken und den Brustkorb unabhängig voneinander und in die entgegengesetzte Richtung zu bewegen. Kleine Bewegungen des Beckens oder des Rumpfes werden, im Gegensatz zu kleinen Bewegungen des Armes oder Beines, jedoch als große wahrgenommen. Das erklärt bei korrigierter Haltung den täuschenden Sinneseindruck, man würde schief stehen.

Die bei der Korrektur betroffenen Muskeln sind die Gesäßmuskeln als Hüftstrecker und ebenso als Beuger der Lendenwirbelsäule bei gleichzeitig aufrecht gehaltener Brustwirbelsäule sowie die untere Hälfte des geraden Bauchmuskels, der zusammen mit den Gesäßmuskeln das Becken aufrichtet (Beugung der Lendenwirbelsäule). Die Rundung der Brustwirbelsäule wird durch die Strecker der Brustwirbelsäule geringfügig abgeflacht. Diese Muskelaktivität ist im Verhältnis zu der Aktivität der Gesäß- und Bauchmuskeln relativ gering. Gezielte Haltungsschule kann zu optisch erstaunlichen Ergebnissen führen: zu einer erheblich verbesserten Ästhetik der körperlichen Erscheinung.

Im Gegensatz zum motorischen Lernen als Bewegungslernen für das Becken und den Brustkorb nimmt die Gesellschaft für Medizinische Kräftigungstherapie (GMKT), ein Interessenverband, wieder einmal hauptsächlich für die Rückenstrecker der Lendenwirbelsäule gedachte apparative Konzepte (ibd. MedX-Geräte) in den Fokus, ausgehend vom vermeintlich eindeutigen Zusammenhang zwischen chronischen Rückenschmerzen und schwacher Rückenmuskulatur. Außerdem sollen starke Rückenmuskeln die Haltung verbessern. Die Funktion der großen Gelenke und der damit zusammenhängende Einfluss auf die Wirbelsäule, die Motorik des Beckens sowie die Brustwirbelsäule werden dabei nicht in Betracht gezogen.

Der Körperbau und der Zustand der Hüftgelenke bestimmen, inwieweit die Haltung aktiv zu korrigieren ist. Heutzutage wissen wir, dass der Körperbau zum größten Teil genetisch bedingt ist und damit auch die äußere Erscheinungsform des Menschen. Alle Regenbogenfarben treten auf. Einen Buckel kann man aufgrund der reduzierten Bewegungsfähigkeit des Brustkorbes nur begrenzt mildern. Trotz der besseren Beweglichkeit der Lendenwirbelsäule lässt sich ein Hohlkreuz wegen der eingeschränkten Streckfähigkeit einer eventuell arthrotischen Hüfte ebenfalls schlecht ausgleichen. Leichte Hüftdysplasien, nicht als solche erkannt, können durch arthromuskuläre Reflexe ebenfalls zu einer deutlich gekrümmten Lendenwirbelsäule (Hohlkreuz) führen. Überdurchschnittlich große Jugendliche können leichte X-Beine, überstreckte Knie oder minimal nach innen gedrehte Beine mit nach vorne gekipptem Becken durch defizitäre Hüftgelenke zeigen. Auch die Brustwirbelsäule weist möglicherweise eine verstärkte Rundung auf, oft im Zusammenhang mit eingeschränkter Funktion der Schultergelenke. Skoliosen (Seitwärtsneigungen der Wirbelsäule) kommen in allen Gradationen vor. In all diesen Fällen bleibt die motorische Korrektur prinzipiell möglich, wenn auch nur in geringerem Umfang. Bei extremeren Ausprägungen kann schon richtige Muskelspannung, beispielsweise der unteren Bauchmuskulatur, mit leichtem Anwinkeln der Knie Abhilfe schaffen. Diese Haltungskorrektur sollte allerdings zu jeder Zeit von gezielten Übungen zur Verbesserung der Beweglichkeit des Hüftgelenks und zur Kräftigung der unteren Bauchmuskulatur begleitet werden.

Im Laufe des Älterwerdens ändert sich die physiologische Haltung. Gelenke werden steifer, die Brustwirbelsäule fällt mehr in sich zusammen (Altersbuckel), Schulterblätter gleiten nach vorne und eine Arthrose in den Kniegelenken kann X-Beine entstehen lassen. Hüftgelenksarthrose führt zu Streckdefiziten im Hüftgelenk mit der Folge einer Überstreckung der Lendenwirbelsäule und/oder einer nach vorne gebeugten Körperhaltung. Das Straßenbild von früher zeigte noch alte Menschen mit einer gänzlich verschlissenen Hüfte, stark vornüber gebeugt, am Stock gehend. Heutzutage werden rechtzeitig neue Hüften implantiert, wodurch auch die Alten wieder aufrecht gehen.

Selbst in hohem Alter kann Haltung geschult werden, oft mit überraschenden Ergebnissen, wenn das Hüftgelenk mit einbezogen wird.

Weil Haltungsschulung ein motorischer Lernprozess ist, der automatisiert werden muss, ist mit ihr gerade während des Wachstums ein hoher gesundheitlicher Gewinn für das weitere Leben zu erzielen. Denn einmal erlernte Fähigkeiten gehen nie mehr verloren. Für älter werdende Menschen mit arthrotischen Veränderungen, insbesondere der Hüftgelenke, ist dieser Prozess der motorischen Automatisierung recht beschwerlich. Die teils erhebliche Linderung des Rückenschmerzes mithilfe der Haltungsschule gleicht das jedoch bald wieder aus und motiviert sogar die Betroffenen, den eingeschlagenen Weg fortzuführen.

Jugendliche für eine Haltungsschulung zu begeistern, ist wesentlich schwieriger, da diese in der Regel an keinen oder nur an geringen Rückenschmerzen leiden. Hier überzeugt eher die optische Ästhetik der äußeren Erscheinung als der gesundheitliche Nutzen.

Wenn die Haltung als motorische Fertigkeit einmal gut erlernt ist, kann sie in alltägliche und sportliche Aktivitäten integriert werden. Bei Kampfsportarten wie Judo, Jiu-Jitsu, Aikido und Fechten spielt die aktive Haltung eine wichtige Rolle, da sie zu einer schnelleren Reaktion der Arme und Beine verhilft. Wegen des unterschiedlichen Körperbaus eines jeden Menschen muss Haltungsschulung individuell angepasst werden. Es gibt keine Vorgaben, wie man sich zu bewegen hat, nur einen Leitfaden als Orientierungshilfe. Eine Haltungskorrektur muss grundsätzlich Beschwerden lindern bzw. den Rücken entlasten. Durch Training und gymnastische Übungen kann die Beweglichkeit der Wirbelsäule – wenn auch nur in geringerem Maße – und insbesondere der großen Gelenke vergrößert werden, was wiederum zu einer besseren Haltung führt.

Auch der sportliche (Hoch-)Leistungsbereich könnte so weiter optimiert werden, sofern die Belastung von den Gelenken mithilfe gezielter Haltungsschule mehr auf die Muskulatur verlagert werden würde. Gerade bei

Beschwerden, die durch Be- oder Überlastung der Wirbelsäule hervorgerufen werden, ist eine Haltungsschulung sinnvoll. Außerdem ließe sich das Risiko von Verletzungen verringern.

Eine Schulung der Haltung, kombiniert mit sorgfältig ausgesuchtem Training bei motorischen Defiziten (z. B. insuffiziente Streckfähigkeit der Hüfte oder der Brustwirbelsäule), ist nach meiner Erfahrung eine äußerst sinnvolle Strategie, nicht nur um Rückenbeschwerden zu mildern oder ihnen vorzubeugen, sondern auch, um Leistungsfähigkeit zu steigern, besonders, wenn schon im Jugendalter damit begonnen wird.

Der Berufsverband der Kinder- und Jugendärzte (BVKJ) warnte 2013 bei seinem Herbst-Kongress in Bad Orb vor den langfristigen gesundheitlichen Konsequenzen des langen Sitzens ohne ausgleichende Aktivitäten bei Kindern und Jugendlichen, die gerade im Wachstumsalter zwingend notwendig sind. Als Folge der körperlichen Inaktivität entwickeln sich die Wirbelsäule und die großen Gelenke wie Hüft- und Schultergelenke unzureichend und derart ungleichmäßig, dass Jugendliche immer häufiger einen hohlrunden Rücken ausbilden, mit zunehmenden Rückenschmerzen. So kommt es schon heute zu einem besorgniserregenden Anstieg von Rückenerkrankungen. Bei rund 15 % der Jugendlichen ist eine krankhafte Buckel- oder eine Rundrückenbildung (oft als Scheuermann-Krankheit diagnostiziert) festzustellen. Vor einigen Jahren wurde diese Erkrankung allenfalls bei 2–3 % aller Jugendlichen ermittelt, so der wissenschaftliche Kongressleiter Professor Klaus-Michael Keller. Der Präsident des Bundesverbandes für Kinder- und Jugendärzte, Dr. Wolfram Hartmann, fordert von der Bundesregierung, ein Präventionskonzept auf den Weg zu bringen, worin u. a. Sport und Bewegung für Kinder und Jugendliche fest verankert sind, um die hohe Rate an Wirbelsäulen- und Gelenkfehlbildungen zu reduzieren (Schmid 2013). Haltungsschule, in spielerischer Form oder integriert in ein spezifisches Sporttechniktraining, dürfte bei den Trainingsangeboten nicht fehlen.

Aufgrund morphologischer Eigenschaften könnte man eventuell eine Verknüpfung von Statur und motorischer Fähigkeit erwarten. Ein starkes Hohlkreuz, bedingt durch versteifte Hüftgelenke, könnte die Lauffähigkeit beeinträchtigen. Ein Rundrücken vermindert möglicherweise die vitale (Lungen-)Kapazität, weshalb eine Dauersportart für den Betroffenen nicht unbedingt zu den Lieblingsbeschäftigungen gehören wird.

Schon Berquet wies darauf hin, dass die Form des Rückens und die Körperhaltung erblich bedingt seien (Klee 1992). Die Größe des Einflusses genetischer Faktoren auf motorische Fähigkeiten ist mittels Studien nicht eindeutig festzustellen. Dennoch scheinen gleich mehrere genetische Komponenten die motorische Leistungsfähigkeit mitzubestimmen. Neben dem Körperbau gehören auch vitale, aerobe und anaerobe Kapazitäten sowie Muskelkraft und Reaktionsgeschwindigkeit dazu (Klee 1992). Nichtsdestotrotz kann die Haltungsleistungsfähigkeit durch gezieltes Training der Muskulatur verbessert werden.

Die Trainierbarkeit der Muskulatur ist anlagebedingt sehr unterschiedlich. Singer schätzt nach Durchsicht entsprechender empirischer Studien, dass genetische Faktoren mehr als 50 % der beobachteten Variationen in der Erscheinungsform aufklären (Reeg 2001). Ein für die Motorik ungünstiger Körpertyp hat aber nicht zwangsläufig eine geringere körperliche Leistungsfähigkeit zur Folge. Wenn motorische Kompetenz bis zu 50 % von genetischen Faktoren bestimmt wird, stammen die anderen 50 % von exogenen, umweltbedingten Elementen (z. B. einem vielseitigen Training im Alter von 6–12 Jahren).

Die Betrachtung dieser Daten gibt hinreichenden Anlass, für eine Neubewertung der „normalen" Körperhaltung unter Einbeziehung der Funktion der Hüftgelenke zu plädieren. Haltungskorrektur ist an erster Stelle ein motorisches Lernverfahren. Kraft und Beweglichkeit kommen dann an zweiter Stelle.

Literatur

Althoff I, Brinckmann P, Frobin W, Sandover J, Burton K (1992) An improved method of stature measurement for quantitative determination of spinal loading. Spine 17: 682–93. doi: 10.1097/00007632-199206000-00008

Andersson GB, Ortengren R, Nachemson A (1977) Intradiskal pressure, intra-abdominal pressure and myoelectric back muscle activity related to posture and loading. Clin Orthop Relat Res 129: 156–164

Atlas SJ, Delitto A (2006) Spinal stenosis: surgical versus nonsurgical treatment. Clin Orthopad Relat Res 443: 198–207. doi: 10.1097/01. blo.0000198722.70138.96

Atlas SJ, Keller RB, Wu YA, Deyo RA, Singer DE (2005) Long-term outcomes of surgical and nonsurgical management of lumbar spinal stenosis: 8 to 10 year results from the main lumbar spine study. Spine (Phila Pa 1976) 30 (8): 936–943

Bender J (2016) Hemmt sportbedingte Belastung die physiologische Entdrehung des Humerus? Sportverl Sportschaden 30: 176

Ben-Galim P, Ben-Galim T, Rand N, Haim A, Hipp J, Dekel S, Floman Y (2007) Hip-Spine Syndrome: The effect of total hip replacement surgery on low back pain in severe osteoarthritis of the Hip. Spine 32: 2099–2102. doi: 10.1097/BRS.0b013e318145a3c5

Bogduk N, Twomy LT, von Schöttker-KönigerT Ferber-Busse B (2000) Klinische Anatomie von Lendenwirbelsäule und Sakrum, 3. Aufl. Springer, Berlin, Heidelberg

Bogduk N, Windsor M, Inglis A (1988) The innervation of the cervical intervertebral discs. Spine (Phila Pa 1976) 13 (1): 2–8

Bouchard C, Boulay M, Thibault MC, Carrier R, Dulac S (1980) Training of submaximal working capacity; frequence, intensity, duation, and their interactions. J Sports Med Phys Fitness 20 (1): 29–40

Brinckmann P, Frobin W, Leivseth G (2000) Orthopädische Biomechanik. Thieme, Stuttgart, S 1177–1178

Brötz D, Weller M (2008) Diagnostik und Therapie bei Bandscheibenschäden: Neurologie, Physiotherapie und das McKenzie-Konzept, 3. Aufl. Thieme, Stuttgart, S 7

Brückl R, Hepp WR, Tönnis D (1972) Eine Abgrenzung normaler und dysplastischer jugendlicher Hüftgelenke durch den Hüftwert. D Arch orthop Unfall-Chir 74: 13. doi.org/10.1007/BF00415264

Bublak R (2016) Laufen ist nicht schlecht für die Kniegelenke und gut fürs Herz. Orthop Rheuma 19: 11

Buckup K, Linke L-C, Pothmann M, Cordier W, Wagner N, Albrecht M (2001) Kinderorthopädie, 2. Aufl. Thieme, Stuttgart

Cavagna GA, Willems PA, Heglund NC (2000) The role of gravity in human walking: pendular energy exchange, external work and optimal speed. J Physiol 528: 657–668

Chang Y, Singer DE, Wu YA, Keller RB, Atlas SJ (2005) The effect of surgical and nonsurgical treatment on longitudinal outcomes of lumbar spinal stenosis over 10 years. J Am Geriatr Soc 53 (5): 785–792. doi: 10.1111/j.1532-5415.2005.53254.x

Chesworth BM, Padfield BJ, Helewa A, Stitt LW (1994) A comparison of hip mobility in patients with low back pain and matched healthy subjects. Physiotherapy Canada 46: 267–274

Chou PP, Chou YL, Wang YS, Wang RT, Lin HT (2017) Effects of glenohumeral internal rotation deficit on baseball pitching among pitchers of different ages. J Shoulder Elbow Surg pii: S1058-2746(17)30580-3. doi: 10.1016/j.jse.2017.09.001

Chou R, Baisden J, Carragee EJ, Resnick DK, Shaffer WO, Loeser JD (2009) Surgery for low back pain: a review of the evidence for an American Pain Society Clinical Practice Guideline. Spine (Phila Pa 1976) 34 (10): 1094–1109. doi: 10.1097/ BRS.0b013e3181a105fc

Cibulka MT (1999) Low back pain and ist relation to the hip and foot. J Orthop Sports Phys Ther 29 (10): 595–601. doi: 10.2519/jospt.1999.29.10.595

Cibulka MT, Sinacore DR, Cromer GS, Delitto A (1998) Unilateral hip rotation range of motion asymmetry in patients with sacroiliac joint regional pain. Spine (Phila Pa 1976) 23 (9): 1009–1015

Colicchia G, Wiesner H (2000) Zur Statik des menschlichen Körpers im Physikunterricht. Die Belastung der Wirbelsäule. Physik in der Schule 38 (1): 11–17

Cooper RA, Brems JJ (1992) The inferior capsular-shift procedure for multidirectional instability of the shoulder. J Bone Joint Surg Am 74 (10): 1516–1521

Coplan JA (2002) Ballet dancer's turnout and its relationship to self-reported injury. J Orthopaedic Sports Physic Ther 32: 579–584

Devin CJ, McCullough KA, Morris BJ, Yates AJ, Kang JD (2012) Hip-spine syndrome. J Am Acad Orthop Surg 20 (7): 434–442. doi: 10.5435/JAAOS-20-07-434

van Driel M (2011) Blootvoets hardlopen, de terugkeer van een verwaarloosd oerinstinct. De Volkskrant, Magasin Sport, 14. November 2011

Duchenne GB (1867) Physiologie des mouvements démontrée à l'aide de l'expérimentation électrique et de l'observation clinique et applicable a l'étude des paralysies et des déformations. Baillière et Fils, Paris. (E-Book Google 2015)

Ellison JB, Rose SJ, Sahrmann SA (1990) Patterns of hip rotation range of motion: a comparison between healthy subjects and patients with low back pain. Phys Ther 70 (9): 537–541

Fairbank JC, Pynsent PB, Van Poortvliet JA, Phillips H (1984) Influence of anthropometric factors and joint laxity in the incidence of adolescent back pain. Spine (Phila Pa 1976) 9 (5): 461–464

Fegeler U (2017) „Einwärtsgehen" bei Kindern selten bedenklich. www.kinderaerzte-im-netz.de. Zugriff: 12.09.2017

Fuller JT, Thewlis D, Buckley JD (2017) Body mass and weekly training distance influence the pain and injuries Experienced by runners using minimalist shoes: A randomized controlled trial. Am J Sports Med 45 (5): 1162–1170. doi: 10.1177/0363546516682497

StGeorge R (2015) Sapien Plus Darren Taylor – Professor Splash – Superhuman 60, http://sapienplus.com/author/robstgeorge/page/3. Zugriff: 12.09.2017

Goßen D (2002) Erfassung der Haltung und der Haltungsschwäche bei Kindern von sechs bis siebzehn Jahren mit dem Gerät L.A.S.A.R.-Posture der Firma Otto Bock. Dissertation, Medizinische Fakultät der RWTH Aachen

Griegel-Morris P, Larson K, Mueller-Klaus K, Oatis CA (1992) Incidence of common postural abnormalities in the cervical, shoulder, and thoracic regions and their association with pain in two age groups of healthy subjects. Phys Ther 72 (6): 425–431

Grimshaw PN, Burden AM (2000) Case report: reduction of low back pain in a professional golfer. Med Sci Sports Exerc 32 (10): 1667–1673

Hagen G (2013) Illusions of the body

Hailer N, Engelhardt (Hrsg) (o. J.) Lexikon Orthopädie und Unfallchirurgie. Trendelenburg-Hinken. http://www.lexikon-orthopaedie.com/pdx.pl?d-v=0&id=00376. Zugriff: 04.08.2016

Han JS, Goel VK, Ahn JI, Winterbottom J, Mcgowand D, Weinstein J, Cook T (1995) Loads in the spinal structures during lifting: development of a three-dimensional comprehensive biomechanical model. Eur Spine J 4: 153–168

Hartmann P (2015) Portal für Physiotherapeuten. Heftnummer: 5-2015. https://physiotherapeuten.de/das-gird-syndrom/#.WeIVT1u0Npg. Zugriff: 12.01.2016

Hertener Allgemeine (2015) Erstes WM-Gold für russische Gewichtheber. https://www.hertener-allgemeine.de/sport/sportmix/news/Erstes-WM-Gold-fuer-russische-Gewichtheber;art600,1683798. Zugriff: 06.02.2016

Hepp WR, Debrunner HU (2004) Orthopädisches Diagnostikum 1966. Thieme, Stuttgart, S 58

Jähne M, Georgi T (2017) Redaktion Lecturio. Anatomie der unteren Extremität: Muskulatur der Hüfte und des Oberschenkels. https://www.lecturio.de/magazin/muskulatur-huefte-oberschenkel/#die-aussen-rotatoren-der-huefte. Zugriff: 20.10.2017

Kahanovitz N (1991) Diagnosis and treatment of low back pain. Raven Press, New York

Kalff R, Ewald C, Waschke A, Gobisch L, Hopf C (2013) Degenerative lumbar spinal stenosis in older people – Current treatment options. Dtsch Arztebl Int 110 (37): 613–624. doi: 10.3238/arztebl.2013.0613

Kankaanpää M, Taimela S, Airaksinen O, Hänninen O (1999) The efficacy of active rehabilitation in chronic low back pain. Effect on pain intensity, self-experienced disability, and lumbar fatigability. Spine (Phila Pa 1976) 24 (10): 1034–1042

Kapandji A (2006) Funktionelle Anatomie der Gelenke: schematisierte und kommentierte Zeichnungen zur menschlichen Biomechanik. Thieme, Stuttgart, S 62 ff

Kayser R (2006) Experimentelle Untersuchungen zur Instabilität der lumbalen Wirbelsäule – Entwicklung eines intraoperativ anwendbaren Messgerätes zur dreidimensionalen Aufzeichnung von Kraft-Weg-Kurven an menschlichen lumbalen Bewegungssegmenten. Habilitation. Charité – Universitätsmedizin Berlin

Kibler WB, Sciascia A, Thomas SJ (2012) Glenohumeral internal rotation deficit: pathogenesis and response to acute throwing. Sports Med Arthrosc 20 (1) :34–38. doi: 10.1097/JSA.0b013e318244853e

Kibler WB (1998) The role of the scapula in athletic shoulder function. Am J Sports Med 26 (2): 325–337. doi: 10.1177/03635465980260022801

Kingma I, Bosch T, Bruins L, van Dieën JH (2004) Foot positioning instruction, initial vertical load position and lifting technique: effects on low back loading. Ergonomics 47 (13): 1365–1385. doi: 10.1080/00140130410001714742

Klee A (1992) Haltung, muskuläre Balance und Training. In: Daugs R, Fikus M, Gebauer G, Hackfort D (Hrsg) Beiträge zur Sportwissenschaft, Bd. 20. Verlag Harri Deutsch

Klee A (1995) Zur Aussagefähigkeit des Armvorhaltetests nach Matthiaß. Z Orthop Unfall 133 (3): 207–213. doi: 10.1055/s-2008-1039439

Krapf P (2014) Diskusprolaps war nicht schuld an Rückenschmerzen. Orthopädie & Rheuma 2: 68. doi: 10.1007/s15002-014-0602-1

Labriola JE, Lee TQ, Debski RE, McMahon PJ (2005) Stability and instability of the glenohumeral joint: The role of shoulder muscles. J Shoulder Elbow Surg 14 (1 Suppl S): 32S–38S. doi: 10.1016/j.jse.2004.09.014

Leyendecker N (2010) Analyse des scapulohumeralen Rhythmus mittels einer palpatorisch-photogrammetrischen Methode. Dissertation, Johannes Gutenberg-Universität Mainz

Lieberman DE, Venkadesan M, Werbel WA, Daoud AI, D'Andrea S, Davis IS, Mang'Eni RO, Pitsiladis Y (2009) Foot strike patterns and collision forces in habitually barefoot versus shod runners. Nature 463: 531–535. doi: 10.1038/nature08723

Lintner D (2015) Glenohumeral internal rotation deficit (GIRD). http://www.throwinginjuries.com/shoulder-injuries/glenohumeral-internal-rotation-deficit-gird. Zugriff: 12.12.2015

Lintner D, Mayol M, Uzodinma O, Jones R, Labossiere D (2007) Glenohumeral internal rotation deficits in professional pitchers enrolled in an internal rotation stretching program. Am J Sports Med 35 (4): 617–621. doi: 10.1177/0363546506296736

Loder RT, Skopelja EN (2011) The Epidemiology and demographics of hip dysplasia. ISRN Orthopedics, Article ID 238607. doi: 10.5402/2011/238607

Machado LA, de Souza Mv, Ferreira PH, Ferreira ML (2006) The McKenzie method for low back pain: a systematic review of the literature with a meta-analysis approach. Spine (Phila Pa 1976) 31 (9): E254–262. doi: 10.1097/01.brs.0000214884.18502.93

Martini FH, Nath JL, Bartholomew EF (2012) Anatomy & Physiology, 9. Aufl. Edition Pearsons Education

Matthijs O, van Paridon-Edauw D, Winkel D (2006) Manuelle Therapie der peripheren Gelenke, Bd 1: Biomechanik, Bindegewebe, Schultergürtel. Urban & Fischer, München

McClure PW, Esola M, Schreier R, Siegler (1997) Kinematic analysis of lumbar and hip motion while rising from a forward, flexed position in patients with and without a history of low back pain. Spine (Phila Pa 1976) 22 (5): 552–558

Medilexikon (o. J.) http://www.medilexicon.com/dictionary/57254. Zugriff: 30.10.2017

Mellin G (1988) Correlations of hip mobility with degree of back pain and lumbar spinal mobility in chronic low-back pain patients. Spine (Phila Pa 1976) 13 (6): 668–670

Mellin G (1990) Decreased joint and spinal mobility associated with low back pain in young adults. J Spinal Disord 3 (3): 238–243

Mihata T, Fukuhara T, Jae Jun B, Watanabe C, Kinoshita M (2010) Effect of shoulder abduction angle on biomechanical properties of the repaired rotator cuff tendons with 3 types of double-row technique. Am J Sports Med 39 (3): 551–556. doi: 10.1177/0363546510388152

Morin JB, Bourdin M, Edouard P, Peyrot N, Samozino P, Lacour JR (2012) Mechanical determinants of 100-m sprint running performance. Eur J Appl Physiol 112: 3921. doi: 10.1007/s00421-012-2379-8

Müller R (2005) Die Physik des Gehens als Unterrichtsgegenstand. TU Braunschweig. http://docplayer.org/21475460-Die-physik-des-gehens-als-unterrichtsgegenstand.html. Zugriff: 12.10.2016

Nachemson A, Elfström G (1970) Intravital dynamic pressure measurements in lumbar discs. A study of common movements, maneuvers and exercises. Scand J Rehabil Med Suppl 1: 1–40

Nachemson A, Elfström G (1970) Intravital dynamic pressure measurements in lumbar discs. A study of common movements, maneuvers and exercises. Almquist & Wiksel. http://www.energycenter.com/grav_f/studies_nachemson.pdf. Zugriff: 12.09.2017

Nadler SF, Malanga GA, DePrince M, Stitik TP, Feinberg JH (2000) The relationship between lower extremity injury, low back pain, and hip muscle strength in male and female collegiate athletes. Clin J Sport Med 10 (2): 89–97

Neer CS (1990) Shoulder Reconstruction. Saunders, Philadelphia

Nelitz M, Lippacher S, Krauspe R, Reichel H (2009) Perthes Disease – Current principles of diagnosis and treatment. Dtsch Arztebl Int 106 (31–32): 517-523. doi: 10.3238/arztebl.2009.05170517

Noël C, Campagna R, Minoui A, Thévenin F, Richarme D, Feydy A, Guérini H, Drapé JL, Chevrot A (2008) Fissures of the posterior labrum and associated lesions: CT arthrogram evaluation. J Radiol 89 (4): 487–493

Offierski CM, McNab I (1983) Hip-spine syndrome. Spine (Phila Pa 1976) 8 (3): 316–321

Oonk HHN (1988) Osteo- en Arthro-Kinematika. Henric Graaff van Ijssel, Mildert, Nederweert (NL), S 40–50

Panagiotopoulou N, Bitar K, Hart WJ (2012) The association between mode of delivery and developmental dysplasia of the hip in breeth infants: a systemic review of 9 cohort studies. Acta Orthopædica Belgica 78: 697–702

Protopapa E, Cortina-Borja M (2014) Weighted diagnostic criteria for developmental dysplasia of the hip. JPEDS 165 (6): 1236–1240

Prudnikov OE, Prudnikov EE, Prudnikov DO (2011) „Terrible triad" der Schulter. Obere Extremität 6: 199–207. doi: 10.1007/s11678-011-0126-0.

Rauschmann MA, Thomann K-D (2000) Bilder aus der Vergangenheit. 200 Jahre Orthopädie. Orthopäde 29: 1008–1017

Reeg A (2001) Vergleichende Studie zur orthopädischen Gesundheit und sportmotorischer Fitness von Grundschulkindern in verschiedenen Wohnquartieren von Berlin im Jahr 2001. Dissertation, Medizinische Fakultät Charité – Universitätsmedizin Berlin

Reiman MP, Weisbach PC, Glynn PE (2009) The hip's influence on low back pain: A distal link to a proximal problem. J Sport Rehab 18: 24–32

Reinhardt B (2016) Haltungs- und Bewegungsschule aus orthopädischer Sicht. Die Säule 3: 32

Rickenbacher J, Landolt AM, Theiler K, Scheier H, Siegfried J, Wagenhäuser FJ (2004) Rücken. In: Lanz T, Wachsmuth W (Hrsg) Praktische Anatomie, 2. Bd./7. Teil. Springer, Heidelberg Berlin

Robelli E (2010) Fall und Aufstieg der Vesna Vulovic. http://www.sueddeutsche.de/politik/serbien-vor-den-parlamentswahlen-fall-und-aufstieg-der-vesna-vulovic-1.220235. Zugriff: 12.02.2014

Rohlmann A, Zander T, Graichen F, Dreischarf M, Bergmann G (2011) Measured loads on a vertebral body replacement during sitting. Spine J 11 (9): 870–875. doi: 10.1016/j.spinee.2011.06.017

Roposch A, Liang QL, Hefti F, Clarke NMP, Wedge JH (2011) Standardized diagnostic criteria for developmental dysplasia of the hip. Clin Orthop Rel Res 469 (12): 3451–3461. doi: 10.1007/s11999-011-2066-9

Roposch A, Protopapa E, Cortina-Borja M (2014) Weighted diagnostic criteria for developmental dysplasia of the hip. J Pediatr 165 (6): 1236–1240.e1. doi: 10.1016/j.jpeds.2014.08.023

Ryan M, Elashi M, Newsham-West R, Taunton J (2012) Examining injury risk and pain perception in runners using minimalist footwear. doi.org/10.1136/bjsports-2012-092061

Sahin MS, Ergün A, Aslan A (2015) The relationship between osteoarthritis of the lumbar facet joints and lumbosacropelvic morphology. Spine. doi:10.1097/BRS.0000000000001070

Sahrmann SA (2002) Diagnosis and treatment of movement impairment syndromes. Mosby, St. Louis, S 5–118

Saito J, Ohtori S, Kishida S, Nakamura J, Takeshita M, Shigemura T, Takazawa M, Eguchi Y, Inoue G, Orita S, Takaso M, Ochiai N, Kuniyoshi K, Aoki Y, Ishikawa T, Arai G, Miyagi M, Kamoda H, Suzuki M, Sakuma Y, Oikawa Y, Kubota G, Inage K, Sainoh T, Yamauchi K, Toyone T, Takahashi K (2012) Difficulty of diagnosing the origin of lower leg pain in patients with both lumbar spinal stenosis and hip joint osteoarthritis. Spine (Phila Pa 1976) 37 (25): 2089–2093. doi: 10.1097/BRS.0b013e31825d213d

Schaps K-P W, Kessler O, Fetzner U (Hrsg) (2008) Das Zweite – Kompakt Chirurgie, Orthopädie, Urologie GK2, S 294–300

Schleimer C (2008) Die Entwicklung eines audio-visuellen Feedbacksystems zur Erhebung des aktiven Range of Motion in der Halswirbelsäule für den Einsatz in der Prävention und Rehabilitation mittels eMagin z 800 3D Visor. Ein Vergleich mehrerer Methoden. Magisterarbeit, Universität Wien

Schmid R (2013) Immer mehr Kinder mit rundem Rücken. https://www.springermedizin.de/immer-mehr-kinder-mit-rundem-ruecken/4743048.html. Zugriff: 15.11.2013

Schube F (2002) Beitrag zur numerischen Simulation des Wirbelsäulenverhaltens eines Kraftfahrers infolge durch Straßenunebenheiten induzierter Ganzkörperschwingungen. Dissertation, RWTH Aachen

Schünke M, Schulte E, Schumacher U (2011) Prometheus. Lernatlas der Anatomie. Allgemeine Anatomie und Bewegungssystem. 3. Aufl. Thieme, Stuttgart

Spiegel Online (1998) Ehrfurcht vor der Natur. http://www.spiegel.de/spiegel/print/d-7960183.html. Zugriff: 12.10.2012

Spornitz UM (2010) Anatomie und Physiologie. Lehrbuch und Atlas für Pflege- und Gesundheitsfachberufe, 6. Aufl. Springer, Berlin Heidelberg

Streeck U, Focke J, Klimpel LD, Noack DW (2006) Manuelle Therapie und komplexe Rehabilitation, Bd 1: Grundlagen, obere Körperregionen. Springer, Heidelberg Berlin

Streeck U, Focke J, Melzer C, Streeck J (2017) Manuelle Therapie und komplexe Rehabilitation, 2. Aufl. S 8. doi10.1007/978-3-662-48803-4

Suri P, Rainville J, Kalichman L, Katz JN (2010) Does this older adult with lower extremity pain have the clinical syndrome of lumbar spinal stenosis? JAMA 304 (23): 2628–2636. doi: 10.1001/jama.010.1833

Strommer J (2017) Rechner Bremsweg, Beschleunigung/Verzögerung, Geschwindigkeit und Zeit. https://www.johannes-strommer.com/rechner/bremsweg-beschleunigung-geschwindigkeit. Zugriff: 12.08.2017

Sturesson B (2001) Belastung und Bewegung der Sakroiliakalgelenke, Teil 2, Manuelle Therapie 5: 173–183

The Janda Approach to chronic pain Syndromes. https://www.jandaapproach.com/the-janda-approach/philosophy. Zugriff: 06.06.2014

van Tulder MW, Koes B, Malmivaara A (2006) Outcome of non-invasive treatment modalities on back pain: an evidence-based review. Eur Spine J 15 (Suppl 1): 64–81. doi: 10.1007/s00586-005-1048-6

Vad VB, Bhat AL, Basrai D, Gebeh A, Aspergren DD, Andrews JR (2004) Low back pain in professional golfers: the role of associated hip and low back range-of-motion deficits. Am J Sports Med 32 (2): 494–497. doi: 10.1177/0363546503261729

Vad VB, Gebeh A, Dines D, Altchek D, Norris B (2003) Hip and shoulder internal rotation range of motion deficits in professional tennis players. J Sci Med Sport 6 (1): 71–75

van Dillen LR, Bloom NJ, Gombatto SP, Susco TM (2008) Hip rotation range of motion in people with and without low back pain who participate in rotation-related sports. Phys Ther Sport 9 (2): 72–81. doi: 10.1016/j.ptsp.2008.01.002

Vaughan CL (2002) Exploring stable bipedal gait for infants and robots by means of the Froudé number. GCMAS Seventh Annual Meeting 2002. http://www.utc.edu/gait2002///keynotes.htm. Zugriff: 16.12.2016

Wagenhäuser FJ (1973) Das Problem der Haltung. Orthopäde 2: 3

Waschke A, Gobisch L, Hopf C (2013) Degenerative lumbar spinal stenosis in older people – Current treatment options. Dtsch Arztebl Int 110 (37): 613–624. doi: 10.3238/arztebl.2013.0613

Wilke H-J, Neef P, Caimi M, Hoogland T, Claes LE (1999) New in vivo measurements of pressures in the intervertebral disc in daily life. Spine 24 (8): 755–762

Wong TK, Lee RY (2004) Effects of low back pain on the relationship between the movements of the lumbar spine and hip. Hum Mov Sci 23 (1): 21–34. doi: 10.1016/j.humov.2004.03.004

Wydra G (2004). Zur Problematik von Normen in der Bewegungstherapie. Krankengymnastik-Zeitschrift für Physiotherapeuten 56: 2280–2289

Yang L, Yang C, Pang X, Li D, Yang H, Zhang X, Yang Y, Peng B (2017) Mechanoreceptors in diseased cervical intervertebral disc and Vertigo. Spine 42 (8): 540–546. doi: 10.1097/BRS.0000000000001801

4

Das Bewegungsorgan Skelettmuskulatur

© Springer-Verlag GmbH Deutschland, ein Teil von Springer Nature 2018
P. Geraedts, *Physiotherapeutisches Training bei Rückenschmerzen*
https://doi.org/10.1007/978-3-662-56086-0_5

Die Skelettmuskulatur hängt sehr eng zusammen mit anderen Gewebetypen wie Knochen, Gelenke und die das Gewebe verbindenden Faszien und Sehnen. Bewusst gewollte motorische Aktivität basiert auf bewusster Steuerung der gestreiften Skelettmuskeln und erlaubt damit bewusst gewollte Bewegung. Denn ohne Skelettmuskeln haben die Knochen keine Funktion. Vollständigkeitshalber sollte man sich bewusst sein, dass das Ergebnis der unterschiedlichen Kräfte, welche auf ein Gelenk einwirken, Muskelaktivität voraussetzt und damit zur Bewegung führt. So spannen beim Nach-vorne-Beugen nicht die Rumpfbeuger (Bauchmuskeln) an, sondern sind die Rückenmuskeln exzentrisch aktiv, um den Rumpf nach vorne/unten geführt in die Richtung der Schwerkraft zu bewegen. Um den Arm gegen die Schwerkraft hochzuheben, müssen die Schultermuskeln stark konzentrisch anspannen; den Arm nach unten zu bewegen bedarf nur der exzentrischen Muskelaktivität der Armheber und ist wesentlich einfacher. Funktionsstörungen oder -schwächen im Muskelgewebe ziehen automatisch Funktionsdefizite in den Gelenken und im Knorpel- und Knochengewebe nach sich. Gezielte, richtige Aktivität dagegen führt zu belastbaren Gelenken, starken Knochen und starken Muskeln. Auch der Band- und Sehnenapparat wird strapazierfähiger. Über- oder falsche Belastung dagegen führt wiederum zu Schädigung des Muskel- und Knochengewebes und der Gelenke. Das Muskelgewebe ist das größte Organsystem des menschlichen Körpers. Es wiegt mehr als das Knochengerüst, macht 30–50 % des Körpergewichts aus und umfasst über 600 Muskeln. Außerdem ist das Muskelgewebe äußerst unterschiedlich in seiner Erscheinungsform. So gibt es spindelförmige Muskeln wie den Schollenmuskel, federförmige Muskeln wie den mittleren Teil des vorderen vierköpfigen Streckmuskels, mehrbäuchige Muskeln wie den Bauchmuskel und mehrköpfige Muskeln wie den Armbeuger, den Armstrecker und den vierköpfigen Beinstrecker. Von den mehrköpfigen Muskeln überspannt meist mindestens ein Kopf mehrere Gelenke. Die hinteren, ischiocruralen Beinmuskeln, sind reine zweigelenkige Muskeln, da sie Hüft- und Kniegelenk überspannen. Eingelenkige Muskeln können konzentrisch und exzentrisch anspannen, mehrgelenkige Muskeln wie die ischiocruralen zeigen ein paradoxales Anspannungsmuster.

Arme, Beine und Rumpf können bewusst angesteuert werden, Augenmuskeln werden unbewusst täglich den ganzen Tag schätzungsweise etwa 100.000-mal angespannt sowie auch die mimische Muskulatur. Die Erscheinungsform sagt aber nichts über die Funktion. Der Kaumuskel ist, trotz seines geringen Umfangs, der stärkste Muskel des Körpers. Der große Gesäßmuskel hat das größte Volumen, der breite Rückenmuskel nimmt die größte Fläche ein, der Schneidermuskel ist der längste Muskel, die Augenmuskeln sind die aktivsten, und der kleinste ist der Steigbügelmuskel im Gehörgang.

Funktional können Muskeln weiterhin unterteilt werden in Spieler, Gegenspieler und Mitspieler. Der Armbeuger ist der Gegenspieler des Armstreckers (als Spieler) und Mitspieler des Oberarmspeichenmuskels, der ebenfalls den Arm beugt.

Das Muskelgewebe ist, genauso wie das Nervensystem, der größte Energieverbraucher des Körpers.

In unserer Gesellschaft wird die Kapazität der Muskelfunktion nicht ausgeschöpft. Sie beschränkt sich im Allgemeinen auf sitzen, gehen und leichte Handarbeit verrichten. Wenn gewollt, kommt die sportliche Aktivität hinzu, wodurch die motorische Bandbreite erheblich vergrößert wird. Ballgeschicklichkeit mit den Händen und Füßen, Drehen um die Körperachse beim Turnen und vieles mehr gehören zu den zusätzlichen motorischen Möglichkeiten. Die motorische Vielfältigkeit und Leistungsfähigkeit des menschlichen Körpers ist enorm.

5.1 Sport ist Mord – Wie gesund ist Muskelaktivität?

Von allen Geweben des Bewegungsapparates spielt die Muskulatur als das einzige kontraktile Gewebe die absolute Hauptrolle.

Richtige, gezielte Muskelaktivität stärkt die Knochen, verbessert die Belastbarkeit der Gelenke und reduziert Gelenk-, Muskel- und Knochenbeschwerden. Als Stoffwechselorgan schüttet das aktive Muskelgewebe Botenstoffe aus, welche einen positiven Einfluss auf die Funktion des Gehirns haben und den Widerstand des Körpers durch die Neubildung von Abwehrzellen verbessern. Die Gefäßneubildung wird angeregt und der Zuckerstoffwechsel positiv beeinflusst.

Durch die Freisetzung des Proteins PGC1α im Blut wird die Informationsübertragung in der motorischen Endplatte optimiert, damit der Muskel sich so geänderten Ansprüchen anpassen kann. Nicht zu vergessen ist die positive Auswirkung auf die Psyche: Intensive, dauerhafte sportliche Aktivität, angepasst an die persönliche Belastung, tut gut, „macht den Kopf frei" und lässt den Betroffenen sich besser fühlen.

Darüber hinaus hat die Muskulatur noch eine schützende Funktion für die Gelenke, Knochen, Bänder und Sehnen. Bei zu starker Belastung, insbesondere gesunder Gelenke, schmerzen die Muskeln (Muskelkater), und es kann sogar ein Krampf ausgelöst werden, Symptome, die von selbst wieder verschwinden, aber nichtsdestotrotz beachtet werden sollten, um dauerhaften Gelenkbeschwerden vorzubeugen. Bei funktionsschwachen oder schon erkrankten arthrotischen Gelenken treten ad hoc schnellere Ermüdbarkeit und Muskelschmerzen auf, welche letztendlich in Gelenkschmerzen ausarten können. Spontan einsetzende Krämpfe können auf geringere Belastbarkeit der Gelenke hindeuten. Diese Schmerzsymptomatik hemmt die Muskulatur vor weiteren Aktivitäten und schützt so die Gelenke vor Überbelastung und damit vor Schädigung. Gezielte Muskelaktivität, bei der Gelenke nur in bestimmte Richtungen bewegt werden, kann die Belastbarkeit der Gelenke verbessern und so die Beschwerden lindern.

5.1.1 Der Muskel als Stoffwechselorgan

Erst seit Kurzem beginnen die Forscher zu verstehen, dass der Skelettmuskel weit mehr ist als ein reines Bewegungsorgan. Wissenschaftler bezeichnen ihn inzwischen als größtes und wichtigstes Stoffwechselorgan unseres Körpers.

Fast 400 Botenstoffe, Myokine, setzen die Skelettmuskeln in Aktion frei, die aber an weiter entfernten Organen in unserem Körper hormonähnliche Wirkungen entfalten (Pedersen 2007). Ein Großteil dieser Stoffe ist noch unerforscht, aber von einigen ist die Wirkungsweise bereits bekannt.

Ein Botenstoff, der bei Aktivität durch die Muskulatur ausgeschüttet wird, ist der sogenannte Brain Derived Neurotropic Factor (BDNF). Der BDNF verhindert den Abbau von Nervenzellen und fördert die Bildung neuer Synapsen wie „Dünger für das Gehirn" (Ratey und Manning 2006).

Ein anderer wichtiger Botenstoff ist das sogenannte Interleukin-6, ein echter Tausendsassa mit vielen wichtigen Funktionen. Eine dänische Forschergruppe von der Universität Kopenhagen erbrachte im Jahr 2000 den überzeugenden Beweis dafür, dass der aktive Muskel selbst die Alarmsubstanz IL-6 zu poduzieren in der Lage ist. Das Entzündungsprozesse regulierende Interleukin-6 wirkt entzündungshemmend bei Krankheiten wie Polymyalgia rheumatica und Gefäßentzündungen (Arteriitis). Gefäße bleiben dehnbar und einer Arterienverkalkung wird vorgebeugt. Außerdem scheint IL-6 die Gefäßneubildung (Angiogenese) anzuregen und eventuell durch die Bildung von Kollateralgefäßen ischämischen Gefäßverschlüssen entgegenzuwirken (Hernandez-Rodriguez 2003). Interleukin-6 stimuliert die Neubildung von Abwehrzellen, wodurch der Mensch widerstandsfähiger und weniger anfällig für Infektions- und wahrscheinlich auch Tumorerkrankungen wird. Der messbare und kurzzeitige Anstieg des IL-6 im Blut nach intensiver Muskelarbeit bis um das Hundertfache ist überwiegend auf seine Freisetzung aus der Muskulatur zurückzuführen (Petersen und Pedersen 2005;

Miles et al. 2008; Tomiya et al. 2004). Insbesondere das kurzzeitig ausgeschüttete IL-6 löst sofortige Gegenmaßnahmen des Körpers aus, indem Stoffe, wie beispielsweise das Interleukin 10, die die Alarmreaktion dämpfen, freigesetzt werden (Gebhardt 2008).

Untrainierte und ältere Menschen zeigen höhere IL-6-Anstiege nach körperlicher Aktivität (Gokhale et al. 2007) und höhere entzündliche Zytokinwerte (CRP, TNF-alpha) nach Injektion von bakteriellen Lipopolysacchariden im Vergleich zu trainierten und jüngeren Menschen (McFarlin et al. 2006). Anders gesagt sind Ältere oder Untrainierte anfälliger für Entzündungen. Auch seelischer Stress stimuliert über Adrenalin die Sekretion von IL-6 (Frost et al. 2004).

Eine nicht zu unterschätzende Funktion des Interleukin-6 ist sein Einfluss auf den Zuckerstoffwechsel im Blut. Es steigert die Aufnahme von Zucker aus dem Blut durch den Muskel. Zusätzlich wird die Fettverbrennung intensiviert und auch die Sensibilisierung für das Hormon Insulin, das den Blutzuckerspiegel senkt, wodurch wiederum weniger Insulin benötigt wird. Der Muskel wird leistungsfähiger; die Bauchspeicheldrüse, zuständig für die Insulinproduktion, wird geschont und das Risiko, an Diabetes Mellitus Typ 1 zu erkranken, verringert. Nebenbei fördert Interleukin die Gewichtsabnahme.

Regelmäßige körperliche Aktivität senkt so auf längere Sicht die Entzündungsaktivität im menschlichen Körper. Weitere Untersuchungen deuten darauf hin, dass die entzündungshemmende Wirkung von Sport wesentlich auf IL-6 zurückzuführen ist.

Ein anderes Protein mit einer zentralen Rolle bei der Anpassung von Muskeln an körperliche Belastung ist das PGC1α. Es reguliert die Gene, die die Belastbarkeit der Muskeln erhöhen und sie dazu bringen, sich an entsprechende Anforderungen anzupassen. Dabei sinkt die Konzentration des Proteins PGC1α, wenn Muskeln inaktiv oder krank sind. Wird der Muskel hingegen stark beansprucht, steigt die PGC1α-Konzentration. Neulich konnten Forscher nachweisen, dass eine höhere Konzentration des PGC1α-Spiegels auch die vorgeschaltete synaptische Nervenverbindung zum Muskel, die motorische Endplatte, verbessert. Bei Aktivität gibt der Muskel über den PGC1α-Spiegel eine Rückmeldung an die motorische Endplatte. Die Informationsübertragung in der motorischen Endplatte passt sich so den Ansprüchen des Muskels an. Diesen Einfluss des Muskels auf die synaptische Verbindung war bislang lediglich nur in der embryonalen Entwicklung bekannt. Obwohl zu früher Jubel nicht immer vernünftig ist, ist eine direkte therapeutische Anwendung bei Krankheiten wie Muskelschwund, MS oder amyotrophe Lateralsklerose (ALS) nicht undenkbar (Arnold et al. 2014).

Dass Sport also gesund ist, kann kaum noch abgestritten werden. Welche Sportart und in welcher Intensität diese betrieben werden sollte, muss individuell entschieden werden. Der Zustand des Skeletts, des Herzens und der persönliche Wille spielen eine maßgebliche Rolle. Eine Voraussetzung gilt jedoch für jeden: Wie anstrengend der Sport auch sein mag, er muss wohltun. Allerdings sollten Einsteiger langsam und vorsichtig vorgehen. Sonst werden dermaßen massiv Entzündungsstoffe ausgeschüttet, dass es zu großer Erschöpfung kommt, einer der häufigsten Gründe, warum viele, die mit guten Vorsätzen begonnen hatten, bereits nach wenigen Wochen wieder aufhörten.

Menschen mit chronischen Erkrankungen, die vorhaben, Sport zu betreiben, sollten zunächst mit einem entsprechend ausgebildeten Arzt oder einem kompetenten Physiotherapeuten besprechen, welche Sportart infrage kommt.

> **(Dauer-)Sport ist für jeden gut, wenn nur die Belastung mit der Belastbarkeit im Einklang steht.**

Inzwischen gibt es auch Muskelgewebe aus dem Labor. Das sarkomere Bauprinzip des menschlichen Gewebes konnte ein Forscherteam von der Universität Straßburg und der Universität Paris Diderot um Nicolas Giuseppone nachahmen. Als Bausteine dienen Rotaxane, bewegliche Molekülsysteme aus einem stabförmigen Molekül, auf das ein großer molekularer Ring „aufgefädelt" ist. Diese stabförmigen Moleküle können sich miteinander verbinden, indem dann jeweils der Ring des einen Moleküls auf den Stab des anderen aufgefädelt wird. Durch eine Verschiebung der Ringe gegeneinander auf den Achsen, aufgrund eines Wechsels zwischen saurem und basischem Milieu, sind sie zu teleskopartigen Kontraktionen und Extensionen in der Lage. Es gelang Giuseppone und seinem Team erstmals, Tausende dieser Dimere zu einigen Mikrometer langen supramolekularen Fasern zu verknüpfen (Giuseppone et al. 2015).

5.2 Entwicklung des Muskelgewebes – Die Anzahl der Muskelfasern liegt schon bei der Geburt fest

Die Muskeln entwickeln sich während der Wachstumsphase grundsätzlich nach zwei Prinzipien: durch rasche Vermehrung von Zellen (Proliferation) und durch Zunahme des Zellvolumens (Hypertrophie) (Allen et al. 1979). Aus dem Keimgewebe, dem Mesoderm, entstehen die Vorläufer von Muskelzellen, Myoblasten, spindelförmige Zellen ohne Myofibrillen mit nur einem Zellkern. Diese einkernigen Muskelzellen bilden die Bausteine einer Muskelfaser (Sarkomer). Bereits in diesem pränatalen Entwicklungsstadium fällt schon die Entscheidung über die endgültige Anzahl der späteren Skelettmuskelfasern, denn diese ist abhängig von den während der Proliferationsphase gebildeten Muskelvorläuferzellen. Durch Zellteilung vermehren sie sich lebhaft, um anschließend zu länglichen, mehrkernigen Muskelvorläuferzellen, den Primärfasern oder Myotuben, zu fusionieren. Weiteres Längenwachstum geschieht dann sowohl durch Zunahme der Bausteine einer Muskelzelle in der Längsrichtung als auch durch Einbau neuer Bausteine an der Muskel-Sehnen-Grenze.

Die Primärfasern besitzen in dieser Phase bereits wenige quergestreifte Myofibrillen (Bau- und Funktionseinheiten einer Muskelfaser), sind etwa 0,05–0,1 mm dick und können mehrere Zentimeter lang sein. Die Phase der Zellteilung ist hiermit beendet, ihr folgt aber

eine rasche und beeindruckende zahlenmäßige Zunahme an Myofibrillen. Diese Zunahme der Myofibrillen führt zu einem Dickenwachstum der Muskelzellen. Noch während der Schwangerschaft setzt die Synthese der kontraktilen Proteine Myosin und Aktin ein, die den Muskel jetzt funktionstüchtig machen (Hoffmann und Willman 2003). Da sich nun mehrere Einheiten von Aktin- und Myosin-Filamenten (Sarkomere) aneinanderreihen, entsteht ein quergestreiftes Bild.

Für ein ausgeklügeltes und stabiles Muskel-Sehnen-System, das effiziente Bewegungen erlaubt, müssen sich alle Muskelfasern in ein und dieselbe Richtung zusammenziehen, indem die einzelnen Bausteine der Muskelfibrillen, die Sarkomere, regelmäßig aneinandergereiht werden. Ist das nicht der Fall, können prämature Muskelkontraktionen mit den unterschiedlichsten Richtungen das noch sehr instabile Muskel-Sehnen-System zerstören. Ernsthafte Muskelerkrankungen sind dann die Folge.

Weitkunat et al. (2014) untersuchten an der Fruchtfliege Drosophila melanogaster, wie die Entstehung von Myofibrillen und ihrer Sarkomere mit dem Aufbau des myotendinösen Systems, in das die Myofibrillen eingebettet sind, zusammenhängt. Sie stellten fest, dass Flugmuskeln zuerst mit den Sehnen eine feste Konstruktion gebildet hatten und sich daran anschließend die kontraktilen Myofibrillen entwickelten. Mittels Laserstrahlschneidetechniken konnten die Forscher nachweisen, dass schon eine mechanische Spannung aufgebaut wurde, noch bevor Myofibrillen mit ihren Sarkomeren zu erkennen, also ausgeformt waren.

Wurde nun durch genetische Manipulation die Verbindung des Muskels mit der Sehne blockiert oder mittels eines Lasers die Sehne vom Muskel getrennt, entstanden ernste Defekte bei der Ausbildung von Myofibrillen.

Aufbau einer Spannung in dem myotendinösen System führt also zu einer in Reihe gegliederten Anordnung von Myofibrillen mit ihren Sarkomeren und damit zu einem funktionstüchtigen Muskel (Weitkunat et al. 2014).

Zunächst sind die Muskelvorläuferzellen, Primärfasern und Sekundärfasern, durch interzelluläre Querverbindungen, sogenannte Gap Junctions, noch unmittelbar miteinander verbunden und teilen sich eine gemeinsame Hülle oder Faszie (Basallamina, eine stabilisierende Proteinschicht, die u. a. Zellen zusammenhält). In der weiteren Entwicklung erfolgt eine Trennung der Sekundärfasern von den Primärfasern, und jede Muskelfaser wird dann von einer eigenen Faszie umhüllt. Nicht nur einzelne Muskelfasern, sondern auch einzelne Muskeln oder Muskelgruppen sind von Faszien umgeben und dienen der Form- und Lageerhaltung des Muskels. Gruppenfaszien umgeben mehrere Muskeln mit gleicher Funktion. Gegenspielerische Muskelgruppen werden von Muskelsepten getrennt. Am Ende eines Muskels kommen alle Muskelhüllen zusammen, erzeugen eine lange oder (sehr) kurze Sehne, um damit über die Knochenhaut am Knochen anzusetzen.

Die Primärfasern bilden die Grundlage für die darauffolgende Entwicklung der größeren Sekundärfasern (□ Abb. 5.1 u. □ Abb. 5.2). Durch die Anordnung der sich um die Primärfasern gruppierenden Sekundärfasern bekommt die Querschnittsfläche des Muskels ein rosettenähnliches Erscheinungsbild (Wegner 1990; Wegner et al. 2000).

Das ausgewachsene Muskelgewebe schließlich teilt sich in drei Gewebearten: die quergestreifte Skelettmuskulatur, den quergestreiften Herzmuskel und die nichtgestreifte, glatte Muskulatur der inneren Organe und der Gefäße.

Fleisch, das wir bei Fleischgerichten auf dem Teller sehen, ist aus biologischer Sicht nichts anderes als quergestreiftes, ausgewachsenes Skelettmuskelgewebe eines Tieres. Im Querschnitt sind deutlich die Fleischfasern (Muskelfaserbündel) mit einem Durchmesser von etwa 2 mm zu erkennen. Die sichtbare Struktur wird als Körnung des Fleisches bezeichnet; je feiner die Körnung, desto besser die Qualität des Fleisches.

In vielen Zellen befinden sich die Motorproteine Aktin, Myosin, Kinesin und als Gegenspieler das Motorprotein Dynein. Sie verfügen über die besondere Eigenschaft, durch Änderung ihrer räumlichen Struktur Bewegung auszulösen und Arbeit zu leisten. Daher

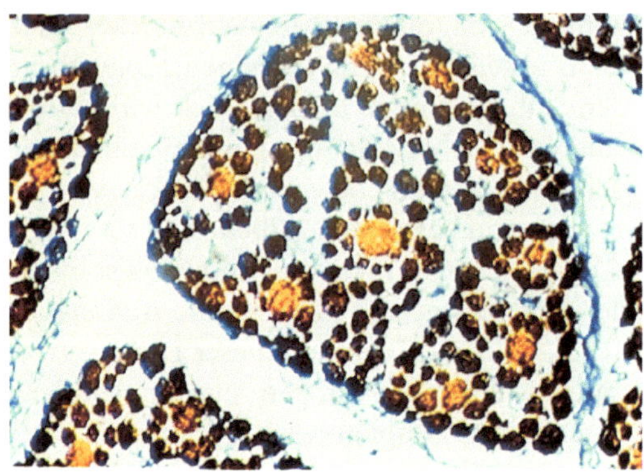

□ **Abb. 5.1**   Mit 6 Monaten erkennt man große braune Primärfasern. Um sie herum haben sich kleinere, sekundäre Muskelfasern gebildet. Zusammen erzeugen sie die Myofibrillen. Auch die Rosettenstruktur entsteht jetzt.

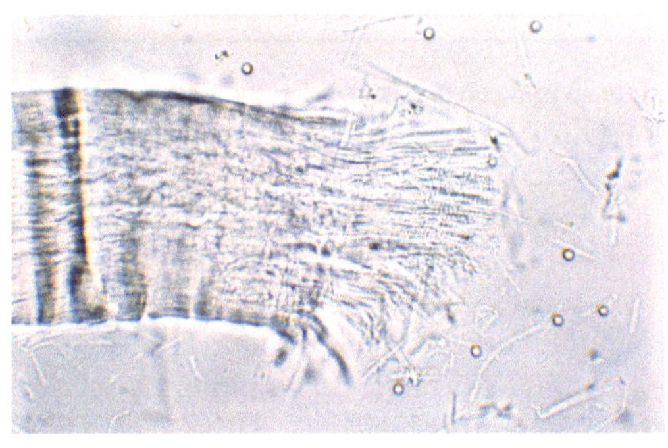

□ **Abb. 5.2**   Eine Muskelfaser (hier: 1000-fache Vergrößerung) besteht aus vielen Hundert Myofibrillen, mit ihrer charakteristischen Querstreifung für die Skelettmuskulatur. Dieses typische Muster entsteht durch streifenartige Anordnung mehrerer aneinandergereihter Einheiten oder Sarkomere von Aktin- und Myosinfilamenten. Es ist der kleinste kontraktile Komplex einer Myofibrille und der eigentliche Motor der Kontraktion. Die Abgrenzung einer Einheit wird Z-Scheibe genannt.

stammt die Bezeichnung „molekulare Motoren". Sie beteiligen sich an der DNA-Replikation, an der Proteinsynthese, der Verkürzung des Muskels (Bewegung) und an intrazellulären Transportsystemen. Der Aktin-Myosin-Komplex ist für die Formänderung einer Muskelzelle verantwortlich, und Kinesin und Dynein können Vesikel und Zellorganellen entlang von Mikrotubuli durch die Zelle transportieren; sie ermöglichen z. B. die Chromosomen-Migration während der Zellteilung (Albrecht et al. 2011; Martini et al. 2012) (□ Abb. 5.3).

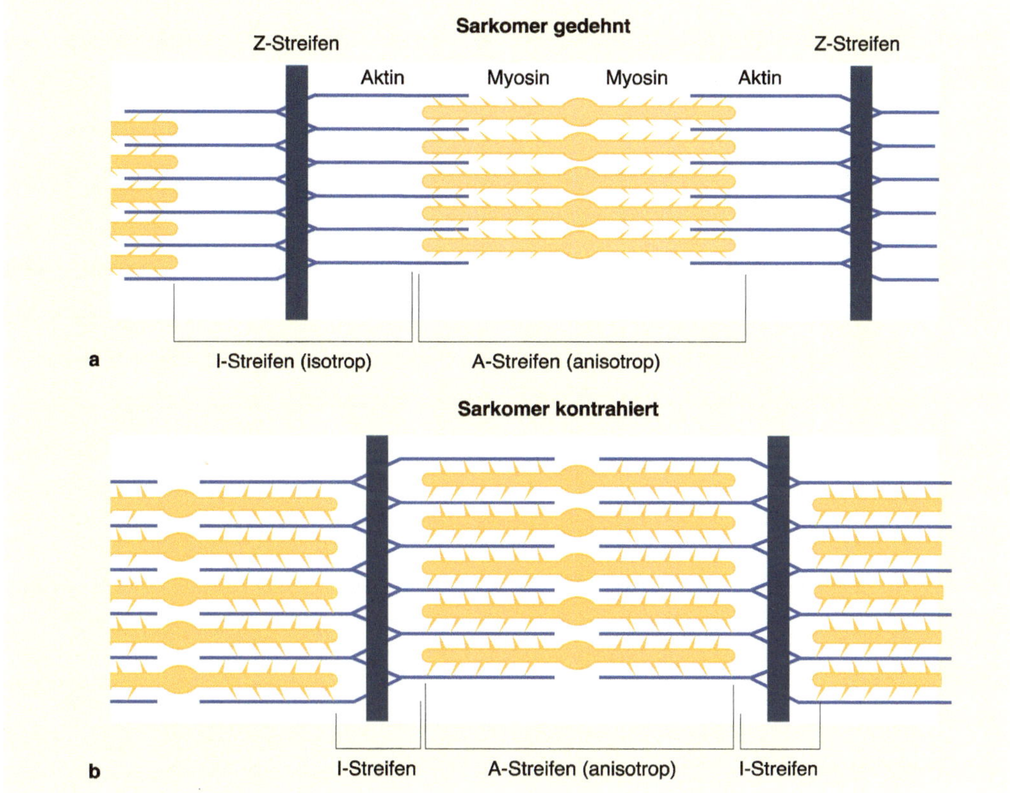

☐ **Abb. 5.3** Myofibrillen. (Aus Spornitz 2010)

Bei Erregung einer Muskelfaser können sich diese unter Einfluss von Calcium-Ionen aus dem Calciumspeicher auf eine spezifische Art miteinander verbinden und gleichzeitig aneinander vorbei gleiten. Hierdurch verkürzt und verdickt sich das Sarkomer, der Baustein einer Muskelfaser. Die charakteristische Bindung zwischen Aktin und Myosin entsteht mithilfe von Querbrücken, die sich während der Kontraktion lösen und an anderen Stellen zwischen Aktin und Myosin wieder neu bilden. Aktin formt hierbei lange, fadenartige Stränge, die 20 % des Muskelgewichts ausmachen. Myosin setzt chemische Energie in die eigentliche Bewegung um. Dieser Prozess der Brückenbildung ist zu vergleichen mit der Bewegung eines Ruders beim Rudern und wird demnach auch „power stroke" oder „Ruderschlag" genannt. Er führt dazu, dass sich Myosin- und Aktinfilamente relativ zueinander bewegen. Hat der Myosinkopf wieder seine ursprüngliche Ausgangsposition eingenommen, kann der Zyklus von vorne beginnen. Pro Sekunde wird dieser Zyklus ungefähr 5-mal durchlaufen, wobei sich das Sarkomer um rund 1 % seiner Länge verkürzen kann. Maximal kann sich die Sarkomerlänge bei einem quergestreiften Muskel um ca. 50 % verkürzen, beim glatten Muskel sogar um 75 %. Genetische Faktoren bestimmen, wie gut dieser Mechanismus der Brückenbildung verläuft, also wie stark jemand ist. Genetische oder toxische Faktoren können diese Interaktion negativ beeinflussen, wodurch der Muskel ausgeprägt geschwächt wird, ähnlich einer Lähmung (von der Ecken et al. 2016).

Innerhalb des Sarkomers spielt neben Myosin und Aktin noch ein anderes, sehr großes Molekül eine wichtige Rolle: Titin. Dieses größte bekannte menschliche Proteinmolekül gleicht einer Perlenkette, ist sehr elastisch und bindet sich mittels α-Actinin an andere Eiweiße im Sarkomer, insbesondere an Myosin. Diese hochdynamischen elastischen Bindungen verhindern das Auseinanderfallen der Sarkomere bei starker Dehnung. Außerdem entsteht bei einer Dehnung des Muskels, unabhängig von der Muskelkontraktion, eine entgegengesetzte Federkraft von etwa 6–8 pN, die den Muskel (oder auch Sarkomer) durch Aktivität des Titinmoleküls nach der Dehnung wieder auf seine Ausgangslänge zurückzieht (Martini et al. 2012; Rivas-Pardo et al. 2016). So sorgt dieses Riesenmolekül im Muskel durch seine Aktivität sowohl für Stabilität als auch für Elastizität. Obwohl es schon seit rund 20 Jahren bekannt ist, hat man erst vor Kurzem erkannt, welche außerordentliche Bedeutung das Molekül für die Belastbarkeit des Muskels hat. Während also Titin Elastizität und Stabilität des Muskels garantiert, vollzieht sich die eigentliche Muskelkontraktion zwischen den Aktin- und Myosinfilamenten (Sela 2002), wobei dieser Prozess aktiv durch das Protein Titin unterstützt wird. Titin liefert eine zusätzliche mechanische Energie von 105 zJ, mehr als die mechanische Energie, die ein Ruderschlag des Myosin-Motorproteins erzeugt (Rivas-Pardo et al. 2016). Voraussetzung für kontraktile Aktivität ist jedoch ein elektrischer Reiz, der die Muskelfaser erregt, in Kombination mit einer Energiequelle.

Wenn sich die Muskelfasern durch elektrische Erregung zusammenziehen, werden auch die Faszien bewegt. Der Teil des Fasziengewebes, der die Fasern umhüllt, verkürzt sich und wird nicht belastet. Da, wo die einzelnen Muskelhüllen zusammenkommen und in die Sehne übergehen, setzen auch die Muskelfasern an. Das bedeutet, dass die Sehnen, im Gegensatz zu den einzelnen Muskelhüllen, durch Zug belastet und daher bei Kontraktion der Muskelfasern gedehnt werden.

Beim Entspannen der Muskelfasern werden die Sehnen sofort entlastet, die Muskelhüllen der Fasern dagegen werden jetzt zusammen mit den Muskelfasern als solche nicht gedehnt, sondern nur gestreckt, so wie das beim alltäglichen aktiven Bewegen der Normalfall ist.

Beim Überschreiten dieser Streckphase werden sowohl die Sehne als auch die Muskelfaserhülle und die Muskelfaser selbst durch Dehnung belastet. Wegen der wesentlich geringeren Elastizität der Muskelfaszien und Sehnen sind Muskelfasern nur sehr begrenzt dehnbar. Auf diese Weise wird eine Überdehnung der reinen Muskelfasern verhindert; sie würden bei zu starker Dehnung reißen. Die Muskelfaszien dienen so dem Schutz der Muskelfaser. Das bedeutet aber zur gleichen Zeit, dass Muskeldehnung im Grunde genommen gar nicht möglich ist.

Überdehnung müsste vorerst zu Faserrissen der Faszien führen, erst bei äußeren starken Gewalteinwirkungen oder bei arthrotischen Gelenken würde auch die Muskelfaser reißen. Muskel-(Faser-)Risse sind also in Wirklichkeit Risse der Muskelhülle, also der Faszien. Ein Vergleich mit Sehnenrissen ist sicherlich nicht fehl am Platz.

Bei sogenannten funktionellen Kompartmentsyndromen, bei denen muskuläre Überbelastung zu Wassereinlagerung oder sogar Einblutung in eine von Muskelfaszien umgebene Muskelgruppe führt, kann es wegen mangelnder Elastizität zur Drucksteigerung und darausfolgend zu starken Schmerzen in dieser Muskelgruppe kommen. Auch hier sollte man die Belastbarkeit des Sprunggelenks mit berücksichtigen, denn eine Überbelastung führt in der Regel ebenfalls zu funktionellen Defiziten wie Schmerz und Bewegungseinschränkung des Sprunggelenks.

Die benötigte Energie für die Brückenbildung wird auch hier aus der Spaltung von ATP (Adenotriphosphat) in Adenodiphosphat (ADP) und Phosphor (P) durch das Enzym ATP-ase am Myosinköpfchen gewonnen. Ohne ATP bleibt die Bindung erhalten und der Muskel wird starr (Leichenstarre) (Martini et al. 2012) (◘ Abb. 5.4 u. ◘ Abb. 5.5).

Die Entwicklung der Primärfasern vollzieht sich unabhängig von der nervlichen Versorgung. Die Sekundärfasern und die nachfolgenden Fasergenerationen dagegen benötigen für ihre Reifung sowohl Innervation als auch kon-

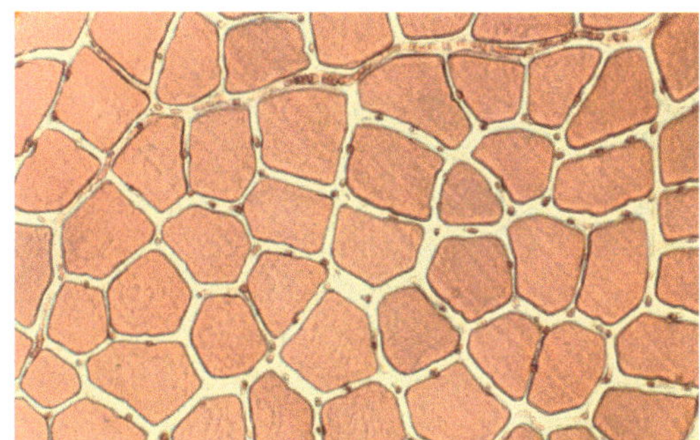

⬛ Abb. 5.4   Damit die Muskelfasern gut arbeiten können, ist eine ausreichende Blutversorgung bis zur einzelnen Faser notwendig, eine Aufgabe der Blutkapillare, die nicht viel größer als die Blutkörperchen selbst sind, etwa 10 µm (0,01 mm). Am oberen Bildrand sieht man die Blutkörperchen sehr schön im Längsverlauf

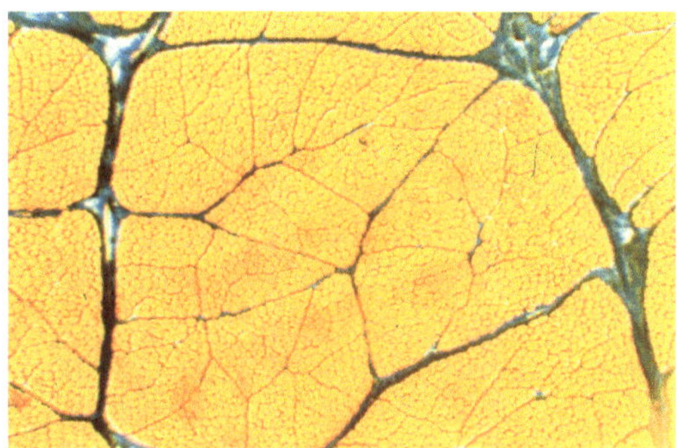

⬛ Abb. 5.5   Muskelfasern, Muskelfaserverbände und größere Muskelfaserbündel sind umgeben von einer bindegewebeartigen Hülle, der Myofaszie. Die Faszie ist ein Stützgewebe, das dem Muskel Festigkeit verleiht. Mehrere Muskelbündel bilden gemeinsam den Muskel, der ebenfalls von einer Faszie umhüllt ist. So entsteht ein Netzwerk von Faszien, die das kontraktile Muskelfasergewebe umschließen. Die direkte Verbindung der Faszie mit dem Knochen gewährleistet die Kraftübertragung vom Muskel auf den Knochen

traktile Fähigkeit (Proske 1994). Das heißt, dass jetzt auch die Verbindungen der Muskelfasern mit dem Nervensystem optimiert werden.

Außer den Muskelvorläuferzellen entstammt dem Mesoderm noch ein anderer Zelltyp muskulärer Art, ähnlich wie Bindegewebszellen, aber ohne kontraktile Fähigkeiten, die sogenannten Satellitenzellen. Sie machen nur einen sehr kleinen Prozentsatz der gesamten Zellkerndichte des Skelettmuskelfasergewebes aus. Diese Zellen können sich als Reaktion auf eine Verletzung durch Zellteilung zu Muskelvorläuferzellen entwickeln, welche wiederum mit anderen Muskelvorläuferzellen oder bestehenden Muskelfasern fusionieren können. Auf diese Weise entsteht eine sehr geringe Reserve, die im äußersten Notfall bei gravierenden Verletzungen des Muskelgewebes oder bei extremer Beanspruchung herangezogen wird. So kann ebenfalls, zwar in sehr eingeschränktem Maß, das postnatale Wachstum der Muskelfaser gefördert werden (Owens et al. 1993; Martini et al. 2012). Das heißt, dass die Regeneration der Muskelfaser nach einer Verletzung durch Neubildung nur beschränkt möglich ist. Bei größeren Defekten formt sich Narbengewebe zur „Reparatur" des Muskelgewebes. Schwerere Verletzungen ziehen also immer einen Funktionsverlust des Muskelgewebes nach sich.

Auch die Zunahme von Kraft durch Vermehrung von Muskelfasern ist hiermit nur äußerst eingeschränkt möglich. Kraftzuwachs der einzelnen Muskelfasern durch Training kann fast nur auf verbesserte Kontraktionsfähigkeit und Innervation der Aktin- und Myosinfilamente zurückgeführt werden.

Die Aktivität einer Muskulatur beruht in erster Linie auf elektrischer Energie. Die elektrischen Impulse aus dem Gehirn oder Rückenmark, welche über die Nervenfasern bis an die Muskelfasern heran geleitet werden, müssen schließlich auf das Muskelgewebe übertragen werden. Hierzu gibt es spezielle chemische Verbindungen dieser Nerven mit den Muskelfasern, den motorischen Endplatten oder motorischen Synapsen. In anderen Geweben, wie beispielsweise Faszien, sind solche Verbindungen mit dem Nervensystem nie festgestellt worden.

Die direkt an der motorischen Synapse beteiligten Nervenfasern oder Axone verlieren ihre Markscheide und teilen sich in terminale Ästchen auf. Diese können so einen großflächigen synaptischen Kontakt mit der stark gefalteten Zellwand der Muskelfaser (Sarkolemm) herstellen. Der Botenstoff Acetylcholin öffnet die Ionenkanäle in der postsynaptischen Zellwand der Muskelfaser und ermöglicht damit den interzellulären Transport von Ca^{++}- und Na^+-Ionen zwischen Nervenfaser und Muskelfaser und löst so Aktionspotenziale aus.

Diese Potenziale verbreiten sich sehr schnell in den Einstülpungen der Zellmembran (den tranversalen Tubuli) einer jeden Muskelfibrille. Von dieser Membran aus gelangt das Signal auf bis jetzt unbekannte Weise zu einem System reichlich vernetzter flächiger, selbst auch umhüllter Kanäle, die ihrerseits die Muskelfibrillen umschließen (sarkoplasmatisches Retikulum). Dieses Kanalsystem dient der Speicherung von Ca^{++}-Ionen, die bei Erregung freigesetzt werden. Das System reagiert blitzschnell und ermöglicht, dass Signale gleichzeitig an alle Myofibrillen gelangen (Martini et al. 2012).

Eine Nervenfaser kann sich zum Ende hin verzweigen und so über mehrere Endplatten verfügen. Auf diesem Wege können viele Muskelfasern parallel versorgt werden und wird eine gezieltere Kontraktion möglich. Das Axon bildet mit allen von ihm versorgten Muskelfasern eine motorische Einheit. Bei Depolarisation durch Aktivierung des Axons treten grundsätzlich alle von diesem Axon innervierten Muskelfasern gleichzeitig in Aktion. Die Anzahl der Fasern in einer motorischen Einheit sowie die Anzahl motorischer Einheiten in einem Muskel variiert von Muskel zu Muskel. Muskeln, zuständig für feinmotorische Aktivitäten wie die Sprach-, Augen- und Handmuskeln, tendieren zu kleineren motorischen Einheiten. Die kleinen Augenmuskeln verfügen so über eine große Menge dieser kleineren motorischen Einheiten mit nur 3–10 Fasern pro Einheit und sind somit in der Lage, in rasender Geschwindigkeit zu reagieren. Die Muskeln zwischen den Mittelhandknochen besitzen ungefähr 120 motorische Einheiten mit je 300 Fasern pro Verbund, der mediale und laterale Kopf des gewichttragenden Wadenmuskels enthalten 600 motorische Einheiten mit jeweils 2000 Fasern (Jones et al. 2006). Die Fasern der motorischen Einheiten des Schollenmuskels können jeweils 180 Muskelfasern aktivieren (Purves et al. 2008).

5.3 Ausdauer und Kraft – Schnelle und langsame Muskelfasern

Louis-Antoine Ranvier, ein französischer Arzt und Physiologe, erkannte als Erster, dass sich Skelettmuskelfasern nicht nur in metabolischen Eigenschaften unterscheiden, sondern aufgrund verschiedenartiger, kontraktiler Funktionen in ihrer Erscheinung divergieren können. Wenn man Geflügelfleisch betrachtet, sind diese unterschiedlichen Erscheinungsformen gut zu erkennen. Das Brustfleisch von Truthahn und Huhn ist weiß gefärbt, wogegen das Fleisch der Beine dieser Tiere rot ist. Tauben und andere Vögel haben rot gefärbtes Brustfleisch, das Fleisch der Beine ist weiß. Tauben sind Dauerflieger, Truthähne und Hühner fliegen kaum, stattdessen laufen sie eher.

Die Skelettmuskelfasern sind grob in zwei Gruppen aufzuteilen, Typ I und Typ II. Die oxidativen Muskelfasern vom Typ I bzw. Slow twitch (langsame einzelne Muskelkontraktion) sind halb so dick wie Typ-II-Fasern, kontrahieren wesentlich langsamer, aber ermüden auch langsamer. Sie werden von langsamen Nervenfasern innerviert. Jedoch verfügen sie über eine hohe Ausdauer und benutzen Sauerstoff für die aerobe Energieversorgung. Dazu gibt es viele Mitochondrien, kleine Kraftwerke, in denen die Energie freigesetzt wird. Deren Kapazität, Energie aus Glukose zu gewinnen, ist dagegen gering. Sie sind umgeben von einem ausgedehnten Netzwerk von Blutkapillaren für eine optimale Sauerstoffversorgung, was gerade bei Dauersportarten wie Rennrad-, Radfahren oder Laufen gefordert wird (Herbison et al. 1982; Martini et al. 2012).

Durch den hohen Gehalt an Myoglobin in den Mitochondrien, wo Energie aus Kohlenhydraten und Fetten feigesetzt wird mittels oxidativer Verbrennung, färben sich die Fasern bei fotografischen Aufnahmen dunkelrot. Gegenüber der Dauerleistung besteht eine geringere Kraftkapazität. Intensives Training führt kaum zur Vergrößerung der Muskelfasern, und daher sieht ein Dauersportler, beispielsweise ein

Rennradfahrer oder Marathonläufer, nicht wie ein „Muskelmann" aus.

Glykolitische Fasern vom Typ II oder Fast twitch (schnelle einzelne Muskelkontraktion) können nach Erregung wesentlich schneller, innerhalb von 0,01 sec., ihre maximale Spannung erreichen, jedoch auch schneller wieder entspannen, z. B. nach einer isometrischen Dauerspannung. Dazu werden diese schnellen Muskelfasern auch von schnellen Nervenfasern innerviert. Sie ermüden so bedeutend schneller als die Typ-I-Fasern. Für die anaerobe Energieversorgung benötigen sie Glukose. So verfügen sie über große Glukosedepots, aber relativ wenige Mitochondrien. Ihr Durchmesser ist größer als der der Typ-I-Fasern mit einer höheren Dichte von Myofibrillen. Hierdurch können diese Fasern in kurzer Zeit eine größere Kraft entfalten (Herbison et al. 1982; Martini et al. 2012).

So gibt es noch eine dritte, intermediäre Typ-III-Muskelfaser, deren Eigenschaften sich zwischen weißer und roter Muskulatur bewegt. Durch Training sollten die Eigenschaften dieser Muskelfasern sich ändern können, besonders in Richtung der Typ-I-Fasern. So kann sich das Erscheinungsbild eines Skelettmuskels durch Training ändern (Martini et al. 2012).

Die äußeren Augenmuskeln, die im Vergleich zu den Skelettmuskeln einen sehr komplexen Feinbau haben, weisen, neben den zwei üblichen Fasertypen der Skelettmuskulatur, einen weiteren Fasertyp auf, die sogenannten Non-twitch-Fasern. Bei Amphibien und Vögeln weit verbreitet, kommen sie beim Menschen außer in der Augenmuskulatur nur noch in der Larynxmuskulatur vor. Diese Non-twitch-Fasern werden mehrfach von dünnen (3–5 µm) myelinisierten Nervenfasern innerviert. Die motorische Endplatte ist in kleine, verzweigte Untereinheiten aufgeteilt, sogenannte „en grappe"-Endplatten, die sich diffus über den gesamten Muskel verteilen. Sie ermüden nicht und antworten auf einen elektrischen Reiz mit einer langsamen, aber starken Kontraktion, die sich nicht über den ganzen Muskel ausbreitet. Zusätzlich kann die Muskelspannung über einen längeren Zeitraum mit

relativ wenig Energieaufwand gehalten werden. Die „Slow twitch"-Typ-I- und die „Fast twitch"-Typ-II-Fasern in den Augenmuskeln dagegen sind einfach innervierte Muskelfasern, d. h., sie reagieren auf einen elektrischen Reiz mit dem „Alles-oder-Nichts-Prinzip". Dies führt zu einer schnellen Kontraktion und dient in erster Linie dann auch den schnellen, phasischen Augenbewegungen. Sie werden von relativ dicken (7–11 µm) Nervenfasern innerviert (Nouriani 2008). Die Augenmuskeln unterscheiden sich von den Skelettmuskeln einschließlich des Herzmuskels durch ausgeprägte Ausdauerfähigkeit und außergewöhnlich gute Durchblutung. Somit besitzen sie eine hervorragende Sauerstoffkapazität und eine hochspezialisierte Innervation.

Die Kraft der schnellen Typ-II-Fasern ist bei einer geringeren Frequenz größer als die der langsamen Typ-I-Fasern, sie ermüden jedoch schneller und verbrauchen mehr Energie. Die größere Kraft dieser Typ-II-Fasern ist auf eine größere Zahl an Muskelfasern pro motorische Einheit zurückzuführen. Außerdem haben die Muskelzellen größere Zellkörper, die Axone einen größeren Durchmesser und sie verfügen über mehr terminale Ästchen. Auch die elektrischen Eigenschaften dieser Axone sind anders: Die Zellkörper enthalten relativ spärliche afferente Informationen, bekommen aber konsequent geringe erregende Information von den Muskelspindeln. Das bedeutet, dass diese Axone einen höheren sensorischen Reiz benötigen, um erregt zu werden. Aber einmal erregt, feuern sie mit höherer Frequenz als die kleineren Neuronen. Die motorischen Endplatten dieser schnellen Typ-II-Fasern sind ausgedehnter und strukturell komplexer als die der langsamen Fasern. Gerade diese Fasern nehmen durch Training im Umfang zu.

Eine bewusst gewollte motorische Aktivität bestimmt die Zusammensetzung der Muskelfasern, die für die beabsichtigte Bewegung benötigt werden. Um beispielsweise eine Langhantel zu stemmen, werden wesentlich mehr schnell kontrahierende Typ-II-Muskelfasern innerviert, als wenn man eine Tasse vom Tisch in die Hand nimmt. Bei geringerem Kraftaufwand werden zuerst motorische Einheiten mit einer geringeren Reizschwelle (Typ I) aktiviert. Nimmt der Kraftaufwand zu, nimmt nicht nur die absolute Anzahl der motorischen Einheiten zu, sondern auch die Zahl der motorischen Einheiten mit einer höheren Reizschwelle (Typ II).

Die chemischen Unterschiede der verschiedenen Muskelfasern, verantwortlich für die äußere Erscheinung „weiß" oder „rot" der Typ-I- und Typ-II-Fasern, beruhen auf unterschiedlichem Gehalt verschiedener Formen des Proteins Myosin heavy chain (MyHC). Diese Proteine bestimmen die Geschwindigkeit der ATP-Hydrolyse bei der Energieversorgung. So enthalten die weißen Typ-II-Fasern vermehrt das spezifische „Inaktivitäts-Myosin" MyHC IIX, die roten Typ-I-Fasern dagegen überwiegend das „Aktivitäts-Myosin" MyHC IIA und MyHC I. Aufgrund von Training können die MyHC-Proteine in den Muskelfasern durch andere ersetzt werden (Proske 1994; Grant und Gerrard 1998; Goldspink 1996; Goldspink 2003). Bereits ein zweimaliges Training pro Woche führt schon zu einer deutlichen Reduktion des „Inaktivitäts-Myosin" MyHC IIX, typisch für die weißen Typ-II-Muskelfasern und eine Steigerung der „Aktivitäts-Myosine" MyHC IIA und MyHC, typisch für die roten Typ-I-Fasern. Physische Inaktivität hingegen führt zu einem umgekehrten Austausch von MyHC-Proteinen. Dieser Austausch ändert auch die kontraktilen Eigenschaften der Muskelfasern: Der Muskel reagiert schneller, mit weniger Kraft oder langsamer, mit mehr Kraft. Dieses Phänomen ist bekannt als Mechanotransduktion (Burkholder 2007). Nicht nur die Umwandlung von „Inaktivitäts-Myosin" in „Aktivitäts-Myosin" ist durch regelmäßiges Training zu erzielen. Auch das Verhältnis der Anzahl von Typ-I- und Typ-II-Fasern, das ebenfalls zu dem charakteristischen Faserspektrum führt, kann geändert werden und damit auch ganz wesentlich die Erscheinungsform: Weiße Muskelfasern können umgewandelt werden in rote und rote in weiße (Hering 2000).

Die wichtigste Konsequenz hieraus ist, dass die Trainingsform und die Sportart einander entsprechen. Ein Dauersportler sollte schwerpunktmäßig Dauersportarten in sein Training einbauen, und ein Kampfsportler sollte den Schwerpunkt mehr auf Kraft- und Koordinationstraining verlagern.

Die Anpassungsfähigkeit der Muskelfasern wurde Anfang der 1960er Jahre mithilfe der Kreuzinnervation eindrucksvoll demonstriert. Nach Durchtrennung der Nervenfasern von Typ-I- und Typ-IIA-Muskelfasern und überkreuzter Wiederzusammensetzung änderten die „schnellen" Typ-IIA-Fasern ihre Erscheinungsform (Phänotyp) und nahmen die Charakteristik der „langsamen" Typ-I-Fasern an (Buller et al. 1960). Hieraus lässt sich auch schließen, dass alle Muskelfasern einer motorischen Einheit, die von demselben Motoneuron innerviert werden, vom gleichen Typ sind. Zudem stellte man fest, dass die Skelettmuskulatur sehr sensibel auf neuromuskuläre Aktivität reagiert und dass die Aufteilung in Typ-I- und Typ-II-Fasern von der Innervation abhängt (Garnett et al. 1979).

Weitgehende Muskelentlastung bedeutet geringe neuromuskuläre Aktivität und führt damit zu einer Inaktivitätsmuskelatrophie. Die Muskelmasse verringert sich hierbei durch Verschmälerung und später, bei extremer Inaktivität, auch durch Verminderung derjenigen Muskelfasern, welche noch aktiviert werden können. Auch die Anzahl der kontraktilen Proteine Aktin und Myosin nimmt ab. Dieses Phänomen ist in der Raumfahrt, bei der die Gravitation aufgehoben ist, bei Bettruhe und bei Immobilisierung einzelner Körperregionen nach Verletzungen (Gipsschiene nach einem Bruch) zu beobachten. Infolge einer arthroskopischen Knieoperation, bei der der vierköpfige Oberschenkelmuskel nicht verletzt wird, nimmt der Umfang dieses Muskels bis zu 3 cm im Umfang ab! Monatelanges, bis sogar 2 Jahre dauerndes intensives Training wird benötigt, um den ursprünglichen Zustand wiederherzustellen.

Der orthopädische Chirurg des medizinischen Zentrums Máxima in Amsterdam, Rob Janssen, untersuchte Gewebeproben von Patienten nach einer Kreuzbandplastikoperation, wobei ein Kreuzband im Knie durch eine Sehne des hinteren Oberschenkelmuskels ersetzt worden war. Während verschiedener Phasen der Rehabilitation suchte er nach Vorläuferzellen für Muskelzellen. Die Anwesenheit dieser Zellen deutet auf noch unvollendete Erholung des Gewebes und damit auf zu geringe Belastbarkeit des Knies. So könnte nach Janssen das Risiko auf erneute Verletzung des Knies bis 2 Jahre nach der Operation 5-mal höher sein als bei Sportlern ohne Verletzung (Hendriks 2016).

Aber jeder Patient ist anders. Wenn die motorische Aktivität nicht mehr reflexartig durch krankhafte Prozesse im Knie gehemmt wird, kann das Gelenk auch als wieder voll belastbar betrachtet werden. Hier nun wird ersichtlich, dass Aktivität und physische Belastung für die Wiederherstellung und den Erhalt der Muskelmasse die wichtigsten Faktoren sind. Wenn sich die neuromuskuläre Aktivität auf einem normalen Level abspielt, ist durch die andauernde alltägliche Belastung der Muskulatur eine Muskelatrophie so gut wie ausgeschlossen, zumindest eine Abnahme der Anzahl der Muskelfasern. In der heutigen Gesellschaft liegt das tägliche motorische Aktivitätsniveau zwar niedrig, aber Inaktivitätsmuskelatrophie findet noch immer überwiegend durch Verschmälerung und (noch) nicht durch zahlenmäßige Abnahme der Muskelfasern statt. Der Verlust von Muskelfasern rückt jedoch inzwischen in unserer Industriekultur bedrohlich näher. Einer Verschmälerung der Muskelfasern ist durch Training meist noch entgegenzuwirken. Verringert sich hingegen die Anzahl von Muskelfasern, ist dieser Prozess dagegen unumkehrbar und damit endgültig!

Bei kurzen und sehr schweren physischen Belastungen wird die Muskulatur großen Spannungen ausgesetzt. Dies ist z. B. bei ballistischen und plyometrischen Übungen, Sprinttraining und anderen explosiven Sportarten der Fall. Plyometrische Übungen basieren auf der Ansicht, dass eine verkürzende, konzentrische Muskelkontraktion viel stärker ist, wenn sie unmittelbar einer verlängernden, exzentrischen Kontraktion desselben Muskels folgt. Bei reaktiven Sprungübungen tief aus der Hocke heraus spannt während des Hochspringens der Muskel konzentrisch an und verkürzt sich. Beim leisen und langsamen Landen verlängern sich unter der konstanten Spannung die Muskeln vollständig (exzentrische Kontraktion oder Dekontraktion).

Ballistische Übungen berücksichtigen mehr die schnelle konzentrische Aktivität des Muskels, wie bei Wurfbewegungen, eventuell auch mit Gewichten oder schwereren Bällen.

Beim Krafttraining spielt die Schnellkraft eine wichtige Rolle. In Russland wurde eine sehr effektive Methode des Maximalkrafttrainings entwickelt, wobei Maximalkraftsätze und Schnellkraftsätze in einer Trainingseinheit kombiniert werden: die sogenannten russischen Komplexsätze. Schnellkraft- und Maximalkraftsätze wechseln sich ab, das neuromuskuläre System wird derart stark beansprucht, dass langfristig die Maximalkraft zunimmt (American Supps 2014).

Ein großer Nachteil dieses plyometrischen, ballistischen und schnellen Trainings liegt in der extrem großen Belastung der Gelenke. Wird die generelle Belastbarkeit der Gelenke nicht genügend berücksichtigt, entstehen sofort Gelenkbeschwerden, bis hin zu irreparablen Schädigungen. Der geringste Schmerz wirft einen Sportler in seinem Trainingsprogramm weit zurück. Ein Training, das die Gelenke derart strapaziert, sollte daher mit großer Sorgfalt ausgeübt werden und immer mit einem gelenkschonenden und zugleich stärkenden Training einhergehen. In der Regel bezieht sich das auf ein lang anhaltendes, gleichmäßiges und dynamisches Training.

5.3.1 Das Gesetz von Davis – Die Anpassungsfähigkeit des Stützgewebes

Wachstumsstimuli wirken auf das Muskelgewebe in der pränatalen Phase anders als in der postnatalen. Pränatale Reize können innere Druck- und Zugkräfte sein, die durch Wachstum des Skeletts auf die Muskulatur einwirken (Berg und Butterfield 1976). Postnatales Wachstum geschieht vornehmlich durch äußere Reize, die eine Muskelfaserhypertrophie verursachen; Sarkomereinheiten werden den Sehnenenden des Muskels hinzugefügt und verlängert. Ein physiologisches Prinzip besagt, dass sich Weichteilgewebe nach der Art, wie es beansprucht wird, entwickelt. Das Davis-Gesetz, benannt nach dem amerikanischen orthopädischen Chirurgen Henry Gassett Davis, bekannt durch von ihm entwickelte Traktionstechniken, beschreibt, wie sich Weichteile an mechanische Belastungen, denen sie ausgesetzt sind, anpassen. In erster Linie beschreibt das Gesetz, dass Muskeln im Umfang zunehmen und sich gleichzeitig, nach starker mechanischer Belastung, verkürzen und bei Dehnung verlängern und dünner werden, entweder passiv oder durch Anspannung des Gegenspielers.

Funktionelle Steigerung der Belastbarkeit basiert auf diesem Gesetz, auf der spezifischen Eigenschaft des Körpers, sich an auferlegte Forderungen anzupassen. Auch aus medizinischer Sicht gilt dieses physiologische Prinzip: Weichteilgewebe heilt entsprechend der Art, wie es allmählich zunehmend mechanisch belastet wird (Ellenbecker 2009).

> **Große Zurückhaltung ist beim Aufbau der Leistungsfähigkeit geboten: es sollten keine Schmerzen oder Schwellungen ausgelöst werden; Bewegungsradius, Kraft und Gelenkfunktion dürfen sich nicht verschlechtern. Koordinationsverbesserung sollte auf angemessener Steigerung der Schnelligkeit und Komplexität der Motorik basieren, und letztendlich muss bewusste Motorik bei voller Beweglichkeit und Belastbarkeit allmählich automatisiert werden (Ellenbecker 2009).**

Das Gesetz von Davis wird zum ersten Mal in John Joseph Nutts Buch *Diseases and Deformities of the Foot* (1913) erwähnt, in dem Nutt das Gesetz kurz in Form eines Zitats aus dem 1867 erschienenen Buch *Conservative Surgery* von Davis beschreibt: „Ligaments, or any soft tissue, when put under even a moderate degree of tension, if that tension is unremitting (unablässig), will elongate by the addition of new material; on the contrary, when ligaments, or rather soft tissues, remain uninterruptedly in a loose or lax state, they will gradually shorten, as the effete material is removed, until they come to maintain the same relation to the bony structures with which they are united that they did before their shortening. Nature never wastes her time and material in maintaining a muscle or ligament at its original length when the distance between their points of origin and insertion is for any considerable time, without interruption, shortened" (Nutt 1915; Butterworth 1988).

Ligamente oder jede andere Weichteilgewebearten verlängern sich unter Einfluss unablässiger, mäßiger Spannung durch Neubildung weiterer Gewebes. Wenn Ligamente oder Weichteile überhaupt ununterbrochen unbelastet bleiben, verkürzen sie sich.

Fisker et al. untersuchten mittels Ultraschall die Effekte plötzlicher, intensiver Belastung auf die Patella-, Achilles- und Plantarissehne. Gemessen wurde bei 34 Probanden vor und nach einem spezifischen, kräftezehrenden Crossfit-Workout. Signifikante Unterschiede im Umfang wurden in der Patella- und Achillessehne festgestellt. In der Plantarissehne zeigte sich hingegen keine Abweichung (Fisker et al. 2017).

Wang et al. konnten das Davis-Gesetz ebenfalls bestätigen, indem sie, im Vergleich zu Studenten, die nicht sportlich aktiv waren, bei Baseballspielern deutlich dickere Supraspinatus- und Bizepssehnen sowie einen größeren Subacromialraum (Raum zwischen Schulterdach und Oberarmkopf) nachwiesen (Wang et al. 2005).

5.4 Muskelwachstum und Muskelregeneration – Training stärkt Muskeln, macht sie aber nicht unbedingt dicker

Postnatales Wachstum findet in nur geringem Maß durch zahlenmäßige Zellvermehrung statt. Die Satellitenzellen, muskelspezifische Stammzellen, schließen sich zusammen, ein Effekt, der im Wachstumsalter bis 25 Jahre noch geringfügig möglich, im Erwachsenenalter dagegen zu vernachlässigen ist (Grant und Gerrard 1998).

Als Reaktion auf eine gravierende Verletzung können sich Satellitenzellen geschwind durch Zellteilung und einen beschleunigten Zellstoffwechsel zu Muskelvorläuferzellen entwickeln, die ihrerseits wiederum mit anderen Muskelvorläuferzellen oder bereits bestehenden Muskelfasern fusionieren können. Die hierdurch ausgelöste Verdichtung der Myofibrillen ermöglicht dann einen schnellen Heilungsprozess der geschädigten Zellen und merklichen Kraftanstieg (Hoffmann und Willmann 2003).

Wird dieser Prozess aber im gesunden Muskel nicht ausreichend unterdrückt, besteht die Gefahr, dass der Satellitenzellpool frühzeitig aufgebraucht wird. Der Körper wäre dann nicht mehr in der Lage, Muskelverletzungen selbst zu heilen. Wissenschaftler aus der Arbeitsgruppe von Thomas Braun, Direktor am Max-Planck-Institut für Herz- und Lungenforschung in Bad Nauheim, haben nun bei Untersuchungen an Mäusen ein Protein mit dem Namen Suv4-20h1 entdeckt, das eine wichtige Rolle bei der Steuerung dieser Satellitenzellaktivität spielt. Das Protein hemmt die Zellteilungsaktivität und hält so die Regenerationsfähigkeit der Muskulatur auf längere Sicht instand. In den Mäusen, bei denen das Suv4-20h1 Protein fehlte, fanden die Forscher eine deutlich höhere Zahl von Satellitenzellen, die sich teilten. Durch dieses Protein konnten die Tiere nach einer einmaligen Muskelschädigung ihre Muskulatur optimal wiederherstellen. Nach wiederholter Muskelschädigung aber stoppte die Regenerationsfähigkeit, wodurch sich die Muskelmasse rasch verminderte und gleichzeitig die Anzahl der Satellitenzellen abnahm. Dieser Prozess konnte in einem Mausmodell für Morbus Duchenne, eine Erkrankung des peripheren Nervengewebes, die zum chronischen Verlust von Muskelmasse führt, ebenfalls beobachtet werden: Von dem Protein Suv4-20h1 war weniger vorhanden und die erkrankten Tiere besaßen ebenfalls weniger Muskelstammzellen (Boonsanay et al. 2015). Vorstellbar ist, dass das Protein Suv4-20h1 als Medikament für Patienten mit der Duchenn'schen Krankheit eingesetzt werden könnte, ebenso bei traumatischen Verletzungen.

Nicht nur bei gravierenden Muskelverletzungen, sondern auch nach (intensivem) Sport treten ähnliche Renerationsprozesse ein. Abhängig von Belastungsgrad, Anzahl der Wiederholungen und Dauer der Belastung (Exercise) führen sportliche Aktivitäten zu einer veränderten Hormonsekretion und damit zu einer Veränderung des Hormonspiegels im Blut, ähnlich wie in einer stressähnlichen Situation. Der Körper versucht so, die körperliche Homöostase wiederherzustellen.

Als Reaktion auf einen plötzlichen Krafttrainingsreiz steigen im Plasma die Hormonkonzentrationen von Wachstumfaktoren wie GH (Growth Hormon), Testosteron, Kortisol, Adrenalin und Norarenalin an und von den insulinähnlichen Faktoren IGF-1 und IGF-Bindung Protein 3. Die anabolen Wachstumfaktoren wie GH und Testosteron werden besonders gebildet bei Bewegungen, bei denen große Muskeln involviert sind. Das nach dem Training freigesetzte Kortisol spielt möglicherweise eine Rolle bei der Neuorganisation von Muskelgewebe.

Glukokortikoide, vor allem freigesetzt bei intensivem Training, hemmen die Proteinsynthese und stimulieren die Proteolyse im Sinne eines Eiweißkatabolismus, wodurch es zu einer verringerten Bildung von Actin und den schweren Aminosäureketten des Myosins kommt. Intensive Trainingseinheiten führen nicht nur zu einem hohen Spiegel von Laktat oder Kreatinkinase, sondern auch zu einem starken Anstieg der Kortisol- und ACTH-Konzentrationen im Blut. Ein hoher Kreatinkinase-Spiegel wird oft als Maß für Muskelschädigung durch zu intensiven Sport betrachtet.

Katecholamine wie Adrenalin und Noradrenalin treten als Neurotransmitter auf und sind bedeutsam für die Kontraktion der Muskelfaser, also für Kraft. Außerdem stellen sie die Energiebereitstellung sicher, ebenfalls wichtig für die Kraftentfaltung. Und sie sorgen für eine Umverteilung des Blutes, unbedingt erforderlich für eine schnelle Reaktion auf drohende Gefahr (fight or fly) (Bachl et al. 2017).

Übertraining (overtraining syndrome = OTS oder underperformance syndrome = UPS) wird hervorgerufen, wenn der Körper überbelastet wird, d. h., wenn die Belastbarkeitsgrenze überschritten wird. Diesem Phänomen folgt meist ein nicht zu begründender Leistungsabfall (Meeusen et al. 2013).

Bislang hatte vor allem das in den Muskeln des menschlichen Körpers gebildete Myostatin eine regulierende Kraft beim Muskelwachstum und der Muskelregeneration. Es bremst die Entwicklung von Muskelsatellitenzellen und hemmt damit das Muskelwachstum, damit Muskeln nicht unkontrolliert wachsen. Ändert sich das Myostatin-Gen und wird die Produktion vermindert oder gestoppt, tritt außergewöhnliches Wachstum auf.

Das Myostatin-Gen wurde bei der Untersuchung eines ungewöhnlich starken Kindes gefunden. Im Alter von viereinhalb Jahren konnte der Junge bereits problemlos zwei Drei-Kilo-Hanteln mit waagerecht ausgestreckten Armen halten. Durch eine Genmutation fehlte bei dem Jungen das Myostatin-Gen, wodurch sich die Muskeln unproportional entwickelten.

Auch hier kommt sofort der Gedanke auf, eine eventuelle Blockade dieses Myostatin-Gens für medizinische Zwecke zu nutzen. Muskelabbau bei Muskelerkrankungen (wie beispielsweise Morbus Duchenne) könnte gestoppt und so die Lebensqualität und -erwartung verbessert werden. Zur gleichen Zeit besteht allerdings die Gefahr, dass Sportler diese Genblockade für schnelleren Muskelaufbau missbrauchen (Dambeck 2012).

Der Molekularbiologe Dr. Berno Dankbar und sein Team vom Institut für Experimentelle muskuloskelettale Medizin an der Universität Münster entdeckten aber noch eine andere Funktion von Myostatin. Es fördert auch die Bildung von Knochenfresszellen und trägt hiermit maßgeblich zur irreversiblen Gelenkzerstörung bei. Eine Blockade der Myostatinproduktion könnte also das Ausmaß von Gelenkentzündung und -zerstörung erheblich verringern. An Mäusen, bei denen Myostatin durch eine künstliche Blockade nicht gebildet wurde, konnte diese Verringerung schon beobachtet werden (Dankbar et al. 2015).

Interessanterweise werden die meisten Satellitenzellen im Zusammenhang mit den Typ-I-Slow-twitch-Muskelfasern gefunden, welche langsam kontrahieren, eine hohe Ausdauer haben und Sauerstoff für die Energieversorgung nutzen, verglichen mit den Typ-II-Fast-twitch-Muskelfasern im selben Muskel. Denn diese Typ-I-STO-Fasern sind für die alltägliche Zellreparatur der Muskelzellschäden infolge täglicher Aktivität zuständig (Kwon und Kravitz 2004). Das könnte bedeuten, dass Dauerbelastung für den Erhalt der Muskulatur sinnvoller ist als kurzanhaltende Belastung. Und damit wäre im sportlichen Bereich Dauersport als Basis für effektiveres Krafttraining unverzichtbar.

Für Wachstum durch Vergrößerung des Zellvolumens bei konstanter Zellzahl gibt es zwei Möglichkeiten: entweder das reich vernetzte Kanalsystem, das der Speicherung von Ca^{++}-Ionen dient und die Fibrillen einer Muskelzelle umhüllt, wächst, oder der Baustein der Muskelfibrille selbst, das Sarkomer, wächst.

Bei dem sarkoplasmatischen Wachstum steigt das Volumen von nicht kontraktilem Protein und den plastischen, formenden Bestandteilen zwischen den Muskelfasern an. Obwohl sich der Muskelquerschnitt vergrößert, gibt es keinen proportionalen Anstieg der Muskelkraft, weil die kontraktilen Teile nicht wachsen. Aufgrund des beeindruckenden Volumenwachstums des Muskels glauben viele Laien, aber auch Nicht-Laien, dass Bodybuilder im Allgemeinen wesentlich stärker sind als olympische Gewichtheber und Powerlifter. So stellte sich mir einmal ein Patient mit beeindruckender körperlicher, muskulärer Ausstrahlung vor, der wegen deutlicher Beschwerden im Lendenwirbelsäulenbereich physiotherapeutisch behandelt werden wollte. Erstaunlicherweise war er kaum in der Lage, gezielt und selektiv die Bauchmuskeln anzuspannen und schnitt nicht wesentlich besser ab, als Teilnehmer mittleren Alters einer willkürlich ausgesuchten Gymnastikgruppe, welche ich damals leitete.

Sarkomeres Wachstum umfasst ein Anwachsen von Zahl und Größe der Muskelbausteine in Serie oder parallel, wobei nur die parallele Zunahme der Sarkomere auch zu einem Kraftanstieg führt. Um die Muskulatur zum Dickenwachstum anzuregen, braucht man eine langanhaltende, fast maximale Anspannung der Muskelfasern mit der Konsequenz, die vorhandenen energieliefernden Phosphate ausgeschöpft und die Myofibrillen mechanisch geschädigt zu haben! Muskeln wachsen, wenn die Zusammensetzung von Proteinen, u. a. durch intensives Widerstandstraining, größer ist als ihr Abbau. Generell ist begrenztes Muskelwachstum innerhalb von Wochen bis Monaten zu erzielen.

Interessanterweise kann ein einzelnes Training die Synthese von Proteinen innerhalb von 2–4 Stunden nach dem Workout erhöhen und sogar bis zu 24 Stunden anhalten (Rasmussen und Phillips 2003).

Männer und Frauen reagieren auf intensives Widerstandtraining gleich. Aber die geschlechtsspezifischen Unterschiede bezüglich u. a. Körperbau und Hormonspiegel erzeugen ein sehr unterschiedliches Muskelwachstum. Je größer der Umfang des Muskels zu Anfang des Trainings, desto größer die Zunahme der Muskelmasse infolge des Trainings.

Wachstumsfaktoren können ebenfalls zur Vergrößerung des Muskelumfangs beitragen. Hormone oder hormonähnliche Stoffe, hergestellt in der Hirnanhangsdrüse, stimulieren die Satellitenzellen, sich in Muskelvorläuferzellen umzuwandeln, um so Muskelwachstum zu ermöglichen.

Der Hepatozyten-Wachstumsfaktor (engl.: Hepatocyte Growth Factor, HGF) regelt Wachstumsprozesse, wie beispielsweise in der embryonalen Entwicklung, bei der Zellregeneration und bei der Wundheilung. Aber auch an der krankhaften Entwicklung bestimmter Tumore ist er beteiligt! Denn auch diese Zellen lässt er wachsen. Seine zentrale Rolle liegt in der Steuerung der Zellaktivität der Satellitenzellen, die z. B. zum Ort der Muskelschädigung „wandern" (Chargé et al. 2004).

Der Fibroblasten-Wachstumfaktor (engl.: Fibroblast Growth Factor, FGF) ist ebenfalls ein wichtiges Hormon für den Reparaturmechanismus bei geschädigtem Muskelgewebe infolge intensiven Trainings, indem es die Bildung neuer Blutgefäße anregt (Chargé et al. 2007).

Relativ gut untersucht ist die Rolle von insulinähnlichen Faktoren beim Muskelwachstum (engl.: Insulin-like Growth Factor-I and -II, IGFs). Sie regulieren, wie ausgeprägt Muskelgewebe wächst, indem sie Änderungen in der DNA, die zuständig ist für die Synthese von Proteinen, fördern. Hierdurch wird die Aufnahme von Glukose, „Brennstoff", auch für die Satellitenzellen durch die Muskelzellen erleichtert und damit der energieraubende Wachstumsprozess ermöglicht. Außerdem regen sie die Reparatur von Muskelzellen an (Kwon und Kravitz 2004). Besonders der Isoform IGF-IEc des IGF-I-Faktors, auch als Mechano Growth Factor bezeichnet, wird eine bedeutende Funktion beigemessen bei der Reparatur zellulärer Schäden nach Muskelverletzungen, da er als Folge mechanischer Belastung des Muskelgewebes in der Leber und in der Muskulatur produziert wird (Fuqua und Rogol 2013).

Last but not least beeinflusst auch Testosteron das Muskelwachstum. Testosteron fördert die Produktion von Wachstumsfaktoren in der Hirnanhangsdrüse und so die Aufnahme von Aminosäuren in den Zellen und die Zusammensetzung von Proteinen. Der Anstieg von Testosteron wird vor allem bewirkt bei wiederholten Bewegungen, wobei viel Muskelmasse involviert ist.

Zusätzlich kann Testosteron auch die Neubildung von Neurotransmittern in den Muskelfasern steigern und auf die DNA-Rezeptoren einwirken, womit wiederum die Synthese von Proteinen beeinflusst wird. Außerdem hat Testosteron eine regulierende Bedeutung für Satellitenzellen (Kraemer und Ratamess 2013).

5.5 Muskeltonus – ist nicht gleich Verspannung

Psychische Belastungen und Aufregungen lösen schon kurzfristige, meist unbewusste oder ungewollte Muskelanspannungen aus. Wenn Sie sich einen äußerst spannenden Film ansehen, treten mit Sicherheit an verschiedenen Stellen im Körper Muskelanspannungen auf. Mithilfe von (Myo-)Feedback kann man sich der unbewussten Muskelspannungen bewusst werden und diese wieder kontrollieren lernen.

Aus klinischer Sicht entsteht eine ungewollte höhere Muskelspannung nur aufgrund einer Schädigung im zentralen Nervensystem, weshalb die hemmenden, steuernden Einflüsse auf die periphere Motorik wegfallen. Ist Muskelspannung kontinuierlich erhöht, wird sie als Rigor = Steifheit bezeichnet. Tritt sie nur bei bestimmten Bewegungen auf und dauert nicht konstant an, spricht man eher von einer spastischen Lähmung oder Spastik (ursprünglich abgeleitet von dem griechischen Wort Spasmos = Krampf). Diese Spastik kann sich, je nach Umfang und Lokalisation im Gehirn, in vielen Erscheinungsformen äußern. So können sich Reflexe wegen fehlender Hemmungsmechanismen steigern und Dehnungswiderstand der Muskulatur erhöhen. Muskelspannung kann zu Beginn einer passiven Dehnung zunächst steigen, um kurz darauf plötzlich wie ein Klappmesser nachzulassen und in Beugestellung zu gehen.

Auch Organerkrankungen rufen zuweilen Hypertonien in Muskeln hervor. Ein „harter Bauch" ist eine reflexartige Reaktion der Bauchmuskulatur auf ein akut erkranktes Organ im Bauchraum und bedarf dringend der medizinischen Abklärung. Eine Abwehrspannung entsteht, wenn ein gereiztes oder verletztes Gelenk bewegt wird, und das kommt sehr häufig vor. Sobald das Gelenk ruhiggestellt wird, lässt die Muskelspannung sofort nach.

Eine zu niedrige Muskelspannung oder Hypotonie mag auch Indiz für eine ernsthafte Erkrankung sein. Wenn dies wegen einer Schädigung motorischer peripherer Nervenfasern geschieht, hat man es mit einer (schlaffen) Lähmung zu tun. Typische Merkmale sind der Verlust der Muskelspannung, Verminderung der Reflexe und ein ausgeprägter Kraftverlust. Neben möglicherweise auftretenden Schmerzen, sind aber eher Taubheit oder Gefühllosigkeit als Folge verletzter sensorischer Nervenfasern das Problem. Schmerzzustände, beispielsweise durch Arthrose in einem Gelenk oder sonstige Gelenkerkrankungen, ziehen ebenfalls Kraftverlust nach sich. Dieser Kraftverlust ist allerdings deutlich vom Kraftverlust aufgrund einer Nervenschädigung zu unterscheiden: im letzten Fall ist der Verlust der Kraft ausgeprägter und endgültig. Schmerz beeinflusst die motorische Steuerung. Die Kraft der Muskulatur wird gehemmt, sodass beispielsweise bei einem arthrotischen oder überbelasteten Gelenk nicht noch mehr Schmerz ausgelöst wird. Ein geringfügiger Schmerz kann bewusst unterdrückt werden. Überschreitet er aber eine Grenze, wird die Kraft, als Schutzreaktion für das Gelenk, sofort automatisch reduziert. In Grenzfällen ist es nicht immer einfach, den Unterschied zwischen neurologisch bedingter und orthopädisch bedingter Kraftverminderung der Muskulatur zu erkennen. Hier liegt es an der Kompetenz des Therapeuten, die richtige Diagnose zu stellen.

Das Britisch Medical Research Council hat eine Wertung der Muskelkraft definiert, welche im klinischen Alltag standardmäßig bei der Muskelfunktionsprüfung Anwendung findet, obwohl diese Einteilung unterschiedlich interpretiert werden kann. Eine völlige Lähmung wird mit 0 bewertet, bei 1 kann eine Kontraktion gespürt werden, bei 2 kann aktiv bewegt werden, sofern die Schwerkraft aufgehoben wird, bei 3 kann aktiv gegen die Schwerkraft bewegt werden. Kann ein zusätzlicher geringer Widerstand überwunden werden, spricht man von Kraft 4. Kraft 5 bedeutet, dass man sich normal bewegen und größere Widerstände überwinden kann.

5.6 Muskelkater – unterliegt vielen Spekulationen

Werden Muskeln zu stark beansprucht, sei es durch ungewohnte Bewegungen oder zu starke Trainingsintensität bei sonst gut trainierten Sportlern oder durch ungewohnte körperliche Arbeit, können einige Stunden später, anhaltend bis zu einigen Tagen, Muskelschmerzen entstehen, jedem wohl bekannt als Muskelkater (engl.: delayed-onset muscle soreness, DOMS). Dass nicht sofort oder während der Belastung Schmerz entsteht, kann nur dadurch erklärt werden, dass Gewebe kaum geschädigt wird. Erst später, wenn die Schmerzrezeptoren, welche außerhalb der Zellen im Bindegewebe lokalisiert sind, gereizt werden, treten Schmerzen auf, so die meiner Meinung nach unbefriedigende aktuelle Erklärung. Die Muskeln sind sehr schmerzempfindlich bei Druck und fühlen sich steif und hart an, und Anspannen gegen Widerstand ist in der Regel schmerzhaft. Die wirkliche Ursache ist bis heute Thema vieler Spekulationen. Die trotz dessen bestehenden Hypothesen sind in zwei Gruppen aufzuteilen, obwohl jeglicher Beweis für beide fehlt.

Bei der Stoffwechselhypothese werden die sauren Abfallprodukte des Stoffwechsels als Verursacher der Muskelschmerzen angedeutet. Die hypothetische Ansammlung dieser Produkte soll dann als eine Art Entzündungsreaktion den Schmerz auslösen. Außerdem könnten angehäufte Stoffwechselprodukte zu mehr Wasseransammlung in der Muskelzelle führen, wodurch Kapillaren zugedrückt werden. Auch diese Ansicht steht im Widerspruch zu der äußerst guten Durchblutung bei körperlicher Leistung und ist daher eher unwahrscheinlich.

Den großen Verschiebungen der Blutmengen, die mit dem Blutfluss bei körperlicher Aktivität einhergehen, widersprechen die Anhäufungen dieser sauren Abfallprodukte in den Gefäßen der Muskulatur. Außerdem müssten demzufolge bei kurz andauernden, intensiveren Belastungen mehr Muskelschmerzen entstehen, weil dann wesentlich mehr Milchsäure produziert wird.

Die Hypothese der mechanischen Gewebeschädigung basiert auf dem Gedanken, dass bei hohen statischen Belastungen (isometrische Muskelspannungen) nicht nur das Muskelgewebe, sondern auch das Bindegewebe (Faszien) angegriffen wird, wodurch Hydroxyproline im Blut freigesetzt wird. Hough lancierte 1902 diese Theorie der Gewebeschädigung, wobei kleine Risse in Muskel- und Bindegewebe Stoffe freisetzen, welche zu kleinen Entzündungsreaktionen führen und so Schmerzen auslösen können.

Besonders schädigend sind exzentrische Kontraktionen, so wie sie beim Bergablaufen oder Treppen-herunter-Gehen auftreten. Murguia et al. untersuchten 104 Marinesoldaten vor und während ihres 7-Wochen-Trainings auf den Hydroxyprolinespiegel im Blut. Bei 11 Soldaten wurden klinische Beschwerden nach einer Bindegewebeschädigung festgestellt, welche mit einem erhöhten Spiegel Hydroxyproline mit Werten höher als 3,3 µg/ml übereinstimmten, zurückzuführen auf eine erhebliche Gewebeschädigung (Böning 2000; Brok 1989).

Wilhelm E. Kraft (Kraft 2004) bringt eine wesentlich andere Hypothese, nämlich die der Remodellierung vor. Neulich veröffentlichte Forschungsergebnisse stellen die bisher propagierte Schädigungstherapie infrage. Yu und Kollegen verstehen die muskulären Veränderungen als eine Form der Anpassung des Muskelgewebes an Belastung, als eine Remodellierung und nicht als eine Schädigung. In einer früheren Studie hatten sie schon beobachtet, dass in menschlichen Biopsien bei Muskelkatersymptomen nach exzentrischer Arbeit die Muskelfasern zusätzliche Sarkomere (repeated-bout-effect) aufwiesen und dadurch das Muskelgewebe widerstandsfähiger gegenüber weiteren Belastungen wurde.

Aus meiner Erfahrung kann ich noch einen neuen hypothetischen Aspekt hinzufügen: den Zusammenhang mit den Gelenken. So wie Sehnenrisse auf arthrotische Gelenke aufgrund des Muskel-Gelenk-Reflexes zurückzuführen sind, so ist auch der Muskelkater Folge überbelasteter und manchmal auch schmerzhafter Gelenke. Denn nach klinischer Befunderhebung (insbesondere Palpation) sind immer Gelenkdefizite in Form von schmerzhaften Gelenkseiten, Bewegungseinschränkungen mit endgradigen Schmerzen in Zusammenhang mit Muskelschmerzen festzustellen. Gelenkschonendes Training ruft selten Muskelkater hervor, passives Bewegen in gelenkschonenden Bewegungsrichtungen und leichte Dehnungen des Gelenkes lindern sehr schnell den Muskelkater. Resistive Übungen in unbelasteten Gelenkpositionen (für gewichttragende Gelenke also im Liegen) führen eher zu Linderung als zu vermehrten Schmerzen. Es gibt mehrere Hinweise darauf, dass eher die Gelenke betroffen sind als die Muskeln.

Weichteilrheumatismus und Fibromyalgie, Schmerzsyndrome mit den wichtigsten Kennzeichen Muskel- und Sehnenschmerzen, besonders da, wo die Sehnen am Knochen ansetzen, und starre Steifigkeit scheinen nach den letzten Forschungen auch einen Zusammenhang mit den Gelenken aufzuweisen. Bis jetzt wurden Patienten mit diesen Diagnosen mit unspezifischen, stark wirksamen Medikamenten therapiert.

So kann man schließen, dass Muskelgewebe ein äußerst belastbares Gewebe ist. Es gibt, wenn man genauer hinschaut, auch keine richtigen Erkrankungen des Muskelgewebes, außer vielleicht seltenen erblichen Erkrankungen. Die meisten „Muskelerkrankungen" sind auf Erkrankungen anderer Gewebe wie Nerven, Gelenke, Knochen oder Faszien zurückzuführen.

5.7   Die Biomechanik des Muskels

5.7.1   Oberflächlich und tief – Groß und klein, bewusst und unbewusst

Aufgrund ihrer Funktion kann man die Skelettmuskeln des Rumpfes und der großen Gelenke in eine tiefer liegende und eine oberflächliche, äußere Schicht einteilen. Die großen Muskeln der äußeren Schicht sind in der Regel bewusst zu steuern, da diese die gewünschte Bewegung auch ausführen. Das Gehirn lenkt ja Bewegungen, keine einzelnen Muskeln. Die Muskeln der tieferen Schicht dagegen reagieren völlig unwillkürlich auf automatischer Steuerungsebene, aber immer in direktem Zusammenhang mit den größeren Muskeln der oberflächlichen Schicht. Sie umhüllen eng das Gelenk, wirken mit einem kleinen Hebel und kleinem Bewegungsausmaß und stabilisieren so das Gelenk, indem die beiden Gelenkteile bestmöglich aufeinander abgestimmt sind. Der Kopf des Oberarms wird so optimal in der Gelenkpfanne des Schulterblatts zentriert, die Kugel des Oberschenkels passt perfekt in die Hüftpfanne des Beckens. Die kleinen Wirbelgelenke mit ihren minimalen Bewegungsaus-

maßen werden reibungslos aufeinander abgestimmt. Wirbel können nicht einzeln bewegt werden. Nur funktionelle Einheiten wie Hals-, Brust- und Lendenwirbelsäule lassen sich bewusst als Einheit bewegen. Der Kopf bewegt die Halswirbelsäule, der Brustkorb kann bewusst gestreckt und gebeugt werden. Beugt man den Oberkörper (Brustkorb) nach vorne oder streckt ihn nach hinten, so wird gleichzeitig die Lendenwirbelsäule bewegt.

5.7.2   Funktionelle Arm- und Beinmotorik – Offene versus geschlossene Kette

Wenn man die motorische Arm- mit der Beinfunktion vergleicht, springt der unterschiedlich gewichttragende Charakter sofort ins Auge. Die Beine tragen das ganze Körpergewicht und ermöglichen mit ihren großen und leistungsfähigen (Lauf-)Muskeln die Lokomotorik. Die Arme dagegen tragen kein Gewicht und bewegen sich frei. Ihre im Umfang wesentlich geringere Muskulatur erfüllt eher feinmotorische Aufgaben.

Zur gleichen Zeit fällt sowohl beim Arm als auch beim Bein auf, dass die nah am Rumpf gelegenen Hüft- und Schultergelenke mit ihren vielfältigen Bewegungsmöglichkeiten von mehr und größeren Muskeln umhüllt werden als die kleineren Gelenke im Verlauf des Armes oder Beines. Der bis ins Einzelne gehende Unterschied der Bewegungen nimmt von näher zum Rumpf nach weiterer Entfernung zu (gemeint ist die Feinkoordination der Finger bis zum feinmotorischen Gleichgewichtssinn der Füße), im Vergleich zur Grobmotorik der Hüfte und der Schultern. Zur gleichen Zeit wird die Bewegungsmöglichkeit der Knie- und Sprunggelenke oder Ellenbogen- und Handgelenke geringer und damit werden weniger und kleinere Muskeln benötigt. Wäre der Grad der Bewegungsfreiheit der Sprung- und Kniegelenke oder Ellenbogen- und Handgelenke größer als bei Hüfte und Schulter und würden die großen Muskeln sich rund um das Sprung- und Kniegelenk oder Ellenbogen- und Handgelenk befinden, wäre feinmotorisches Bewegen fast unmöglich, es würde zu viel Energie kosten (Oonk 1988).

5.7.3 Ausgleichsmotorik – Anpassung an funktionsschwache Gelenke

Die Aufgabe der Skelettmuskulatur ist, den Anstoß zu Bewegungen zu geben und diese dann auszuführen. Dazu muss die Anspannung mehrerer Muskeln exakt aufeinander abgestimmt sein, soll die Bewegung glatt und gezielt verlaufen. Außerdem müssen die Gelenkteile und die Gelenke einwandfrei funktionieren.

Eine Funktionsschwäche eines oder mehrerer dieser Teile wird sofort und völlig unbewusst motorische Ausgleichsmechanismen nach sich ziehen: Das Ziel der gewollten Bewegung soll ja erreicht werden, wenn auch auf eine etwas andere Art als ursprünglich geplant.

Bei der geringsten Einschränkung des Schultergelenks, wie geringfügig und angeblich bedeutungslos auch immer, wird sofort das Schulterblatt mit nach oben gezogen, sobald der Arm nach oben ausgestreckt wird. Auf dieselbe Weise wird die Lendenwirbelsäule mehr gestreckt, wenn das Hüftgelenk nicht ausreichend gestreckt werden kann. In der logischen Konsequenz werden jedoch näher gelegene Gelenke wie Lenden-, Hals- und Brustwirbelsäule überstrapaziert und reagieren mit unvermeidlichen Rückenbeschwerden und Leistungsabfall. Fortschreitende Gelenkdefizite führen dann zwangsläufig zu einer Zunahme der Beschwerdesymptomatik, wie ausstrahlende Schmerzen in die Glieder oder vermehrte Rückenbeschwerden.

5.7.4 Das Lombard-Paradoxon – Anspannen und Verlängern als Widerspruch

Ein bei bestimmten Muskeln anzutreffendes, interessantes und paradoxes Phänomen ist die Eigenschaft, anzuspannen und gleichzeitig zu verlängern, meist in Kombination mit gleichzeitigem Anspannen des Gegenspielers. Dies widerspricht der gegebenen Tatsache, dass ein Muskel, wenn er anspannt, sich auch verkürzt und dass der Gegenspieler durch reziproke Hemmung entspannt. Das Paradox betrifft meist Muskeln, die gleich mehrere und unterschiedliche Gelenke mit entgegengesetzten Funktionen überspannen. So überspannt die Muskelgruppe der rückseitigen Oberschenkelmuskulatur (Mm. ischiocrurales) sowohl das Knie-, wie auch das Hüftgelenk. Bei Anspannung und Verkürzung müsste normalerweise das Knie gebeugt und die Hüfte gestreckt werden. In der alltäglichen Funktion findet das Gegenteil statt: Beim Gehen und auch beim Auftreten des Fußes spannt diese Muskulatur an, wobei sowohl das Knie als auch die Hüfte gestreckt werden.

Ein Teil des vorderen, vierköpfigen Oberschenkelmuskels streckt aus anatomischer Sicht das Knie und beugt die Hüfte, ist aus dieser Sicht als Gegenspieler der rückseitigen Oberschenkelmuskulatur zu betrachten, die ja umgekehrt das Knie beugt und die Hüfte streckt. Aber beim Auftreten spannt dieser vierköpfige Oberschenkelmuskel ebenfalls an: Er streckt das Knie und lässt gleichsam die Hüfte gestreckt, genau wie die rückseitige Oberschenkelmuskulatur, deren Mitspieler er plötzlich geworden ist! Eine derartig feinabgestimmte Kooperation der Muskeln mit augenscheinlich entgegengesetzten Funktionen ist sowohl bei der Motorik des Rumpfes als auch der Arme und der Beine zu beobachten.

Diese scheinbar widersprüchliche Funktion der ischiokruralen Muskulatur beim Menschen wird als „Lombard-Paradoxon" bezeichnet.

„Bei dem Vergleich des physiologischen Querschnittes der ischiokruralen Muskeln mit den im Kniegelenk durchzuführenden Aufgaben, die von diesen Muskeln im Laufe der Alltagsmotorik im Allgemeinen erwartet werden (Beugen der Kniegelenke), fiel auf, dass das enorme maximal mögliche Muskelkraftmoment in keinem logischen Verhältnis zu dem zu bewältigenden vergleichsweise geringen Lastmoment z. B. beim Beugen der Knie in der

Schwungphase im Laufe von Geh- und Laufzyklen steht. Aus diesem Grunde musste vermutet werden, dass den ischiokruralen Muskeln in der Alltagsmotorik zusätzliche, bisher nicht erkannte Aufgaben zufallen oder ihre Wirkungsweise nicht zutreffend eingeschätzt wurde. Bei entsprechenden Literaturrecherchen wurden Beiträge von Lombard (1903), Gregor et al. (1985) und Andrews (1987) gefunden, die einen Erklärungsansatz auch für das Problem der Funktion der ischiokruralen Muskeln beim Sprint liefern konnten" (Lombard und Abott 1907).

Diese paradoxale Muskelfunktion wird inzwischen als von großer Bedeutung für eine gut koordinierte, funktionelle Bewegung in mehreren Gelenken erkannt.

Eingelenkige Muskeln führen grundsätzlich zu einer einachsigen Drehbewegung in einem Gelenk. Wenn nun mehrere Drehbewegungen, welche entgegengesetzt zueinander sind, gescheit kombiniert werden, entsteht eine gradlinige Bewegung, die nicht unbedingt fließend ist und hölzern sein kann. Bei Robotern ist solche Motorik zu beobachten. Denn auch hier werden Drehbewegungen umgesetzt in gradlinige Bewegungen. Roboterarme und -beine werden durch Torquemotoren gesteuert, deren Funktion mit eingelenkigen Muskeln gut zu vergleichen ist. Für die Aufgabe des Armes, einen Gegenstand nach links zu bewegen, müsste der Motor, der den Arm im Schultergelenk dreht, viel mehr Leistung erbringen, um die Beugekraft im Ellenbogen auszugleichen (van Ingen Schenau und Gielen 1990).

Beim Hochstrecken aus der Hocke beispielsweise führen die unterschiedlichen Drehrichtungen im Sprung-, Knie- und Hüftgelenk zu einer Streckbewegung des Beines und des Oberkörpers, beim Strecken des Armes sind die Drehbewegungen in der Schulter und im Ellenbogen entgegengesetzt.

Eine Gelenkposition kann nur stabil gehalten werden, wenn Spieler und Gegenspieler gleichzeitig gleich aktiv sind. Sind Spieler und Gegenspieler in unterschiedlichem Maß aktiv, entsteht im Gelenk eine Bewegung. Je besser die Aktivität dieser gegenseitig wirkenden Muskeln

aufeinander abgestimmt ist, desto gleichmäßiger verläuft die Bewegung. Die zweigelenkigen Muskeln übernehmen nun diese Aufgabe zur Gelenkstabilisierung und gleichmäßiger Führung, indem sie die starren, gradlinigen Bewegungen runder machen, damit die Bewegung gleichmäßiger verläuft. Parallel dazu wird die durch die eingelenkigen Muskeln freigesetzte Energie über alle Gelenke, welche an der Bewegung beteiligt sind, verteilt (van Ingen Schenau und Gielen 1990).

Betrachten wir das Knie beim Hochstrecken aus der Hocke. Würde nur der vierköpfige Oberschenkelstrecker anspannen, könnte das Knie leicht überstreckt werden, denn die Streckung wird ja nicht gehemmt durch die hinteren Beinstrecker. Überstreckung kann dem Knie schaden, weil Bänder und Gelenkknorpel überstrapaziert werden und ist oft die Ursache einer Knieverletzung. Durch das gleichzeitige Anspannen der rückseitigen Oberschenkelmuskeln, die ja paradoxal anspannen, wird das Kniegelenk stabiler geführt, Überstreckung vermieden und die Belastbarkeit des Knies wesentlich vergrößert. Außerdem kann so eine größere, explosivere Kraft ausgelöst werden.

Bei Patienten mit einer Halbseitenlähmung ist Instabilität gut zu beobachten: Trotz ausgeprägter Schwäche des vorderen Beinstreckers kann der Patient gehen, weil die hinteren Beinmuskeln die Streckfunktion des Knies übernehmen. Das Kniegelenk dagegen ist zwar instabil wegen der fehlenden Aktivität des vorderen Beinstreckers, wird aber auf der Suche nach passiver Stabilität beim Auftreten überstreckt. Diese Überstreckung kann Schmerzen verursachen und die Gehfähigkeit erheblich einschränken.

Gerrit Jan van Ingen Schenau und Stan Gielen beschrieben die Funktion der zweigelenkigen Muskeln des Armes beim Verschieben eines Gegenstandes schräg nach links über einen Tisch. Um diese Bewegung zu ermöglichen, muss der Arm in der Schulter gebeugt und im Ellenbogen gestreckt werden. Aber um zu verhindern, dass die Hand zu weit nach vorne bewegt oder zu nah am Körper bleibt, muss die Streckung im Ellenbogen abgeschwächt werden. Dazu wird die zusätzliche paradoxale

Beugekraft durch den zweigelenkigen Armbeugemuskel im Ellenbogen benötigt. So ist für die genaue Steuerung der gesamten Armbewegung die zweigelenkige Muskelaktivität eines Teiles des Armbeugemuskels unentbehrlich.

Auch beim Radfahren ist dieses Phänomen zu beobachten. Wenn man die Pedalbewegung von oben nach unten betrachtet, ist ganz oben die Kniestreckung die wichtigste Kraft für die Pedalbewegung. Ab der zweiten Hälfte der Abwärtsbewegung des Pedals muss das Knie zwar noch gestreckt werden, jedoch weniger als bei der ersten Hälfte, denn sonst würde der Fuß vom Pedal abrutschen. Aber um das zu verhindern, ist eine zusätzliche, paradoxale Beugekraft der hinteren ischiocruralen Beinmuskeln nötig. Die Streckung wird nun zielgerechter.

Klaus Wiemann (Wiemann 1991) hat die Funktion der zweigelenkigen ischiocruralen Muskeln beim Sprint untersucht. Er führte mehrere Bedingungen auf, welche erfüllt werden müssen, damit die „paradoxe" Kniestreckung mittels Muskelaktivität der ischiocruralen Muskeln in der Standphase des Sprints, gleichzeitig an eine Hüftstreckung gekoppelt, zustande kommt. Zuerst wird eine Fixierung der beiden Enden der kinematischen Kette des Standbeines vorausgesetzt, einerseits durch die Trägheit des Rumpfs am oberen Ende und andererseits durch die Fixierung des Fußes am Boden. Die Bewegungskette des Beines bekommt hiermit einen geschlossenen Charakter. Je mehr Gewicht das Bein trägt, desto stärker die geschlossene Kette. Zum Zweiten dürfen die Oberschenkellängsachse und die Richtung der Kontraktionskraft der ischiocruralen Muskeln in der mittleren, neutralen Standphase des Beines nicht parallel verlaufen, was beim gestreckten Knie der Fall wäre. Sie sollten kniewärts einen Winkel von 4–8° annehmen. Das heißt, das Knie müsste beim Auftreten um 15–20° angewinkelt sein. Die Winkelstellung im Hüftgelenk sollte bei der streckenden Wirkung der ischiocruralen Muskeln auf das Kniegelenk auch berücksichtigt werden. Wird die Beugung im Hüftgelenk bei fixiertem Becken größer, und damit auch die Beugung im Knie, also wenn man in die Hocke geht, so ist im Vergleich

zum gestreckten Hüftgelenk auch eine größere Anspannung der ischiocruralen Muskulatur mit einem größeren kniestreckenden Einfluss zu erwarten; denn je mehr die Hüfte streckt, desto mehr streckt das Knie.

Hieraus lässt sich schließen, dass in dem ersten Teil der Standphase bis zur Mittelstandphase, bei der das Bein immer mehr Gewicht trägt, die kniestreckende Wirkung der ischiocruralen Muskeln zunimmt, trotz der gestreckten Winkelstellung in Hüft- und Kniegelenk. Die Wirkung der geschlossenen Kette, bei der das Bein maximales Gewicht trägt, übertrifft in dieser Phase die Wirkung der Winkelstellung in Hüft- und Kniegelenk. Während der zweiten Hälfte der Standphase, wobei das Körpergewicht immer mehr zum anderen Bein hin verlagert und das Standbein zum Spielbein wird, verringert sich die kniestreckende Wirkung und damit die Spannung der ischiocruralen Muskeln, um dann im letzten Teil der Standphase, in der das Bein kaum noch Gewicht trägt, abzunehmen und das Knie allmählich gebeugt wird. Die geschlossene Kette geht damit gleitend in eine offene Kette über, wo der Fuß keinen Kontakt mehr mit dem Boden hat. Die Bedeutung dieser Streckkraft der ischiocruralen Muskeln für die Fortbewegung wird damit in dieser Phase geringer.

Auch beim Verlauf der Kontraktionskraft der Wadenmuskulatur beim Standbein während des Sprints, insbesondere des Zwillingswadenmuskels (M. gastrocnemius), ist ein Zusammentreffen der Unterschenkelachse und der kniestreckenden Wirkung dieses Muskels zu beobachten. Diese Konvergenz steigt mit abnehmender axialer Belastung des Körpergewichts und der damit zusammenhängenden zunehmenden Senkung des Fußes. Auch hier nimmt die paradoxale, kniestreckende Wirkung des Zwillingswadenmuskels bis zur Mittelstandphase durch die zu tragende Last bedingt zu, um danach wieder deutlich abzunehmen.

Die knie- und hüftstreckende ischiocrurale Muskulatur sowie, zwar im geringeren Maß, die knie- und fußstreckende Zwillingswadenmuskulatur können die Geh- und Laufgeschwindigkeit auf eine energetisch effiziente Art beschleunigen. Müsste diese motorische Aufgabe durch zwei eingelenkige Muskeln – je einen für die Hüftstreckung und einen für die Kniestreckung – gelöst werden, würde fast die doppelte Menge an Energie benötigt. Wo die zweigelenkigen hinteren Oberschenkel- und Unterschenkelmuskeln eher für die Beschleunigung der Geh- und Lauffähigkeit zuständig sind, haben die vorderen Kniestrecker und der Gesäßmuskel als Hüftstrecker eher die Aufgabe, das Körpergewicht beim Auftreten (vertikal gerichtete Kräfte) abzufangen (Wiemann 1991).

Es stellt sich heraus, dass die alltägliche motorische Steuerung sehr komplex abläuft. Die hier beschriebenen zweidimensionalen Bewegungen sind eine erhebliche Vereinfachung der dreidimensionalen Wirklichkeit. Auch die paradoxalen Anspannungsmuster der zweigelenkigen Muskeln sind nur zu erklären durch Aktivierung unterschiedlicher motorischer Einheiten innerhalb eines Muskels. Van Zuylen (van Zuylen et al. 1988) und Ter Haar Romeny (ter Haar Romeny et al. 1984) stellten fest, dass einzelne Armmuskeln aufgeteilt sind in verschiedene Gruppen motorischer Einheiten mit unterschiedlicher Funktion. Neulich sind ähnliche Ergebnisse auch bei Beinmuskeln festgestellt worden (van Ingen Schenau und Gielen 1990).

Dass ein selektiver, zentraler Steuerungsmechanismus der paradoxalen Funktion zugrunde liegt, ergibt sich aus der Pathologie: Patienten mit einer Schädigung des zentralen Gehirns zeigen ein krankheitsbedingtes Anspannungsmuster der ischiocruralen Muskeln, ähnlich paradoxal wie in einer gesunden Situation: extreme Beugung in der Hüfte und im Knie. Bei fehlenden hemmenden Mechanismen aus dem Gehirn würde man nach der rein anatomischen Funktion der ischiocruralen Muskeln erwarten, dass das Knie sich stark beugen und die Hüfte stark strecken wird. Wenn man diese ischiocruralen Beinmuskeln in ihrer anatomischen Funktion trainieren möchte, d. h. Kniebeugung und Streckung in der Hüfte beispielsweise in Seitenlage, ist das fast nicht möglich: sehr anstrengend und koordinativ sehr schwierig. Außerdem treten eher Krämpfe auf, die nach wiederholtem Training allerdings wegbleiben. Und Kräftigung dieses Muskels führt zu einer Linderung bei ischialgischen Beschwerden, so meine Erfahrung. Anscheinend steuern unterschiedliche Areale im Gehirn unterschiedliche Teile des zweigelenkigen Muskels, wie schon Van Zuylen und Ter Haar Romeny vermuteten.

Einige mehrköpfige Muskeln sind sowohl ein- als auch zweigelenkig, indem ein Muskelkopf zwei oder mehr Gelenke überspannt. Beispiele mehrgelenkiger Muskeln sind die geraden und schrägen Bauchmuskeln und die Aufrichter der Wirbelsäule, welche viele Wirbelgelenke überspannen. Der gerade Kopf des Oberschenkels ist als 4. Teil des vierköpfigen Oberschenkelstreckmuskels zweigelenkig, die drei anderen Köpfe sind eingelenkig. Ein Kopf des dreiköpfigen Wadenmuskels, der Schollenmuskel, ist eingelenkig und überspannt nur das Sprunggelenk, die anderen zwei Köpfe des zweibäuchigen Wadenmuskels sind zweigelenkig und überspannen das Sprung- und das Kniegelenk. Der mehrgelenkige breite Rückenmuskel überspannt mehrere Wirbelgelenke wie auch das Schultergelenk, um oben am Oberarm anzusetzen. Ein Kopf des zweiköpfigen Armbeugers ist zweigelenkig, weil er sowohl das Ellenbogen- als auch das Schultergelenk überspannt. Beide Köpfe setzen an unterschiedlichen Stellen an der Pfanne am Schulterblatt an. Der dreiköpfige hintere Armmuskel entspringt mit einem zweigelenkigen Kopf am Schulterblatt unterhalb der Gelenkpfanne und überspannt hiermit das Ellenbogen- und Schultergelenk. Der einköpfige Teil entspringt am Oberarm und überspannt nur das Ellenbogengelenk. Alle drei Köpfe setzen dann an einem kräftigen Knochenvorsprung des Unterarms an.

Der oberflächliche und der tiefe Fingerbeuger sind mehrgelenkig, weil sie alle Fingergelenke und das Handgelenk überspannen. Auch der Gegenspieler, der Fingerstrecker, überspannt die Fingergelenke und das Handgelenk.

Sowohl der mehrgelenkige oberflächliche Fingerbeuger als auch der tiefe Fingerbeuger teilen sich in vier Endsehnen auf. Der oberflächliche Fingerbeuger krümmt den zweiten bis fünften Finger bis zum mittleren Glied, außerdem ist er an der Beugung der Hand im Handgelenk beteiligt. Der tiefe Fingerbeuger beugt zusätzlich das Endglied des Fingers. Obwohl ein und derselbe Muskel für die Steuerung verantwortlich ist, können alle Finger der Hand getrennt voneinander bewegt werden, da sie auch einzeln in der Hirnrinde repräsentiert sind. So werden spezialisierte motorische Einheiten aktiviert, die, unabhängig von den anderen, nur einen Finger bewegen.

Dementsprechend spielen die zwei- und mehrgelenkigen Muskeln eine eindeutige Rolle bei der feinmotorischen Steuerung von Rumpf-, Arm-, Bein-, Hand- und Fingerbewegungen.

5.8 Krafttraining – Kraft ist nicht alles, aber ohne Kraft ist vieles nichts

Es stellt sich nun die Frage, welchen medizinischen Wert unüberlegtes Krafttraining hat. Krafttraining als Lösung für Rückenbeschwerden ist der neue Trend im Fitnesswesen, der sich immer mehr durchzusetzen scheint. Orthopäden empfehlen gerne, der Patient solle Muskeln aufbauen. Aber die erzielten Resultate enttäuschen eher. Studien weisen keine größere medizinische Effektivität bei Rückenbeschwerden im Vergleich zu ganz normaler täglicher Aktivität nach. Muskeln gezielt in ihrer Funktion zu trainieren und dabei auch noch die Belastbarkeit eines Gelenkes zu berücksichtigen, erfordert anatomische, physiologische und funktionelle biomechanische Kenntnisse, wobei Trainingsgeräte nicht unbedingt notwendig sind, bei falschem Einsatz sogar negativ wirken. Denn neben Muskeln werden auch Gelenke, Knochen, Knorpel und Sehnen soweit strapaziert, dass „belastungsbedingte Beschwerden" daraus folgen. Die von Maschinen ausgelösten Bewegungsabläufe widersprechen oft den physiologischen und funktionellen Gegebenheiten eines Gelenks. Auch die Muskelfunktionen sauber mittels Geräte zu trainieren, ist bei einem zu großen Widerstand beinahe unmöglich. Ausweichmechanismen und damit mögli-

cherweise verbundene Beschwerden sind dann nicht zu vermeiden. Aber die allgemein herrschende Auffassung, nicht nur bei Sportlern, sondern auch bei Orthopäden und Fitnesstrainern, nur durch das Stemmen schwerer Gewichte bekäme man Muskeln, ist kaum umzulenken.

Aus physiologischer Sicht bedeutet Kräftigung nicht mehr und nicht weniger, als dass sich die Muskelfasern näher zusammenziehen können. Und das ist ein neurologisches Phänomen, welches vom Gehirn aus gesteuert. Je mehr Steuerungspotenzial im Gehirn aktiviert werden kann, desto stärker spannt der Muskel an. Voraussetzung dafür ist, dass die genaue Funktion des Muskels im Sinne einer Bewegung vom Sportler oder Patienten richtig verstanden wird, damit diese Bewegung optimal und so sauber wie möglich ausgeführt werden kann. Kräftigung ist also intensives und sehr genaues motorisches Lernen

So stellt Krafttraining das Paradigma einer moderneren Position bezüglich einer gelungenen Rückenrehabilitation dar. Es soll einerseits zu verbesserter Haltung führen, andererseits bestehende Rückenbeschwerden lindern und künftigen Beschwerden oder Verschlimmerungen vorbeugen. Daher auch die aktuelle Auffassung in der rehabilitativen Medizin, die Zeiten der Schonung seien vorbei. Angesagt ist die Forderung nach fast rigorosen Therapien, wobei das Krafttraining an Geräten eine von mehreren Möglichkeiten ist.

Die technische Perfektionierung medizinischer Geräte, die Maximalkräfte bei gleichbleibender Muskellänge oder den Kraftaufwand bei Bewegungen messen können, hat zu einer Scheinobjektivität geführt. Zu viele Faktoren wie Tagesform, körperliche Verfassung und insbesondere Lokalisation und Belastbarkeit der Gelenke werden nicht oder nur unzureichend berücksichtigt. Dessen ungeachtet gibt es wenig fundierte Aussagen zum „optimalen" Kraftverhältnis von antagonistischen Muskelgruppen und Rumpfmuskulatur. Zudem werden von der Gesellschaft für Medizinische Kräftigungstherapie (GMKT) Erfolge bejubelt, die aus rein physiologischer Sicht unmöglich zu erreichen sind (Kraftzuwächse von mehr als 60 % schon nach 25 Sitzungen!) (GMKT 2017). Erstaunliche „Ergebnisse", wenn man bedenkt, dass dessen ungeachtet die Rückenbeschwerden unvermindert zunehmen. Die Gesellschaft für Medizinische Kräftigungstherapie verbucht weiterhin erstaunliche Erfolge – Kraftgewinne von dreistelligen (!) Prozentzahlen in der Wirbelsäulenmuskulatur, Zunahme der Muskelmasse um 9 %, Schmerzreduktion bei 80 % der Patienten nach apparativer Kräftigungstherapie (Sigl 2009), isoliertes Training der tiefen, autochthonen Rückenmuskulatur nur mit MedX-Geräten– und „belegt" diese mit Studien (Manniche et al. 1988: Kräftigung der Rückenstrecker als Einzeltherapie ist nicht effektiver als andere konservative Therapien; Kräftigung der unteren Rückenstrecker durch dynamische Extensionsübungen ist bei chronischer Lumbalgie effektiver im Vergleich zu isometrischer Kräftigung in Kombination mit Wärme und Massage; Manniche et al. 1991: intensives dynamisches Training der Rückenstrecker über ein Jahr lang bei Patienten mit chronischen Rückenschmerzen führte zur signifikanten Verbesserung der Schmerzsymptomatik; Fiatarone et al. 1990: bei 9 von 10 Nonagerians (> 90-Jährige) konnte mittels eines intensiven Widerstandstrainings ein Kraftgewinn von 174 % ± 31 % erzielt werden! Der Umfang der Oberschenkelmitte nahm mit 9,0 % ± 4,5 % zu, und die Gehgeschwindigkeit stieg mit 48 % nach dem Training an; Risch et al. 1993: Lumbale Extensionsübungen eignen sich zur Kräftigung der unteren Rückenstrecker und führen laut eigener Aussage chronischer Rückenschmerzpatienten zu geringerer Schmerzsymptomatik und verbesserter physiologischer und psychologischer Funktion. Jedoch stehen diese Verbesserungen nicht in Zusammenhang mit Änderungen in Aktivität oder psychologischem Stress; Graves et al. 1994: 12 Wochen lang wurde die lumbale Extension mit und ohne Stabilisierung des Beckens trainiert. Bei beiden Gruppen konnte die Belastung mit gleichem Gewicht gesteigert werden. Nur die Gruppe mit stabilisiertem Becken zeigte eine Verbesserung der Kraft der Rückenstrecker. Beckenstabilisierung ist Voraussetzung für effektive Kräftigung der Rückenstrecker. Dass die Belastung auch in der Gruppe mit nicht stabilisiertem Becken gleich intensiv erhöht werden konnte, war wahrscheinlich auf zusätzliche Aktivität der hinteren Bein- und Gesäßmuskeln zurückzuführen; Nelson et al. 1995: 627 Teilnehmer absolvierten ein intensives, spezifisches Trainingsprogramm, das ebenfalls Beckenstabilisierung zum isolierten Training der Rückenstrecker enthielt. Auch wurden die Teilnehmer aufgefordert, nicht aufzugeben, um die gestellten Ziele zu erreichen. 76 % bewältigten das Programm mit guten Ergebnissen, nach einem Jahr Follow-up waren es sogar 94 %. Nelson et al. 1999: Die Forscher untersuchten, ob eine Wirbelsäulenoperation durch intensive oder sogar aggressive Kräftigung vermieden werden könnte. Patienten wurden aufgefordert, Schmerzen so wenig wie möglich Aufmerksamkeit zu schenken. Dazu wurden 60 Patienten ausgewählt, 46 führten das Programm durch und 38 nahmen am Follow-up teil; 3 Patienten mussten doch operiert werden. Die wichtigsten Kennzeichen des Trainingsprogramms waren Spezifität (saubere zervikale oder lumbale Extension durch Immobilisierung des Rumpfes und des Beckens über den vollständigen Bewegungsbereich) und Intensität (muskuläre Aktivität gegen dynamischen Widerstand, so oft wie möglich).

Andere Autoren fanden aber weniger Belege für die insuffiziente Kraft der unteren Rückenstrecker als Ursache für Rückenbeschwerden. Johannsen et al. (1995) untersuchten den Effekt intensiven Ausdauer- und Muskeltrainings einschließlich Koordinationstraining. Sie stellten fest, dass nur intensives Training die Kraft der Rückenstrecker verbesserte. Ein angeblich signifikanter Zusammenhang zwischen Mobilität der Wirbelsäule und Dysfunktion war nach dem Training nicht mehr nachweisbar: Verbesserte Kraft und Beweglichkeit der Wirbelsäule hing nicht mit verbesserter Funktion oder der Schmerzsymptomatik zusammen. Koordinationstraining ist also genauso effektiv wie ein Training der Ausdauer und Kraft der Rückenmuskulatur, so die Forscher.

Hosseinifar et al. (2013) verglichen die Auswirkungen von Stabilisation (Kräftigung der Bauchmuskulatur) und McKenzie-Übungen (Kräftigung der unteren Rückenmuskeln) auf Schmerzsymptomatik und Einschränkung bei Patienten mit chronischen, nichtspezifischen Rückenschmerzen. Stabilisierende, delordosierende Übungen waren wesentlich effektiver als die lordosierende McKenzie-Übungen bezüglich Schmerz und Einschränkung. Parkhurst et al. (1994) versuchte als einer der ersten Forscher einen Zusammenhang zwischen Propriozeption und Schmerzen der Lendenwirbelsäule herzustellen. Für die Untersuchung wurden 88 Feuerwehrleute ausgewählt. Die Qualität der Wahrnehmung passiver Bewegung, die Wahrnehmung der Bewegungsrichtung und die Genauigkeit der rückwärts, in die vorherige Position gerichtete Bewegung wurden getestet. Langlebige Faktoren und jahrelange Erfahrung korrelierten am meisten mit propriozeptiven Defiziten in der Sagittalebene (Bewegungsrichtung vorne rückwärts). Schmerzen hingen eher mit Bewegungsstörungen in der Transversalebene (Rotation des Beckens über ein Hüftgelenk nach vorne und nach hinten) und der Sagittalebene zusammen. Propriozeptive Asymmetrien können Schmerzen auslösen. Rezidivierende Beschwerden der Lendenwirbelsäule sind höchstwahrscheinlich auf eine organisch bedingte Fehlfunktion der Wirbelsäule zurückzuführen. Die Wiederherstellung der Propriozeption der LWS (= Haltungsschule) sollte Ziel der Behandlung sein.

So werden die aufgeführten „Belege" von der GMKT, gerade auch wegen beschränkter Methodik dieser Studien, hauchdünn. Außerdem steht eine derartig erfolgreiche Bilanz in vollem Widerspruch zu den wissenschaftlichen Langzeitstudien, die keinen evidenten Nachweis für nachhaltige Effekte von Übungsbehandlungen bei Patienten mit akuten Rückenschmerzen (van Tulder et al. 2000) oder mit chronischen Rückenbeschwerden (van Tulder et al. 2006) erbracht hatten. Brox verglich Patienten mit Bandscheibendegeneration L4–L5 und L5–S1, die operativ (interne Fixierung) mit anschließender Übungsbehandlung therapiert

worden waren, mit Patienten, die nur mittels konservativer Übungen behandelt wurden. Es war kein Unterschied festzustellen (Brox et al. 2003). Messner führte eine Literaturrecherche in der physiotherapeutischen Datenbank Pedro und der biomedizinischen Datenbank Pubmed durch auf der Suche nach internationalen Leitlinien im Bereich des unspezifischen Rückenschmerzes und konstatierte, dass in den Leitlinien spezifische Übungsbehandlungen nur selten empfohlen werden (Messner 2010).

Der jährliche Leistungsabbau beträgt ab einem Alter von 30 Jahren 1–2 %. Diesem Abbau entgegenzuwirken, sprich eine Kraftverbesserung von 1–2 % zu erlangen, wäre schon beneidenswert. Jeder Hochleistungssportler kann von solchen Ergebnissen nur träumen. Diese scheinbar respektablen Resultate sind daher mit der nötigen Skepsis zu betrachten.

Die meisten Hersteller von Trainingsgeräten teilen die Lehrmeinung, zu schwache Rückenstrecker seien die Ursache für Rückenschmerzen. Funktionelle Analyse der Rücken- und Hüftmuskulatur, des Skeletts und der großen Gelenke sowie eigene empirische Daten führen zu ganz anderen Erkenntnissen. Denn: Die unteren Rückenmuskeln haben keinen medizinischen Wert für Rückenbeschwerden, die Gesäßmuskeln als Hüftstrecker und die unteren Bauchmuskeln als Aufrichter des Beckens desto mehr! Die Ätiologie des Rückenschmerzes ist wesentlich komplizierter als nur eine geschwächte Rückenmuskulatur.

Die Bedeutung der Beugekraft des geraden Bauchmuskels für den Rumpf und die Streckkraft der Strecker der Lendenwirbelsäule, wodurch die Wölbungen der Wirbelsäule eher verstärkt statt ausgeglichen werden, werden aber bis heute immer noch schwer überschätzt und in direkten Zusammenhang mit Rückenleiden gestellt.

Univ.-Prof. Dr. Georg Wydra (Wydra 2004) vom Sportwissenschaftlichen Institut der Universität des Saarlandes in Saarbrücken untersuchte, wie viel Prozent einer Population ohne Rückenbeschwerden ein ausgewogenes Kräfteverhältnis zwischen Rumpfstrecker und -beuger besitzen. Die Messung der Kraft erfolgte mit dem David-Analysesystem, um das maximale isometrische Drehmoment der Rumpfbeuger und -strecker zu erfassen.

Die Ergebnisse überraschten: Wie erwartet, waren hinsichtlich der relativen Maximalkräfte die Männer, sowohl in der Beugung als auch in der Streckung, hochsignifikant stärker als die Frauen. Bezüglich des Kraftverhältnisses zwischen Beugung und Streckung dagegen bestanden keine statistisch relevanten Unterschiede.

Ein direkter Vergleich mit den von David entwickelten Normwerten ergab, dass bei 74 % der Männer und 48 % der Frauen die Bauchmuskulatur in Relation zur Rückenmuskulatur zu schwach war. Bei 16 % der Männer und 42 % der Frauen lagen die Verhältnisse genau umgekehrt, d. h. die Rückenmuskulatur war in Relation zur Bauchmuskulatur zu schwach. Außerdem zeigte sich, dass nur 19 % der Männer und 13 % der Frauen als balanciert zu bezeichnen waren, d. h. ein „normales", ausgewogenes Kraftverhältnis zwischen Rumpfbeuger und -strecker hatten.

Auch R. J. Denner (Denner 1995) beschäftigte sich in seiner Dissertation „Zum Status der wirbelsäulenstabilisierenden Muskulatur" ausführlich mit dem Problem von Kraftmessungen im Hinblick auf Normwerte. Hierzu verglich er die Kraftwerte von Patienten, Sportlern und sogenannten Referenzpersonen (untrainierte und weitestgehend beschwerdefreie Menschen). Bei den untersuchten Männern und Frauen handelte es sich um Teilnehmer an Reha-Maßnahmen ohne besondere Probleme am Bewegungsapparat.

Im Vergleich mit den Normwerten von David kommt Denner ebenfalls zu dem Ergebnis, dass bei den Probanden nur 11,5 % im „Normbereich" liegen.

Bei beiden Studien drängt sich sofort die Frage auf, nach welchen Kriterien die Normwerte festgelegt wurden. Sind die Kriterien zu eng gefasst, wie wahrscheinlich in diesem Fall, werden automatisch fast 90 % einer ansonsten beschwerdefreien Population zu Patienten und damit zu Therapiebedürftigen. Der Weg zur Therapiegesellschaft ist hiermit beschritten und kaum noch aufzuhalten.

S. M. McGill (McGill et al. 1999, 2003), ein führender Professor für Wirbelsäulenbiomechanik an der Universität Waterloo in Kanada, beobachtete im Rahmen seiner Untersuchungen, dass Patienten mit Rückenschmerzen ein verändertes Kraftausdauer-Verhältnis zwischen Rumpfbeugern (vorderer Rumpf) und Rumpfstreckern aufweisen, wobei die Rückenmuskulatur deutliche Ausdauerdefizite erkennen ließ. Diese Dysbalancen in der Kraftausdauer kehrten auch in der seitlichen Rumpfmuskulatur im Rechts/-Links-Vergleich wieder.

Bei dem Testverfahren nach Biering-Sørensen (Becher 2012), wobei die Ausdauerleistungsfähigkeit der Muskelgruppen für die Rumpfstreckung getestet wird, liegt der Patient in Bauchlage am Rand einer Untersuchungsliege. Die Beckenschaufel schließt mit der Kante der Liege ab, der Oberkörper wird auf einem vor der Liege stehenden Hocker abgestützt, Hüfte und Sprunggelenke werden mit Gurten fixiert. Anschließend soll der Patient seinen Oberkörper bis zur Horizontalen anheben und diese Position möglichst lange beibehalten. Die Arme werden in Flughaltung neben dem Körper gehalten. Nun wird die isometrische Haltedauer gemessen, wobei 240 Sekunden den maximal erreichbaren Wert darstellen. An diesem Test ist zu bemängeln, dass nicht nur wie beabsichtigt die unteren Rückenstrecker, sondern alle hinteren Muskeln des Körpers (Strecker der Hals-, Brust- und Lendenwirbelsäule, Gesäßmuskeln als Hüftstrecker und die hinteren Oberschenkelmuskeln) stark beansprucht werden.

Neben der absoluten Ausdauer kann sogar die bedeutsame Relation der getesteten Muskelgruppen untereinander bestimmt werden. Diese verändert sich mit dem Auftreten von Rückenbeschwerden. Selbst lange Zeit nach Abklingen der ursprünglichen Symptomatik bleiben Dysbalancen weiter bestehen. Die Ausdauerleistungsfähigkeit der Rumpfstreckung nimmt im Vergleich zur Beugung und Seitneigung ab.

5.9 Doping – Geht's so wirklich schneller?

Seine Muskeln auf rein natürliche Art wachsen zu lassen, ist eine schwierige und schwere, arbeitsintensive Aufgabe. Sie erfordert ein hohes Maß an Selbstdisziplin und Durchhaltevermögen. Aber dennoch bleibt das Ergebnis begrenzt. Im Spitzensport kann der Leistungsdruck den verführerischen Impuls auslösen, nach erleichternden Dopingmitteln zu greifen. Aber auch abseits des Rampenlichts, im Breiten- und Freizeitsport, übt Doping eine starke Anziehungskraft auf all diejenigen aus, die ihren Körper auf eine schnelle Art zu kultivieren glauben.

Synthetische Testosteron-Derivate wie anabole androgene Steroide (AAS), Stanozolol und Nandrolon, sind die beliebtesten Dopingsubstanzen, da sie eine rasche Regeneration und einen schnellen Muskelaufbau versprechen. Überschüssiges Testosteron wird jedoch im Körper durch das Enzym Aromatase in östrogenähnliche, feminisierend wirkende Substanzen umgebaut, für Hobbysportler ein absolut unerwünschtes Phänomen. Daher verwenden AAS-Anwender gerne gleichzeitig Aromatase-Hemmer wie Anastrozol, Letrozol oder Tamoxifen. Dieser vielfältige und vielseitige Gebrauch von Dopingmitteln begünstigt eine unterschätzte Gefahr für Wechselwirkungen, die der Gesundheit erheblich schaden können.

Nicht nur Leistungssportler bedienen sich synthetisch hergestellter Testosteronderivate. Schätzungsweise über 80 % der Anwender sind Freizeitsportler, in Deutschland etwa 250.000, vermutlich sogar 500.000, so Dr. Carsten Boos (Boos 2013). In den Vereinigten Staaten nehmen 2,9–4,0 Mio. Amerikaner diese anabol-androgenen Steroide, AAS, nicht nur um sportliche Leistungen zu verbessern, sondern auch das persönliche Erscheinungsbild. Baggish et al. (2017) untersuchten die Folgen von AAS-Gebrauch für die Funktion des Herzens und der Koronararterien.

Zuallererst zeigten sie, dass bei AAS-Anwendern die systolische Funktion der linken Ventrikel (Pumpfunktion) reduziert war, die Muskelmasse der linken Ventrikel dagegen erheblich expandierte. Dieser Widerspruch erklärt sich durch die Anwendung von AAS. Zudem nahm die Sklerose der Koronararterien bei gedopten Sportlern zu, und zwar kumulativ mit der Dauer des Gebrauches von AAS!

Weitere bevorzugte Dopingmittel sind Wachstumshormone wie Beta-2-Sympathomimetika (Clenbuterol) und Hormone wie Insulin, HCG und Somatropin. Außerdem werden häufig Diuretika eingesetzt, um die Muskeln stärker in Erscheinung treten zu lassen und schneller Gewicht zu verlieren.

Doping kann zu einer Vielzahl von Beschwerden führen, die aber meist nicht mit dem Missbrauch in Zusammenhang gebracht werden, einfach weil das Wissen beim Anwender fehlt. Typische Anzeichen für den Gebrauch von Dopingmitteln können folgende Symptome sein: Akne, Wassereinlagerung, anormaler Verlust der Haare, Kopfschmerzen, Bluthochdruck, Stimmungsschwankungen, Tremor, Schwindel, anormales und übermäßiges Schwitzen, Herzrhythmusstörungen, Kaliummangel, Hypokaliämie und erhöhter Blutzuckerspiegel. Auch das Liebesleben wird nicht geschont. Denn AAS-Gebrauch kann Erektionsstörungen, Libidoverlust und Gewebeschwund der Testikel begünstigen. Zudem tritt bei Männern durch die Konversion der AAS in Östrogene häufig eine Vergrößerung der Brustdrüsen auf. Bei Frauen dagegen können männliche Geschlechts- oder Erscheinungsmerkmale ausgeprägter hervortreten. Auch psychische Symptome wie manische (unrealistische, extrem euphorische) oder hypomanische Veränderungen sowie zunehmende Aggressivität kommen häufig vor. Nach Absetzen der AAS treten Depressionen, die sogar bis zum Suizid führen können, eher in Erscheinung. Bei Jugendlichen haben AAS noch einen zusätzlichen, sehr schädlichen Effekt für das weitere Leben: Sie stoppen das Knochenwachstum! (Aho-Ritter 2015). Außerdem neigen die Sehnen dazu, schneller zu reißen. Unübliche arthrotische Gelenkbeschwerden bei Jugendlichen und jungen Erwachsenen, die intensiv trainieren, sind vermutlich ebenfalls auf AAS-

Gebrauch zurückzuführen. Das habe ich in meiner Praxis öfter erfahren.

Ein Autorenteam um Dr. Gen Kanayama von der Harvard Medical School in Boston, Massachusetts, konnte aufgrund einer größeren vergleichenden Datensammlung von insgesamt 142 Sportlern zum Thema Doping mit anabol-androgenen Stereoidhormonen (AAS) ein 9-fach erhöhtes Risiko einer Sehnenruptur bei entsprechend gedopten Sportlern zwischen 35 und 55 Jahren beobachten. Das durchschnittliche Alter der 88 gedopten Sportler betrug 42,9 Jahre, der 54 nicht gedopten 43,2 Jahre. Die Sportler mussten in der Lage sein, ein Gewicht von 125 kg mindestens zweimal hintereinander zu stemmen. Interessanterweise fanden sich Sehnenrupturen des Oberkörpers ausschließlich in der Anabolikagruppe der Gewichtheber; das Risiko für Sehnenrisse des Unterkörpers dagegen war sowohl in der Anabolikagruppe als auch der Kontrollgruppe gleich.

Von 31 individuellen Rupturen war nur in sechs Fällen der Sport (Gewichtheben) der Auslöser. Die meisten Patienten hatten sich bei verschiedenen anderen Freizeitsportarten wie Bowling, Ringen, Fußball oder Basketball verletzt. In acht Fällen spielten unspezifische Schmerzen im Bereich des Gelenks eine Rolle.

Die Ursache von Sehnenrissen, bedingt durch AAS-Doping, ist nicht zweifelsfrei geklärt. Zwei Hypothesen mögen hierbei überlegt werden. Zum einen könnte sein, dass AAS nicht die Sehne, sondern den Muskel massiv verstärkt, wobei die Zugbelastbarkeit der Sehne unberücksichtigt bleibt. Der Muskel wird einfach zu stark für die Sehne, die infolgedessen bei plötzlicher hoher Belastung reißt. Zum anderen könnte eine hohe AAS-Dosierung die Gewebestruktur der Sehne schädigen, was zu einer ähnlich geringeren Zugbelastbarkeit der Sehne und damit zu einem größeren Risiko für einen Riss führt (Kanayam et al. 2015). Inhofe et al. (1995) testeten bei Ratten die biomechanischen, strukturellen und biochemischen Eigenschaften von Achillessehnen vor und nach AAS-Gebrauch. Die Sehnen wurden durch die Anwendung der Stereoide steifer und absorbierten weniger Energie. Das Absetzen der

Anabolika hob diese Nebenwirkung jedoch sofort wieder auf. Weder die Zugbelastung noch die biochemischen und strukturellen Gewebeeigenschaften veränderten sich.

Karpakka et al. (1992) untersuchten die Enzymaktivität bei der Synthese von Kollagen und die Konzentration von Hydroxyprolin (eine Aminosäure, die in Kollagen vorkommt) im Schollenmuskel (M. soleus) und in der Achillessehne während einer Behandlung mit AAS. Nach 1 Woche nahm die enzymatische Aktivität im Schollenmuskel signifikant ab, nach 3 Wochen, ebenfalls signifikant, auch die Konzentration von Hydroxyprolin in der Achillessehne. AAS beeinflusst also im Schollenmuskel die Biosynthese von Kollagen negativ; in der Achillessehne aber erst bei einer höheren Dosierung.

Obwohl einige Laborstudien mit Ratten den Schluss nahelegen, AAS beeinträchtige die Qualität des Sehnengewebes, konnten Evans et al. (1988) diese These beim Menschen nicht bestätigen. Untersuchungen am gerissenen Sehnengewebe mittels Elektronenmikroskop während der operativen Wiederherstellung bei zwei Patienten nach AAS-Missbrauch und zwei nicht gedopten Patienten zeigten keinen Unterschied in der Struktur des kollagenen Gewebes. Sie folgerten, AAS führe nicht zu einer strukturellen Schädigung des Kollagengewebes und nicht zu einer höheren Anfälligkeit für Rupturen (Evans et al. 1988). Obwohl ein Absetzten des Gebrauchs von AAS in Kombination mit einem Training das Risiko für Sehnenrisse, insbesondere Risse an Sehnen des Oberkörpers, erhöht, spricht alles für eine Schädigung des Sehnengewebes durch AAS (Kanayama et al. 2015). Zudem sind die Studien methodologisch begrenzt, wodurch ihre Aussagekraft reduziert wird.

Die Art des Trainings bestimmt die Art des Muskelwachstums. Ein Training mit hoher Intensität und mittlerer Wiederholungszahl (8–12) führt zu verstärkter Vergrößerung des Muskelquerschnitts, zu sarkoplasmatischem Wachstum. Trainieren mit geringerer Intensität und wenig Wiederholungen, 1–6, erzeugt tendenziell ein sarkomeres Wachstum.

Wachstum mag, gerade in der Bodybuilding- und Fitnessszene, sinnvoll sein, aber auch unrealistisch werden. Starke Belastung der Muskulatur kann sowohl eine Funktions**steigerung** des Muskelgewebes im Sinne einer besseren Kraft zur Folge haben, aber auch eine Funktions**verringerung**. Bei diesem nicht funktionellen Wachstum übertrifft das Volumenwachstum der Muskelzellen die funktionellen Fähigkeiten des Gefäßsystems und des Knochen- und Gelenksystems, das nicht proportional mitwächst. Anders gesagt ist die Sauerstoffversorgung und Entsorgung der Abfallstoffe durch das Gefäßsystem und damit der Stoffwechselprozess in dem Muskelgewebe nicht mehr gewährleistet. Auch sind die den Muskel umgebenden Gewebe wie Sehnen, Bänder und Knorpel nicht in der Lage, sich an die sehr starke Belastung anzupassen und können dadurch, oft irreparabel, geschädigt werden. Geringe Gelenkschäden, spürbar in u. a. Muskelschmerzen, sind einer ungefährlichen Muskelkatersymptomatik zuzuordnen und kommen schon bei jungen Sportlern häufig vor, aber die Langzeitfolgen wie beispielsweise Gelenkarthrosen werden völlig ignoriert.

Funktionelles Wachstum wird nicht nur vom Grad der Hypertrophie, sondern auch vom Verhältnis von sarkomerem zu sarkoplasmatischem Wachstum bestimmt.

Temporeiches, exzessives Training mit dem Ziel, schnelles Wachstum zu erreichen, fordert in der Regel eine längere Erholungszeit nach dem Training. Zudem bewirkt es eine Verschlechterung der kontraktilen Fähigkeiten und führt zu einer verstärkten Anfälligkeit für Verletzungen (Hoffmann und Willmann 2003).

Um Muskeln wachsen zu lassen, wird also Protein benötigt. Es herrscht aber kein Konsens über die für Athleten empfohlene tägliche Dosis (engl.: Recommended Dietary Allowances, RDA) von 0,8 g Protein/kg Körpermasse, im Vergleich zu den variierenden Empfehlungen für Kraft- und Dauersportler von 1,2–1,7 g Protein/kg Körpermasse. Auch besteht eine große Differenz zwischen der Menge, die Sportler glauben zu benötigen und der empfohlenen Menge, um Muskelwachstum und Leistung zu steigern. Hinzu kommen Unklarheiten bezüglich des günstigsten Zeitpunkts, wann die Proteine eingenommen werden müssen. Viele Sportler sind verwirrt, weil hier einheitliche Richtlinien fehlen.

Sowohl Areta et al. als auch Moore et al. konnten beobachten, dass, bezogen auf die Synthese von myofibrillärem Protein in den Muskeln, die Einnahme von 20 g Protein aus Molke (Molke ist die wässrige grünlich-gelbe Restflüssigkeit, die bei der Käseherstellung entsteht) alle 3 Stunden während einer 12-stündigen Erholungsphase nach dem Training für junge Athleten zu den besten Ergebnissen führte. Areta und Kollegen resümierten:" […] the effect of modulating the distribution of protein intake on anabolic responses in skeletal muscle has potential to maximize outcomes of resistance training for attaining peak muscle mass". (Optimierung der Proteineinnahme kann potenziell das Ergebnis von Widerstandstraining für maximale Muskelkraft verbessern) (Volpe 2013).

Yang et al. untersuchten, ob verschiede Arten und unterschiedliche Dosierungen von Eiweiß auch bei älteren Sportlern eine Synthese von myofibrillärem Protein fördert. Auch hier zeigten die 20-g-Dosierungen, alle 3 Stunden verabreicht, signifikant mehr myofibrilläres Protein in den Muskeln. Außerdem konnte mit Proteinen aus der Sojapflanze mehr myofibrilläres Protein aufgebaut werden als mit Proteinen aus Molke (Volpe 2013).

In einer ähnlichen Studie untersuchten Burd et al., welche unterschiedlichen Auswirkungen Casein-Konsum (Casein ist der Proteinanteil der Milch, der nicht in die Molke gelangt und zu Käse weiterverarbeitet wird) im Vergleich zu Molke-Konsum auf die Synthese von Myofibrillen in den Muskeln haben. Schon eine Stunde nach der Einnahme von Proteinen nahm die Aminosäurekonzentration im Blut zu, wobei die aus der Molke gewonnenen Proteine zu einer signifikant höheren Steigerung führten als die Casein-Proteine. Ferner wurde eine 65%ige höhere Synthese von myofibrillären Proteinen in den Muskeln während der Ruhephase festgestellt im Vergleich zu der Casein-Einnahme (Burd et al. 2012).

Die wichtigste Schlussfolgerung aus diesen Studien ist, dass kleine Proteingaben (20 g alle 3 Stunden über den ganzen Tag verteilt), bezogen auf die Synthese von myofibrillärem Protein, zu den besten Ergebnissen führen. Dieses Ziel ist am ehesten mit ganz normaler Ernährung ohne Nahrungsergänzungsmittel zu erreichen. Denn schon 1 oz (1 oz = 28,3495 g) tierische Produkte (Hähnchen, Rindfleisch, Käse etc.) enthält 7 g Protein. Handelsübliche Kuhmilch weist natürliches Molkenprotein auf und macht damit teure Molkeneiweißpulver überflüssig (Volpe 2013).

Das Volumen eines Muskels sagt nicht alles über seine Kraft aus. Krafttraining ist ein neurologischer Prozess, denn die kontraktilen Muskelfasern müssen fester zusammenziehen können, und mehr Fasern müssen aktiviert werden. Diese Steuerung wird im Gehirn veranlasst. Proteinhaltige Getränke können eine (optische) Illusion von Kraft auslösen, aber Protein kann nicht in Muskelmasse (kontraktile Fasern) umgewandelt werden. Muskelgewebe kann sich kaum erneuern. Bei der Geburt hat man eine bestimmte Anzahl an Muskelzellen, zuzüglich einer begrenzten Zahl an Reservezellen für den Notfall einer ernsthaften Verletzung (oder Operation). Durch Training kann man den Funktionszustand optimal erhalten. Je früher man damit anfängt, desto besser die Funktion des Muskelgewebes im Alter.

Literatur

Aho-Ritter A (2015) Hobby-Doping: Die Anonymen Anaboliker. http://news.doccheck.com/de/75657/hobby-doping-die-anonymen-anaboliker. Zugriff 12.04.2015

Albrecht E, Gotoh T, Ebara F, Xu J, Viergutz T, Nürnberg G, Maak S, Wegner J (2011) Cellular conditions for intramuscular fat deposition in Japanese Black and Holstein steers. Meat Science 89: 13–20

Allen RE, Merkel RA, Young RB (1979) Cellular aspects of muscle growth: Myogenic cell proliferation. J Anim Sci 49: 115–127. doi: 10.2527/jas1979.491115x

American Supps (2014) Russische Komplexsätze. https://www.american-supps.com/russische-komplexsaetze-muskelaufbau-training. Zugriff: 12.09.2015

Arnold AS, Gill J, Christe M, Ruiz R, McGuirk S, St-Pierre J, Tabares L, Handschin C (2014) Morphological and functional remodelling of the neuromuscular junction by skeletal muscle PGC-1α. Nature Communications. doi: 10.1038/ncomms4569

Bachl N, Löllgen H, Tschan H, Wackerhage H, Wessner B (Hrsg) (2017) Molekulare Sport- und Leistungsphysiologie. Springer, Berlin Heidelberg, S 182–184

Baggish AL, Weiner BG, Kanayama G, Hudson JI, Lu MT, Hoffmann U, Pope HG (2017) Cardiovascular toxicity of anabolic-androgene stereoid use. Circulation 135: 1991–2002. doi: 10.1161/circulationaha.116.026945

Becher R (2012) Gibt es eine Korrelation in der Verlaufsdiagnostik der quantitativen Kraftentwicklung der lumbalen Extensoren bei Patienten mit chronischen, unspezifischen Rückenschmerzen zwischen dem BieringSorensen-Test und einem standardisierten apparativ-gestützten Testverfahren (Schnell-System)? Dissertation, AG Manuelle Therapie im ZVK, Wremen

Berg RT, Butterfield RM (1976) New concepts of cattle growth. Sydney. University Press Berg und Butterfield

Böning D (2000) Muskelkater. Dtsch Z Sportmed 51 (2)

Böning D (1988) Muskelkater – Ursachen, Vorbeugung, Behandlung. Dtsch Z Sportmed 39: 4–7

Boonsanay V, Zhang T, Georgieva A, Kostin S, Qi H, Yuan X, Zhou Y, Braun T (2015) Regulation of skeletal muscle stem cell quiescence by Suv4-20h1-Dependent Facultative Heterochromatin Formation. Cell Stem Cell. doi: 10.1016/j.stem.2015.11.002

Boos C (2013) Viele Freizeitsportler dopen. http://www.ln-online.de/Lokales/Luebeck/Viele-Freizeitsportler-dopen. Zugriff: 06.01.2017

Brok AGF (1989) Spierpijn; oorzaken, preventie, behandeling. Geneeskunde en Sport 22 (4)

Brox JI, Sørensen R, Friis A, Nygaard Ø, Indahl A, Keller A, Ingebrigtsen T, Eriksen HR, Holm I, Koller AK, Riise R, Reikerås O (2003) Randomized clinical trial of lumbar instrumented fusion and cognitive intervention and exercises in patients with chronic low back pain and disc degeneration. Spine (Phila Pa 1976) 28 (17): 1913–1921

Buller AJ, Eccles JC, Eccles RM (1960) Interactions between motoneurons and muscles in respect of the characteristic speed of their responses. J Physiol (Lond) 150: 417–439

Burd NA, Yang Y, Moore DR, Tang JE, Tarnopolsky MA, Phillips SM (2012) Greater stimulation of myofibrillar protein synthesis with ingestion of whey protein isolate v. micellar casein at rest and after resistance exercise in elderly men. Br J Nutr 108 (6): 958–962. doi: 10.1017/S0007114511006271

Burkholder TJ (2007) Mechanotransduction in skeletal muscle. Front Biosci 12: 174–191

Butterworth RF (1988) Henry Gassett Davis and the ligaments. Brit J Chirop 53 (4): 65–66

Chargé SBP, Rudnicki MA (2007) Cellular and molecular regulation of muscle regeneration. Physiol Rev 84: 209–238, 2004; doi: 10.1152/physrev.00019.2003

Dambeck H (2012) Mutation: Wunderknabe trägt Muskel-Gen. http://www.spiegel.de/wissenschaft/mensch/mutation-wunderknabe-traegt-muskel-gen-a-305616.html. Zugriff: 12.10.2012

Dankbar B, Fennen M, Brunert D, Hayer S, Frank S, Wehmeyer C, Beckmann D, Paruzel P, Bertrand J, Redlich K, Koers-Wunrau C, Stratis A, Korb-Pap A, Pap T (2015) Myostatin is a direct regulator of osteoclast differentiation and its inhibition reduces inflammatory joint destruction in mice. Nature Medicine. doi: 10.1038/nm.3917

Denner RJ (1995) Zum Status der wirbelsäulenstabilisierenden Muskulatur – Analysemethoden, Referenzdaten und trainingsbedingte Anpassungserscheinungen. Dissertation, Deutsche Sporthochschule Köln

von der Ecken J, Heissler SM, Pathan-Chhatbar S, Manstein DJ, Raunser S (2016) Cryo-EM structure of a human cytoplasmic actomyosin complex at near-atomic resolution. Nature 534: 724–728. doi: 10.1038/nature18295

Ellenbecker T (2009) Effective functional progressions in sport rehabilitation. Human Kinetics

Evans NA, Bowrey DJ, Newman GR (1988) Ultrastructural analysis of ruptured tendon from anabolic steroid users. Injury 29 (10): 769–773

Fiatarone MA, Marks EC, Ryan ND, Meredith CN, Lipsitz LA, Evans WJ (1990) High-intensity strength training in Nonagenarians; JAMA 263 (22): 3029–3034

Fisker FY, Kildegaard S, Thygesen M, Grosen K, Pfeiffer-Jensen M (2017) Acute tendon changes in intense crossfit workout: An observational cohort study. Scand J Med Sci Sports 27 (11): 1258–1262. doi: 10.1111/sms.12781

Frost RA, Nystrom GJ, Lang CH (2004) Epinephrine stimulates IL-6 expression in skeletal muscle and C2C12 myoblasts: role of c-Jun NH2-terminal kinase and histone deacetylase activity. Am J Physiol Endocrinol Metab 286 (5): E809-17. doi: 10.1152/ajpendo.00560.2003

Fuqua JS, Rogol AD (2013) Neuroendocrine alterations in the exercising human: implications for energy homeostasis. Metabolism 62 (7): 911–921. doi: 10.1016/j.metabol.2013.01.016

Garnett RAF, O*Donovan MJ, Stephens JA, Taylor A (1979) Motor unit organisation in the human medial gastrocnemicus. J Physiol 287: 33–43

Gebhardt U (2008) Wegen Bewegungsmangel im körperlichen Alarmzustand. Neue Zürcher Zeitung AG. https://www.nzz.ch/wegen_bewegungsmangel_im_koerperlichen_alarmzustand-1.1313996. Zugriff: 12.01.2015

Gebhardt U (2008) Sport ist Balsam fürs Immunsystem, Bewegung dämpft Entzündungsprozesse im Körper und beugt damit vermutlich chronischen Krankheiten vor. Der Tagesspiegel online. http://www.tagesspiegel.de/wissen/medizin-sport-ist-balsam-fuers-immunsystem/1407300.html. Zugriff: 30.12.2014

Giuseppone N, Goujon A, Du G, Moulin E, Fuks G, Maaloum M, Buhler E (2015) Hierarchical self-assembly of supramolecular muscle-like fibers. Angewandte Chemie. doi: 10.1002/ange.201509813

GMKT Gesellschaft für medizinische Kräftigungstherapie. Therapieergebnisse (2017) http://www.gmkt.de/index.php/portfolio/therapieergebnisse Zugriff: 12 August 2017

Gokhale R, Chandrashekara S, Vasanthakumar KC (2007) Cytokine response to strenuous exercise in athletes and non-athletes – an adaptive response. Cytokine 40 (2): 123–127. doi: 10.1016/j.cyto.2007.08.006

Goldspink G (2003) Gene expression in muscle in response to exercise. J Mus Res Cell Mot 24: 121–126

Goldspink G (1996) Muscle growth and muscle function: a molecular biological perspective. Res Vet Sci 60 (3): 193–204

Grant AL, Gerrard DE (1998) Cellular and molecular approaches for altering muscle growth and development. Can J Anim Sci 78: 493–502. doi. org/10.4141/A98-090

Graves JE, Webb DC, Pollock ML, Matkozich J, Leggett SH, Carpenter DM, Foster DN, Cirulli J (1994) Pelvic stabilization during resistance training: its effect on the development of lumbar extension strength. Arch Phys Med Rehabil 75 (2): 210–215

ter Haar Romeny BM, Denier van der GonJJ, Gielen CCAM (1984) Relation between location of a motor unit in the human biceps brachii and its critical firing levels for different tasks. Exp Neurology 85 (3): 631–650

Hendriks J (2016) Berichterstatter der Volkskrant. Knieblessure? Wacht langer met terugkeer (Knieverletzung? Länger warten mit Trainingsanfang). Wissenschaftsmagasin, 24. Mai 2016

Herbison GJ, Jaweed MM, Ditunno JF (1982) Muscle fiber types. Arch Phys Med Rehabil 63 (5): 227–230

Hering GO (2000) Über mechanische und elektrophysiologische Eigenschaften von so genannten langsamen und schnellen Muskeln – Eine Untersuchung am M. quadriceps femoris von Marathonläufern, Sprintern, Volleyballspielern und Sportstudenten. Dissertation, Universität Konstanz

Hernandez-Rodriguez J, Segarra M, Vilardell C, Sánchez M, García-Martínez A, Esteban M-J, Grau JM, Urbano-Márquez A, Colomer D, Kleinman HK Cid MC (2003) Elevated production of interleukin-6 is associated with a lower incidence of disease-related ischemic events in patients with giant-cell arteritis: angiogenic activity of interleukin-6 as a potential protective mechanism. Circulation 107 (19): 2428–2434. doi: 10.1161/01.CIR.0000066907. 83923.32

Hoffmann J, Willmann U (2003) Wastl P – Krafttraining-vom Leistungs- zum Gesundheitstraining, Düsseldorf, WS 2003/04 http://user.phil-fak.uni-duesseldorf.de/~wastl/Wastl/Training/Hypertrophie_Jan%2BUwe_.PDF. Zugriff: 02.04.2015

Hosseinifar M, Akbari M, Behtash H, Amiri M, Sarrafzadeh J (2013) The Effects of stabilization and McKenzie exercises on transverse abdominis and multifidus muscle thickness, pain, and disability: A randomized controlled trial in non specific chronic low back pain. J Phys Ther Sci 25 (12): 1541–1545

van Ingen Schenau GJ, Gielen S (1990) Intermusculaire coördinatie; co-activatie van antagonisten bij he sturen van een uitwendige kracht. Geneeskunde en Sport 23 (3)

van Ingen Schenau GJ, Gielen S (1990) Intermusculäire coördinatie (2): over de organisatie van het sturen van bewegingen. Geneeskunde en Sport 23 (4)

Inhofe PD, Grana WA, Egle D, Min KW, Tomasek J (1995) The effects of anabolic steroids on rat tendon. An ultrastructural, biomechanical, and biochemical analysis. Am J Sports Med 23 (2): 227–232

Johannsen F, Remvig I, Kryger P, Beck P, Warming S, Lybeck K, Dreyer V, Larsen LH (1995) Exercises for chronic low back pain: A clinical trial. J Orthop Sports Phys Ther 22 (2): 52–59

Jones D, Round J, de Haan A (2006) Skeletal muscle from molecules to movement. Churchil Livingstone Verlag, Elsevier 2004. Br J Sports Med 40 (11): 950. doi: 10.1136/bjsm.2006.026567

Kanayam G, DeLuca J, Meehan W P, Hudson J I, Isaacs S, Baggish A, Weinern R, Micheli L, Pope H G (2015) Ruptured tendons in anabolic-androgenic steroid users: A cross-sectional cohort study. Am J Sports Med 43 (11): 2638–2644. doi: 10.1177/0363546515602010

Karpakka JA, Pesola MK, Takala TE (1992) The effects of anabolic steroids on collagen synthesis in rat skeletal muscle and tendon. A preliminary report. Am J Sports Med 20 (3): 262–266

Kraemer WJ, Ratamess NA (2013) Hormonal responses and adaptations to resistance exercise and training. Sports Med 35 (4): 339–361

Kraft WE (2004) Adaptation in der Myofibrille: Wissenschaft aktuell: Muskelkater. physiopraxis 2: 16–19

Kwon Y, Kravitz L (2004) How do muscles grow? https://www.unm.edu/~lkravitz/Article%20folder/musclesgrowLK.html Zugriff: 12.01.2015

Lombard WP, Abbott FM (1907) The mechanical effects produced by the contraction of individual muscles of the thigh of the frog. Am J Physiol 20: 1–60

Manniche C, Hesselsoe G, Bentzen I (1988) Clinical trial of intensive muscle training for chronic low back pain. Lancet 1988:1:1473-1476.

Manniche C, Lundberg E, Christensen I, Hesselsoe G (1991) Intensive dynamic back exercises for chronic low back pain: a clinical trial. Pain 47 (1): 53–63

Martini FH, Nath JL, Bartholomew EF (2012) Anatomy & Physiology, 9. Aufl. Edition Pearsons Education

McFarlin BK, Flynn MG, Campbell WW, Craig BA, Robinson P, Stewart LK, Timmerman KL, Coen PM (2006) Physical activity status, but not age, influences inflammatory biomarkers and toll-like receptor 4. J Gerontol A Biol Sci Med Sci 61 (4): 388–393

McGill SM, Childs A, Liebenson C (1999) Endurance times for low back stabilization exercises: clinical targets for testing and training from a normal database. Arch Phys Med Rehabil 80 (8): 941–944

McGill SM, Grenier S, Bluhm M, Preuss R, Brown S, Russel C (2003) Previous history of LBP with work loss is related to lingering deficits in biomechanical, physiological, personal, psychosocial and motor control characteristics. Ergonomics 46 (7): 731–746

Meeusen R, Duclos M, Foster C, Fry A, Gleeson M, Nieman D, Raglin J, Rietjens G, Steinacker J, Urhausen A (2013) Prevention, diagnosis and treatment of the overtraining syndrome: joint consensus statement of the European College of Sports Science and the American College of Sports Medicine. Med Sci Sports Exerc 45 (1): 186–205

Messner T (2010) Leidlinie versus Leitlinie. Interpretation am Beispiel des unspezifischen akut-subakuten lumbalen Rückenschmerzes. PT Zeitschrift für Physiotherapeuten 62: 6–20

Miles MP, Andring JM, Pearson SD, Gordon LK, Kasper C, Depner CM, Kidd JR (2008) Diurnal variation, response to eccentric exercise, and association of inflammatory mediators with muscle damage variables. J Appl Physiol (1985) 104 (2): 451–458. doi: 10.1152/japplphysiol.00572.2007

Nelson BW, O'Reilly E, Miller M, Hogan M, Wegner JA, Kelly C (1995) The clinical effects of intensive, specific exercise on chronic low back pain: a controlled study of 895 consecutive patients with 1-year follow up. Orthopedics 18 (10): 971–981

Nelson SW, Carpenter DM, Dreisinger TE, Mitchell M, Kelly CE, Wegner JA (1999) Can spinal surgery be prevented by aggressive strengthening exercises? A prospective study of cervical and lumbar patients. Arch Phys Med Rehabil 80 (1): 20–25

Nouriani A (2008) Neuroanatomische Charakterisierung von Neuronen im Trigeminus-Ganglion, die den extraoculären Augenmuskel des Primaten innervieren. Dissertation, Ludwig-Maximilians-Universität München

Nutt JJ (1915) Diseases and Deformities of the Foot. EB Treat & Conpany

Oonk HHN (1988) Osteo- en Arthrokinematica. Verlag Henric Graaff van Ijssel, Niederlande

Owens FN, Dubeski P, Hanson CF (1993) Factors that alter the growth and development of ruminants. J Anim Sci 71: 3138–3150

Parkhurst TM, Burnett CN (1994) Injury and proprioception in the lower back. Orthop Sports Phys Ther 19 (5): 282–294. doi: 10.2519/jospt.1994.19.5.282

Pedersen BK, Akerström TC, Nielsen AR, Fischer CP (2007) Role of myokines in exercise and metabolism. J Appl Physiol 103 (3): 1093–1098. doi: 10.1152/japplphysiol.00080.2007

Petersen AM, Pedersen BK (2005) The anti-inflammatory effect of exercise. J Appl Physiol (1985). 98 (4): 1154–1162. doi: 10.1152/japplphysiol.00164.2004

Proske U (1994) Development of skeletal muscle and its innervation. In: Thorburn, GD Harding R (Hrsg): Textbook of fetal physiology. Oxford University Press, Oxford, New York, Tokio, S 310–321

Purves D, Augustine GJ, Fitzpatrick D, Katz LC, LaMantia AS O, McNamara J, Williams SM (Hrsg) (2008) Neuroscience, 4. Aufl. Sinauer Associates

Rasmussen BB, Phillips SM (2003) Contractile and nutritional regulation of human muscle growth. Exerc Sport Sci Rev 31 (3): 127–131. PMID: 12882478

Ratey JJ, Manning R (2006) Zivilisationskrank – wie wir unsere biologische Natur mit dem modernen Leben versöhnen. Bastei Lübbe, Köln

Risch SV, Norvell NK, Pollock ML, Risch ED, Langer H, Fulton M, Graves JE, Leggett SH (1993) Lumbar strengthening in chronic low back pain patients. Physiologic and psychological benefits. Spine (Phila Pa 1976) 18 (2): 232–238

Rivas-Pardo JA, Eckels EC, Popa I, Kosuri P, Linke WA, Julio M. Fernández JM (2016) Work done by titin protein folding assists muscle contraction. Cell Rep 14 (6): 1339–1347. doi: 10.1016/j.celrep.2016.01.025

Sela BA (2002) Titin: some aspects of the largest protein in the body. Harefuah 141 (7): 631–635, 665. PMID: 12187564

Sigl B (2009) Medizinische Kräftigungstherapie – Die erfolgreiche Behandlungsmöglichkeit an der Wirbelsäule. Gesellschaft für Medizinische Kräftigungstherapie, 4. Aufl.

Spornitz UM (2010) Anatomie und Physiologie. Lehrbuch und Atlas für Pflege- und Gesundheitsfachberufe, 6. Aufl. Springer, Berlin Heidelberg

Tomiya A, Aizawa T, Nagatomi R, Sensui H, Kokubun S (2004) Myofibers express IL-6 after eccentric exercise. Am J Sports Med 32 (2): 503–508 doi: 10.1177/0095399703258788

van Tulder M, Malmivaara A, Esmail R, Koes B (2000) Exercise therapy for low back pain: a systematic review within the framework of the cochrane collaboration back review group. Spine (Phila Pa 1976) 25 (21): 2784–2796

van Tulder MW, Koes B, Malmivaara A (2006) Outcome of non-invasive treatment modalities on back pain: an evidence-based review. Eur Spine J 15 (Suppl 1): S64–S81. doi: 10.1007/s00586-005-1048-6

Volpe SL (2013) How to increase muscle mass: what does science tell us? ACSM'S Health & Fitness Journal 17 (5): 35–36. doi: 10.1249/FIT.0b013e3182a05fe7

Wang HK, Lin JJ, Pan SL, Wang TG (2005) Sonographic evaluations in elite college baseball athletes. Scand J Med Sci Sports 15 (1): 29–35. doi: 10.1111/j.1600-0838.2004.00408.x

Wegner J, Albrecht E, Fiedler I, Teuscher F, Papstein H-J, Ender K (2000) Growth- and breed-related changes of muscle fiber characteristics in cattle. J Anim Sci 78: 1485–1496

Wegner J, Klaus E (1990) Mikrostrukturelle Grundlagen des Wachstums von Muskel- und Fettgewebe und die Beziehung zu Fleischansatz und Fleischbeschaffenheit. Fleischwirtschaft 70 (3): 337–340

Weitkunat M, Kaya-Çopur A, Grill SW, Schnorrer F (2014) Tension and force-resistant attachment are essential for myofibrillogenesis in drosophila flight muscle. Curr Biol 24 (7): 705–716. doi: 10.1016/j.cub.2014.02.032

Wiemann K (1991) Präzisierung des Lombardschen Paradoxons in der Funktion der ischiocruralen Muskeln beim Sprint. Sportwissenschaft 21 4: 413–428

Wydra G (2004) Zur Problematik von Normen in der Bewegungstherapie. Krankengymnastik – Zeitschrift für Physiotherapeuten 56: 2280–2289

van Zuylen EJ, Gielen CC, Denier van der Gon JJ (1988) Coordination and inhomogeneous activation of human arm muscles during isometric torques. J Neurophysiol 60 (5): 1523–1548. doi: 10.1152/jn.1988.60.5.1523

Faszien – Das verbindende und schützende Glied

© Springer-Verlag GmbH Deutschland, ein Teil von Springer Nature 2018
P. Geraedts, *Physiotherapeutisches Training bei Rückenschmerzen*
https://doi.org/10.1007/978-3-662-56086-0_6

Die Faszien, Hüllen, Bänder, Organ- und Gelenkkapseln, Sehnen und Sehnenplatten (lat. fascia für Band, Bandage) bilden das verbindende Glied zwischen Muskeln und Knochen. Als Weichteilkomponente gehören sie zum Bindegewebe, das wie das Knochen- und Knorpelgewebe dem Stützgewebe zuzuordnen ist, indem es ein strukturelles, umhüllendes und verbindendes Netz zum vorsorglichen Schutz und zur Unterstützung anderer Bindegewebetypen formt.

6.1   Kollagen als Grundbaustein des Fasziengewebes

Der wesentliche organische Bestandteil dieses Bindegewebes ist, ähnlich wie beim Knochen- und Knorpelgewebe, ein faserbildendes Strukturprotein, das Kollagen, dessen Fasern eine enorme Zugfestigkeit besitzen und kaum dehnbar sind. Die dichte Wicklung ist ausschlaggebend für die hohe Zugfestigkeit der Fasern. Der Basisbaustein des Kollagens ist das Kollagenmolekül. Drei kettenförmige Proteine winden sich umeinander und bilden so eine Dreifachhelix, vergleichbar mit einem Seil. Mehrere dieser „Seile" verbinden sich zu dickeren „Tauen", den Kollagenfibrillen mit jeweils rund 100–500 nm Dicke. Durch versetzte Anordnung der benachbarten Kollagenmoleküle können unterschiedlich dicke Zonen entstehen. Viele Fibrillen zusammen wiederum bündeln sich zu Kollagenfasern. Ein integraler Bestandteil des Kollagens, 60–70 %, ist Wasser, ein Stoff, der nicht sofort mit Festigkeit assoziiert wird. Wassermoleküle fügen sich nahtlos in das Kollagen ein und folgen dessen Helixform. So verleihen sie dem Kollagen seine elastische Zugfestigkeit. Forscher des Max-Planck-Instituts für Kolloid- und Grenzflächenforschung in Potsdam-Golm zeigten in Zusammenarbeit mit Kollegen vom Massachusetts Institute of Technology in Cambridge (USA), wie dramatisch sich die Entfernung von Wasser aus den Kollagenfasern auswirkt (Mašić 2015). Wird nämlich den Kollagenfasern Wasser entzogen, beispielsweise durch eine relative Abnahme der Luftfeuchtigkeit von 95 auf 5 %, ziehen sich Kollagenmoleküle um 1,3 % und die entsprechenden Fibrillen um 2,5 % zusammen. Zwar ist das eine relativ geringe Längenänderung, aber nun entsteht eine Spannung von 100 Megapascal, über 300-mal mehr, als Muskeln auszuüben vermögen. Die Verkürzung ist auf eine Änderung der Lage, die Atome zueinander einnehmen, zurückzuführen. Vorstellen kann man sich das mit einem zunächst gestreckten Seil, das in Wellen geworfen wird, sodass die Enden näher zusammenrücken. Ein interessantes Detail des Mechanismus: Die dichteren Regionen der Fibrillen dehnen sich, während sich die dünneren zusammenziehen. Als Gesamtergebnis ergibt sich so eine Verkürzung (Mašić 2015).

Versuche an tierischen Präparaten zeigten, dass Kollagen ebenfalls reagiert auf thermische Reize. Hitzelabile intramolekulare Wasserstoffbrückenbindungen brechen auf und entwinden so die Tripelhelixe, wodurch die Kollagenfasern verkürzen. Im Gegensatz dazu bleiben die meisten intermolekularen Verbindungen zwischen den Helices erhalten (Unterhauser-Chwastek 2012). Ohne Gegeneinwirkung von außen verkürzt das Kollagen, beispielsweise durch Zug bei einer Temperatur zwischen 37 und 40 °C ohne Gewebeschädigung. Bei höheren Temperaturen bis 70 °C treten wahrscheinlich geringe Schädigungen des Gewebes auf. Bei Erwärmung auf 70 °C verkürzt das Gewebe dauerhaft mit 30 % der ursprünglichen Ruhelänge. Durch Erwärmung und Verkürzung mit 10 % der ursprünglichen Ruhelänge durch aktive Kontraktion, verringert sich bei Achillessehnen die Reißbelastung auf 70 % (Vangsness et al. 1997). Bei dauerhafter Dehnung treten eher Schädigungen auf. Bei einer Temperatur zwischen 37 und 40 °C und eine dauerhafte Dehnung von mehr als 2 % treten höchstwahrscheinlich dauerhafte strukturelle Schädigungen auf.

Obwohl die Versuche an tierischen Präparaten durchgeführt wurden, kann man vorsichtig schließen, dass durch Aufwärmung die Überbrückung der unterschiedlichen gewellten Formen der Kollagenfasern (crimp) durch Dehnung erleichtert wird. Sind die Fasern einmal gestrafft, wird die Dehnung effektiver. Durch Kühlung nach einer Dehnung bleibt diese länger erhalten, da die alte intra- und intermolukulären Verbindungen nicht regenerieren (Matthijs et al. 2003).

Das Sehnen- und Fasziengewebe entwickelt sich aus den embryonalen Mesenchymzellen, die als Mutterzellen für die Entwicklung aller Zellen des Füll- und Stützgewebes bedeutsam sind und überwiegend aus dem Mesoderm hervorgehen zu einer Zeit, wo das Skelett erst knorpelig angelegt ist. Das Mesoderm ist das mittlere der drei Keimblätter, die während der Entwicklung des Embryos entstehen. Die Sehnenfasern senken sich dabei tief in das Knorpelgewebe hinein. Da die Bewegungen des Kindes schon im 3.–4. Monat einsetzen, entstehen im Sehnenansatzbereich frühzeitig Zugspannungen, die die Ausrichtung der Kollagenfasern mitbestimmen. Von der allmählich einsetzenden Umwandlung des Knorpels in Knochen wird auch das im Knorpel eingelagerte Sehnengewebe betroffen. Die Sehnenfasern, die den Knorpel durchsetzen, werden sukzessiv in das entstehende Knochengewebe eingeschlossen. Infolge der schon früh wirksamen Zugkräfte auf die kollagenen Fasern des Sehnengewebes und die benachbarten Knochen- und Knorpelgewebe richten sich die kollagenen Knochen- und Knorpelfasern parallel zu den Fasern des Sehnengewebes aus (Brügger 1980). Hierdurch entsteht eine noch bessere mechanische Stabilität. Die Sehnenfasern können so nach einer verschieden langen Verlaufsstrecke innerhalb der Knochenhaut in die innere (Kambium-)Schicht der Knochenhaut, wo Knochen gebildet werden bzw. sich regenerieren, einbiegen. Diese Schicht nimmt im Laufe des Lebens an Dicke ab (Biermann 1957). Dort, wo die Sehne fest am Knochen verankert wird, entsteht eine typische Aufrauhung, Verdickung oder Vorsatz des Knochens, die Apophyse. Am Übergang von der Sehne zum Knochen bleiben zeitlebens Knorpelzellen bestehen, wodurch die Sehne eine gewisse Polsterung bei den Folgen einer mechanischen Krümmung erhält. (Brügger 1980). Die Apophyse befindet sich meist am Ende eines

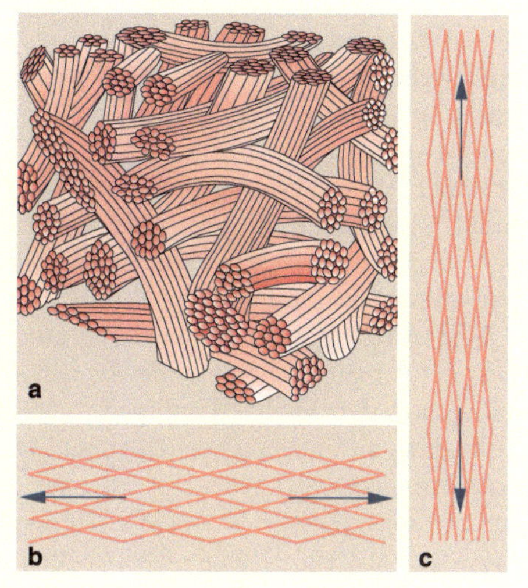

□ Abb. 6.1   Scherengitterartig angeordnete Kollagenfasern ermöglichen Dehnung sowohl in der Längsrichtung (**a**) als auch quer zur Längsrichtung (**b**). (Aus Spornitz 2010)

Röhrenknochens und hat einen eigenen Knochenkern für das Wachstum. Während des Wachstums verschmelzen die Kerne des Knochenendes mit dem des Fortsatzes und ist dieser Fortsatz durch Knorpelgewebe mit dem übrigen Röhrenknochen verbunden. Wird die Belastung jedoch zu groß, können diese Fortsätze abreißen. Prominente Beispiele sind der Ellenbogenhöcker, wo der dreiköpfige Armstrecker oder Trizeps ansetzt, der große „Umdreher" des Oberschenkelknochens, ein gut fühlbarer seitlicher Knochenvorsprung, an den die Hüftmuskeln ansetzen, und der Knochenvorsatz vorne am Ende der Schienbeinkante. Bei einer Fehlbildung spricht man von **Morbus Osgood-Schlatter,** der die Endsehne des großen vierköpfigen Oberschenkelstreckers an den Knochen bindet (**□** Abb. 6.1).

Die Knochenhaut ist besonders reich an elastischen Fasern, die mit zunehmendem Alter nur geringfügig abnehmen. „Diese Fasern sind als Dehnungsbremse aufzufassen, da Kollagenfasern und Knochen wohl annähernd dieselbe Zugfestigkeit besitzen, sich aber in der Dehnzahl α (eventuell ausgedrückt durch den Elastizitätsmodul $E = 1/\alpha$) fast um eine Zehnerpotenz unterscheiden können" (Biermann 1957). Das Periost ist in der Lage, neues Knochengewebe zu bilden. Das ist besonders bei Knochenbrüchen wichtig. Im ausgereiften Zustand ist es im Gegensatz zum Knorpelgewebe reich mit Blut- und Lymphgefäßen versehen. Es enthält außerdem viele sensorische Nervenfasern und ist aus diesem Grunde ausgesprochen schmerzempfindlich.

Sehnen und Bänder können sich auch an die Knochenhaut des Schaftes der langen Röhrenknochen, die Diaphyse, anfügen (beispielsweise Ober- und Unterschenkelkochen, Ober- und Unterarmknochen). Die runden und deutlich abgegrenzten Ansätze bestehen im Kindesalter aus 1–2 Kollagenfasernetzen, vermischt mit elastischen Fasern, die parallel zur Knochenoberfläche liegen. Diese Fasernetze übernehmen die Aufgabe einer Dehnungsbremse am Muskelansatz (Biermann 1957). Die Ansatzstruktur wird als Einstrahlungsknochen Bestandteil des Skelettstückes. Der Einbau der Ansatzstruktur der Sehne in den Knochen kann als eine besondere Art der Knochenbildung angesehen werden; es ist nicht die Sehne selbst, die verknöchert.

Der gleiche Ansatz kann im ausgereiften Zustand sehr unterschiedlich ausgebildet sein.

„Entweder liegt eine spongiöse, schwammartige Einschaltung in die Schaftwand vor oder das Ansatzgebiet besteht aus kompaktem Knochen wie die Umgebung. Im letzteren Falle sind die Bündel der Ansatzstruktur zwischen Randosteone, die funktionellen Basiseinheiten der kompakten Knochensubstanz eines Röhrenknochens, eingepflanzt. Spongiöse Ansatzstrukturen sind als Dehnungsbremse mit Flüssigkeitseinlagerung (Markräume) aufzufassen" (Biermann 1957).

Dr. Rainer Burgkart, Forschungsleiter am Lehrstuhl für Orthopädie und Sportorthopädie der Technischen Universität München (TUM), entdeckte zwischen Sehne und Fersenbein, wo die Achillessehne ansetzt, als Übergangsbereich eine Gewebeschicht, die aus extrem dünnen Proteinfasern besteht und für eine sehr hohe Stabilität sorgt. Dieses Gewebe fächert sich in Dutzende von feinen Fasern mit einer ganz bestimmten chemischen Zusammenset-

zung auseinander, um so großflächig und fest an der rauen Oberfläche des Fersenbeines anzuknüpfen. So ist die Sehne mechanisch äußerst belastbar. Sie ermöglicht Menschen eine spektakuläre Motorik. Daher reißt die Sehne meist eher, als dass sich ihre Verbindung zum Fersenbein löst (Rosetti et al. 2017).

Das Periost selbst fehlt meist in den Bereichen der Sehnenknochenansätze. Wenn die Muskeln ohne Sehnen am Knochen ansetzen, geschieht das durch eine enge Verwobenheit der Muskelfaszie mit dem Periost. Das Periost wiederum senkt zahlreiche sogenannte **Sharpeysche Fasern** in den Knochen hinein (Brügger 1980).

Faszien kommen überall im Körper vor, stehen selten mit der Außenwelt in Verbindung und stellen Führungsbahnen im Körper bereit. Neben den Epithelien sind die Faszien sehr gut durchblutet, enthalten viele sensorische Rezeptoren, die u. a. Schmerzen, Druck und Temperatur wahrnehmen können. Wahrscheinlich hat jeder schon mal die Erfahrung gemacht, wie schmerzhaft es ist, sich am Unterschenkel zu stoßen. Nicht nur die Stelle, an der man sich gestoßen hat, schmerzt, sondern das ganze Unterbein. Ein Beleg für die enorme Dichte der von Myelin umhüllten Nervenenden als Schmerzrezeptoren in der Knochenfaszie.

So variabel wie Bindegewebe hinsichtlich Form und Funktion auch sein kann: Alle Bindegewebetypen, auch Faszien, bestehen aus differenzierten Zellen und einer extrazellulären Matrix, gebildet aus Proteinfasern, die sich zwischen den Zellen in einer zähflüssigen Grundsubstanz befinden. Die differenzierten Zellen können Kollagenfasern, netzartig verzweigte (retikuläre) oder elastische Fasern sein.

Nicht zufällig sind Kollagenfasern vergleichbar mit einem Seil; flexibel, aber sehr zugfest und in dieser Form stärker als Stahl! Sehnen und bestimmte Bänder (beispielsweise im Knie), aufgebaut aus Kollagenfasern, können so sehr großen Kräften widerstehen (◘ Abb. 6.2 u. ◘ Abb. 6.3).

Retikuläre Fasern sind, ähnlich wie Kollagenfasern, aus faserigen Proteinen zusammengesetzt, die nur anders geordnet sind und keine „Seile", sondern „Netze" bilden. Diese Netze

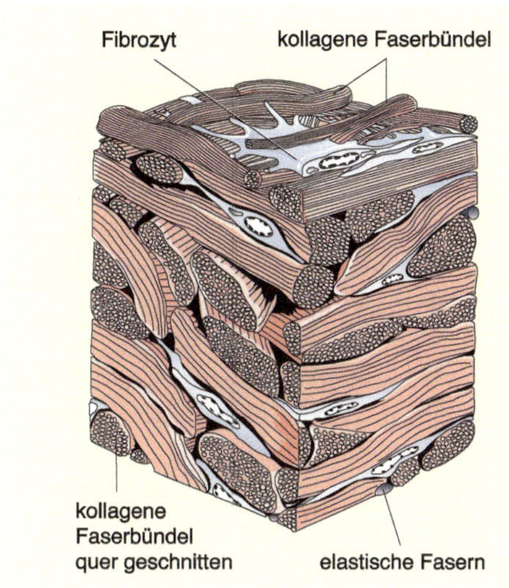

■ **Abb. 6.2** Straffes Kollagen. (Aus Spornitz 2010)

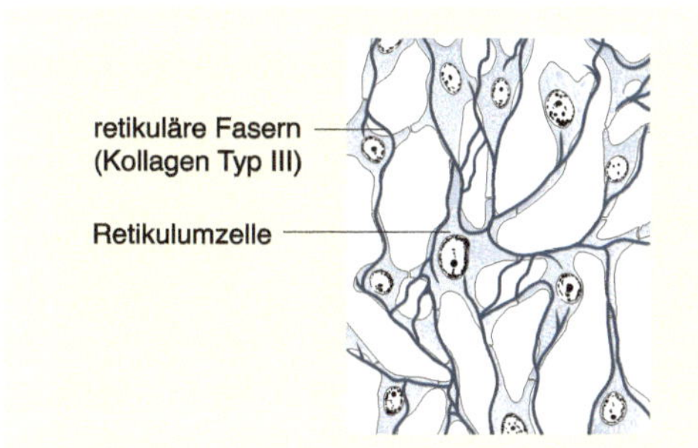

■ **Abb. 6.3** Retikulumzellen. (Aus Spornitz 2010)

umhüllen Organe wie Leber, Knochen und Muskeln, und sie sind mit dafür verantwortlich, dass u. a. Gefäße und Nerven trotz Schwerkraft und Körperbewegungen ihre Position behalten.

Elastische Fasern enthalten das Faserprotein Elastin, sind stark verzweigt und leicht wellig. Der Unterschied zwischen Elastin und Kollagen ist wie der Unterschied zwischen Gummi und Stahl. Elastinfasern bestehen aus spiralförmigen Eiweißketten, die mit starken Atom-Querverbindungen dreidimensionale Netze bilden. Jedes einzelne Elastinmolekül ist leicht zu dehnen, bis zu 150 % seiner ursprünglichen Länge, bevor es zerreißt. Elastin hat ein Elastizitätsmodül (= eine Belastung, bei der das Gewebe durch Elastizität noch nachgibt)

von 6×10^6 N/m^2 = 6 kg/mm^2 = 60 MPa, die Spongiosa von 140×10^6N/m^2 = 140 kg/mm^2 = 1400 MPa (Matthijs et al. 2003). Bindegewebe mit reichlich Elastinfasern ist gelblich getönt, bestes Beispiel das gelbe Band (Lig. flava), das den Spinalkanal der Wirbelsäule von innen auskleidet.

Elastinfasern kommen überall vor, wo Elastizität gefragt ist, wie in der Lunge, in den Gefäßen und in der Haut. Im Skelett kommen sie seltener vor, haben aber die wichtige Aufgabe, kleinteilige Bewegungen beispielsweise der Wirbelsäule zu ermöglichen (Kolb und Whishaw 2008). Sehnen, Bänder und Muskeln können funktionell nicht voneinander getrennt werden. Sehnen, als spezielle Form des Fasziengewebes, sind das verbindende Element zwischen Knochen und Muskulatur.

Es zeigt sich auch ein deutlicher Zusammenhang zwischen Gelenken und Muskelfaszien bzw. Gelenken und Sehnen. Sind Gelenke in der Bewegung eingeschränkt, sei es durch Veranlagung, durch Alterung oder Überbelastung, sind auch die Muskelfaszien mit ihren Sehnen (oder „Muskeln" in dem üblichen Sprachgebrauch) verkürzt. Steife Hüftgelenke führen zu verkürzten Faszien der hinteren Beinmuskeln, bei Jugendlichen mit eingeschränkten Hüftgelenken und Rundrücken deutlich sichtbar. Nach einem Marathonlauf sind nicht nur die Hüftgelenke erheblich versteift, wenn auch nur vorübergehend, sondern auch die hinteren Beinmuskeln. Bei einer Arthrose verkürzen sich die Kapsel und die Muskelhüllen der das Gelenk überspannenden Muskeln. In allen Fällen führt Dehnung der Gelenke zur Verbesserung der Beweglichkeit der überspannenden Muskeln. Aber auch durch reziproke Innervation können die Muskelhüllen gedehnt werden. Anspannen des Gegenspielers führt eher zu einer Verlängerung dieser verkürzten Muskelfaszien als zu passiver Dehnung. Anscheinend besteht nicht nur ein biomechanischer, sondern auch ein neurologischer Zusammenhang zwischen der Beweglichkeit der Gelenke und der Länge der Faszien.

Am Übergang vom Muskel zur Sehne befindet sich eine Bindegewebskapsel, das Golgi-

Sehnenorgan, benannt nach Camillo Golgi, einem italienischen Mediziner und Physiologen. Auch in anderen faszialen Geweben wie in den Endbereichen von Sehnenplatten, in Gelenkkapseln und in zahlreichen Bändern werden diese Golgi-Organe gefunden. Es ist, wie auch die Muskelspindel, ein Sinnesorgan der Tiefensensibilität (Propriozeptor) und verknüpft, neurologisch betrachtet, die Sehne direkt mit dem Rückenmark und indirekt mit dem Hirnstamm oder Gehirn. So kann die Spannung, insbesondere des eigenen Muskels, willkürlich oder reflexartig (z. B. der Kniesehnenreflex) angepasst werden (Martini et al. 2012).

Die Muskeln übertragen die Zugkraft auf die sie umhüllenden Faszien, welche in die Sehnen übergehen. Die Sehnen ihrerseits münden in der Knochenfaszie (Knochenhaut), wodurch die Zugkraft über die Sehnen weiter auf die Knochenhaut und Knochen übertragen wird. Die starke Zugfestigkeit und ihre im Vergleich zu Muskeln geringere Dehnbarkeit erlauben den Sehnen, Stöße und Aufpralle zu absorbieren. Muskeln wären dazu nicht in der Lage, sie würden reißen.

Das viskoelastische Verhalten von straffem Bindegewebe wie dem Fasziengewebe auf eine zunehmende mechanische Dehnung wurde von Viidik in den 1970er Jahren untersucht.

In der ersten Phase steigt mit zunehmender Dehnung der Widerstand kaum an, denn die einzelnen Kollagenfasern werden hier nur aus ihrer vorherigen Wellenform lang gestreckt, jedoch noch nicht als solche gedehnt, so wie das auch bei normalen aktiven Bewegungen der Fall ist. In der nächsten Phase wird das Kollagen belastet, wobei der Widerstand des Kollagens linear mit der Belastung zunimmt. In der darauffolgenden dritten Phase, bei einer Dehnung um 1–1,5 %, kommt es ganz allmählich erst nach 16 h (!) zu einer formalen Veränderung der Kollagenfasern. Schließlich wird bei weiter zunehmender Dehnung von 3–8 % das Gewebe geschädigt (Schleip 2003).

Obwohl Versuche zeigten, dass Sehnen die erste Aufprallenergie nach einem Sprung abfedern, noch bevor überhaupt die Muskeln reagieren können, spielen die Muskeln die wichtigste Rolle. Aus Sicht der reflexartigen motorischen Steuerung ist anzunehmen, dass Muskeln schon anspannen, noch bevor der Aufprall stattfindet, um ihn rechtzeitig aufzufangen. Dieses exzentrische Anspannen fängt die meiste Energie auf und schützt so die Gelenke vor Überbelastung. Ohne diese Federtechnik würden die Gelenke zu stark durch die stauchende Wirkung des Aufpralls belastet, was sehr gut hörbar ist. Menschen können bewusst lernen, die Muskeln schon anzuspannen, noch bevor der Kontakt mit dem Boden beim Herunterspringen oder Hüpfen stattfindet, indem sie versuchen, so leise wie möglich auf dem Boden aufzukommen. Diese Sprungtechnik hat sich in der Rehabilitation und in der Verletzungsprävention nach meiner Erfahrung mehr als bewährt. Es sind also die Muskeln, die in erster Linie als Stoßdämpfer fungieren und so die Gelenke schützen. Die Muskeln übertragen die Energie sofort auf die Muskelhüllen, die sie wiederum an die Sehnen weiterleiten. Durch den großflächigen Ansatz der Sehne am Knochen wird die restliche Energie ad hoc an die Knochenhaut weitergegeben, die ebenfalls in der Lage ist, sehr viel Energie aufzunehmen. Das Muskelgewebe alleine wäre dazu nicht in der Lage, es würde reißen. Bevor aber Muskelfasern reißen, muss zuerst die Muskelhülle reißen. Die starke Zugfestigkeit und ihre im Vergleich zu Muskeln geringere Dehnbarkeit erlauben den Muskelhüllen, Stöße und Aufpralle teilweise zu absorbieren und an die Sehnen und Knochenhaut weiterzuleiten.

Jeder, der sich einmal beim Sport völlig verausgabt hat, wie z. B. als untrainierter Läufer bei einem Langstreckenlauf oder bei einer Bergwanderung während des Urlaubs, kennt den „Muskelkater" am nächsten Tag, der eher auf Überbelastung des äußerst empfindlichen Fasziengewebes als auf die der Muskeln zurückzuführen ist.

Dr. Nicolai Konow von der Abteilung für Ökologie und Evolutionsbiologie an der US-amerikanischen Brown Universität hat einen Artikel veröffentlicht, der deutlich macht, wie Muskeln und Sehnen zusammenarbeiten, um nach einem Aufprall Energie anfänglich zu speichern und danach wieder abzugeben (Konow und Roberts 2015). Sehnen übernehmen im Augenblick des Aufpralls die Rolle von Stoßdämpfern, nach einer Zehntelsekunde nehmen die Faszien der Muskulatur die restliche Energie in sich auf. So schützen die Sehnen Muskelfaszien und Muskeln vor einer plötzlichen Eruption von Energie und Kraft, erzeugt durch den Aufprall. Und die Sehne ist beweglich genug, um diese Aufgabe zu erfüllen. Offensichtlich sind elastische Sehnen genauso wichtig für die Lokomotorik wie Muskeln.

Tatsache bleibt, dass die Elastizität des Sehnengewebes gering ist, geringer als die des Muskelgewebes, aber größer als die des Knochen- und Knorpelgewebes.

Um zu untersuchen, wie Muskeln und Sehnen zusammenarbeiten, studierten die Forscher modellhaft den Truthahn. Dessen Beinmotorik und Sehnen-Muskel-Aufbau ist dem menschlichen sehr ähnlich. Sie implantierten Sonarsensoren in die Wadenmuskeln und Fußsehnen der Tiere und ließen sie aus einer Höhe von eineinhalb Metern fallen. Die Sensoren zeichneten minutiös sowohl Kraftaufwand als auch Veränderungen der Länge der Muskelfaszien während des Abspringens bis zum Abfedern des Schwungs bei der Landung auf. Slow-Motion-Videokameras hielten die Beinkonfiguration fest, um einen Einblick zu bekommen, wie sich Muskeln und Sehnen beim Beugen und Strecken der Beine verhalten.

Beim Aufkommen auf dem Boden änderte sich die Länge der Muskelfaszie bemerkenswerterweise nicht wesentlich. Der Aufprall wurde also nicht nur im Muskel, sondern auch irgendwo anders aufgefangen: nämlich in der Sehne, die sich, wenn auch nur minimal, wie eine Feder dehnte. Elektrische Aufzeichnungen ließen erkennen, dass sich auch die Muskeln gegen die zu erwartende starke Belastung wappneten, indem sie schon kurz vor der eigentlichen Landung reflexartig anspannten (Konow und Roberts 2015).

Unmittelbar nach dem Bodenkontakt folgte die Phase der „force decay", die Abschwächung der Kraft. Die Sehnen zogen sich auf ihre ursprüngliche Länge zurück und ließen die Energie frei, die sie während der Landung aufgenommen hatten. Die freigesetzte Energie verteilt sich über die Faszien, denn diese sind dehnbar und können so Energie aufnehmen. Während dieser Phase konnten die Forscher eine etwaige Verlängerung des gesamten Faszienapparates, also Muskelfaszie und Sehne, um 20 % feststellen. Man kann sich diese Dehnung vorstellen, ähnlich wie ein Apfelsinennetz (Muskelfasziennetz) sich dehnen lässt. Die einzelnen Fasern dehnen sich kaum, die Struktur der miteinander zusammenhängenden Fasern (das Netz) ermöglicht diese Dehnung. So verfügt der Muskel mittels seiner Faszien und Sehnen über ein Art von „Sicherheitsnetz".

Die bis jetzt unterschätzte Rolle als Stoßdämpfer der Sehnen und Faszien bei der Skelettmuskelaktivität könnte die Entwicklung künstlicher Sehnen verfeinern und die Rehabilitation nach Wiederherstellungsoperationen an Sehnengewebe verbessern. Auch beim sportlichen Training auf jeder Ebene könnte die Stoßdämpferfunktion der Sehnen bedeutungsvoll sein. Und in der Biomedizin, beispielsweise bei der Entwicklung des Gangbildes eines Roboters, tragen diese Ergebnisse eventuell dazu bei, das Gangbild eines Roboters dem eines Menschen immer ähnlicher werden zu lassen (Konow und Roberts 2015).

Schon der französische Chirurg Jacques-Mathieu Delpech (1777–1832) beschäftigte sich mit dem Sehnengewebe. Er war der Meinung, dass Muskel- und Sehnenverkürzungen Deformierungen zugrunde lagen und entwickelte daher eine Operationstechnik, die „Tenotomy", bei der Sehnen unter der Haut mit einem viel kleineren Schnitt durchtrennt oder gespaltet wurden als damals üblich, um so Kontrakturen der Glieder (beispielsweise einen Klumpfuß) zu korrigieren. In Chirurgie clinique de Montpellier, ou Observations et réflexions tirées des travaux de chirurgie clinique de cette école beschreibt Delpech die positive Auswirkung einer Durchtrennung der Achillessehne bei Klumpfüßen bei Kindern (Peltier 1993). Die erste Operation führte er am 16. Mai 1816 durch. Obwohl er nicht als Erster so operierte, zeigte er zum ersten Mal die generelle Bedeutung der subkutanen Durchtrennung oder Spaltung des Bandapparates bei der Korrektur von Deformitäten von Extremitäten durch Kontrakturen. Seine Operationen basierten auf der Vorstellung, dass Muskel- und Sehnenverkürzungen gelenkige Deformierungen verursachten. Operatives Lösen dieser Kontrakturen würde weiteren Deformierungen vorbeugen und bestehende teilweise oder ganz korrigieren (Peltier 1993).

Als Henry Gassett Davis 1867 seine These der Anpasung von Weichteilen an mechanische Belastung publizierte, löste er damit eine lange Reihe von miteinander wetteifernden Theorien über das Thema Weichteilverkürzung und über die Ursache von Verkrümmungen der Wirbelsäule (Skoliose) aus. Er kritisierte in seinem Buch „Conservative Surgery" scharf die Vorträge, welche Louis Bauer vom Brooklyn Medical and Surgical Institute im Wochenjournal „The medical and surgical reporter" 1862 herausgebracht hatte (Bauer 1868). Unterstützt durch Veröffentlichungen von Julius Konrad Werner (1851), Direktor des Orthopädischen Instituts in Königsberg, Preußen, hatte Bauer behauptet, „a contraction of ligaments is a physiological impossibility" (Bauer 1868). Bauer und Werner wiederum widersprachen dem französischen Chirurgen Jacques Mathieu Delpech (1823), der ebenfalls der Meinung war, Sehnen könnten sich durch Inaktivität verkürzen und durch Training verlängert werden (Bauer 1868).

Auch heutzutage werden den Faszien Funktionen zugesprochen, wichtiger als die der Muskeln, obwohl der wissenschaftliche Beweis alles andere als schlüssig ist. So sollen Mikrorisse, die schon bei starker Dehnung auftreten können, zu Rückenbeschwerden führen (Bauer 1868). Panjabi (2006) begründete auf diesen Mikrorissen ein neues Modell, um Rückenschmerzen zu erklären. Er behauptete, dass entweder eine Verletzung oder mehrere kurz aufeinanderfolgende Mikroverletzungen zu irreversiblen Schäden der Rückenfaszien und der in der Faszie enthaltenen Mechanorezeptoren führen, wodurch die Mechanosensorik gestört sei und infolgedessen krankhafte Gewebeveränderungen und eine neurologische Umstellung erfolgten. Robert Schleip (Schleip et al. 2007) erweiterte dieses Modell und folgerte, die insuffiziente Rückenfaszie sei die Ursache von Muskeldysfunktionen. Der größere Hebel und die größere Last des Rumpfes bei der Beugebewegung des Rumpfes sowie die größere Geschmeidigkeit unterstützten diese These, so Schleip. Langevin (Langevin et al. 2009) sah auf sonografischen Bildern, dass die Rückenfaszie bei Patienten mit chronischen Rückenschmerzen dicker ist als bei Gesunden. Bednar et al. (1995) und Dittrich (1963) konnten chirurgisch Narbengewebe und Entzündungen bei Patienten mit Rückenschmerzen nachweisen. Schleip et al. (2007) stellten ebenfalls Gewebeschädigungen fest und Taguchi et al. (2013) schließlich beobachteten, dass Injektion mit einem entzündungsauslösenden Mittel in die Rückenmuskulatur bei Ratten zu einem dramatischen Anstieg der Feuerungsrate der Neuronen führte, ausgehend von der Rückenfaszie (Schleip et al. 2007; Benjamin 2009).

Schleip et al. wiesen mittels Gewebeanalysen die Anwesenheit von kontraktilen Fasern, Muskelvorläuferzellen, in Faszien nach, besonders in der Oberschenkelfaszie, in der Sehnenplatte der Fußsohle und in der lumbalen Rückenfaszie. Diese Ergebnisse wurden bis jetzt von keinem anderen Wissenschaftler bestätigt. Motorische Endplatten, so wie es diese bei Muskelgewebe gibt, wurden nicht gefunden. Von einer motorischen, bewussten oder unbewussten, Steuerung kann dann auch nicht die Rede sein.

Im Labor wurden Streifen der Rückenfaszien von Ratten in ein spezielles Bad mit einem „Kontraktionen" auslösenden Antihistamin (H1 Antagonist, Mepyramine) gelegt. Die gefäßerweiternde Wirkung von Nitroglyzerin führte zur Entspannung. Die optisch nicht sichtbaren, gemessenen Kontraktionen waren stark genug, um eine (geringe) Rolle in dem Muskel-Skelett-Mechanismus zu spielen, vorausgesetzt, die Kontraktion in vivo glich den Kontraktionen in vitro (Schleip et al. 2006). Diese neuen Erkenntnisse zur – wenn auch geringen – „Kontraktionskraft" der Faszien, welche übrigens nur in vitro festgestellt und von anderen Forschern niemals bestätigt wurden,

wurden in den Medien sofort groß „aufgehängt", größer, als der Studie nach zu vertreten ist. So wird diese Kontraktionskraft schon für Power und Schwung z. B. bei Tennis und Speerwerfen verantwortlich gemacht (Quarks & Co 2014). Die These, Faszien seien u. a. hauptverantwortlich für Rückenschmerzen, ignoriert andere, sogar naturwissenschaftliche Erkenntnisse. So behauptet Tom Myers, ein führender Anhänger und Verfechter der integrativen Anatomie und Autor von „Anatomy Trains" („Anatomy Trains" beschreibt die Zusammenhänge der Muskel-Faszien-Ketten und geht auf deren funktionelle Zusammenhänge ein. Zum leichteren Verständnis benutzt der Autor dazu die Metapher von Schienen bzw. Eisenbahnlinien, die miteinander korrespondieren müssen):

„It has been the most ignored of all the tissues in the body – at least up until recently. Yet, fascia is critical to understanding the body and what it takes to keep your body functional and healthy all life long." (Sie sind der am meisten ignorierte Teil des Gewebes im Körper gewesen – zumindest bis vor kurzer Zeit. Und doch, Faszien sind entscheidend, um den Körper zu verstehen und was notwendig ist, um den Körper ein Leben lang funktionsfähig und gesund zu erhalten.) So meint er auch: „All you learned about muscles is wrong" (Alles, was Sie über Muskeln gelernt haben, ist falsch.), denn die Faszien gehen durch und rund um die Muskeln und setzen dann am Knochen an. Auch das Gehirn denkt nicht im Sinne einzelner Muskeln, sondern in Bereichen eines Netzwerks aus mehreren Faszien und in individuellen motorischen Einheiten. Das Gehirn kennt keinen Muskel beim Namen. Faszien sind kein Verpackungsmaterial, sondern hochadaptive belastungsfähige Gewebe. Die Neurologin Helene Langevin von der Universität in Vermont spielt mit der Idee, dass Faszien über den ganzen Körper miteinander in Verbindung stehen und so alle anderen physiologischen Systeme beeinflussen können. Sie konnte „nachweisen", dass die Einstiche von Akupunkturnadeln zu zellulären Veränderungen führen, welche sich über Faszien verbreiten.

Ähnliche Effekte erzielen die Dehnung der Faszien durch Yoga oder andere Übungen, aber auch durch Massage, beispielsweise nach Ida Rolf und Dr. Schleip. Bei gesunden Menschen bewegt sich die Faszie ohne Einschränkung. Wenn aufgrund von Alterung, beständigen Belastungen, Inaktivität, Verletzung oder sogar emotionaler Traumata Faszien ihre Flexibilität verlieren, können sie überall im Körper Schmerzen auslösen, so die Auffassung von Rolf und vielen Osteopathen. Auf Dauer entstehen so chronische Beschwerden wie Migräne, (Spannungs-)Kopfschmerzen, chronischer Rückenschmerz, Fibromyalgie oder andere Schmerzformen, die sich langanhaltend im Körper etablieren.

Diese Diskussion wird heutzutage wieder in aller Ernsthaftigkeit geführt. Verfechter wie Dr. Schleip glauben, dass die Faszien und Sehnen eine größere Kontraktionskraft haben als die Muskeln. In den Medien wird eine ausgeklügelte Marketingstrategie verfolgt, die der Faszientechnik einen Platz in der Medizin sichern soll. Und das, wo jeder wissenschaftliche Beweis fehlt.

Dass sich Sehnengewebe zusammenziehen und schon erheblich verkürzen kann, zeigt auch die Morbus-Dupuytren-Kontraktur, benannt nach Baron Guillaume Dupuytren (1777–1835), der diese Krankheit als Erster beschrieben hat. Diese Bindegewebekontraktur ist eine gutartige Erkrankung der Handinnenfläche und der Beugesehnen der Finger, in der Regel des Ring- oder Kleinfingers. Es kann jedoch jeder Finger betroffen sein. Die Kontrakturen finden sich fast ausschließlich an den Fingergrund- und -mittelgelenken und können dermaßen stark sein, dass sie zu einer vollständigen und unumkehrbaren Beugung dieser Finger führen.

Die Dupuytren-Krankheit durchläuft verschiedene Stadien, die von Tubiana 1961 aufgrund der Beweglichkeit eingeteilt wurden und in der Klinik am meisten verwendet werden. Im 1. Stadium verkürzen sich die Fingergelenke insgesamt bis 45°, im 2. Stadium bis 90°, im 3. Stadium bis 135° und im letzten Stadium bis über 135°. Eine Operation kommt in der Regel ab dem 2. Stadium in Betracht.

Nur durch eine Operation kann die Streckung wiederhergestellt werden, aber der

Beugezustand kehrt gerne zurück. Es handelt sich hier um eine passive Verkürzung des Bindegewebes, von einer aktiven Kontraktion ist nicht die Rede. Wegen der geringen Elastizität des Sehnengewebes ist durch Dehnung kaum Verbesserung zu erzielen. Die Auslöser für diese Erkrankung sind bis heute nicht bekannt. Der Morbus Dupuytren tritt meist im mittleren Lebensalter und meist bei Männern auf. Es besteht eine starke familiäre Häufung, denn bei jedem dritten Betroffenen ist ein Familienangehöriger ebenfalls Leidtragender der Krankheit. Eine genetische Komponente gilt daher als gesichert (Winkler 2002).

Sehnen und Faszien können sich aber auch lockern, so die Gelenkbänder während der Schwangerschaft. Hormonelle Umstellungen, insbesondere die vermehrte Ausschüttung von Relaxin während der Schwangerschaft, führen zu einer Lockerung des Bindegewebes im Körper und in Gelenken (insbesondere in den Hüftgelenken). Ebenso werden gelenkige Verbindungen wie beispielsweise die Schambeinfuge, die während der Schwangerschaft etwa 3 mm breiter werden kann, dehnbarer. Diese Lockerung erleichtert den Durchtritt des Kindes während der Geburt.

Durch die Dehnung der Bauchmuskulatur und die Änderung der Beckenposition werden die hinteren Gewebestrukturen der Wirbelsäule, vor allem die Facettengelenke der Lendenwirbelsäule, überbelastet. Rückenschmerzen sind die Folge. Die zwangsläufig durch die Haltungsänderung ausgelöste Schwäche der Bauch- und Gesäßmuskulatur kann ebenfalls zu einer unphysiologischen Belastung der Hüftgelenke führen und sich über die Gelenkkapsel und die Faszien in ausstrahlenden Beschwerden im Gesäß und hinteren Bein äußern, bekannt als ischialgische Beschwerden.

6.2 Faszien und Sehnen reißen an erster, Muskelfasern an zweiter Stelle

Sehnen und Faszien können, trotz ihrer starken Zugfestigkeit, reißen. Der Riss befindet sich selten im Sehnengewebe selbst, fast immer am Ansatz der Sehne, am Knochen.

Muskelfaserrisse sind eher als Faszienrisse zu betrachten, vorausgesetzt, diese Risse entstehen bei plötzlicher Krafteinwirkung und ein Zusammenhang mit arthrotischen Symptomen eines Gelenkes ist nicht zu verkennen. Bei extremer Dehnung reißen allerdings auch die Muskelfasern, allerdings nur nach traumatischen Ereignissen.

Der Obergrätenmuskel des Schultergelenks verdient aus dieser Sicht eine gesonderte Betrachtung, da er oftmals als Verursacher vieler Schulterbeschwerden, die zuweilen operativ behandelt werden, gilt. Laut Ultraschallaufnahmen reißt die Sehne dieses Muskels aufgrund degenerativer Veränderungen des Gewebes ab dem 50.–60. Lebensjahr häufig ab oder sie wird wegen ihres Verlaufs vom Schulterblatt unter der Schulterecke hindurch bis zum Oberarmkopf, wo sie ansetzt, eingeklemmt (Impingement). Oftmals bilden sich, sichtbar auf Röntgenbildern, Kalkablagerungen rund um diese Sehne.

Heutzutage scheint sich die Ansicht etabliert zu haben, die Sehne des Obergrätenmuskels sei, im Gegensatz zu einer spontanen Fissur, aufgrund degenerativer Veränderungen, wegen ihrer Lage zwischen Oberarmkopf und Schulterdach, einem größeren Risiko zu reißen ausgesetzt. Dagegen spricht aber der häufig vorkommende Abriss der stärksten Sehne des Körpers, der Achillessehne, trotz einer Zugbelastungsfähigkeit von über 1000 kg. Diese Sehne reißt oft, selbst nach einer geringen Belastung, bei Sportlern, die das Sprunggelenk wegen ihrer ausgewählten Sportart (Laufsportarten) stark belasten. Das Sprunggelenk zeigt in diesen Fällen immer klinische Zeichen einer verminderten Belastbarkeit wie Druckschmerz, endgradiger Bewegungsschmerz oder auch schon Bewegungseinschränkungen. Die Annahme, Sehnenrisse entstehen infolge von verletzten oder schon geschädigten Gelenken, liegt dann nahe.

In der Konsequenz bedeutet das, Sportler oder Patienten mit klinisch positiven Befunden am Sprunggelenk sind dem Risiko eines Sehnenrisses ausgesetzt. Von einer Einklemmung kann bei der Achillessehne nicht die Rede sein, und das Reißen dieser Sehne muss dann wohl auf degenerative Veränderungen des Sprunggelenkes zurückgeführt werden.

Merkwürdigerweise wird die Diagnose eines Abrisses der Sehne des Obergrätenmuskels, obwohl im MRT, CT oder Ultraschall gestellt, klinisch nicht immer bestätigt: Gezielte selektive Provokation führt nicht zwingend zu einer Verschlimmerung der Beschwerden. Die Kraft ist zwar verringert, aber immer noch vorhanden, denn die ersten 10–20° des seitwärts Abwinkelns und die Außenrotation des Oberarmes sind auf Aktivität des Obergrätenmuskels zurückzuführen. Auch fehlt nicht selten der typische Bewegungsverlauf beim Heben des Armes: verstärkte Innenrotation und ausgeprägte Schwäche beim Seitwärtsheben des Armes. Das widerspricht einem vollständigen Abriss.

Auch der US-amerikanische orthopädische Chirurg E. Amory Codman, 1896–1940 (Neuhauser 2002) trug in seinem 1934 veröffentlichten Buch *The shoulder: rupture of the supraspinatus tendon and other lesions in or about the subacromial bursa* die Idee vor, Risse der Rotatorenmanschette entstünden durch degenerative Veränderungen und nicht durch Traumata oder Einklemmungen. Eine These, welche von vielen Autoren unterstützt wird (Petersen et al. 2010; Thomopoulos et al. 2015; Ozaki et al. 1988).

Obwohl seine Ansicht bezüglich einer Rissbildung der Rotatorenmanschette der Schulter allgemein anerkannt wurde, verwies der amerikanische Orthopäde Julius S. Neviaser (1902–1980) auf Unklarheiten: „Although the entity, ruptures of the rotator cuff, has gained widespread acceptance since the publication of Codman's text, The Schoulder: […] the diagnosis and the management remain beclouded with the aura of confusing, half-truths and misunderstanding" (Brand 2010). Er klärte 1954 die Verwirrung, indem er die Fehlannahme, die Unfähigkeit, den Arm seitwärts abzuwinkeln, beruhe auf einem Sehenabriss des Obergrätenmuskels, sofort widerlegen konnte. Denn sobald betroffenen Patienten ein Lokalanästhetikum gespritzt wurde, das den Schmerzreflex eliminierte, konnten sie den Arm sofort seitlich vom Körper weg bewegen. Neviaser begründete einen Teilriss der Rotatorenmanschette in den meisten Fällen mit degenerativen Ursachen. Nur wenn auch von einem Bruch eines Knochenfortsatzes für Sehnenansätze im Oberarm die Rede war, könne ein Trauma der Auslöser sein. „Ruptures of one or more components of the rotator cuff usually occur in one of three ways: There may be a rupture following a history of injury without a dislocation or a fracture; a rupture may occur following a dislocation of the shoulder or the rupture of the cuff may follow a dislocation of the shoulder with a fracture of the greater Tuberositas of the Humerus. […] The first of these three occurred in the presence of degenerated tendon tissue, and therefore usually did not occur until the fourth or fifth decade of life. Neviaser states most of these partial and complete tears occur as a result of injury (The patient will usually give a history of a fall, a strain or pushing of the arm, with resulting pain) […]" (Brand 2010).

Charles Sumner Neer II (1917–2011), Professor in der Orthopädischen Chirurgie der Columbia University, verfeinerte die Konzepte über Instabilität und Auskugeln des Schultergelenks, basierend auf einer vielschichtigen Instabilität und auf wiederholende Mikrotraumata. In seinem Buch *Shoulder Reconstruction* bündelte er alle Fortschritte und Verbesserungen (Brand 2010). 1972 berichtete Neer (Neer 1972), dass der Rotatorenmanschettenriss mit krankhaften Veränderungen der Unterfläche dieses Schulterdachs zusammenhängt. Auch das Ligamentum coracoacromiale, das teilweise den Oberarmkopf mit überdacht, sowie das Schultereckgelenk können mitverantwortlich sein für einen Rotatorenmanschettenriss. Auch legte er dar, dass 95 % aller Risse der Rotatorenmanschette mit Einklemmungserscheinungen einhergehen, und beschrieb drei Phasen, die zu dem Riss führen. Die erste Phase, „edema and hemorrhage", wird gekennzeichnet durch Schwellung und Blutung infolge einer Reizung der Sehne durch über Kopf Arbeiten. In der zweiten Phase, „fibrosis and tendonitis", verkalkt die Sehne infolge wiederholter Entzündungen der Sehne. Auch der Schleimbeutel unter dem Schulterdach kann verkalken. In der dritten Phase, „bone spurs and tendon rupture", ist die Sehne abgerissen und hat sich ein knöcherner Sporn gebildet.

Neer erläutert ebenfalls die Form der Degeneration, welche infolge eines Abrisses einer Sehne entsteht und nennt sie „Cuff-Tear"-Arthropathie. Er entwickelte eine Operationstechnik, die auch heutzutage noch viel angewendet wird. Sie zielt darauf ab, den Raum unter dem Schulterdach zu vergrößern, damit mehr Platz für die Sehnen entsteht und die Einklemmung behoben wird. Dieser Eingriff, bei dem Knochen vom Schulterdach abgehobelt werden, findet arthroskopisch statt. Die vollständige Schulterbeweglichkeit soll wiederhergestellt werden. Das allerdings erfordert zusätzlich intensives Training, dessen Bedeutung bis heute immer noch unterschätzt wird. So passiert es häufig, dass die nach einer OP anschließende Therapie vernachlässigt wird und die Bewegungseinschränkungen nur zum Teil behoben werden.

Erstaunlicherweise konnte Neer bei der Untersuchung von über 500 Leichen nur bei weniger als 25 vollständige Abrisse einer Sehne der Rotatorenmanschette feststellen (Neer 1972). Jobe et al. (1989) und Andrews und Alexander (1995) wiesen auf die von der Medizin immer noch nicht richtig erkannte oder verstandene Möglichkeit hin, eine Impingement-Symptomatik könnte auch infolge eines instabilen oder geschädigten Schultergelenkes entstehen. Dies hätte dann allerdings Konsequenzen für die Diagnostik, für Behandlungsziele und Rehabilitation (Ellenbecker et al. 2009).

Auch Ozaki et al. (1988) untersuchten an Schultern von 200 Leichen die pathologischen Veränderungen der Unterseite des Schulterdachs, da diese – nach Neer – mit Rissen der Rotatorenmanschette in Verbindung gebracht wurden. Nach radiografischer und histologischer Befundung fanden die Forscher an Exemplaren mit Teilrissen der Rotatorenmanschette meist eine völlig intakte Unterseite des Schulterdachs. Obwohl eine Läsion in dem vorderen Drittel des Schulterdachs häufig mit einem (Teil-)Riss der Rotatorenmanschette zusammenhing, konnte ein (Teil-)Riss der Rotatorenmanschette nicht auf eine Schädigung des Schulterdachs zurückgeführt werden. Hieraus folgerten Ozaki und sein Team, die meisten Risse müssten in degenerativen Gewebeveränderungen der Rotatorenmanschette begründet sein.

Zur Behandlung eines Risses der Rotatorenmanschette scheint eine Operation nahe zu liegen. Denn Risse können nur operativ behandelt werden, so die Ansicht der meisten Orthopäden und Chirurgen. Aber die Evidenz ist gering. Ein Team um Dr. Stefan Moosmayer (Moosmayer et al. 2014), orthopädischer Chirurg am Martina Hansens Hospital im norwegischen Sandvika, hat nun eine randomisierte Studie mit insgesamt 103 Patienten mit einem Einriss von maximal 3 cm durchgeführt, um zu prüfen, ob eine Operation einem abgestimmten physiotherapeutischen Übungsprogramm überlegen ist. Die Differenz, vor allem im Constant-Score (dient der Beurteilung der Schulterfunktion), überschritt jedoch nur knapp die Signifikanzgrenze zugunsten einer Operation, lag aber unter dem, was das Team als „klinisch relevanten Unterschied" bezeichnete.

Im Laufe der Jahre rissen die verletzten Sehnen weiter ein, sowohl nach einer OP als auch nach der physiotherapeutischen Übungsbehandlung. Der Constant-Score aber war bei den Patienten mit einer physiotherapeutischen Behandlung geringer (schlechtere Schulterfunktion) im Vergleich zu den operierten Patienten. Der Studienkommentator John E. Kuhn (ein orthopädischer Chirurg, spezialisiert in Sportmedizin) vom University Medical Center in Nashville, Tennessee, führte den zunehmenden Unterschied im Constant-Score zurück auf den Zugewinn an Kraft infolge der OP. Für den Experten ist das ein Hinweis darauf, dass Patienten, denen vor allem der Funktionsverlust zu schaffen macht, eher von einem chirurgischen Eingriff profitieren; wer hingegen unter Schmerzen leide, dem sei möglicherweise mit einer nicht-operativen Therapie gedient. Um dies zu bestätigen, bedürfe es jedoch weiterer randomisierter Studien (Moosmayer et al. 2014).

Auch Dong et al. (2015) untersuchten in einer umfassenden Metaanalyse Studien zu Behandlungsformen beim Impingement-Syndrom der Schulter. Die Metaanalyse enthielt 33 randomisierte Studien und umfasste 2300 Patienten. Bezüglich nichtoperativer Behandlungen ergaben lokale medikamentöse Injektionen kombiniert mit Bewegungstherapie die besten Ergebnisse, wobei die Behandlung nur mit Injektionen das schlechteste Ergebnis verzeichnete.

In Hinblick auf die operativen Eingriffe ergaben arthroskopische, subacromiale Dekompressionen (ASD), bei denen das Schulterdach abgeschliffen wird – mithilfe der OP-Technik nach Neer –, eventuell kombiniert mit begleitenden Eingriffen wie Schleimbeutelentfernung, die besten Ergebnisse. Auch die Bewegungstherapie zeigte gute Erfolge.

Im Anfangsstadium des SIS (Schulter-Impingement-Syndrom) zeigten Bewegungstherapien in Begleitung von Kinesio-Taping und Akupunktur sehr befriedigende Resultate.

Bei Patienten mit einem längeren Krankheitsverlauf sind operative Eingriffe zu erwägen, wobei die subacromiale Dekompression oder eine Schleimbeutelentfernung vorgezogen werden sollte. Trotzdem soll die Entscheidung für eine Operation mit Bedacht getroffen werden, denn vergleichbare Ergebnisse sind auch mit feinabgestimmter Bewegungstherapie zu erzielen (Dong et al. 2015).

Eine andere Sehne, die lange Sehne des Armbeugemuskels, die oberhalb des eigentlichen Schultergelenks an der Pfanne ansetzt und den Unterarm in gebeugter Position nach außen dreht und den Arm beugt, hat ebenfalls nur eine stabilisierende Funktion für das Schultergelenk. Auch diese Sehne ist angeblich sehr anfällig für Verletzungen (Risse), insbesondere durch plötzliche Drehbewegungen. Von einer Einklemmung dieser Sehne ist auch hier nicht die Rede, entscheidend sind wohl degenerative Veränderungen des Schultergelenks. In den meisten Fällen ist die Knorpel- oder Pfannenlippe am oberen Rand der Gelenkpfanne in Mitleidenschaft gezogen (superiores Labrum von anterior nach posterior oder SLAP-Läsion). Auch hier lässt sich das Abreißen mit altersbedingter arthrotischer Gewebeveränderung begründen. Bei jüngeren Menschen können traumatische Ereignisse diese Verletzungen hervorrufen.

Ein Abriss der langen Bizepssehne wird oft mittels bildgebender Verfahren nicht bemerkt, erst wenn operiert wird, ist der Abriss sichtbar. Optisch ist eine Verdickung des Muskelbauches bemerkbar, die Funktion des Armes ist in vielen Fällen nicht oder nur gering eingeschränkt. In diesem Kontext sind auch (Muskelfaser-)Risse oder Zerrungen der Wadenmuskulatur und der hinteren Oberschenkelmuskulatur zu erwähnen: Zusammenhänge mit degenerativen Symptomen des Sprung- oder Hüftgelenks sind immer evident, so meine Erfahrung. Übrigens reißt meist nicht das Muskelfasergewebe, sondern Fasern der faszialen Häute einzelner oder mehrerer Muskelfasern oder Muskelbündel, welche in direkter Verbindung mit der Sehne, mit der Kapsel und daher mit der Knochenhaut stehen.

Bei unvollständigen Abrissen führt aktive Behandlung (richtig dosierte Kräftigung) in der Regel zwar zur Verbesserung der Funktion, ebenfalls wider Erwarten, aber eine vollständige Herstellung der Funktion bleibt eine Illusion. Nur bei fortgeschrittener Arthrose und/oder vollständigem oder fast vollständigem Abriss ist eine Operation unvermeidbar.

Eine Studiengruppe um John Lawrence vom Addenbrooke's Hospital im englischen Cambridge wollte wissen, welchen Einfluss die Distanz zwischen den Rupturenden einer gerissenen Achillessehne auf das funktionelle Resultat nach einer konservativen Behandlung hat (Lawrence et al. 2017). Dazu wurden 38 Patienten im Alter zwischen 29 und 78 Jahren, davon neun Frauen, in einer prospektiven Kohortenstudie untersucht. Die Lücke zwischen den Enden wurde sonografisch bestimmt.

Sechs Monate nach Abschluss der konservativen Therapie und der Rehabilitationsmaßnahmen schätzten die Ärzte das Ergebnis mit einem dynamometrischen Test der Plantarflexion und anhand des Achilles Tendon Total Rupture Score ein (ATRS, ein Test, um die funktionellen Einschränkungen nach einem Achillessehnenriss zu bestimmen).

Lücken von 1 cm und mehr führten im Sprunggelenk mit verheiltem Sehnenriss zu signifikant verminderter, aktiver Plantarflexion im Vergleich zur gesunden Seite, bedingt durch Schwäche der Plantarflexoren. Das Defizit betrug im Mittel 23 %, verglichen mit 14 % bei Patienten mit Lücken von unter 1 cm. Erstaunlicherweise konnten keine funktionellen Unterschiede in dem Funktionstest ATRS aufgezeichnet werden. Es bestand auch kein linearer Zusammenhang zwischen Lückenweite und Kraft der Plantarflexoren. Die ausgeprägte Schwäche der Plantarflexoren hinterließ keine funktionellen Einschränkungen. Das Kraftdefizit der Plantarflexion ist logischerweise auf mechanische und aktive Insuffizienz des Wadenmuskels durch die Lücke von 1 cm und mehr zurückzuführen (Bublak 2017).

Literatur

Andrews JR, Alexander EJ (1995) Rotator cuff injury in throwing and racquet sports. Sports Med Arthroscop Rev 3: 30–38. doi: 10.1097/00132585-199500310-00006

Bauer L (1868) Lectures on orthopaedic surgery: delivered at the Brooklyn Medical and Surgical Institute, S 24. 1. Wood. Retrieved 2017-02-23

Benjamin M (2009) The fascia of the limbs and back – a review. J Anat 214 (1): 1–18. doi:10.1111/j.1469-7580.2008.01011.x PMCID: PMC2667913

Bednar DA, Orr FW, Simon GT (1995) Observations on the pathomorphology of the thoracolumbar fascia in chronic mechanical back pain: a microscopic study. Spine 20 (10): 1161–1164. doi: 10.1097/00007632-199505150-00010

Biermann H (1957) Die Knochenbildung im Bereich periostaler-diaphysärer Sehnen- und Bandansätze. Zeitschrift für Zellforschung 46: 635. doi.org/10.1007/BF00339370

Brand RA (2010) 50 years ago in CORR: ruptures of the rotator cuff Julius Neviaser MD CORR 1954;3:92–98. Clin Orthop Relat Res 468 (6): 1711–1712. doi: 10.1007/s11999-009-1227-6

Brügger A (1980) Die Erkrankungen des Bewegungsapparates und seines Nervensystems. Fischer, Stuttgart

Bublak R (2017) Achillessehnenriss – Kraftverlust nach konservativer Therapie. Ärzte Zeitung, 06.02.2017, http://www.aerztezeitung.de. Zugriff: 10.02.2017

Butler DL, Grood ES, Noyes FR, Zernicke RF (1978) Biomechanics of ligaments and tendons. Exerc Sport Sci Rev 6: 125–181

Butler SW, Lewis RJ (Hrsg) The medical and surgical reporter: A weekly journal. April, 1862-october, 1862 M.D., Vol.VIII. Philadelphia: King & Baird, Printers, 607 Sansom Street, 1862. Neu herausgegeben von Havelock H, Worcester KS, Butler D, BrintonG

Dittrich RJ (1963) Lumbodorsal fascia and related structures as factors in disability. -Lancet 83: 393–398. PMID: 14051896

Dong W, Goost H, Lin XB, Burger C, Paul C, Wang ZL, Zhang TY, Jiang ZC, Welle K, Kabir K (2015) Treatments for shoulder impingement syndrome: a prisma systematic review and network meta-analysis. Medicine 94: e510. doi: 10.1097/MD.0000000000000510

Ellenbecker TS, De Carlo MS, DeRosa C (2009) Effective functional progressions in sport rehabilitation. Human Kinetics, United States

Jobe FW, Kvitne RS, Giangarra CE (1989) Shoulder pain in the overhand or throwing athlete. The relationship of anterior instability and rotator cuff impingement. Orthop Rev 18 (9): 963–975

Kolb B, Whishaw IQ (2008) Fundamentals of human neuropsychology, 6. Aufl. University of Lethbridge, Worth Publishers, New York, S 197

Konow N, Roberts TJ (2015) The series elastic shock absorber: tendon elasticity modulates energy dissipation by muscle during burst deceleration. Proceedings of the Royal Society B: Biological Sciences. 2015; 282 (1804): 20142800. doi: 10.1098/rspb.2014.2800

Langevin HM, Stevens-Tuttle D, Fox JR, Badger GJ, Bouffard NA, Krag MH, Wu J, Henry SM (2009) Ultrasound evidence of altered lumbar connective tissue structure in human subjects with chronic low back pain. BMC Musculoskelet Disord 10: 151. doi: 10.1186/1471-2474-10-151

Lawrence JE, Nasr P, Fountain DM, Berman L, Robinson AHN (2017) Functional outcomes of conservatively managed acute ruptures of the Achilles tendon. doi: 10.1302/0301-620X.99B1.BJJ-2016-0452.R1

Martini FH, Nath JL, Bartholomew EF (2012) Anatomy & Physiology, 9. Aufl. Edition Pearsons Education, United States of America

Matthijs O, van Paridon-Edauw D, Winkel D (2003) Manuelle Therapie der peripheren Gelenke, Bd 1 Biomechanik, Bindegewebe, Schultergürtel. Urban & Fischer, München

Mašić A (2016) Ein Protein sorgt für Spannung. Max-Planck-Gesellschaft. https://www.mpg.de/8882235/kollagen-sehnen-knochen. Zugriff: 04.04.2016

Moosmayer S, Lund G, Seljom US, Haldorsen B, Svege IC, Hennig T, Pripp AH, Smith HJ (2014) Tendon repair compared with physiotherapy in the treatment of rotator cuff tears: a randomized controlled study in 103 cases with a five-year follow-up. J Bone Joint Surg Am 96 (18): 1504–1514. doi: 10.2106/JBJS.M.01393

Neer CS (1972) Anterior acromioplasty for the chronic impingement syndrome in the shoulder: a preliminary report. J Bone Joint Surg (Am) 54 (1): 41–50

Neuhauser D (2002) Heroes and martyrs of quality and safety – Ernest Amory Codman. Qual Saf Health Care 11: 104–105

Ozaki J Fujimoto S Nakagawa YY Masuhara K Tamai S (1988) Tears of the rotator cuff of the schoulder assiociated with pathological changes in the acromion. A study in cadaver. J Bone Joint Surg Am 70 (8): 1224–1230

Panjabi MM (2006) A hypothesis of chronic back pain: ligament subfailure injuries lead to muscle control dysfunction. Eur Spine J 15 (5): 668–676. doi: 10.1007/s00586-005-0925-3

Peltier LF (1993) Orthopedics: A History and Iconography, S 28–32

Petersen SA, Murphy TP (2010) The timing of rotator cuff repair for the restoration of function. J Shoulder Elbow Surg 20 (1): 62–68. doi: 10.1016/j.jse.2010.04.045

Quarks & Co (2014) Geheimnisvolle Faszien, Sendung vom 15. April 2014

Rossetti L, Kuntz A, Kunold E, Schock J, Müller KW, Grabmayr H, Stolberg-Stolberg J, Pfeiffer F, Sieber JA, Burgkart R, Bausch AR (2017) The microstructure and micromechanics of the tendon-bone insertion. Nature Materials. doi: 10.1038/nmat4863

Schleip R (2003) Faszien und Nervensystem. Osteopathische Medizin 4 (2): 30–32

Schleip R, Lehmann-Horn F, Klingler W (2006) Active fascial contractility: Fascia may be able to contract in a smooth muscle-like manner and thereby influence musculoskeletal mechanics. Med Hypotheses 65 (2): 273–277. doi: 10.1016/j.mehy.2005.03.005

Schleip R, Zorn A, Lehmann-Horn F, Klingler W (2007) The fascial network: an exploration of its load bearing capacity and its potential role as a pain generator. In: Vleeming A et al: Proceedings of the 7th Interdisciplinary World Congress on Low Back & Pelvic Pain, Los Angeles, November 9-12, 2010, S 215–218

Spornitz UM (2010) Anatomie und Physiologie. Lehrbuch und Atlas für Pflege- und Gesundheitsfachberufe, 6. Aufl. Springer, Berlin Heidelberg

Taguchi T, Yasui M, Kubo A, Abe M, Kiyama H, Yamanaka A, Mizumura K (2013) Nociception originating from the crural fascia in rats. Pain 154 (7): 1103–1114. doi: 10.1016/j.pain.2013.03.017

Thomopoulos S, Parks WC, Rifkin DB, Derwin KA (2015) Mechanisms of tendon injury and repair. J Orthop Res 33 (6): 832–839. doi: 10.1002/jor.22806

Tome Premier (–Second) (1825) Paris et Montpellier, Gabon et Companie, 1823–1828. https://hagstromerlibrary.ki.se/books/14413. Zugriff: 02.04.2015

Unterhauser-Chwastek H (2012) Thermische Kollagenverkürzung mittels monopolarer Hochfrequenzenergie zur Behandlung der vorderen Kreuzbandelongation – Histomorphometrische Untersuchung am Schaf. Dissertation, Universität Magdeburg

Vangsness CT Jr, Mitchell W, Nimni M, Erlich M, Saadat V, Schmotzer H (1997) Collagen shortening. An experimental approach with heat. Clin Orthop Relat Res 337: 267–271

Winkler K (2002) Die Dupuytren-Kontraktur. Eine klinische Nachuntersuchung nach chirurgischer Therapie. Dissertation, Friedrich-Schiller-Universität

Gelenke

© Springer-Verlag GmbH Deutschland, ein Teil von Springer Nature 2018
P. Geraedts, *Physiotherapeutisches Training bei Rückenschmerzen*
https://doi.org/10.1007/978-3-662-56086-0_7

Die Gelenke sind eigentlich nicht als Gewebe im ursprünglichen Sinne zu verstehen, sondern eher als notwendige Eigenschaft des Knochengewebes, um Bewegung überhaupt zu ermöglichen.

Sie sind bewegliche Verbindungen zwischen mindestens zwei Skelettelementen sowohl bei Menschen als auch Tieren, in der Regel Knochen oder knorpelige Gewebe. Der menschliche Körper enthält über 200 Gelenke, die ihm Bewegungsfähigkeit verleihen. Insbesondere die Beschaffenheit von Knorpel, Knochen und Bändern, zusammen mit der Leistungsfähigkeit der das Gelenk überspannenden Muskulatur, entscheidet über die motorische Bandbreite.

Die Gesundheit der Gelenke, und damit deren Belastbarkeit, bestimmt die Qualität des aktiven Lebens. Erkrankte, schmerzhafte große sowie kleine Gelenke, sei es durch Alterung oder durch sportliche oder berufliche Überbelastung, können die körperliche Funktionstüchtigkeit durch Muskelschwäche und Schmerzen und damit die Lebensqualität erheblich beeinträchtigen. Die Beschaffenheit der Gelenke kann sehr unterschiedlich sein und hängt sehr eng mit der Entwicklung des Knochengewebes zusammen. Die Gelenkteile sind ja Knochen; sind diese schlecht ausgebildet, sind auch die Gelenke funktionsschwach. Große Menschen haben oft steifere Gelenke; eine verkrümmte Brustwirbelsäule geht ebenfalls oft mit eingeschränkten Hüft- und Schultergelenken einher.

Echte Gelenke oder Diarthrosen wie das Hüft-, Knie- oder Schultergelenk entstehen, wenn die am Gelenk beteiligten Knochen durch einen Gelenkspalt unterbrochen werden. Dieser Gelenkspalt ist bei kugeligen Gelenken rund und beispielsweise beim Kniegelenk gerade. Dazwischen sind alle Formen möglich. Die Flächen der am Gelenk beteiligten Knochen sind vom Gelenkknorpel überzogen. Von außen wird das Gelenk von einer straffen Gelenkkapsel umgeben, die die Gelenkteile zusammenhält. Kapselbänder, lokale Verdickungen des Kapselgewebes, verleihen dem Gelenk mehr Stabilität und machen es belastbarer. Zur Verbesserung der Gleitfähigkeit der Gelenkflächen und zum Schutz des Knorpels ist der Gelenkraum mit einer Flüssigkeit gefüllt.

Gelenkige, knorpelige, bindegewebige oder sogar knöcherne Verbindungen (Schädelnähte im ersten Lebensjahr oder die noch nicht verwachsenen Wirbelkörper des Kreuzbeines bei Kindern) sind keine Gelenke im Sinne des Bewegungsumfangs, denn der ist gering; sie weisen keinen Gelenkspalt auf und fördern eher die Belastbarkeit der benachbarten Gelenke. So dient das Iliosakralgelenk, das eine geringe Beweglichkeit zwischen der Beckenschaufel und dem Kreuzbein erlaubt, der verbesserten Belastbarkeit des Hüftgelenks und der Lendenwirbelsäule. Die Belastung des Beines wird leichter auf die Bauch- und Hüftmuskulatur übertragen. Das Schultereckgelenk (Akromioklavikulargelenk) ermöglicht erst einmal dem Schultergelenk seinen vollen Bewegungsumfang und damit seine Belastbarkeit. Das Skapulothorakalgelenk (zwischen Schulterblatt und Rumpf) steigert ebenfalls die Belastbarkeit des Schultergelenks, schont aber zur gleichen Zeit die Brustwirbelsäule. Die Bandscheiben sind auch als gelenkige Verbindungen zu betrachten. Sie ermöglichen der Wirbelsäule zusammen mit den Facettengelenken ihre geringfügige Mobilität, erhöhen gleichzeitig ganz enorm die Belastbarkeit der Wirbelsäule.

Verletzungen des Gelenks, wie gering auch immer, bei denen der Knorpel meist betroffen ist, ziehen immer Funktionsschwächen nach sich, auch wenn diese nicht beschwerlich sind. Gerade bei Schulter- und Hüftgelenken konnte ich immer wieder feststellen, dass einmal erfahrene Gelenkbeschwerden oder Verletzungen auch noch Jahre später leichte endgradige Bewegungseinschränkungen hervorrufen konnten. Nicht immer waren diese Schwächen beschwerlich, aber aktuelle Beschwerden ließen sich auf diese früheren Verletzungen zurückführen.

7.1   Gelenkknorpel – Das Sorgenkind der Orthopädie

Knorpelgewebe trifft man im Körper da an, wo Bewegung und Belastbarkeit erforderlich sind. Durch seine Festigkeit und gleichzeitige Ver-

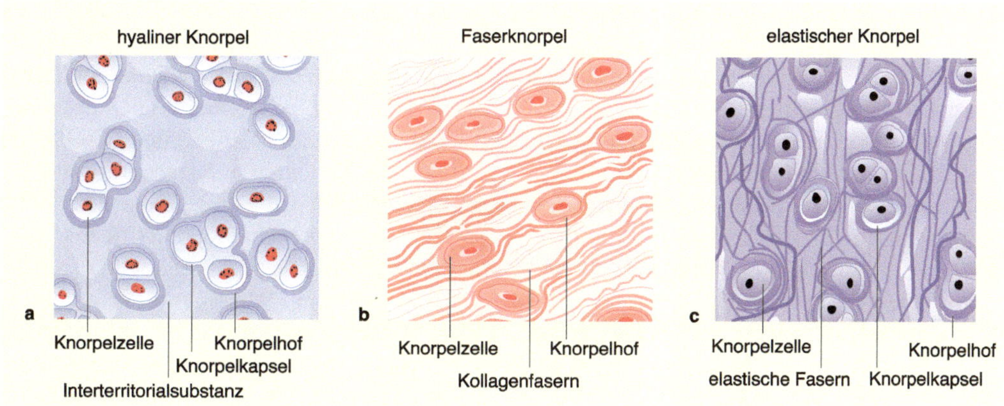

Abb. 7.1   Knorpelgewebe. (Aus Spornitz 2010)

formbarkeit vereinigt es mechanische Belastbarkeit mit Elastizität, also Beweglichkeit. Wo mehr Belastbarkeit gefragt wird, ist das Knorpelgewebe auch dicker und hat eine andere Struktur. So findet man in den Zwischenwirbelscheiben und den Menisken des Knies den Faserknorpel, der überwiegend aus Kollagenfasern besteht: sehr belastbar und ebenfalls geeignet, um Zug- und Scherkräften entgegenzutreten. Die Kniegelenkmenisken haben eine große Bedeutung beim Aufnehmen großer Zugbelastungen, wie beim Beugen der Knie. Sie bestehen daher zu fast 90 % aus Kollagen, dem gleichen Baustein, aus dem auch Faszien- und Knochengewebe zusammengesetzt sind. Die Ohrmuschel beispielsweise hat eine ganz andere Funktion und dementsprechend hat dieses elastische Knorpelgewebe auch eine andere Struktur: Es ist relativ weich, sehr verformbar, aber kaum mechanisch belastbar. Das embryonale Skelett und die gewichttragenden Gelenke wie Sprung-, Knie- und Hüftgelenk enthalten den sehr festen hyalinen Knorpel, eine noch festere Form des Faserknorpels. Im Unterschied zum Faserknorpel kann man unter dem Lichtmikroskop beim hyalinen Knorpel die Faserstrukturen des Kollagens (Typ-II) nicht erkennen. Sie werden daher als „maskiert" bezeichnet. Der hyaline Knorpel kann federnde Druckkräfte abfangen und als Vorstufe für Knochengewebe angesehen werden.

Knorpel gehört gemeinsam mit Knochen, Zähnen, der Chorda (Rückgrat), mit elastischem Gewebe und dem Sehnengewebe zum geformten Stützgewebe. Dies sind in der Regel Zellverbände, die besonders von Zugkräften, Druck oder in Kombination mit Beugung beansprucht werden können und eine „tragende", „gleitende" oder „führende" Funktion haben.

Das Knorpelgewebe besteht, ähnlich wie auch die anderen Binde- und Stützgewebearten, aus Zellen und einer extrazellulären Substanz, zwischen den Knorpelzellen gelegen, einer Art Gel, worin die Zellen eingebettet liegen (Abb. 7.1). Obwohl Wasser nicht direkt mit Festigkeit assoziiert wird, ist dieser Stoff auch beim knorpeligen Kollagen ein integraler Bestandteil.

Das ausgereifte Knorpelgewebe hat weder Blut- oder Lymphgefäße noch Nerven. Das erklärt auch die schlechte Regenerationsfähigkeit und die sehr geringe Schmerzempfindlichkeit, die aber zur gleichen Zeit seine Schwäche ist. Außerdem sind Kollagenfasern irreparabel: einmal durch beispielsweise jahrelange Fehlbelastung oder einen Unfall geschädigt, führt dies zu einer lebenslangen Schwäche des Knorpels. Weg ist weg. Die Fasern bilden sich nur einmal aus und müssen dann bis zum Ende des Lebens ausreichen (Heinemeier et al. 2016).

Knorpel reagiert empfindlich auf Übergewicht. Nicht nur wegen des mechanischen

Drucks, Fett enthält biochemische Botenstoffe, Adipozytokine, welche Entzündungen in den Gelenken hervorrufen können. Anders gesagt: Speck ist Knorpelgift. Diese Adipozytokine gelangen in die Gelenkflüssigkeit, können die Gelenkinnenhaut entzünden und den Abbau von Knorpel fördern. Dadurch entwickeln fettleibige Menschen auch Arthrosen an anderen Gelenken, die mechanisch wenig belastet werden, beispielsweise an der Hand.

Natürlich leidet nicht jeder dicke Mensch an Arthrose, aber mit zusätzlichen 5 kg Körpergewicht steigt die Wahrscheinlichkeit, an einer Kniearthrose zu erkranken, um 36 %.

Aber es besteht durchaus die Möglichkeit, bestehendes Kollagen zu erhalten und qualitativ durch gezieltes Training zu verbessern. Geht man richtig mit dem Knorpel um, sind Gelenke durchaus auf ein langes Leben ausgelegt. Im Journal of Anatomy konstatieren Mediziner: „Ohne mechanische Anregung fällt der Knorpel dem Schwund anheim" (Blech 2016).

Knieschmerzen, verursacht durch gerissene Menisken, kann man hiermit ins Reich der Fabel verweisen. Operationen, bei denen der für Knieschmerzen verantwortlich gemachte Meniskus entfernt wird, sind in der Regel ineffektiv und meist der Anfang einer Verschlimmerung der Beschwerden.

Kise et al. konnten in einer Studie nachweisen, dass Übungsbehandlung kurzfristig bessere Ergebnisse zeigte als operative Behandlung; nach 2 Jahren waren die Unterschiede minimal. Chirurgen und Patienten mittleren Alters mit altersbedingten Meniskusrissen ohne positive Befunde einer Osteoarthritis sollten Übungsbehandlung unter Anleitung bevorzugen (Kise et al. 2016).

Ein internationales interdisziplinäres Expertengremium aus Orthopäden, Rheumatologen, Physiotherapeuten, Allgemeinmedizinern, Internisten und Epidemiologen stellte aufgrund zweier systematischer Reviews mit Daten von über 1,8 Mio. Patienten ebenfalls fest, dass Operationen am Knorpelgewebe in Kniegelenken äußerst ineffektiv sind. Langfristig konnte keine relevante Verbesserung erzielt werden, weder im Hinblick auf Schmerzen noch in

puncto Funktion. Sie formulierten daher eine unmissverständliche „Praxisleitlinie" bezüglich Kniearthroskopie: Das arthroskopische Débridement (mechanische „Reinigung" des Kniegelenks, auch Kniegelenkstoilette) sollte bei nahezu allen Patienten mit degenerativer Kniegelenksarthrose in der Regel kein Bestandteil der Therapie mehr sein. Dies betrifft ausdrücklich Patienten mit Meniskusriss, rein mechanischen Symptomen, fehlenden oder nur minimalen Arthrosezeichen in der Bildgebung oder plötzlichem, nicht traumatisch bedingtem Symptombeginn. Im Einzelfall bleiben natürlich die Präferenzen des Patienten zu berücksichtigen. Denn „die Empfehlung ist nicht auf Patienten anwendbar, die diese Wertvorstellungen nicht teilen", schließen Siemieniuk und sein Team (Siemieniuk et al. 2017).

Knorpel entwickelt sich ab der 5. Schwangerschaftswoche. Noch nicht differenziertes Mesenchymgewebe verdichtet sich: ein Zeichen, dass Zellen aus diesem Gewebe anfangen, sich zu Chondroblasten – Babyzellen für Knorpelgewebe – umzuwandeln. Bereits ausgebildete Knorpelvorläuferzellen sondern eine extrazelluläre Gewebesubstanz (Matrix) ab, welche die Grundlage für die Substanz zwischen den Zellen bildet und zum Dickenwachstum des Knorpelgewebes führt. Sobald der Knorpel ausgereift ist, ist Dickenwachstum nur noch im Falle einer Verletzung, und auch dann nur sehr beschränkt, möglich. Außerdem darf der Knorpel wegen der Verletzung nicht zu stark geschädigt sein.

Man spricht von Längenwachstum, wenn sich während des Knorpelwachstums die eigentlichen Knorpelzellen, Chondrozyten, immer noch durch Teilung vermehren und so kleine Gruppen, Chondronen, formen. Diese Gruppen enthalten viel Wasser, Fett und Glykogen und ihre Anzahl, Lage und Dichte ist für jede Knorpelart anders. Sobald die Knorpelzellen ausgereift sind, verlieren sie ihre Fähigkeit zur Teilung, der Knorpel kann nicht mehr auf diese Weise wachsen.

Im gesunden, ausgereiften hyalinen Knorpelgewebe sind die Knorpelzellen die einzige Zellart und machen nur etwa 1 % des gesamten

Knorpelvolumens aus. Sie regulieren den Knorpelstoffwechsel, bilden die extrazelluläre Knorpelmatrix, erhalten sie und sichern laufend ihre Erneuerung (Remodellierung). Wegen des geringen Anteils der Knorpelzellen ist die Kapazität zum Remodellieren nur beschränkt und gravierendere Schäden werden ihre Folgen nach sich ziehen (Dihlmann und Stäbler 2010).

Die meisten Knorpelgewebe haben eine Knorpelhaut, die Blutgefäße und Nervenenden enthält, und daher sehr empfindlich ist. Nach der generellen Ansicht fehlt diese Schicht bei Gelenkknorpel, er wird ausschließlich durch die Gelenkflüssigkeit ernährt (Gotzos und Schöni-Afolter 2004–2017). Trotzdem konnte 1951 MacConaill (Hughes et al. 2005) in polarisiertem Licht eines Phasenkontrastmikroskops eine aufleuchtende Schicht beobachten, die den Knorpelzellen Halt nach außen gab und als Lamina splendens bezeichnet wurde (Brügger 1980). R. M. Aspden bezweifelte, ob solch eine strukturelle Schicht wie die Lamina splendens überhaupt nachweisbar ist. Sicherlich sind die Zellen an der Oberfläche etwas anders organisiert, wie auf dem polarisierten Lichtmikroskop zu sehen ist. Aber ob es eine strukturelle Lamina gibt, ist für ihn eine offene Frage. Die sichtbare Schicht auf dem Bild wird von ihm als ein technisches Artefakt interpretiert (Aspden und Hukins 1979). Aspden widmete Kollagenfasern in der Epiphysen- oder Wachstumfuge extra Bedeutung zu für die mechanische Belastbarkeit des Knorpels (Aspden 1994).

Dr. med. F. Schöni-Affolter und Dr. med. Bona Gotzos von der Université de Fribourg, Faculté des Sciences, Unité d'anatomie (Gotzos und Schöni-Affolder 2004–2017), meinen ebenfalls, dass Kollagenfibrillen an der Oberfläche so organisiert sind, dass im Gelenkknorpel verschiedene Zonen mit unterschiedlichen Verläufen der kollagenen Fasern entstehen. Hierdurch könnte durchaus bei Aufnahmen mit polarisiertem Licht eine dunklere Schicht an der Oberfläche des Knorpels sichtbar sein. Jan Cabri (Cabri und van den Berg 2016) beschreibt die Lamina splendens als die oberflächlichste Schicht des Knorpels, bestehend aus einem ganz dünnen Film Gelenkflüssigkeit, die zusammen mit den Glykoproteinen, ausgeschüttet von der oberflächlichen Knorpelzellenschicht, für eine optimale Schmierung des Gelenks sorgt.

Unter polarisiertem Licht konnten Aspden und sein Team im Gelenkknorpelgewebe die Anordnung der Kollagenfibrillen sichtbar machen. Die Änderung einer solchen Gliederung nach Belastung bewies, dass die Art und der Umfang der Belastung die Struktur des Knorpels umformt (Aspden und Hukins 1989; Aspden 1994).

V. C. Mow, einer der ersten und weltweit anerkannten chinesischen Biomechaniker, und seine Mitarbeiter etablierten die mittlerweile gängige Ansicht über die mechanischen Eigenschaften von Gelenkknorpel. Sie erstellten die Theorie der „zwei Phasen", wonach der Knorpel in seiner einfachsten Form aus zwei Stoffen, „Phasen", gebildet ist: der porösen Substanz zwischen den Zellen (interzelluläre Matrixgewebe) und Wasser. Das Wasser kann sich in dieser Matrix frei bewegen, und diese Bewegung erhält ihre Richtung durch die Reibung, die bei Belastung aufkommt (Mow et al. 1984).

Da die interzelluläre Substanz zu 70 % aus Wasser besteht, sind der Transport von Nährstoffen und die Gleitfähigkeit der Gelenkflächen gesichert. Die restlichen 30 % setzen sich größtenteils zusammen aus dem dreidimensional geordneten Struktureiweiß Kollagen, überwiegend vom Typ-II, und dem Proteoglykan, das über elektrostatische Bindung, Wasserstoffbrücken, mit den Kollagenfibrillen verknüpft ist und gemeinsam eine Art Korbgeflecht bilden.

Eine Substanz, die einen bis zu 70%igen Anteil an Wasser hat, ist normalerweise breiartig. Aber diese elektrische Verknüpfung und die Dehnbarkeit des Kollagens verleihen dem Knorpel seine Festigkeit und gleichzeitige Elastizität. Zusätzlich enthält die Substanz zwischen den Zellen Proteine wie Bestandteile der Polysaccharidketten Chondromukoprotein, die Mucopolysaccharide Chondroitin, Glucosamin und Fibronektin, ein Klebeprotein für den Zusammenhalt der interzellulären Substanz (Dihlmann und Stäbler 2010).

Die elektrostatisch verbundenen, dreidimensionalen Riesenmoleküle befinden sich wegen ihrer Größe direkt in der Nähe der Knorpelzellen. Das Proteoglykan Aggrekan kann Wasser an sich binden und so einen hohen osmotischen Druck im Knorpelgewebe erzeugen, eine wichtige Eigenschaft für die Belastbarkeit eines Gelenkes. Weil Wasser nicht komprimierbar ist, birgt der so entstandene hohe Wassergehalt des (Gelenk-)Knorpels einen Kompressionswiderstand gegen die auf ihn einwirkenden Druckkräfte durch das mechanische Gewicht oder die Muskelkontraktion. Die Druckelastizität kommt daher zustande, weil die Proteoglykane zwar eine weitere Kompression zulassen, sich aber anschließend erneut ausdehnen und dabei das ausgepresste Wasser wieder anziehen (Gotzos und Schöni-Afolter 2004–2017). Forscher des Max-Planck-Instituts für Kolloid- und Grenzflächenforschung in Potsdam-Golm, in Zusammenarbeit mit Forschern vom Massachusetts Institute of Technology in Cambridge (USA), zeigten, wie dramatisch sich die Entfernung von Wasser aus den Kollagenfasern auswirkte. Die Kollagenfasern zogen sich zusammen und erreichten dadurch eine 300-mal stärkere Spannung als die, welche von Muskeln ausgelöst werden konnte (Masic 2015).

Auch Brügger (1980) führt die Wasserbewegung im Knorpel auf das Prinzip der Diffusion zurück. Bei Belastung ist der Kompressionsdruck größer als der osmotische Druck, und es tritt Wasser aus dem Knorpelgewebe aus. Bei Entlastung ist der osmotische Druck größer als der Kompressionsdruck, und das Knorpelgewebe nimmt wieder Wasser auf.

Die größte Bedeutung dieses „Pumpmechanismus" liegt in der herausgepressten Flüssigkeit, die eine Art Wasserkissen bildet, denn die Gelenkflüssigkeit (Synovia) hat wasserabstoßende Eigenschaften. Auf diese Weise entsteht eine ideale Reibungsarmut zwischen den Gelenkflächen.

Daneben ermöglicht das Pumpsystem den Austausch derjenigen Nährstoffe, die am Stoffwechsel des Knorpelgewebes beteiligt sind.

Die dreidimensionalen Kollagenfibrillen können das Ansaugen von zu viel Wasser verhindern, indem die Aktivität der osmotischen Proteoglykane gebremst wird. Ein zu hoher Wassergehalt der Matrix würde zu einem „Weicherwerden" des Gelenkknorpels führen. Dies ist in der Frühphase einer Arthrose der Fall, wenn infolge der Zerstörung von Kollagenfibrillen eine erhöhte osmotische Aktivität der Proteoglykane auftritt. Auf einem Röntgenbild ist dieses Phänomen als Erweiterung des Gelenkspaltes sichtbar (Dihlmann und Stäbler 2010).

Nur der alleinige Blick auf das Röntgenbild könnte eine falsche Diagnose zur Folge haben. Viele Mediziner und Therapeuten betrachten einen breiten Gelenkspalt grundsätzlich nicht als krankhaft, sondern eher als positiv, denn ein breiter Gelenkspalt bedeutet dickeres und damit besseres Knorpelgewebe. Auch hier lässt sich eine genaue klinische Befunderhebung nicht umgehen, will man eine fehlerfreie Diagnose erstellen.

Für Druck und Spannung von Knorpelgewebe wird in der Literatur die Maßeinheit Pascal (Pa) für Druck, eine abgeleitete Einheit des Drucks sowie der mechanischen Spannung des Internationalen Einheitensystems, verwendet. Sie wurde nach Blaise Pascal benannt und ist folgendermaßen definiert: $1\,\mathrm{Pa} = 1\,\mathrm{kg \cdot m^{-1} \cdot s^{-2}} = 1\,\mathrm{N \cdot m^{-2}}$. Ein Pascal ist also der Druck, den eine Kraft von einem Newton (= 0,1 kg) auf eine Fläche von einem Quadratmeter ausübt. (Ein Newton ist die Größe der Kraft, die aufgebracht werden muss, um einem Körper der Masse 1 kg die Beschleunigung 1 m/s zu geben. Wenn man die Gewichtskraft eines Objektes in einem Schwerefeld in Newton angeben will, ist das zu unterscheiden von der Masse des Objektes, die in Kilogramm angegeben wird. Als Faustregel gilt: 1 kg entspricht auf der Erdoberfläche etwa 10 N.) (Webster 1828).

Bei Knorpel wurden Messwerte von 0,1–10 MPa (= $0{,}01$–$1\,\mathrm{kg/mm^2}$) festgestellt. Diese erhebliche Bandbreite spiegelt den enormen Unterschied in Spannung und Druck bei zunehmender Belastung der Knorpelgewebeeinheit wider. Neil Broom und sein Team (Broom et al. 2009) stellten fest, dass die Zunahme des Drucks anfangs linear mit der Belastung (bis ungefähr 1 %s^{-1}) zunahm und dann allmählich einen gleichbleibenden Wert erreichte. Extreme Werte von sogar bis 100 MPa (= 10 kg/mm^2) wurden gemessen, obwohl bei dieser starken Belastung der lineare Zusammenhang verschwindet. Im Durchschnitt hat der am häufigsten vorhandene hyaline Knorpel in Gelenken ein Elastizitätsmodul (= eine Belastung, bei der das Gewebe durch Elastizität noch nachgibt) von 5,4–39,2 MPa, subchondraler Knochen von 90 bis 1372 und kortikaler, fester Knochen von 13.800–18.000 MPa (= 1380–1800 kg/mm^2) (Kamp 2009). Diese Ergebnisse zeigen: Die Elastizität des Knorpelgewebes wird bei höheren Belastungen zwar besser, ist aber auch begrenzt.

Kamp (2009) untersuchte mittels bildgebender Verfahren (MRT, CT und unter dem Mikroskop, histologisch) auch die Belastbarkeit des Knorpels und des subchondralen Knochens nach direktem Anpralltrauma. Dazu wurden 110 operativ eröffnete Schweineknie von toten Schweinen einem direkten Anpralltrauma mit Messung der Krafteinwirkung ausgesetzt. Bis zu 7,3 MPa waren keine Schäden zu verzeichnen (elastischer Stoß). Von 7,3–9,6 MPa traten unter dem Mikroskop sichtbare feine Trabekelfrakturen in der subchondralen Knochenplatte auf, welche im MRT und CT nicht erfasst werden konnten. Zwischen 9,6 und 12,7 MPa wurden die Trabekelfrakturen in der subchondralen Knochenplatte deutlicher sichtbar, wobei die Grenzlamelle noch intakt war. Im Knorpel fanden sich histologisch tiefe Risse. Im MRT und CT wurden diese Schäden auch als solche erkannt. Über 12,7 MPa traten Impressionsfrakturen mit Verletzung aller drei Schichten auf, die sämtlich im MRT und CT nachweisbar waren.

So führt eine Verletzung des Gelenkknorpels wegen der unterschiedlichen Elastizitätskoeffizienten des Knorpels und des subchondralen Knochens immer auch zu Verletzung des subchondralen Knochens.

Bei zunehmender Krafteinwirkung verläuft eine Verletzung „von unten nach oben", d. h., der subchondrale Knochen ist eher verletzt als der Knorpel, im MRT besonders gut sichtbar durch den empfindlichen Nachweis des Kno-

chenödems (bone bruise). Oonk (2005) konnte mithilfe biomechanischer Analysen die Gelenkbelastung bei verschiedenen motorischen Alltagsaktivitäten genauer benennen. Die ermittelten Werte entstanden durch mathematische Vereinfachungen, geben aber annähernd die Wirklichkeit wieder.

Die Relation von Körpergewicht und Belastung durch Muskelkraft bestimmt die Gelenkbelastung. Diese wiederum wird von den physikalischen Kräften aus der Umgebung, wie Hebel-, Reaktions- und Schwerkraft festgelegt, die sich auf die Gelenke auswirken. Es ist bedeutend, Klarheit darüber zu haben, dass sich die Schwerkraft da entfaltet, wo die Reaktionskraft auf den Körper trifft. Beim lockeren Aufrechtstehen wirkt die Scherkraft auf beide Füße, genau wie auch die Reaktionskraft. Der Schwerpunkt des Körpers liegt aber zwischen den Füßen.

Sobald Muskeln aktiv anspannen müssen, ziehen sich die Gelenkteile fester zusammen, die Belastung im Gelenk nimmt rasant zu.

So führt entspanntes Stehen auf zwei Beinen zu einer Hüftgelenkbelastung um das 0,4-Fache des Körpergewichts je Gelenk; die Hüft- und Oberschenkelmuskeln spannen dabei kaum an. Bei einem Gesamtgewicht eines Menschen von 70 kg lasten dann 28 kg auf jedem Hüftgelenk. Das Stehen auf einem Bein belastet das Hüftgelenk mit dem Dreifachen des Körpergewichts, was sich durch die starke Anspannung der Hüftmuskulatur (Abduktoren) und die Hebelwirkung des Beckens erklären lässt; wird das Stehen auf einem Bein mit einer Gehhilfe auf der geschwächten/kranken Körperseite unterstützt, verringert sich die Belastung im Hüftgelenk kaum: Hier heißt die Formel lediglich 2,9 × Körpergewicht. Sobald allerdings das Stehen auf einem Bein auf der gesunden Seite mit einem Gehstock unterstützt wird, reduziert sich die Hüftgelenkbelastung erheblich: 1,6 × Körpergewicht.

Hebt der Proband das gestreckte Bein in Rückenlage, wird im Hüftgelenk eine Reaktionskraft vom Zwölffachen des Gewichts des Beines ausgelöst. Das entspricht beinahe der Kraft des doppelten Körpergewichts!

Steht man locker auf beiden Beinen, wird für die Kniegelenke kaum Muskelkraft benötigt, da die Achse der Schwerkraft, betrachtet man sie von der Seite, ja durch die Kniegelenke geht. Die Belastung im Gelenk wird dann durch das Gewicht, das von den Knien getragen wird, bestimmt. Das Gewicht des Unterschenkels beträgt durchschnittlich 5–6 % des Gesamtkörpergewichtes; bei 70 kg sind das 4 kg. Auf jedem Knie lastet dann ein Gewicht von 31 kg.

Wird das Knie im Sitzen gestreckt, treten ganz andere Kräfte zutage. Um das Bein zu strecken, wird Muskelkraft des Oberschenkelstreckers benötigt, die eine Reaktionskraft im Knie nach sich zieht. Diese Muskelkraft ist für den Löwenanteil der Belastung verantwortlich, etwa 5-mal das Gewicht des zu streckenden Unterschenkels von 4 kg. In Wirklichkeit ist die Belastung jedoch höher, da auch die Bänder gespannt werden, was wiederum eine zusätzliche Reaktionskraft auslöst. Auch die Position des Beckens spielt eine nicht zu unterschätzende Rolle: Sitzt man nämlich mit einem Hohlkreuz, so werden auch die ischiocruralen Muskeln gedehnt; wiederum folgt eine Reaktionskraft. Die Belastung im Knie steigt hiermit bis auf 37,7 kg an! So determiniert eher die Muskelkraft die Belastung in einem Gelenk und weniger die Kraft der zu tragenden Masse.

Die größte Belastung allerdings muss das obere Sprunggelenk aushalten. Sie macht das 1,1-Fache des Körpergewichts aus. (Aufgrund der zusätzlichen Belastung durch die Anspannung der gesamten fußsenkenden Muskulatur sind das 77 kg bei einem Gesamtgewicht von 70 kg in **jedem** Gelenk.) Schon alleine die Muskelkraft belastet jedes Sprunggelenk in einer Höhe von 60 % des gesamten Körpergewichts (42 kg). Da beim entspannten Aufrechtstehen kaum Muskelaktivität für die Stabilisierung des Knie- und Hüftgelenks benötigt wird, wohl aber für die des Sprunggelenks (die Lotlinie geht ja durch die Knie- und Hüftgelenke, aber etwas vor dem Sprunggelenk), wird die muskuläre Belastung des Sprunggelenks vom eingelenkigen Schollenmuskel ausgeübt.

Das Stehen auf beiden Zehenspitzen beansprucht das Sprunggelenk enorm: Insgesamt lastet das 2,3-Fache des Körpergewichts (KG) auf jedem Gelenk (bei einem Körpergewicht von 70 kg sind das ganze 161 kg!). Davon ist das 1,9-Fache des KG (also 133 kg) zurückzuführen auf die wesentlich stärkere Anspannung der gesamten Fuß- und hinteren Unterschenkelmuskulatur, und der Rest (28 kg) geht zulasten der Hebelwirkung. Stehen auf einem Vorderfuß verdoppelt die Sprunggelenkbelastung nach der Formel: 4,6 × Körpergewicht (322 kg).

Beim Treppensteigen ist die Belastung der Gelenke und Muskeln während der Standphase maximal. Die Muskeln leisten eine Kraft vom 4,5-Fachen des gesamten Körpergewichts; das obere Sprunggelenk hat damit eine Gesamtbelastung von Muskelkraft plus Körpergewicht, also 5,5 × das gesamte Körpergewicht zu tragen.

Die zweigelenkige Muskulatur des Kniegelenks muss beim Treppensteigen das 4-Fache des Körpergewichts befördern. Eine Belastung des 2,4-fachen Körpergewichts ist auf Hebelwirkung und Bewegung gegen die Schwerkraft zurückzuführen. Die Gesamtbelastung für das Knie errechnet sich also: 6,4 × Körpergewicht. Der Druck von der Kniescheibe auf den Oberschenkel und umgekehrt beträgt das 5-Fache des Körpergewichts.

Sind die zu bewältigenden Treppenstufen höher (mehr Beugung im Knie), nimmt die Belastung sehr schnell zu. Ein verstärktes Auftreten mit dem Vorderfuß kann die Belastung auf die Kniescheibe einigermaßen reduzieren, da dabei die Beugung im Knie geringer ist.

Das Hüftgelenk hat eine Belastung vom 6,6-Fachen des Körpergewichts zu tragen. Hiervon entfällt das 5-Fache auf Muskelkraft und das 1,6-Fache auf die Biomechanik.

Obwohl die Muskelkraft die Gelenkbelastung erheblich erhöht, führt vor allem eine starke ko-kontraktile Muskelanspannung zur gleichen Zeit zu einer bedeutenden Verbesserung der Belastbarkeit eines Gelenks. Verantwortlich dafür ist der Muskelgelenkreflex. Unumstritten und empirisch belegt ist eine deutliche Linderung von Beschwerden bei Belastung eines Gelenks **ohne** Hebelwirkung, also in der Längsrichtung eines Gelenkteiles (axiale Belastung). Hebelwirkungen dagegen können die

Belastbarkeit der Gelenke verschlechtern, obwohl die eigentliche Belastung geringer ist.

Während sich der Gelenkknorpel bei kurzzeitigen Belastungen mittels des Pumpmechanismus anpasst, erfolgt die Anpassung bei längerfristiger Belastung besonders im früheren Lebensalter durch erhöhte Produktion der Interzellularsubstanz. Die Knorpelzellen erhöhen die Produktion von Proteoglykanen; die Dicke des Gelenkknorpels nimmt zu. Die Zahl der Knorpelzellen dagegen bleibt unverändert. So entsteht Knorpel, der sich in seiner Dicke an den Ansprüchen der Belastung orientiert. Hieraus folgt, dass Belastung, insbesondere die dynamische, die beim Gehen oder Laufen entsteht, der maßgebliche Reiz für den Erhalt der Matrix und damit von Knorpelgewebe ist! Langfristige und höhere Belastung, im früheren Lebensalter angefangen, kann die Qualität des Knorpels (Dicke) ein Leben lang verbessern.

Ein Team von Wissenschaftlern um Uwe Schütz von der Ulmer Universitätsklinik für diagnostische und therapeutische Radiologie begleitete 67 Extremsportler, die sich im April 2009 in der süditalienischen Hafenstadt Bari trafen, um in den folgenden 64 Tagen zum Nordkap zu laufen. Während dieses Transeurope-Footrace, einer Strecke von 4487,7 km, wurden mit einem mobilen Kernspintomographen (MRT) u. a. die Gelenke der Beine, insbesondere die Sprunggelenke, untersucht. Die Ergebnisse wurden im Dezember 2015 auf der Jahrestagung der Radiological Society of North America in Chicago vorgestellt.

Auf den ersten 1500 km kam es in allen Gelenken (mit Ausnahme der Kniescheibe) zu einer Störung im Knorpel (bildlich dargestellt durch Zunahme der sog. T2-gewichteten Signale). Der Verlauf der oberflächlichen Kollagenfasern sei gestört und der Wassergehalt des Knorpels nähme ab, vermutete Schütz kürzlich in der Publikation „Osteoarthritis and Cartilage". Das Ausmaß war keineswegs unbedeutend: Im Knöchel des oberen Sprunggelenks stieg das T2-Signal um 25,6 % an, im unteren Sprunggelenk (Chopart-Gelenk), zwischen Sprungbein und Fersenbein, waren es 26,3 % und im Kniegelenk zwischen 25,1 und 44,0 %.

Im weiteren Verlauf des Ultramarathons regenerierten sich wider Erwarten dann jedoch die Gelenke im Fußbereich, obschon ihre Gelenkfläche kleiner und damit die Belastung pro Flächeneinheit größer ist. Im oberen Sprunggelenk verbesserte sich der Knorpel um 30,6 % und in den unteren Sprunggelenken um 28,5 % bzw. 16,0 %. Im Kniegelenk blieben die Werte jedoch erhöht. Eine andere Veränderung zeigte sich als Anstieg im Durchmesser des Fersenbeines oder der Achillesferse; die Knochenstruktur blieb trotz der extremen Belastungen jedoch gleichbleibend. Der Fuß des Menschen muss wohl für das Laufen gemacht sein (Schütz et al. 2014).

Neben der physikalisch-physiologischen Belastung spielt auch bei normaler physiologischer Belastung die metabolische Aktivität der Knorpelzellen eine bedeutsame Rolle, um eine Balance zwischen Abnutzung, Verbrauch und den Ersatz der neuen Interzellularsubstanz (Remodellierungsprozess) zu gewährleisten. Knorpelzellen stellen auch zelluläre Botenstoffe her, die im Organismus sowohl gesunde als auch krankhafte biologische Reaktionen auslösen oder hemmen können. Die bekanntesten Botenstoffe sind Zytokine, sogenannte Wachstumsfaktoren. Destruktive Zytokine hemmen die von den Knorpelzellen produzierte Interzellularsubstanz und verstärken die enzymatische Gelenkknorpeldegeneration, was einen Verlust an Bestandteilen nach sich zieht. Beispiele: Interleukin 1 (IL1), Tumornekrosefaktor α (TNFα), leukämiehemmender Faktor (LIF). Protektive, also schützende Wachstumsfaktoren dagegen wirken den destruktiven Prozessen im Gelenkknorpel entgegen. Sie stimulieren z. B. die Proteoglykansynthese. Beispiele: Insulin-like Growth Faktor 1 (IGF-1), Transforming Growth Faktor β (TGF-β), bonemorphogenetic Proteins (BMP), Chondrocyte derived morphogenetic Proteins (CDMP). Regulatorische Zytokine können direkt die Synthese der destruktiven Zytokine IL-1 und TNFα hemmen, aber auch indirekt die Produktion ihrer Inhibitoren steigern.

Sowohl bei Arthrose als auch bei Arthritis und meist in Zusammenhang mit anderen krankhaften metabolischen Vorgängen ist die Balance zwischen der Produktion von protektiven Wachstumsfaktoren und destruktiven und regulatorischen Zytokinen gestört. Damit ist ebenfalls der physiologische Remodellierungsprozess des Knorpelgewebes beeinträchtigt, und der Gelenkknorpel kann hierdurch vollständig vernichtet werden, wie beispielsweise bei Arthritis (Dihlmann und Stäbler 2010).

Bei länger andauernder Ruhigstellung des Gelenkes kommt der Versorgungsprozess zum Stillstand, Knorpelzellen sind dann unterernährt und sterben; der Knorpel leidet unter Wasserverlust und schwindet. Pool jr. konnte dieses Phänomen am Hüftgelenk nach Oberschenkelamputation und bei Lähmungen beobachten (Dihlmann und Bandick 1995). Unterschreitet die Belastungsintensität der Knorpelschichten beider Gelenkteile eine bestimmte Mindestgröße, so verknöchert der Knorpel. Wird das Belastungsausmaß jedoch zu groß und die Grenze der maximalen Belastbarkeit des Knorpels überschritten, so kommt es zum Abbau des Knorpels. Der Erhalt des Knorpels über lange Zeit ist also nur möglich, wenn das sehr empfindliche Gleichgewicht zwischen möglicher Belastbarkeit und tatsächlicher Belastung des Knorpels nicht gestört wird. Für Trainer im sportlichen und Therapeuten im rehabilitativen Alltag ist das eine große Herausforderung. Kompetenz ist hier gefragt. Die Belastbarkeit des Knorpels ist bei jedem Menschen anders. Es gibt keine feststehenden Normen. Trotz der allgemein geltenden Meinung, Sport führe zu einem erhöhten Arthroserisiko, konnten Manninen und sein Team nachweisen, dass eine moderate, regelmäßige Belastung den Knorpel eher schützt und das Risiko, an Arthrose zu erkranken, herabsetzt (Manninen et al. 2001).

Auch intensivere Belastungen müssen nicht unbedingt zu einer Arthrose führen. Aufwärmung, langsame Zunahme der Intensität und Regelmäßigkeit des Trainings werden dann zunehmend wichtiger.

Außergewöhnliche Belastungen im Jugendalter können im späteren Leben desaströse Folgen haben. Offensichtlich bestimmen die „Dummheiten" aus der Jugend im Alter die Qualität des Knorpels.

Eine genetische Disposition kann ebenfalls die Belastbarkeit erheblich reduzieren. Man denke an erbliche Erkrankungen wie die Heberden-Polyarthrose (eine Arthrose der Fingerendgelenke mit Bildung von Heberden-Knoten), die rheumatischen Erkrankungen oder auch an eine durchlebte, aber nicht erkannte – weil leichte – Hüftdysplasie im Kindesalter. Erfahrungsgemäß kann außerordentliche Körpergröße ebenfalls mit einer geringen Belastbarkeit der Gelenke einhergehen. Und zuletzt spielt die berufliche mechanische Belastung der Gelenke eine nicht zu unterschätzende Rolle.

Vorbeugend kann man mittels regelmäßiger sportlicher Aktivität, unter Berücksichtigung der Belastungsgrenze, das Knorpelgewebe stärken und die Belastbarkeit erhöhen. Das Auftreten einer Arthrose kann so verzögert und bestehende arthrotische Beschwerdesymptomatik zumindest gelindert werden.

7.2 Wie Gelenkflüssigkeit schmiert und schützt

Das Knorpelgewebe in den großen Gelenken erlaubt eine reibungsarme Bewegung und dämpft gleichzeitig mechanische Stöße. Die Synovia oder Gelenkflüssigkeit, welche sich außer in den Gelenken auch in den Schleimbeuteln und Sehnenscheiden befindet, unterstützt diese Funktion und ernährt zudem den gefäßlosen Knorpel. Sie entsteht durch Osmose und/oder Filterung aus dem Blut und hat eine dem Blut ähnliche Zusammenstellung der Elektrolyte. Knorpelzellen bilden die Proteine Glykane, und Synoviozyten, gelenkflüssigkeitsbildende Zellen in der Gelenkinnenhaut, bilden die Hyaluronsäure für die Viskosität. Die Proteine Lubricin und Mucin sind für die Schmierung verantwortlich. Gelenkflüssigkeit hat normalerweise eine hohe Viskosität, ist klar und gelb gefärbt. Paracelsus (1493–1541) gab daher dieser Flüssigkeit den Namen Synovia (griech: syn „zusammen mit" und ovia „Eiweiß").

Durch schädliche Veränderungen, beispielsweise bei fortgeschrittener Arthrose oder schweren Verletzungen im Gelenk, wird diese Flüssigkeit wässerig trüb oder bei einer Einblutung sogar dunkel (Hämarthros). Außerdem vermehrt sich die Menge, und es entstehen Gelenkergüsse (Martini et al. 2012).

Blutzellen in der Gelenkflüssigkeit können das Knorpelgewebe extrem schädigen. In der Tiermedizin bezeichnet man diese Flüssigkeit dann als Gelenkgalle. Der physiologische Prozess der vermehrten Flüssigkeitsbildung im Gelenk ist noch nicht vollständig geklärt. Möglicherweise besteht ein neurologischer, reflexartiger Zusammenhang zwischen den (Schmerz-)Sensoren in der subchondralen Knochenplatte unterhalb des Knorpels und der Kapsel, die an dieser Knochenschicht ansetzt und die die Gelenkflüssigkeit produziert.

7.3 Die Gelenkkapsel – Mobile Stabilität

Die Gelenkkapsel ist als eine schlauchartige Fortsetzung der Knochenfaszie zu betrachten. Die robustere Außenschicht, Membrana fibrosa, ist aus zugfesten Kollagenfasern Typ-I aufgebaut. Sie enthält die propriozeptiven Sensoren wie Ruffini- und Vater-Pacini-Körperchen und Golgi-Sehnenorgane, welche auch in den Sehnen vorhanden sind. Außerdem befinden sich in dieser Schicht viele freie Nervenendigungen, die Schmerzen wahrnehmen können. Kapseldehnungen und -risse sind daher äußerst schmerzhaft. Die ebenfalls vorhandenen motorischen Fasern regulieren die Motorik der Gefäße in der Gelenkkapsel (Freeman und Wyke 1967; Junqueira und Carneiro 2003; Wondratschek 2008). Große Gelenke mit vielen Bändern, wie z. B. das Kniegelenk, sind daher stärker innerviert als andere Gelenke, die über weniger innere Gelenkstrukturen verfügen. Diese Gelenke schwellen eher und mehr an als andere, kleinere Gelenke.

Die innere Schicht, ein lockeres Bindegewebe, ist sehr gut durchblutet, und Verletzungen führen daher zu Blutergüssen im Gelenk.

Sie ist überwiegend zuständig für die Produktion und Resorption von Gelenkflüssigkeit.

Lokale Verdickungen in Form von Bändern machen die Kapsel sehr reißfest und gewähren dem Gelenk zusätzliche Stabilität. Im Knie sind das die Seiten- oder Kollateralbänder, an denen auch die Kniemenisken befestigt sind. In der Hüfte verstärken zwei vordere Bänder (Lig. iliofemorale und Lig. pubofemorale) und ein hinteres Band (Lig. ischifemorale) die Kapsel. In der Schulter verleihen die sog. hinteren und vorderen glenohumeralen Bänder, welche von der Pfanne zum Kopf des Oberarmes laufen, der Schulter ihre Stabilität, um die geringe knöcherne Stabilität zu ergänzen.

Auch die Gelenkkapsel mit ihren Bändern besteht zu zwei Drittel ihres Gesamtgewichts aus Wasser. Das Trockengewicht besteht zu 70–80 % aus Kollagen (Amiel et al. 1984; Frank et al. 1983). 5 % der Trockenmasse besteht aus Elastin. Das Kollagen der Gelenkkapsel gleicht biochemisch dem Kollagen in Sehnen, die Kollagenbündel sind eben weniger dicht aufeinander gepackt und diffuser ausgerichtet und sind somit etwas dehnbarer als das Sehnengewebe (Matthijs et al. 2003).

Im Gegensatz zu beispielsweise der Achillessehne reißen diese Kapselbänder selbst selten, meist werden die Ansätze aus dem Knochen gerissen, was durch Palpation gut nachweisbar ist. Ernstere Verletzungen des Knies (Fußball, Handball, Basketball) betreffen dann nicht nur den Meniskus, sondern fast immer auch die Ansätze der Bänder am Knochen, an den Menisken und am Knorpel. Bei einer sogenannten Unhappy Triad, auch Terrible Triad oder O'Donoghue's Triad genannten Kombinationsverletzung, reißt sowohl das Innenband als auch der Innenmeniskus und häufig auch noch das vordere Kreuzband. Unbeachtet bleibt oft, dass dabei auch der Knorpel und sogar die subchondrale Knochenschicht in Mitleidenschaft gezogen werden.

Das Sprunggelenk verfügt ebenfalls über äußerst belastbare kollaterale Bänder, trotz anderer Struktur. Das innengelegene mediale Deltaband verbindet den Unterschenkel mit dem Kahn-, Fersen- und Sprungbein des Fußes, das äußere Band vernüpft das Wadenbein mit dem Sprung- und dem Fersenbein. Obgleich das Außenband des Sprunggelenks außerordentlich belastbar ist, ist es häufig von (Umknick-)Verletzungen betroffen. 20 % aller Sportverletzungen beziehen sich auf die Ansätze der Bänder des Sprunggelenks. Jedoch viele Verletzungen des Bandapparates hängen zusammen mit knöchernen Verletzungen, welche klinisch nicht immer gut zu diagnostizieren sind (Hunt et al. 2015). Häufiges Umknicken führt auf Dauer meist zu arthrotischen Beschwerdebildern, ein Zeichen, dass immer auch das Knorpelgewebe bei Gelenkverletzungen geschädigt wird.

Die Kapsel setzt an der subchondralen Knochenplatte unterhalb des Knorpels an. Sie reagiert, genauso wie die subchondrale Knochenplatte unterhalb des Knorpels, sofort auf mechanische (Über-)Belastung. Gezielte, richtig dosierte mechanische Belastung in Form resistiver endgradiger Bewegung dehnt die Kapsel, vermehrt die Gelenkflüssigkeit, federt Stöße ab und verbessert somit die Beweglichkeit. Auf diese Art gehen Muskelkräftigung und Beweglichkeitsverbesserung des Gelenkes Hand in Hand.

Rein passive Dehnung vergrößert in der Regel die Mobilität nur geringfügig. Beschwerden rufen sogar eine Abwehrspannung hervor, die die Beweglichkeit hemmt, ja sogar vermindert.

Der einer Beweglichkeitsverbesserung zugrunde liegende Mechanismus ist bis jetzt nicht bekannt. Vorstellbar ist, dass aufgrund der durch Widerstand ausgelösten Muskelaktivität die subchondrale Knochenplatte mechanisch belastet wird und damit auch die Ansätze der Kapsel. So kann ein neurologischer Reflexmechanismus ausgelöst werden, der die Kapsel geschmeidiger macht, die Durchblutung verbessert, wodurch die Gelenkflüssigkeit zu- und die Viskosität abnimmt.

Die Kapsel ist unmittelbar verbunden mit der Faszie eines Muskels. Dieser Reflexmechanismus greift dann auch bei Muskelfaszien. Sowohl passive Dehnung der Gelenkkapsel bei Schmerzfreiheit als auch richtige (endgradige und resistive) muskuläre Aktivität dehnen die Muskelfaszie. Besonders bei der Faszie der ischiocruralen Muskulatur fällt dieses Phänomen ins Auge.

Dass sich die Faszien verkürzen und nicht die Muskeln, konnte Garfin schon 1981 feststellen (Garfin et al. 1981). In Tierexperimenten reduzierte er durch einen kleinen Schnitt mit einem Skalpell in die äußere Muskelhaut einer Muskelfaser den Dehnungswiderstand um ca. 15 %. Gleichzeitig wurde der Druck im Muskelkompartiment während Muskulanspannungen um ca. 50 % vermindert.

Auch die Form der Gelenkflächen spielt eine Rolle. Im Verlauf des Lebens ändern sich diese Gelenkflächen zu Ungunsten der Beweglichkeit. Ebenso verändert sich die Qualität des Knorpels, der Kapsel und Bänder, die Bewegungsfähigkeit nimmt ab. Durch endgradige resistive Übungen können diese nahenden Funktionseinschränkungen behoben werden.

Julius S. Neviaser (1945; 1980) hatte unter anderem das Syndrom der kontrovers diskutierten (Nevasier und Nevasier 2011) eingesteiften Schulter (Frozen Shoulder) untersucht, festgehalten 1945 im *Journal of Bone and Joint Surgery*. Er führte die Einsteifung auf eine Verklebung der Kapsel (adhesive capsulitis) zurück und entwickelte ein erfolgreiches Verfahren, bei dem die Verbindung zwischen Schulterdach und Schlüsselbein, die das Schultereckgelenk bildet, teilweise getrennt wird. Dazu wird das coracoacromiale Band, ein starkes, dreieckiges Band, das sich zwischen einem Knochenvorsatz des Schulterblatts und dem Schulterdach ausspannt und so teilweise das Schulterdach bildet, vom Schlüsselbein getrennt (Schultereckgelenksprengung), ein Versuch, die Beweglichkeit des Schultergelenks erheblich zu optimieren. Ich vermute, dass bei dieser Verklebung auch der „neurofasziale Reflexmechanismus" eine Rolle spielen könnte.

7.4   Die subchondrale Knochenplatte – Der wirkliche Puffer

Das Knorpelgewebe geht allmählich in eine dünne, aber feste knöcherne Knochenschicht über, die subchondrale Knochenplatte, auch kortikale Endplatte oder subchondrale Grenzlamelle genannt. Diese Platte trennt den Gelenkknorpel von der Markhöhle. Der subchondrale Knochen ist ein Knochentyp, der – ähnlich dem festeren Lamellenknochen – aus rechtwinklig verbundenen Blättchen und Bälkchen der Spongiosa zusammengefügt ist. Er ist wie ein Puzzle in der unregelmäßigen Oberfläche des darunter liegenden Knochens verankert und bildet zusammen mit dem Gelenkknorpel und den Menisken im Knie eine funktionelle Einheit. Obwohl die Steifigkeit des subchondralen Knochens größer ist als die des Knorpels, ist sein Beitrag bei der Stoßdämpfung wegen der, zwar geringeren, aber dennoch vorhandenen Verformbarkeit gleich groß. Außerdem spielt er eine bedeutsame Rolle bei der Kraftübertragung in die tiefer gelegenen Balkensysteme des Knochens (Schlenker 2003). Der subchondrale Knochen ist etwa zehnmal stärker verformbar als der kompakte und sehr feste Teil des Knochens, direkt unterhalb des Periosts lokalisiert. Dieser Knochen fängt auf diese Weise den Druck, der beim Menschen auf den Knorpel einwirkt, zu etwa 30–50 % auf. Der Gelenkknorpel übernimmt davon nur 1–3 %. Er ermöglicht so, ähnlich wie der Gelenkknorpel, u. a. die Umsetzung von Scherkräften in Traktions- und Kompressionskräfte, wodurch dynamische Spitzenbelastungen im Gelenk abgeschwächt werden. Diese Stoßdämpfung schützt den Knorpel vor mechanischer Schädigung.

Außerdem erfüllt die subchondrale Platte eine, wahrscheinlich aber nebensächliche, Rolle bei der Ernährung der tiefer gelegenen Schichten des Knorpels mittels des subchondral gelegenen Kapillargefäßsystems (Schlenker 2003).

Im Röntgenbild ist der subchondrale Knochen als eine feine, relativ dichte, weiße Linie zu erkennen (Wondratscheck 2008).

Die biomechanischen Eigenschaften, insbesondere die unterschiedliche Verformbarkeit des Gelenkknorpels und des subchondralen Knochens, können die Hypothese begründen, dass bei einem Trauma auf das Gelenk, mit einer Krafteinwirkung in Richtung Beinachse auf die Knorpelfläche, der subchondrale Knochen eher verletzt wird als der Knorpel. In der Praxis entsteht ein Knorpelbruch erst bei einem Sturz auf das gestreckte Bein aus ungefähr 4 m Höhe (Spahn und Wittig 2003).

Fukubayashi und Kurosawa (1980) konnten bei Beanspruchungsuntersuchungen des Kniegelenks nach einer Meniskusentfernung nachweisen, dass der subchondrale Knochen der oberen Fläche des Schienbeins (Tibiaplateau) genau an der Stelle am dicksten ist, an der die größte Beanspruchung und Belastung stattfindet. Bestätigt wurde dieser Sachverhalt durch experimentelle Untersuchungen an Ratten; sie zeigten eine Reduktion der Dicke des subchondralen Knochens nach einer Immobilisation (Schlenker 2003).

Die Belastbarkeit eines Gelenkes wird ebenfalls bestimmt von der Dicke des subchondralen Knochens, die nicht allein von Gelenk zu Gelenk variiert, sondern auch innerhalb einer Gelenkfläche. Die nach innen gewölbte, konkave Gelenkfläche ist in der Regel dünner als die konvexe, nach außen gewölbte. In der Mitte der Gelenkfläche ist die Dicke bei achsengerechter Stellung am größten, zu den Außenrändern hin nimmt sie konzentrisch ab.

Ein ähnlicher Aufbau des subchondralen Knochens ist auch an der oberen ebenen Fläche des Schienbeins, dem unteren Gelenkteil des Knies, zu sehen, wahrscheinlich bedingt durch die Anwesenheit der keilförmigen Menisci. Diese bewirken hier ja eine funktionelle Konkavität. Andere Autoren bestätigen diese größere Dicke, die größere Härte und größere Festigkeit in der mittleren Gelenkfläche im Vergleich zu der seitlichen.

Der mechanische Regelkreis, wie beschrieben für das Knorpelgewebe, trifft auch auf den subchondralen Knochen zu.

7.5　Der Gelenkschmerz – Fibromyalgie – Alles tut weh

Werden Gelenke in ihrer Funktion schwächer, entstehen auf zweierlei Arten Schmerzen.

Einerseits können durch kompensierende Motorik andere, weniger belastbare Gelenke überbelastet werden und anfangen, zu schmerzen. So kann der Rückenschmerz, meist ausgelöst durch das Iliosakralgelenk, als Symptom einer beginnenden Hüftgelenkinsuffizienz aufgefasst werden. Nacken und Brustwirbelsäulenbeschwerden sind in dem Fall Anzeichen einer beginnenden Funktionsschwäche der Schultergelenke. In dieser Phase sind die Schmerzen nicht anhaltend, können von selbst wieder verschwinden.

Andererseits können nach starker Beanspruchung, sei es durch ungewohnte Bewegung oder durch Sport, Muskelschmerzen in den beteiligten Gelenkteilen entstehen, die jedoch relativ schnell wieder nachlassen, je nachdem wie belastbar die Gelenke sind. Arthrotische Gelenke sind nur gering belastbar und zu starke Beanspruchung wird eher ausgeprägte, länger anhaltende Schmerzen in der das Gelenk überspannenden Muskulatur verursachen. Sportler, besonders im jüngeren Alter, werden nach einem zu starken Training Muskelkater verspüren, der nach einigen Tagen wieder verschwindet. So ist der Muskelkater als Gelenkschmerz zu betrachten und damit zur gleichen Zeit ein Indiz für die Belastung des Gelenks. Tritt dieser Muskelkater nach jedem Training auf oder hält er länger als einige Tage an, sollte das als Warnzeichen verstanden werden und ist beim Training absolut zu berücksichtigen.

Palpation des Gelenkspalts hat sich als eine zuverlässige Art erwiesen, beginnenden Gelenkfunktionsschwächen auf die Spur zu kommen. Nimmt die funktionelle Schwäche der Gelenke zu, entwickeln sich Beschwerden in den das Gelenk überspannenden Muskeln, welche deutlicher und anhaltender sind. Aktive, gezielte Bewegungen des von dem schmerzhaften Muskel überspannten Gelenks lassen Beschwerden meist wieder schwinden. Wird ein Gelenk in seiner Funktion noch schlechter, sei es durch Überbelastung, Abnutzung oder Veranlagung, verlagert sich der Schmerz immer mehr in Richtung Gelenk. Betroffene können den Schmerz dann recht genau lokalisieren. Für die Schulter ist das die vordere Schulterregion,

für die Hüfte der Leistenschmerz, für das Knie der Schmerz an den Seitenbändern. Auch die Beweglichkeit des betroffenen Gelenks wird geringer. Diese Schmerzen werden anhaltender und ein Zusammenhang mit Belastung ist deutlicher zu erkennen. Die Abnutzungserscheinungen werden nun erst auf den Röntgenaufnahmen sichtbar und als arthrotische oder degenerative Änderungen diagnostiziert. Bewegungstherapie wird nun schwieriger und setzt besondere Kenntnisse des Therapeuten über die Belastbarkeit der Gelenke voraus, um effektive Linderung zu erzielen.

So kann die Schmerzsymptomatik ein genaues Bild über die Belastbarkeit des Gelenks zeichnen. Ultraschall-, Röntgen- und Nukleardiagnostik können in dieser Phase keinen Aufschluss geben, denn Gewebeveränderungen sind zu gering und werden schnell als altersbedingt ausgelegt.

Die Muskelfunktion spielt bei der Schmerzentstehung eine außerordentlich entscheidende Rolle. Dies lässt sich der Tatsache entnehmen, dass bei Patienten, die einen Schlaganfall mit schlaffen Paresen beispielsweise eines Armes erlitten hatten, unerklärlich starke Schmerzen im Schultergelenk entstanden. Kehrte die Muskelfunktion nach dem Schlaganfall zurück, wahrscheinlich bedingt durch Rückbildung der Gehirnödeme, verbesserte sich sofort die Schmerzsymptomatik. Blieb sie auch weiterhin aus, wurden auch die Schmerzen nicht geringer, für die betroffenen Patienten bedeutete dies, ein schweres Kreuz zu tragen.

Fibromyalgie ist ein Scherzphänomen, das in der Medizin bis heute schwer verstanden wird. So habe ich selbst die Erfahrung gemacht, dass ein Zusammenhang dieser Schmerzsymptomatik mit Gelenkdysfunktionen in Form endgradiger Schmerzen oder geringer Bewegungseinschränkungen immer wieder festzustellen war.

Eine Studie mit 1111 Fibromyalgie-Patienten bestätigt diese Erfahrung und zeigt, dass eine Gelenkbeteiligung kaum noch zu widerlegen ist (Vincent et al. 2015). Diese retrospektive Studie wurde beim Annual European Congress of Rheumatology in Rom 2015 vorgestellt.

Die Erhebung machte deutlich, dass 89 % der Patienten zusätzlich zu den muskulären Beschwerden chronische Gelenkschmerzen aufwiesen. 62 % litten zudem an Migräne, und bei 75 % lag eine Depression vor. Außerdem schien die Schmerzverarbeitung im Gehirn ebenfalls eine Rolle zu spielen.

Der Spanier Sanudo und sein Team verglichen in einer kontrollierten, randomisierten Studie aus sportwissenschaftlichen und medizinischen universitären Einrichtungen Spaniens und Englands die Erfolge eines kombinierten Bewegungsprogramms mit der üblichen Behandlung bei 42 Fibromyalgie-Patientinnen (Sanudo et al. 2011). Die Teilnehmerinnen der Sportgruppe trainierten zweimal wöchentlich Ausdauer, Muskelkraft und Beweglichkeit. Das Ergebnis zeigte eine signifikante Verbesserung des Gesundheitszustandes sowie der Leistungsfähigkeit in der Übungsgruppe im Vergleich zu der Kontrollgruppe. Ein 24-wöchiges, moderates und kombiniertes Übungsprogramm könnte die Lebensqualität sowie die Leistungsfähigkeit von Patientinnen mit Fibromyalgie also verbessern.

Literatur

Amiel D, Frank C, Harwood F, Fronek J, Akeson W (1984) Tendons and ligaments: a morphological and biochemical comparision. J Orthop Res 1 (3): 257–265. doi: 10.1002/jor.1100010305

Aspden RM (1994) Fibre reinforcing by collagen in cartilage and soft connective tissues. Proc Biol Sci 258 (1352): 195–200. doi: 10.1098/rspb.1994.0162

Aspden RM, Hukins DWL (1979) The lamina splendens of articular cartilage is an artefact of phase contrast microscopy. Proc R Soc Lond B Biol Sci 206 (1162): 109–113

Aspden RM, Hukins DWL (1989) Stress in collagen fibrils of articular cartilage calculated from their measured orientations. Matrix 9: 486–488

Blech J (2016) Bewegung gegen den Schmerz. http://www.spiegel.de/spiegel/print/d-127862133.html. Zugriff: 02.07.2016

Broom ND, Zhao L, Thambay A (2009) Microstructural respons and fluid flow mechanisms in cartilage loading; new insights using a novel indentation method. Journal of Strain Analysis (Special Biomaterials Issue) 44 (5): 319–326. doi.org/10.1243/03093247JSA493

Brügger A (1980) Die Erkrankungen des Bewegungsapparates und seines Nervensystems. Fischer, Stuttgart

Cabri J, van den Berg F (Hrsg) (2016) Angewandte Physiologie: Das Bindegewebe des Bewegungsapparates verstehen und beeinflussen. Thieme, Stuttgart

Dihlmann W, Stäbler A (2010) Gelenke-Wirbelverbindungen, 4. Aufl. Thieme, Stuttgart

Dihlmann W, Bandick J (1995) Die Gelenksilhouette: Das Informationspotential der Röntgenstrahlen. Springer, Berlin Heidelberg. doi: 10.1007/978-3-642-78692-1/1

Frank C, Woo SL, Amiel D, Harwood F, Gomez M, Akeson W (1983) Medial collateral ligament healing. A multidisciplinar assessment in rabbits. Am J Sports Med 11 (6): 379–389. doi: 10.1177/036354658301100602

Freeman MAR, Wyke B (1967) The innervation of the knee joint. An anatomical and histological study in the cat. J Anat 101: 505–532

Fukubayashi T, Kurosawa H (1980) The contact area and pressure distribution pattern of the knee. A study of normal and osteoarthrotic knee joints. Acta Orthop Scand 51 (6): 871–879

Garfin SR, Tipton CM, Mubarak SJ, Woo S, Hargens AR, Akeson WH (1981) Role of fascia in maintenance of muscle tension and pressure. J Appl Physiol Respir Environ Exerc Physiol 51 (2): 317–320

Gotzos B, Schöni-Afolter F (2004–2017) Division of Histology. 2004–2017 Departement de Médecine, Division d'Histologie de l'Université de Fribourg. http://www.unifr.ch/anatomy/elearning/de/stuetzgewebe. Zugriff: 12.08.2015

Heinemeier KM, Schjerling P, Heinemeier J, Møller MB, Krogsgaard MR, Grum-Schwensen T, Petersen MM, Kjaer M (2016) Radiocarbon dating reveals minimal collagen turnover in both healthy and osteoarthritic human cartilage. Sci Transl Med 8 (346): 346ra90. doi: 10.1126/scitranslmed.aad8335

Hughes LC, Archer CW, Gwynn I (2005) The ultrastructure of mouse articular cartilage: collagen orientation and implications for tissue functionality. A polarized light and scanning electron microscope study and review. European Cells and Materials 9: 68–84. doi: 10.22203/eCM.v009a09

Hunt KJ, Phisitkul P, Pirolo J, Amendola A (2015) High ankle sprains and syndesmotic injuries in athletes. J Am Acad Orthop Surg 23: 661–673. doi: 10.5435/JAAOS-D-13-00135

Junqueira LC, Jose Carneiro J (2003) Basic Histology, 10. Aufl. Lange Medical Books McGraw-Hill

Kamp A (2009) Bildgebung des Knorpels und subchondralen Knochens nach direktem Anpralltrauma. Experimentelle in vivo Untersuchungen am Knorpel-Knochenblock des Schweineknies. Open Access Repositorium der Universität Ulm. Dissertation. http://dx.doi.org/10.18725/OPARU-2126

Kise NJ, Risberg MA, Stensrud S, Ranstam J, Engebretsen L, Roos EM (2016) Exercise therapy versus arthroscopic partial meniscectomy for degenerative meniscal tear in middle aged patients: randomised controlled trial with two year follow-up. BMJ 354: i3740. doi.org/10.1136/bmj.i3740

Masic A (2015) Kollagen: Ein Protein sorgt für Spannung. Max-Planck-Gesellschaft. https://www.mpg.de/8882235/kollagen-sehnen-knochen. Zugriff: 04.04.2016

Manninen P, Riihimaki H, Heliovaara M, Suomalainen O (2001) Physical exercise and risk of severe knee osteoarthritis requiring arthroplasty. Rheumatology (Oxford) 40 (4): 432–437

Martini FH, Nath JL, Bartholomew EF (2012) Anatomy & Physiology, 9. Aufl. Pearsons Education

Matthijs O, van Paridon-Edauw D, Winkel D (2003) Manuelle Therapie der peripheren Gelenke. Bd. 1: Biomechanik, Bindegewebe, Schultergürtel. Urban & Fischer, München, S 85

Mow VC, Holmes MH, Lai WM (1984) Fluid transport and mechanical properties of articular cartilage: a review. J Biomech 17 (5): 377–394

Neviaser JS (1945) Adhesive capsulitis of the shoulder: A study of the pathological findings in periarthritis of the shoulder. J Bone Joint Surg 27: 211–222

Neviaser JS (1980) Adhesive capsulitis and the stiff and painful shoulder. Orthop Clin North Am 11 (2): 327–331

Neviaser AS, Neviaser RJ (2011) Adhesive capsulitis of the shoulder. J Am Acad Orthop Surg 19 (9): 536–542

Oonk HHN (2005) Bio Statica. Henric Graaf van Ijssel, Den Haag

Sañudo B, Galiano D, Carrasco L, de Hoyo M, McVeigh JG (2011) Effects of a prolonged exercise programme on key health outcomes in women with fibromyalgia: a randomized controlled trial. J Rehabil Med 43: 521–526. doi: 10.2340/16501977-0814

Schlenker BA (2003) Validierung einer quantifizierenden in vivo Darstellung der subchondralen Mineralisierung des Tibiaplateaus. Dissertation, Ludwig-Maximilians-Universität München

Schütz UHW, Ellermann J, Schoss D, Wiedelbach H, Beert M, Billich C (2014) Biochemical cartilage alteration and unexpected signal recovery in T2* mapping observed in ankle joints with mobile MRI during a transcontinental multistage footrace over 4486 km. Osteoarthritis and Cartilage 22 (11): 1840–1850. doi.org/10.1016/j.joca.2014.08.001

Siemieniuk RA, Harris IA, Agoritsas T, Poolman R, Brignardello-Petersen R, Van de Velde S, Buchbinder R, Englund M, Lytvyn L, Quinlan C, Helsingen L, Knutsen G, Olsen NR, Macdonald H, Hailey L, Wilson HM, Lydiatt A, Kristiansen A (2017) Arthroscopic surgery for degenerative knee arthritis and meniscal tears: a clinical practice guideline. BMJ 357:j1982. doi: doi.org/10.1136/bmj.j1982

Spahn G, Wittig R (2003) Biomechanical properties (compressive strength and compressive pressure at break) of hyaline cartilage under Axial load. Zentralbl Chir 128 (1): 78–82. doi: 10.1055/s-2003-37325

Spornitz UM (2010) Anatomie und Physiologie. Lehrbuch und Atlas für Pflege- und Gesundheitsfachberufe, 6. Aufl. Springer, Berlin Heidelberg

Vincent A, Whipple MO, McAllister SJ, Aleman KM, St Sauver JL (2015) A cross-sectional assessment of the prevalence of multiple chronic conditions and medication use in a sample of community-dwelling adults with fibromyalgia in Olmsted County, Minnesota. BMJ Open 5 (3): e006681. doi.org/10.1136/bmjopen-2014-006681

Webster M (1828) Dictionary. https://www.merriam-webster.com/dictionary/pascal. Zugriff: 12.01.2015

Wondratschek C (2008) Histopathologische Veränderungen an Gelenkkapsel und Gelenkknorpel bei caniner Osteoarthritis in Korrelation zum klinischen Erscheinungsbild. Dissertation, Universität Berlin

Knochengewebe – Elastizität versus Stabilität

© Springer-Verlag GmbH Deutschland, ein Teil von Springer Nature 2018
P. Geraedts, *Physiotherapeutisches Training bei Rückenschmerzen*
https://doi.org/10.1007/978-3-662-56086-0_8

Knochengewebe ist, wie auch das Muskelgewebe und die Gelenke, kein selbstständiges Gewebe. Seine Funktionsfähigkeit wird stark durch die Muskelfunktion mitbestimmt. Gesundes Knochengewebe führt zu starken Muskeln, starke Muskeln führen zu starken Knochen. Knochenkrankheit, z. B. ein Tumor, schwächt in hohem Maße Muskeln. Inaktivität ruft Knochendichteverminderung, Gelenk- und Muskelschwäche hervor. Gezielte, richtige Aktivität dagegen führt zu belastbaren Gelenken, starken Knochen und starken Muskeln. Auch der Band- und Sehnenapparat wird strapazierfähiger. Über- oder falsche Belastung dagegen führt wiederum zu Schädigung des Muskel- und Knochengewebes und der Gelenke.

8.1 Knochengewebe ermöglicht sowohl Statik als auch Bewegung

Die subchondrale Knochenplatte und das Knochengewebe gehen fließend ineinander über. Ähnlich wie beim Knorpelgewebe sind beim Knochengewebe die Zellen in eine interzelluläre Grundsubstanz eingebettet, welche im Knorpel als Gel anzutreffen ist, im Knochen dagegen mineralisiert vorliegt und daher viel härter ist. Sowohl Knochen- als auch Knorpelgewebe haben eine stützende Funktion, wobei die Knochen wegen ihrer Festigkeit den Muskeln auch als Hebel dienen und so Bewegung ermöglichen. Sie schützen in Form der Wirbelsäule das Rückenmark und als Schädel das Gehirn. Zudem werden u. a. im Knochenmark in der Diaphyse Blutzellen gebildet.

Der große Röhrenknochen des Oberschenkels oder des Armes besteht aus drei Teilen. Der längere, rohrförmige und von innen hohle mittlere Teil (Diaphyse) beherbergt das Knochenmark. An ihren beiden Enden befinden sich die Epiphysen. Zwischen Diaphyse und den Epiphysen liegt die Metaphyse, die während der Wachstumsphase die Epiphysenfuge birgt, einen offenen Spalt, der den Knochen in die Länge wachsen lässt. Wenn sich am Ende des Wachstums diese Fuge schließt, wächst auch der Knochen nicht mehr weiter.

Im Gegensatz zum Gelenkknorpel ist der Knochen von Faszien umschlossen. Die aus einer dichten Bindegewebsschicht gebildete äußere Knochenhaut ist das Periost; die innere, das Endost, ist eine dünne Schicht von flachen Zellen, in der letztendlich die Knochenzellen, zuständig für das Dickenwachstum, entstehen.

Unterhalb der subchondralen Knochenplatte, zentral in dem Endstück eines Röhrenknochens, liegt der spongiöse Knochen, der aus Bälkchen (Trabekeln) zusammengefügt und wie ein engmaschiges Netzwerk konstruiert ist (Kamp 2009). Diese schwammartige Spongiosa wird umhüllt von der wesentlich härteren Knochenschicht, der Kortikalis, dem äußeren, direkt unterhalb des Periosts gelegenen, kompakten Teil des Knochens, der aus dicht gepackten Knochenlamellen zusammengesetzt ist und dem Knochen letztendlich seine Festigkeit gibt. Die extrazelluläre Knochensubstanz ist sowohl bei dem kompakten Knochen als auch bei der Spongiosa lamellar organisiert. Nur die dreidimensionale Anordnung dieser Lamellen ist unterschiedlich. Bei dem festen Knochen sind 5–20 Knochenlamellen konzentrisch um ein Blutgefäß gruppiert und formen den Baustein des Knochens, das Osteon (◘ Abb. 8.1).

Schwammknochen dagegen haben flächig angeordnete Lamellen. Die so gebildeten Bälkchen verlaufen meist entlang der wichtigsten Belastungslinien des Knochens. Das heißt, dass die Art der Belastung die Struktur des Knochens bestimmt. So haben die Wirbelkörper, die nur Druck auffangen müssen, eine ganz andere Struktur als der Schenkelhals des Oberschenkels, der überwiegend Torsions- und Scherkräfte auffängt. Auf diese Weise entsteht Knochen mit minimaler Masse, maximaler Stabilität und optimaler Funktion.

In den Bausteinen des Knochens, den Osteonen, befinden sich die Havers-Kanäle, welche die Blutgefäße und einzelne Nervenfasern enthalten. Bei Knochenverletzungen, bei denen das Gelenk nicht betroffen ist, geht jedoch die Schmerzempfindung hauptsächlich von

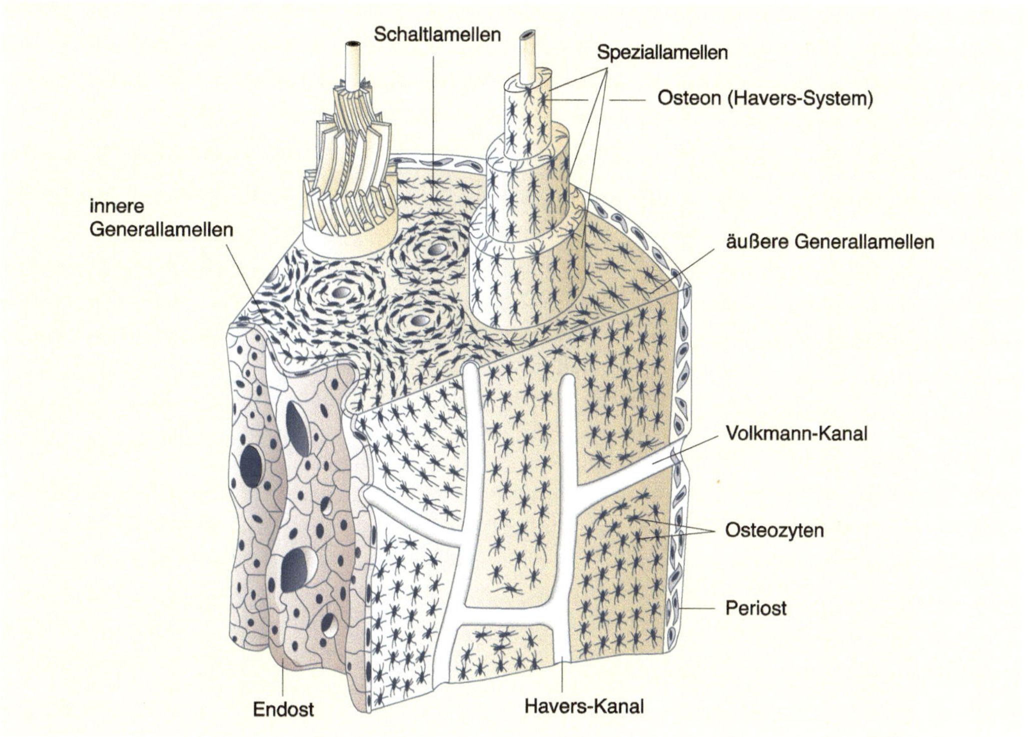

◘ Abb. 8.1   Detail Kompakta. (Aus Spornitz 2010)

den zahlreichen freien Nervenendigungen im Periost aus. Hieraus könnte man schließen, dass Osteoporose (Knochenschwund) an sich keine Schmerzen verursacht. Rückenschmerzen wären dann auf Überlastung der Knochenhäute und der Facetten- und Rippenwirbelgelenke zurückzuführen; entweder durch Fehlhaltung oder wegen Fehlbelastung durch Insuffizienz der Schulter- oder Hüftgelenke. Außerdem sind die Havers-Kanäle mit der inneren Knochenhaut, dem Endost, ausgekleidet, da sie mit der Markhöhle in Verbindung stehen. Sie sind über Volkmann-Kanäle, kleine Gefäßkanäle im Knochen, quer miteinander verbunden (Martini et al. 2012; Junqueira und Carneiro 2003).

Für die Bildung des Knochengewebes sind die Knochenvorläufer- oder knochenbildenden Zellen, Osteoblasten, zuständig, spezialisierte Knochenzellen, mit der Hauptaufgabe, die kollagene Knochenmatrix zusammenzusetzen. Sie scheiden vor allem den Hauptbestandteil des Knochens, Typ-I-Kollagenfasern und zusätzlich Calciumphosphate und -carbonate in den Raum zwischen den Knochenzellen aus. So entsteht die weiße, noch nicht mineralisierte Substanz, das Osteoid. Wenn die Knochenvorläuferzellen ihre Aufgabe erbracht haben, verlieren sie die Fähigkeit, sich zu teilen, sie mineralisieren und verwandeln sich zu Knochenzellen oder Osteozyten. In diesem Stadium der Mineralisation kann Wachstum des Knochengewebes nur durch Anlagerung neuer Gewebeschichten an die äußere Grenzfläche geschehen (appositionelles Wachstum oder Dickenwachstum). Denn die Knochenvorläuferzellen lagern die neu produzierte Knochenmatrix (Osteoid) immer auf bereits vorhandene Matrix. Daher befinden sich die Knochenvorläuferzellen auch immer an freien knöchernen Oberflächen in den Knochenhäuten, entweder im Periost oder im Endost, im Knocheninneren, bevor sie sich „einmauern" (Junqueira und Carneiro 2003; Martini et al. 2012).

Die in dem neu gebildeten Knochengewebe eingebetteten Knochenzellen liegen in einem weitvernetzten Hohlraumsystem von Kanälen und Ausbuchtungen, die die Knochenmatrix durchziehen. Hierdurch stehen die Knochenzellen miteinander in Verbindung. Das Hohlraumsystem garantiert die Ernährung und Kommunikation der Knochenzellen.

Die Knochenzellen haben jetzt die Aufgabe, Kollagen-Typ-I herzustellen und die Mineralisation zu regulieren. Außerdem unterstützen sie die Aktivität der Osteoklasten, Knochenfresser, verantwortlich für den Abbau des Knochengewebes.

Das Knochengewebe enthält fast die ganze Menge an Calcium (99 % = 1200 g) und Phosphat (90 % = 600 g) des Körpers und leitet daraus seine Festigkeit ab.

Der Hauptbestandteil der Knochenmatrix, insbesondere der Lamellen, ist, genau wie beim Faszien- und Knorpelgewebe, das Kollagen-Typ-I, ein faseriges, aus Dreifach-Helixen bestehendes Protein. Diese Triple-Helixe wiederum sind, anders als beim Faszien- und Knorpelgewebe, quer miteinander verbunden und garantieren so die Zug- und Druckfestigkeit des Knochens. Wenn ein Knochen etwa nach 10 Tagen mineralisiert ist, wobei Hydroxylapatitkristalle zwischen den Kollagen-Typ-I-Fasern abgelagert werden, so ist das Gleichgewicht von Elastizität und Festigkeit gewährleistet.

Die Knochenvorläuferzellen bilden jedoch nicht nur die Knochenzellen aus, sondern steuern auch die Entstehung und Aktivierung von Knochenfresszellen deren wichtigste Funktion ist, Calcium für die Calcium-abhängigen Vorgänge im Körper freizusetzen. Knochenvorläuferzellen fusionieren zu mehrkernigen Zellen, die bis zu 100 µm groß sein können. Diese Knochenfresser liegen der Knochenmatrix auf und „fressen" sich in sie hinein. Innerhalb von 1–2 Wochen formen sie eine Grube, die **Howship'sche Lakune**, die man auch als „Fressspur" der Knochenfresszellen bezeichnen kann. Sie ist unter dem Lichtmikroskop deutlich zu erkennen (Gotzos und Schöni-Affolter 2004–2017).

Die Kapazität dieser Fresszellen ist beachtlich: Eine einzige Fresszelle kann die gleiche Menge Knochen **ab**bauen, die 100–150 knochenbildende Zellen in derselben Zeit **auf**bauen (Junqueira und Carneiro 2003).

So wird das Knochengewebe ständig umgebaut, indem einerseits Knochen wegen der Knochenfresszellaktivität schwindet, aber andererseits Knochen mithilfe der Knochenvorläuferzellen sofort wieder neu gebildet wird (Remodeling). Sinkt der Calcium-Spiegel im Blut, wird über das Parathormon in den Schilddrüsen die Knochenfresszellaktivität angeregt. Calcitonin hat als Gegenspieler des Parathormons eine direkte hemmende Wirkung auf die Knochenfresser, weshalb der Calciumspiegel sinkt.

Der das ganze Leben lang wirksame Prozess von Auf- und Abbau bleibt bei jungen Menschen im Gleichgewicht, während im Verlauf des Alterns der Abbau die Oberhand gewinnt und die Knochendichte dann mit etwa 1–3 % jährlich abnimmt. Die Umbaurate ist ziemlich hoch: Bei jungen Erwachsenen werden jährlich 20 % des Skeletts erneuert, wobei lokale Unterschiede recht groß sein können. So wird der spongiöse Knochen im Kopf des Oberschenkels 2- bis 3-mal jährlich erneuert, das kompakte Knochengewebe des Oberschenkelschafts hingegen bleibt längere Zeit erhalten (Martini et al. 2012).

Exkurs
Schwermetalle wie Blei, Strontium oder Kobalt haben eine ähnliche biochemische Struktur wie Kalzium. Wenn diese Stoffe ins Blut gelangen, können sie, genau wie Kalzium, in der interzellulären Substanz des Knochens aufgenommen werden und so den Prozess des Remodelings nachteilig beeinflussen. Außerdem lösen sie durch ihre Strahlungsaktivität fatale Krebserkrankungen aus. Ein zusätzliches Risiko für schwere Erkrankungen bilden diese Schwermetalle, wenn sie durch Abbauprozesse über Jahre hinweg wieder in die Blutbahn gelangen (Martini et al. 2012).

Während des Wachstums wird primär unreifer Geflechtknochen, bei dem die Kollagenfasern der Knochenmatrix noch nicht ausgerichtet sind, sondern wie ein Geflecht kreuz und quer verlaufen, durch festen Lamellenknochen ersetzt. Dieses Wachstum wird hauptsächlich durch das somatotrope Hormon (STH) gesteuert, das bis zum Ende der Pubertät ausgeschüttet wird. Ein Mangel an STH führt im Kindes- und Jugendalter zu Zwergwuchs. Das zusätzlich vermehrte Ausschütten der Sexualhormone Testosteron und Östrogen bewirkt zu Beginn der Pubertät einen Wachstumsschub, der jedoch durch Verringerung des Blutspiegels des STH langsam wieder abnimmt (Gotzos und Schöni-Afolter 2004–2017). Die nur noch geringe Produktion des Hormons im Erwachsenenalter wirkt nicht mehr wachstumsfördernd, sondern leicht anabol, d. h. muskelbildend und auch stärkend auf Bindegewebe, Knochen, Muskeln und Sehnen.

Exkurs
Im Leistungssport kann es bei erwachsenen Frauen – und geringfügig auch bei Männern – dennoch zu Schwankungen in der Zusammensetzung der Knochensubstanz kommen. Hervorgerufen werden sie durch einen sportbedingten, krankhaft niedrigen Spiegel der Sexualhormone im Blut, meist noch in Begleitung von Störungen im Essverhalten. Hierdurch können dramatisch reduzierte Knochendichtewerte entstehen, das Risiko für Stressfrakturen steigt. Das alles trotz der sehr hohen Trainingsbelastungen und der damit verbundenen hohen mechanischen Reizsetzung auf das Gewebe. Diese Ergebnisse machen deutlich, dass Anpassungen des Knochens an das Training nur erzielt werden können, wenn das „endokrine Milieu" (Hormonhaushalt) und/oder das Essverhalten optimiert bleiben. In der Menopause kommt es, bedingt durch die fehlende knochenstimulierende Wirkung der Sexualstereoide, zu einem deutlichen Abbau des spongiösen und kortikalen Knochengewebes. Viele Quer- und Längsschnittstudien bei Frauen in dieser Altersgruppe liefern keinen eindeutigen Beleg dafür, dass körperliche Aktivität allein diesen beschleunigten, postmenopausalen Knochenmasseverlust aufhalten könnte, eine Verzögerung des Abbaus scheint jedoch reell. Durch die Kombination aus Belastung und Hormon-Substitutionstherapie wurde jedoch tatsächlich eine Zunahme an Knochenmasse erreicht (Platen 1997).

Sowohl während der Entwicklung als auch während einer Knochenheilung wird die Knochenbildung stark von Morphogenen, Hormonen, die auch die Erscheinungsform des Skeletts bestimmen, beeinflusst. Bekanntestes Beispiel ist die Gruppe der Transforming Growth Faktor-β-Superfamilie (TGF-β-Superfamilie). Sie übernehmen eine entscheidende Funktion bei der embryonalen Entwicklung und Differenzierung von Zellen und Geweben.

Während der Pubertät werden die Geschlechtshormone Testosteron und Östradiol in großen Mengen im Körper freigesetzt. Als Signalstoffe sind sie hauptverantwortlich für u. a die körperliche Veränderung während der Pubertät. So tritt bei Mädchen eine Wachstumsteigerung vor der Menarche (etwa zwischen 9–15 Jahren) auf, um danach noch 6 cm zu wachsen. Im Alter von 16 Jahren besitzen Mädchen doppelt so viel Fettgewebe wie Jungen. Bei Jungen geschieht die Wachstumsteigerung mit etwa 14 Jahren, währenddessen sich die Muskelmasse und etwas später die Knochenmasse verdoppelt. In diesem Alter können auch Missbildungen wie verstärkte Kyphosen und Skoliosen auftreten. Genetische Faktoren spielen sicherlich eine Rolle, eine zu hohe oder zu niedrige Konzentration der Geschlechtshormone ist ebenfalls von Bedeutung. Zu all dem wird das Knochengewebe durch oft geringe Dosierungen von Hormonen aktiviert, die eher die Funktion des gesamten Verdauungstrakts und des Limbischen Systems bestimmen als die Stabilität des Skeletts. Knochenbildung und Umbauprozess (Bone Remodeling) bedürfen einer großen Menge Energie. Allein die Instandhaltung der Stabilität des Skeletts kostet schon etwa 40 % des durchschnittlichen Energiebedarfes. Der hohe Anspruch an die Energievorräte könnte eine Erklärung dafür sein, warum diese Vorgänge von denselben Hormonen reguliert werden. Eine besondere Rolle kommt dem Hormon Serotonin zu. G. Karsenty et al. von der Berkeley University of California zeigten, dass eine Verlangsamung der Serotoninbildung aus dem Gastrointestinaltrakt, die 95 % des gesamten Bedarfes ausmacht (gegenüber 5 % aus dem Gehirn), bei Mäusen einer Osteoporose vorbeugen konnte! Und eine Studie in *The Proceedings of the National Academy of Sciences* bewies: das Hormon Oxytozin fördert ebenfalls die Bildung von Knochengewebe. Auf diese Weise ist das Skelett funktionell über Hormone mit mehreren Organen verbunden (Yetimoglu 2007).

> **Knochenbildung und Muskelkräftigung gehen Hand in Hand: starke Knochen machen starke Muskeln – intensive Muskelarbeit stärkt die Knochen.**

Besondere Erwähnung verdient das Glykoprotein Sclerostin. Es wird von reifen Knochenzellen freigesetzt und hemmt die Aktivität der Knochenvorläuferzellen und damit das Knochenwachstum. Osteologen beschreiben dieses Protein als „Bremse" für den Aufbau von Knochen. Sclerostin reguliert also den Knochenaufbau. Eine Blockade von Sclerostin könnte demnach das Wachstum eines Knochens steigern. Bei der seltenen **Van-Buchem-Krankheit** fehlt das Gen für die Bildung von Sclerostin, mit der Folge einer absonderlichen Verdickung des kortikalen Knochens, eine feste, starke Knochenstruktur, die als äußere Hülle den schwammartigen trabekulären Knochen umgibt (Hyperostosis corticalis generalisata).

C. Hamann wies nach, dass die Behandlung mit einem blockierenden Antikörper für Sclerostin bei Ratten mit Typ-2-Diabetes die Knochendichte, die Muskelkraft sowie die Knochenheilung verbesserte (Hamann et al. 2012).

Die Erkrankung Typ-2-Diabetes führt in der Regel zu erhöhtem Risiko einer Fraktur und verzögerter Heilung des Knochens.

Bei Osteoporose-Patientinnen konnten in einer Phase-II-Studie mit dem humanisierten monoklonalen Antikörper Romosozumab für Sclerostin bessere Ergebnisse erzielt werden als mit den zugelassenen Medikamenten, obwohl der Einfluss auf das Knochenbruchrisiko noch weitgehend ungeklärt ist, so die Publikation im *New England Journal of Medicine* (McClung et al. 2014).

Eine neue Phase-III-Studie mit dem Antikörper Romosozumab hat ergeben, dass das Risiko für Knochenbrüche bei Frauen mit Osteoporose in der Postmenopause durch die fördernde Wirkung auf den Knochenaufbau reduziert und gleichzeitig der Knochenabbau gehemmt wird. Eine Behandlung mit Romosozumab reduzierte das Risiko für Knochenbrüche um bis zu 73 % (Cosman et al. 2016).

Das Protein Myostatin, das in den Muskeln des eigenen Körpers hergestellt wird, hat, außer einer hemmenden Wirkung auf die Bildung der Muskeln, eine fördernde Wirkung auf die Knochenfresszellen, weshalb dieses Protein Verantwortung für die unumkehrbare Gelenkzerstörung bei rheumatoiden arthritisähnlichen Krankheitsbildern trägt. Eine zu hohe Konzentration an Myostatin führt also zu einer verringerten Muskelbildung in Zusammenhang mit zumindest einer Rückbildung der Gelenke.

Osteocalcin, ein aus 49 Aminosäuren bestehendes Protein mit vielversprechenden Eigenschaften in Bezug auf Knochen- und Muskelaufbau, wird vorwiegend aus knochenbildenden Zellen (Osteoblasten) zusammengesetzt und ist Teil der extrazellulären, nichtkollagenen Knochensubstanz. Hiermit hat es einen Einfluss auf die Erscheinungsform des Menschen.

Ein Team um Gerard Karsenty von der New Yorker Columbia University beobachtete, dass Osteocalcin den Blutzuckerspiegel senkt und die Fettspeicherung hemmt. Im Tierversuch schütteten Mäuseweibchen während der Stillzeit unausgereiftes Osteocalcin im Übermaß aus, was den Tod vieler Mäusejungen nach sich zog. Infolge des hohen Osteocalcinspiegels hatten sie extrem niedrige, tödlich niedrige Blutzucker- und zu hohe Insulinwerte.

Bei aktuelleren Versuchen stießen Karsenty und seine Kollegen jedoch auf weitere, bisher unbekannte Zusammenhänge zwischen den eng benachbarten Geweben von Knochen und Muskeln. Wo Insulin die Aufnahme von Glukose in die Muskelzelle fördert, kann es nicht für den Abbau von Glukose und damit für die ATP-Gewinnung sorgen. Außerdem sinkt bei großer physischer Anstrengung der Insulinspiegel. Osteocalcin dagegen steigt währenddessen stark an, besonders im Versuch bei jungen Mäusen, und sorgt dafür, dass Zucker und Fettsäuren zum Treibstoff für die aktiven Zellen im Knochen werden, indem es Glukose abbauen kann.

Im zunehmenden Alter steigt bei Aktivität der Osteocalcinspiegel im Blut nur bis zu einem Drittel der Osteocalcinsättigung jüngerer Mäuse an. Dieser Prozess beginnt beim Menschen, hier bei Frauen, im Alter von 30 Jahren, bei Männern etwa 20 Jahre später. Zur gleichen Zeit geht sowohl die Muskelmasse als auch die Leistung bei älteren Mäusen, genau wie beim Menschen, zurück, was anscheinend mit der Osteocalcinkonzentration im Blut zusammenhängt. Mäuse mit einem Defekt im Osteocalcin-Rezeptor (unwirksames Osteocalcin) legen rund ein Viertel weniger an Strecke zurück als jene mit unverändertem Genom. Wurde noch nicht ausgreiftes Osteoclacin verabreicht, nahm die Leistungsfähigkeit einjähriger Mäuse ohne Gendefekt wieder bis auf das Niveau der drei Monate alten Nager zu.

Außerdem konnte das Team um Karsenty, wiederum an neun Monate alten Mäusen getestet, feststellen, dass Osteocalcin die Muskelmasse im Alter erhalten kann, indem die Proteine in der Zellwand der Muskeln aufgebaut werden, ohne den Abbau zu beeinflussen.

Wenn diese an Mäusen gewonnenen Erkenntnisse auch für Menschen gelten, könnten mit Osteocalcin als Medikament spektakuläre Ergebnisse bei der Bekämpfung des Muskelabbaus und der Schwächung des Knochens im Alter erzielt werden. Zur gleichen Zeit droht der Missbrauch als mögliches Dopingmittel (Mera et al. 2016).

Einen Zusammenhang zwischen Übergewicht und erhöhter Bruchgefahr der langen Röhrenknochen konnten Forscher um Thomas H. Ambrosi vom Deutschen Institut für Ernährungsforschung Potsdam-Rehbrücke (DIfE) nachweisen. Übergewicht führt zwar zu vermehrten Ablagerungen weißer Fettzellen in den regulären Fettdepots sowie im Unterhautfettgewebe, aber auch im Knochenmark können sich vermehrt Fettzellen ablagern. Die Forscher zeigten erstmals, dass sich bei fettreicher Ernährung, insbesondere bei Älteren, spezialisierte (Fett-)Vorläuferzellen im Knochenmark ausbreiten und schließlich zur Fettansammlung im Knochen beitragen (Ambrosi et al. 2017). Diese beeinträchtigen nicht nur die Knochenheilung, sondern auch die Blutbildung im Knochenmark der langen Röhrenknochen. Zudem beobachteten die Wissenschaftler eine generelle Störung der Knochenzellentwicklung im Alter. Solche Fehlentwicklungen rufen dann Osteoporose, erhöhte Knochenbruchrisiken und eine eingeschränkte Ausreifung der Immun- und Blutzellen im Knochenmark hervor. Diese Beobachtungen bestätigen Ergebnisse früherer Studien und könnten somit erklären warum Knochenbrüche im Alter bei übergewichtigen Patienten schlechter heilen. Andere Studien weisen darauf hin, dass Menschen mit Typ-2-Diabetes besonders zu Knochenbrüchen neigen und Knochenbrüche schlechter heilen (Czichos 2017).

Sowohl Czichos als auch Ambrosi konnten auch das eiweißspaltende Enzym DPP4, verantwortlich für die verschlechterte Regeneration des Knochens, identifizieren. Dieses Enzym baut zur gleichen Zeit Hormone ab, wodurch hohe Blutzuckerwerte begünstigt werden und die Produktion des Insulins in der Bauchspeicheldrüse beeinträchtigt wird. Als Medikament wird daher von den Pharmaunternehmen schon ein DPP4-hemmender Stoff, Gliptine, hergestellt, der therapeutisch bei Patienten mit Typ-2-Diabetes angewendet werden kann. Daraus ergibt sich dann auch, so die Forscher, ein möglicher Einsatz des Medikamentes bei älteren Menschen, um deren Anfälligkeit für Knochenbrüche zu behandeln. Aber hinsichtlich dieser Therapie kann auf weitere Forschung nicht verzichtet werden, die Aussichten sind aber günstig.

8.2 Osteoporose – Krank durch Überdiagnostik

Nach Angaben der International Osteoporosis Foundation leidet weltweit jede dritte Frau und jeder fünfte Mann über 50 Jahren an einer krankhaft verringerten Knochendichte (Osteoporose). Patienten mit Osteoporose sind prädestiniert, einen Knochenbruch zu erleiden. Die pathologische Veränderung der Knochensubstanz ist ein langsam fortschreitender Vorgang. Während im gesunden Menschen ein Gleichgewicht zwischen knochenaufbauenden und knochenabbauenden Prozessen herrscht, überwiegt bei Osteoporose-Patienten der Abbau. Zu beachten ist, dass auch bei gesunden Menschen die Knochendichte ab einem gewissen Alter abnimmt. Die Grenze zwischen normalem und krankhaftem Abbau ist nicht eindeutig zu ziehen und sollte im Zusammenhang mit anderen Faktoren des Alters (z. B. Gelenkfunktionen, Niveau der motorischen Steuerung, Stoffwechselerkrankungen) beurteilt werden. Patienten mit Osteoporose haben so z. B. eine schlechtere Prognose, wenn es um Gelenkerkrankungen geht. Die Bewegungseinschränkungen sind größer und schwieriger zu beheben, und Rückfälle kommen häufiger vor, so meine Erfahrung.

2016 berichtete die International Osteoporosis Foundation (IOF) (Harvey und McCloskey 2016) über die gesundheitlichen Belastungen und Kosten, welche durch Osteoporose entstehen. Sie machte darauf aufmerksam, dass durch die zunehmende Alterung der Bevölkerung, die wachsende Weltbevölkerung und eine steigende Lebenserwartung in vielen Entwicklungs- und Schwellenländern osteoporosebedingte Knochenbrüche in den kommenden Jahrzehnten dramatisch zunehmen werden. Zur gleichen Zeit wies sie dabei auf Versorgungslücken bei der Diagnostik und Behandlung hin, zeigte aber auch Lösungsansätze auf.

> **Alter ist keine Krankheit. Aber meist geht das Altern mit Beschwerden des Bewegungsapparates einher, die jedoch durchaus mittels Übung/Training erfolgreich zu behandeln sind.**

Die IOF sieht u. a. Probleme bei der Prävention sowohl erstmaliger Knochenbrüche als auch sekundärer Frakturen bei Menschen mit erhöhtem Knochenbruchrisiko, z. B. durch Medikamente ausgelöste Osteoporose. Auch stellt sie mangelndes Wissen und Bewusstsein über Nutzen und Risiken einer medikamentösen Osteoporosetherapie bei Patienten und Versorgern wie auch bei Behörden fest. Insbesondere der erschwerte Zugang zur umstrittenen Knochendichtemessung – wegen fehlender Kostenerstattung infolge fehlender Priorisierung des Themas in der nationalen Gesundheitspolitik – betrachtet die IOF als große Versorgungslücke.

Als Lösungsansatz, die von nationalen Gesundheitsbehörden weltweit eingeführt werden könnte, sieht die IOF die medikamentöse Behandlung, deren Nutzen bei Patienten mit hohem Knochenbruchrisiko unanfechtbar ist, so die Autoren des Berichtes.

Verwunderlicherweise wird mit keinem Wort über Übungsbehandlung oder gezielten Sport gesprochen, obwohl generell bekannt ist, dass Sport das beste Remedium gegen Knochenabbau ist. Die Vermutung, Knochendichtemessungen als einziges diagnostisches Instrument und Medikamente als einzige Therapie seien stark überbewertet, wird mit diesem Bericht meiner Meinung nach bestätigt.

Und Stürze können außer mangelhafter Knochendichte noch ganz andere Ursachen haben. Bestimmte neurodegenerative Erkrankungen, vor allem Morbus Parkinson und unterschiedliche Formen von Demenz, sensorische Beeinträchtigungen wie Seh- und Hörbehinderung, können dazu führen, dass betagte Menschen wie aus heiterem Himmel stürzen. Auch die Nebenwirkungen von Medikamenten können das Sturzrisiko erheblich erhöhen. Denn bei der Medikamenteneinnahme gilt grundsätzlich: Sturzrisikofaktoren addieren sich nicht nur, sondern potenzieren sich (Fiß und Meinke 2012).

Bekanntlich steht ein niedriger Vitamin-D-Spiegel in engem Zusammenhang mit einem erhöhten Risiko für Brüche des Knochengewebes. Als Zielwert gilt eine 25-Hydroxy-Vitamin-D (OHD) Konzentration im Blut von 75 nmol/l (30 ng/ml). Dieser Wert wird schätzungsweise bei nur 30 % der Erwachsenenbevölkerung in Europa erreicht. Deshalb wird gemeinhin Senioren von über 60 Jahren geraten, ausreichend Vitamin D zu sich zu nehmen.

Der neuseeländische Forscher I. R. Reid und seine Mitarbeiter von der Universität Auckland in Neuseeland werteten in einer Metaanalyse 23 Studien aus, in denen der Effekt von Vitamin-D-Gaben auf die Knochendichte bei insgesamt 4082 Teilnehmern (92 % Frauen, durchschnittliches Alter 59 Jahre) untersucht worden war (Reid et al. 2014). Knochendichtemessungen wurden in der lumbalen Wirbelsäule, im Schenkelhals des Oberschenkelknochens, in der Hüfte, im Rollhügel oder im Unterarm durchgeführt. Bei nur vier von den 23 Studien fand man einen signifikanten Effekt von allerdings nur enttäuschenden 0,8 % im Schenkelhals des Oberschenkels. Die Forscher resümierten, dass eine weitverbreitete hochdosierte Vitamin-D-Therapie zur Prävention von Osteoporose bei Menschen ohne spezifische Risikofaktoren eine ungeeignete Maßnahme ist. Gesunde Knochen werden nicht gesünder durch zusätzliche Vitamin-D-Gaben, obwohl der OHD-Wert im Blut ansteigt. Die Experten fordern daher eine erhöhte Vitamin-D-Zufuhr nur bei Patienten mit einem gesteigerten Risiko für Vitamin-D-Mangel.

Andere US-Forscher aus Bethesda, Maryland (Xiao 2013) und Uppsala, Schweden (Michaëlsson et al. 2013) werteten im Jahr 2013 in einer klinischen Längsschnittstudie Daten von jeweilig 388.000 US-Amerikanern und über 60.000 schwedischen Frauen aus. In beiden Studien wurde ein möglicher Zusammenhang zwischen einem oder mehreren krankmachenden Faktoren, denen eine Gruppe von Menschen ausgesetzt war (in diesen Fällen Überdosierung von Calcium mittels Tabletten),

und dem Auftreten einer Krankheit (hier Herz- und Gefäßerkrankungen) untersucht. Die Amerikaner beobachteten, dass in der Gruppe, die eine Calcium-Supplementation verabreicht bekam, nach 12 Jahren 20 % mehr Männer verstorben waren als in der Kontrollgruppe. Wenn das Calcium nur über die Nahrung aufgenommen wurde, also ohne zusätzliche Calcium-Aufnahme in Form von Tabletten, fanden die Wissenschaftler keine Wechselbeziehung zwischen der Dosis und den Todesfällen aufgrund von Herz-Gefäßerkrankungen. Man vermutete, dass der dauerhaft hohe Calciumspiegel eine Ablagerung von Calciumphosphat in den Gefäßen fördere. Die Schweden konnten eine höhere Sterberate feststellen bei einer höheren täglichen Kalziumeinnahme von mehr als 1400 mg/Tag.

Andere Studien dagegen konnten diese Vermutung nicht bestätigen. Eine Gruppe von Wissensschaftlern um Erin Michos (Michos et al. 2016) von der John-Hopkins-Universität untersuchte nun, ob und auf welche Weise Calcium-Präparate die Gefäße durch Plaquebildung verstopften. Auch sie stellten fest, dass Menschen mit zusätzlicher Einnahme von Calcium ein um 22 % höheres Risiko für Calciumeinlagerungen in den Herzkranzgefäßen hatten. Bei den Teilnehmern, die sich nur calciumreich ernährten (über 1000 mg pro Tag), bestand das geringste Risiko auf Verkalkung der Gefäße und Herzerkrankungen.

Der Prozess der Kalzifikation (Verkalkung) der Gefäße ist aber komplex, und ihm liegen mit Sicherheit noch andere Vorgänge zugrunde, welche bis jetzt unzureichend untersucht sind. Die Zusammenhänge sind nicht zu leugnen, lediglich bewiesen sind diese Mechanismen nicht (Kerscher-Hack 2016).

Der Osteoporose Experte Clifford Rosen vom Maine Medical Research Institute in Scarborough (USA) betonte in einem Kommentar, die Auswirkung von Vitamin-D ist nur in Verbindung mit der Calciumaufnahme zu betrachten. In anderen Studien, in denen der Effekt von sowohl Vitamin-D- als auch Calciumaufnahme gemessen worden war, war eine Minderung der Hüftfrakturrate um 11 % zu beobachten, trotz nur geringer Verbesserung der Knochendichte (Oberhofer 2013).

Dr. Heike Bischoff-Ferrari und Kollegen von der Universität Zürich (Bischoff-Ferrari et al. 2016) untersuchten in einer randomisierten Studie die Sturzgefahr bei unterschiedlicher Vitamin-D-Gabe bei Senioren, welche nach einem Sturz extra gefährdet waren, nochmals zu stürzen.

Eine monatliche, hochdosierte Vitamin-D-Gabe von 60.000 IU (IE oder IU: Internationale Einheit oder international unit, ist eine international vereinbarte Standardmaßeinheit für viele in der Medizin verwendete Präparate wie z. B. Vitamin D, Heparin und Insulin und ist nicht Bestandteil der SI-Einheiten), führte nach 12 Monaten zwar häufiger zu dem gewünschten höheren Vitamin-D-Spiegel, aber überraschenderweise stürzten 67 % erneut (!), in der Kombigruppe mit einer Einnahme 24.000 IU Vitamin D3 mit 300 µg Calcidiol stürzten 66 %, und in einer Kontrollgruppe mit einer Einnahme von nur 24.000 IU Vitamin D3, entsprechend den aktuellen Empfehlungen von 800 IU/d, stürzten nur 48 %. Das würde also bedeuten, dass Senioren mit den höchsten 25-OHD-Werten innerhalb der zwölf Studienmonate am stärksten sturzgefährdet waren.

Die aktuelle Leitlinie des Dachverbands Osteologie empfiehlt als Optimum für gesunde Knochen eine Einnahme von 1000 mg Calcium über die Nahrung (mehr kann dem Herzen und den Nieren schaden) sowie bei mangelndem Sonnenlicht (unter 30 min täglich) eine Vitamin-D-Zufuhr von 800 bis 2000 IU pro Tag (DVO 2014).

Die Nationale Osteoporose-Stiftung in Amerika und die Amerikanische Hochschule für Geburtshilfe haben ihre Empfehlungen für die Therapie der Osteoporose-Erkrankung erweitert. Sie raten, die Behandlungsschwelle auf der Basis verfeinerter bildgebender Diagnostik zu ändern. Die Auswirkung dieser Änderung betrifft 4,4 Mio. Frauen älter als 65 Jahre: anstatt 6,4 Mio. werden jetzt 10,8 Mio. Frauen behandelt mit netto zusätzlichen Kosten von 23,14 Milliarden Euro (28 Milliarden Dollar). Im Alter von 50–64 Jahren sind „nur" 2,4 Mio.

Frauen betroffen (4 Mio. statt 1,6 Mio. Frauen werden behandelt) mit Extrakosten von 14,88 Milliarden Euro(18 Milliarden Dollar). Inwieweit diese Behandlungen erfolgreich sind, indem die Zahl der Hüftfrakturen sinkt, ist nicht bekannt (Herndon et al. 2007).

Ob die zunehmende Zahl der Knochenbrüche infolge eines Sturzes mit Entkalkung der Knochen (Osteoporose) durch ein ungesundes Lebensverhalten begründet werden kann, lässt sich bezweifeln. In den vergangenen 100–200 Jahren sind die Menschen in Europa 15–20 cm größer geworden und hat die Lebenserwartung erheblich zugenommen. Mit Sicherheit ein Ergebnis unseres Wohlfahrts- und Versorgungsstaates mit seiner besseren Ernährung und medizinischen Versorgung. Genügend Vitamin D, Eiweiß und Calcium lässt die Knochen ja wachsen. Die englische Krankheit oder Rachitis mit ihren gravierenden Deformierungen des Skeletts infolge schlechter Ernährung, die im 19. Jahrhundert und nach dem Zweiten Weltkrieg häufig vorkam, wird heutzutage in der Arztpraxis kaum noch gesehen.

Wahrscheinlicher ist, dass Inaktivität die Gelenkfunktion, insbesondere des Hüftgelenks, nachhaltig beeinträchtigt und damit eine inadäquatere Motorik nach sich zieht. Besonders die Gehfähigkeit und die Auffangreaktionen verschlechtern schnell bei Inaktivität. Und dies führt zu einer größeren Sturzprävalenz. Gelenkfunktionen lassen sich besonders gut durch Training verbessern; Knochendichte umso schwieriger. Der Fokus der Ärzteschaft sollte eher auf Gelenkfunktion gerichtet sein als auf die Knochendichte.

Amerikanische und neuseeländische Forscher verwerfen ebenfalls den Slogan „Calcium als Zentrum der Gesundheit", denn Kalktabletten machen Knochen nicht stärker. Mark J. Bolland und Kollegen (Bolland et al. 2015) analysierten in einer Metaanalyse ungefähr 100 Studien zum Thema Calciumeinnahme bei Menschen, älter als 50 Jahre, und fanden lediglich eine Erhöhung der Knochendichte von 1–2 %, eine klinische Relevanz, die zu vernachlässigen ist. Auch für das Bruchrisiko in Relation zu der erhöhten Calciumeinnahme zeigte eine zweite Analyse keine klinische Relevanz.

Außerdem steigt, wenn auch bescheiden, das Risiko, einen Herzinfarkt zu erleiden. Da aber eine übertriebene Verwendung von Calcium so weit verbreitet ist, werden daraus resultierende Herzleiden zu einer erheblichen Belastung für die Gesellschaft (Bolland et al. 2015).

Schließen sich am Ende des Wachstums die Wachstumsfugen und ist die definitive Größe des Körpers erreicht, können kleinere Größenänderungen noch durch Umbauprozesse stattfinden.

Bei Erwachsenen werden jährlich 3 % der kortikalen und 25 % der spongiösen Knochen durch Umstrukturierung des Knochengewebes (Bone Remodeling) umgebaut. Das sind 6–10 % der gesamten Knochen. Bis zu einem Alter von etwa 30 Jahren nimmt die Knochenmasse zu, um danach durch Verringerung der Dichte des Schwammknochens mit etwa 1 % jährlich abzunehmen.

Bei der Entstehung von Knochengewebe unterscheidet man die primäre Knochenbildung von einer sekundären, bei der vorhandene Knochen in Lamellenknochen umgeformt werden. Ein Knochen kann auch direkt aus dem embryonalen Gewebe hervorgehen oder indirekt über eine Zwischenstufe aus Knorpel gebildet werden. Aus embryonalen Bindegewebszellen wächst zuerst ein Skelett aus hyalinem Knorpel. Während des Wachstums sowie bei der Heilung nach Knochenbrüchen wird das frühe Knorpelgewebe durch Knochenfresszellen kontinuierlich abgebaut und mittels knochenbildenden Zellen durch Knochengewebe ersetzt. Bei den großen Röhrenknochen, den Gliedern, dem Becken und der Wirbelsäule findet dieser Prozess statt, wohingegen die direkte Knochenbildung u. a. bei den platten Knochen des Schädels und des Gesichts zum Einsatz kommt (Martini et al. 2012)

Eine absolute Voraussetzung für die (Neu-) Bildung von Knochengewebe, direkt oder indirekt, ist die mechanische Stabilität, wobei auch das kompakte Knochengewebe eine bedeutsame Rolle spielt. Ist diese nicht gegeben, hat das Knochengewebe eine schlechte Qualität oder es entstehen nach Verletzung durch Frakturen sogar Pseudogelenke, welche die Funktion des Skeletts erheblich beeinträchtigen.

8.3 Remodeling – Knochenumbau durch richtige körperliche Aktivität

Beim Knochen eines Erwachsenen ist die mechanische Belastung durch körperliche Aktivität der wichtigste Anreiz für die Regulation des Knochenumbaus und für eine ausgeglichene Bilanz. Wenn Auf- und Abbau von Knochengewebe an verschiedenen Stellen stattfindet, führt das zu einer Änderung der Form, man spricht von „Modeling" des Gewebes. Ist die Knochenhomöostase im Gleichgewicht, wird altes Gewebe kontinuierlich durch neues ersetzt, und jetzt spricht man von „Remodeling".

„(…) A child's bones will change shape or ‚remodel' in response to this stress (…)" (Lintner o. J.).

In jungen Jahren wird die Beweglichkeit der Gelenke durch die Form der knöchernen Gelenkteile bestimmt. Beim Baseball stehen zwar die Knochen bei Kindern unter starker Belastung, passen sich ihr aber an. Beim Werfen entstehen so eine vergrößerte Außenrotation und eine verringerte Innenrotation. Haben sich die Knochen einmal angepasst, ist diese Adaption irreversibel. Dieser Prozess, der die gleichzeitige Anwesenheit von Knochenfresszellen und knochenbildenden Zellen benötigt, muss einer gewissen Steuerung unterliegen. Die enge Zusammenarbeit zwischen beiden Zelltypen wird als „Basic Multicellular Unit" beschrieben (Ruimerman 2005). Frost, 1964, spricht hierbei vom „Coupling" (Parfitt 2000). Der genaue Mechanismus dieser Steuerung ist allerdings noch nicht entschlüsselt.

Wo bereits 1683 Galileo Galilei eine Relation zwischen Körper- und Knochengröße erkannte, vertrat der deutsche Anatom Julius Wolff 1892 in seiner Schrift *Gesetz der Transformation der Knochen* die Hypothese, „dass in Gelenken und Knochen die lokal wirkende mechanische Beanspruchung der bestimmende

Faktor für die Knochendichte sei" (Schlenker 2003). Wolff konnte mit seiner Forschung zeigen, dass sich der Knochen in seiner Form an funktionelle Notwendigkeiten anpasst und bei dauerhafter Entlastung degeneriert. Er vermutete, „das Knochengewebe sei in der Lage, mechanische Belastung wahrzunehmen". Leitfäden des Handelns von Wolff wurden treffend dargestellt durch Aussagen wie „Regeneration ist die Wiederholung eines normalen Vorgangs." Und: „Die Natur ist unter normalen Bedingungen bestrebt, die Funktion der Knochen zu erhalten, unter pathologischen Bedingungen, sie wieder herzustellen" (Meyer 1997).

> **Knochen wird nur stärker durch disziplinierte und harte, aber richtig dosierte Muskelarbeit: „I never said it would be easy, I only said it would be worth it" (Good reads o. J.).**

Bei der Untersuchung von Oberschenkelköpfen beobachtete Wolff die Ausrichtung der Knochenbälkchen in Richtung der mechanischen Kräfte, die für die perfekte Architektur von Knochenstrukturen verantwortlich sind. „Die Veränderung eines Knochens folgt demnach den auf den Knochen wirkenden Kräften und muss somit durch mathematische Gesetze beschreibbar sein" (Wolff 1892). So beschreibt das Prinzip der funktionellen Anpassung nach Pauwels (Pauwels 1980) ebenfalls, wie bei gesunden wachsenden Knochen eine intermittierende Druckbeanspruchung im normal belastbaren Bereich zur Stimulation des indirekten, enchondralen Wachstums, wobei bereits bestehendes Knorpelgewebe allmählich verknöchert, führt (aktive Wachstumsleistung infolge Belastung). Der gesunde Knochen gibt einer asymmetrisch vermehrten, mechanischen Belastung nicht nach, sondern reagiert kompensatorisch mit einer Wachstumsrichtungsänderung zur entgegengesetzten Seite. Damit vermindert der Knochen die Biegebeanspruchung. Der Knochenumbau der großen Röhrenknochen, wie er ausschließlich beim Erwachsenen anzutreffen ist, unterstützt diesen Prozess. Sowohl Längen- als auch Dickenwachstum werden durch Biegebeanspruchung gesteuert.

Das Hueter-Volkmann-Gesetz dagegen besagt, dass ein zu hoher Dauerdruck, der die normale Belastbarkeitsgrenze des Gewebes überschreitet, das Längenwachstum hemmt und eine Wachstumbremsung bewirkt (passives Wachstumslenkungsprinzip). So entsteht ein passives Wachstumsdefizit und damit ein gegensinniges Wachstum zur entgegengesetzten Seite (Karbowski und Matthiaß 1989).

Nach Mau (1984) ergänzen sich beide Lehrsätze: Bei zu starker Dauerbelastung während des Wachstums, welche nicht im Verlauf des Knochens wirkt, sondern mit einem Hebelarm, wird die Richtung des Wachsens geändert: Wachstumsdeformitäten. Beim durch Krankheit geschwächten, nachgiebigen Knochen erzeugt eine asymmetrische Druckbeanspruchung eine passive Verbiegung: Belastungsdeformitäten (Mau 1984). Diese Beobachtungen wurden von zahlreichen Nachfolgern bestätigt (Schlenker 2003).

Auch das Max-Planck-Institut für Kolloid- und Grenzflächenforschung konnte mittels einer Computersimulation feststellen, dass sich die Knochenbälkchen bei mechanischer Belastung vornehmlich entlang der Hauptbelastungsrichtungen, vertikal und horizontal, orientieren (Weinkamer et al. 2004). Die Architektur des Knochens befindet sich jedoch nie in einem ausgewogenen Gleichgewichtszustand. Während die Anzahl der Bälkchen kontinuierlich abnimmt, nimmt die Dicke der noch vorhandenen Bälkchen zu. Diese Struktur kennt man von Knochen älterer, osteoporotischer Patienten. „Das signifikante Merkmal der Osteoporose ist ein deutlicher Rückgang der Knochenmasse." Die Simulationen zeigen, „dass eine Verringerung der Knochenmasse nicht einfach durch eine entsprechende Verdünnung der Struktur erreicht wird. Es zeigt sich vielmehr, dass die Abnahme der Knochenmasse von einer Änderung der Architektur begleitet wird. Horizontale Bälkchen gehen verloren, was zu einer entscheidenden mechanischen Schwächung des Wirbelkörpers führt" (Weinkamer 2005). Ruimerman stellte die Hypothese auf, dass sich bei kortikalem

Modeling durch die „Basic Multicellular Unit" die Knochenfresser förmlich einen Tunnel in Richtung der Belastung in das Gewebe fressen, wonach die knochenbildenden Zellen durch Neubildung von Knochengewebe diesen Tunnel wieder auffüllen. So entsteht neues, festeres Knochengewebe. Auch das Modeling der Knochenbälkchen findet durch dieselbe „Basic Multicellular Unit" hauptsächlich an der Oberfläche des Knochengewebes statt. Knochenfresszellen erzeugen hier eine Rinne anstatt eines Tunnels, wieder in Richtung der Belastung. Auch hier folgen die knochenbildenden Zellen mit der Bildung neuer Bälkchen (Ruimerman 2005).

8.4 Die Mechanostat-These – Anpassung des Knochens an mechanische Belastung durch Änderung seiner Form und Festigkeit

Der amerikanische Orthopäde, Biomechaniker, Naturwissenschaftler und Chirurg Harold Frost (1921–2004) griff das Konzept von Julius Wolff auf und propagierte in den 1960er Jahren die Mechanostat-These, die besagt, dass Knochenwachstum und Knochenabbau durch die maximale elastische Verformung des Knochens bestimmt wird.

Mangelnde körperliche Aktivität bedeutet eine zu geringe Verformung des Knochens und in der Folge einen Knochenabbau. Kurzzeitige, zyklische Maximalkräfte (in vivo messbar beispielsweise mittels Mechanografie) resultieren in einer Erhöhung der Knochenfestigkeit und in einer Änderung der Form des Knochens. Die Verformungen durch die zyklischen Maximalkräfte werden durch Osteozyten wahrgenommen und in biochemische Signale umgewandelt (Mechanotransduktion) und schließlich die Osteoblasten als Effektorzellen aktiviert (Transmission). Die Förderung der Osteoblasten bei gleichzeitiger Hemmung der Osteoklastenaktivität führt letztlich zu einer positiven Knochenbilanz. Die Reaktionen des Knochens sind aber nicht nur von Intensität und Frequenz

der Belastung, sondern auch von der Beschleunigung der Bewegung abhängig. Nichtmechanische Faktoren wie Sexualhormone schließlich modulieren das Ausmaß der Adaptation des Skeletts auf mechanische Reize (Kerschan-Schindl 2012).

Dieser Anpassungsmechanismus an körperliche Belastung findet, im Hinblick auf die alltäglichen Anforderungen, ein Leben lang statt! Dementsprechend besteht im gesunden Regelkreis Muskel-Knochen ein linearer Zusammenhang zwischen Muskelquerschnittsfläche (als Maß für die typische Maximalkraft des Muskels) und Knochenquerschnittsfläche (als Maß für die Knochenfestigkeit). Frost erweiterte das Prinzip zur Verbesserung der Belastbarkeit von kollagenem Gewebe wie Knochen, Sehnen, Bändern und Faszien. In seinem Buch *The physiology of cartilagenous, fibrous, and bony tissue* (Frost 1972) erläutert er die „stretch-hypertrophy rule" seines Mechanostatmodells: Periodische Dehnung kollagenen Gewebes führt zu Wachstum dieses Gewebes, bis die Kraftzunahme die Dehnung unter Spannung bis auf ein Minimum reduziert („Intermittent stretch causes collagenous tissues to hypertrophy until the resulting increase in strength reduces elongation in tension to some minimum level").

Schönau und Fricke (2006) ergänzten die These des Mechanostats und postulierten die Functional Muscle-Bone-Unit (funktionelle Muskel-Knochen-Einheit). Sie sehen die Muskelkraft als wichtigste Belastung des Knochens, damit müsste auch ein Zusammenhang zwischen Knochendichte und Muskelkraft oder -umfang bestehen.

Die Festigkeit des Knochens ist nicht ausschließlich von seiner Form, sondern auch von der Richtung der Krafteinwirkung auf das Knochengewebe abhängig. So hat der Unterschenkel (Tibia) beispielsweise in seiner Längsrichtung eine Bruchgrenze vom etwa 50- bis 60-fachen Körpergewicht! Jedoch liegt die Bruchgrenze senkrecht zu seiner Achse um den Faktor 10 oder mehr niedriger!

» Unterschiedliche Knochen können durchaus unterschiedliche Modeling- und Remodeling-Schwellen aufweisen. Für die Tibia liegt die Modeling-Schwelle (bei der Knochen aufgebaut wird) beispielsweise bei ca. 0,15 % Längenänderung (= 1500 µ Strain), am Schädelknochen hingegen liegt die Schwelle etwa um den Faktor 6 bis 8 niedriger. Da sich die reinen Materialeigenschaften, wie beispielsweise Dichte und Festigkeit, dieser beiden Knochen nicht unterscheiden, bedeutet dies, dass der Schädelknochen im Vergleich zum Unterschenkel einen deutlich höheren Sicherheitsfaktor (also Bruchgrenze im Vergleich zur typischen Belastung) besitzt, denn bei niedriger Modeling-Schwelle führen schon deutlich kleinere tägliche Kräfte zu ‚dickeren' Knochen (Frost 2000).

Zahlreiche Studien konnten belegen, dass Muskelkraft, sowohl die allgemeine als auch die spezifische, eine große Bedeutung für die Knochenmasse an einzelnen Skelettteilen, aber auch am gesamten Skelett hat. In einer Querschnittsuntersuchung wurden insgesamt 382 Leistungssportler im Alter von 18 bis 30 Jahren aus verschiedenen Sportsparten wie Langstreckenlauf, Spielsport, Radsport, Triathlon, Kraftsport und Ballett, unspezifisch trainierte Sportstudierende und untrainierte Kontrollpersonen mit der DXA-Technik an Lendenwirbelsäule und Femur auf ihre Knochendichte untersucht.

„Im Bereich der Lendenwirbelsäule wiesen die Kraft- und Spielsportler sowie die unspezifisch trainierten Sportstudierenden die höchsten Dichtewerte auf. Im Bereich der Hüfte fielen bei den Frauen insbesondere die Spielsportlerinnen und bedingt auch die Kraftsportlerinnen auf. Bei den Männern fand sich eine graduelle Abstufung von Spiel- und Kraftsportlern über Sportstudenten, Läufer und Triathleten zu Radfahrern und Nichtsportlern" (Platen 1997). Vorsichtig kann man aus diesen Ergebnissen schließen, dass kraftbetontes Training und eine große Muskelmasse zu einer bedeutend größeren Knochenmasse an Len-

denwirbelsäule und Femur bei Männern und Frauen führen.

» Reines Ausdauertraining wie Laufen, Radfahren, Triathlon dagegen hat im Bereich der Lendenwirbelsäule keine und im Bereich des Oberschenkels nur bei Männern in Laufdisziplinen knochenstimulierende Wirkungen. Die hohen Knochenmassen der Spielsportler und Sportstudierenden machen jedoch deutlich, dass unspezifischen, möglichst vielseitigen Belastungen mit entsprechend hohen Kraftspitzen und vielseitigen Kraftwirkungen auf das Skelettsystem, wie zum Beispiel Sprünge, Antritte und Stopps, Richtungswechsel beim Laufen, Rotationsbewegungen, eine enorme knochenstimulierende Bedeutung zukommt (Platen 1997).

In dieser Studie ist die Beanspruchung solcher Stop-und-Go-Belastungen für die Gelenke allerdings nicht berücksichtigt. Viele Gelenkverletzungen entstehen ja, so meine Erfahrung, bei solchen schnelleren, kurz andauernden Belastungen.

Der Einfluss von Ausdauertraining auf die Knochenmasse wurde anhand von Sportarten wie intensives Gehtraining, Tanzen/Aerobic oder Joggen beziehungsweise umfangreiches Lauftraining untersucht (Platen 1997). Feststellen lässt sich, dass moderates Gehen alleine nicht ausreicht, um den altersbedingten Knochenmasseverlust zu stoppen. Soll der Schwellenwert für Knochenaufbau erreicht werden, scheint ein drei- bis viermaliges, intensives Gehtraining beziehungsweise Aerobic/Tanztraining (60–80 % der maximalen Herzfrequenz) pro Woche, jeweils 45–60 min, möglichst mit zusätzlicher Gewichtsbelastung, erforderlich zu sein. So könnte man einen knochenstimulierenden Effekt bei Untrainierten erzielen! Obwohl ein derartiges Trainingsprogramm recht anspruchsvoll und auch intensiv ist, nimmt die Knochenmasse nur in geringem Maße zu. Der altersbedingte Knochenabbau mag hingegen verringert werden.

Auch die Auswirkung von Krafttraining auf die Dichte des Skeletts wurde untersucht (Platen 1997). Die Ergebnisse bieten leider keinen Anlass zum Jubeln, denn die Zunahme der Knochenmasse liegt bei maximal etwa 1 % pro Jahr: gerade genug, um die jährliche „physiologische" Knochenmasseabnahme in etwa auszugleichen.

Andere Studien wiederum untersuchten den Effekt kombinierter Trainingsprogramme von Ausdauer und Kraft auf die Knochendichte. Hier konnte man bei älteren und sehr alten untrainierten Menschen bereits durch ein mäßig dosiertes, jedoch regelmäßiges Training eine leichte Zunahme der Knochenmasse oder zumindest eine Reduktion der altersbedingten Knochenmasseabnahme und somit einen Erhalt der Knochenmasse erreichen (Platen 1997).

Eckhard Schönau und sein Team zogen die Muskulatur als stimulierenden Faktor für das erkrankte Knochengewebe ihren Überlegungen hinzu. Sie konstatierten, dass sich bei sekundären Knochenerkrankungen durch chronisches Nierenversagen das Muskelskelettsystem an die (unterdurchschnittliche) Körpergröße angepasst hatte. Bei Kindern mit primär chronischer Niereninsuffizienz und sekundär multiplen Frakturen und nach einer Nierentransplantation hatte sich die Knochendichte nicht an die Muskelkraft angeglichen. Schönau bemerkt:

» Bei Heranwachsenden folgt die Entwicklung der Masse und Geometrie des Knochens der Entwicklung der Körpermaße und Muskelkraft. Durch Zunahme der Festigkeit passt sich der Knochen an die durch biomechanische Kräfte bedingte Verformung an. Aus diesem Grund ermöglicht die quantifizierte Untersuchung der Beziehung zwischen Knochenfestigkeit und Muskelkraft, zwischen primären und sekundären Knochenerkrankungen zu unterscheiden. Bei primären Knochenerkrankungen ist die Knochenfestigkeit nicht an die Muskelkraft adaptiert. Sekundäre Knochenerkrankungen zeichnen sich durch eine verminderte Knochenfestigkeit in Verbindung mit einer gelungenen Anpassung an eine verringerte Muskelkraft aus (Schönau und Fricke 2006).

Linda van den Berg (2014) untersuchte bei Patienten mit Morbus Pompe (Pompe's disease), einer seltenen, erblichen Speicherkrankheit, bei der ein Mangel des Enzyms α-1,4-Glukosidase vorliegt, u. a. die Wechselwirkung zwischen Muskelfunktion und Kondition des Skeletts. Ein wichtiges Symptom dieser Erkrankung ist eine ausgeprägte Muskelschwäche, wodurch viele Patienten schließlich auf den Rollstuhl angewiesen sind. Diese Schwäche ist nicht auf krankhafte Auffälligkeiten des Muskelgewebes zurückzuführen. Außerdem ist die Knochendichte zu gering, wodurch die Gefahr für Brüche deutlich erhöht ist, gerade bei Kindern. Messungen mittels DXA-Scans ließen einen deutlichen Zusammenhang zwischen Knochendichte und Schwäche der Muskeln des Rumpfes und der großen Schulter- und Hüftgelenke erkennen. Je schlechter die Knochendichte, umso schlechter die Muskelfunktion.

Ein 12-wöchiges, standardisiertes und strukturiertes Training, 3-mal wöchentlich, das Dauer-, Kraft- und Stabilitätstraining umfasst, verbesserte den Allgemeinzustand, die Ausdauer, die Kraft und die Rumpfstabilität. Die Qualität der Motorik und das Maß der physischen Aktivität blieben unverändert. Somit erhält der wissenschaftliche Diskurs, ob der als funktionelle Muskel-Knochen-Einheit bezeichnete Zusammenhang zwischen Muskulatur und Skelett ein gewinnbringender Ansatz in der Diagnostik von (pädiatrischen) Knochenerkrankungen sein kann, neue Nahrung.

Auch bei anderen Erkrankungen, wie beispielsweise Knochentumoren, könnte ein ähnlicher Zusammenhang hergestellt werden. Ein im Juni 1935 geborener Patient wurde bei mir vorstellig mit der Diagnose „Motorische Parese von Extremitätenmuskeln, seronegative chronische Polyarthritis, Polyneuropathie, wahrscheinlich Multinfarkt". Schon aus der Anamnese ergab sich jedoch der Verdacht auf Knochenkrebs. Eine eingehendere, genauere Befunderhebung machte ersichtlich, dass die angeblich zentralneurologischen Zeichen nicht wirklich Bestand hatten. Denn bei unbelasteten Tests war die Muskelfunktion zwar geschwächt, aus neurologischer Sicht aber ohne Auffälligkeiten. Sobald die Knochen belastet wurden, traten pseudoneurologische Zeichen auf wie Tremor, Hypertonie und schmerzende Muskulatur. Die Symptomatik konnte daher eher auf die Knochenkrankheit zurückgeführt werden. Ein Jahr später erlag der Patient der Krankheit Knochenkrebs.

Basset und Becker (1962) und Fukada und Yasuda (1957) haben eine andere Erklärung für die Einflüsse körperlicher Aktivität auf die Knochenmasse. Durch Einwirkung von Muskelkraft und Schwerkraft auf einen Knochen kann sich seine Form ändern, denn auch Knochen hat ja eine gewisse Elastizität. Diese Deformation des Knochens verursacht eine Verlagerung des positiven und negativen Ladungsschwerpunkts, was eine elektrische Spannung entstehen lässt, den sog. piezoelektrischen Effekt (Webster 1828). Die Seite mit der negativen Ladung zieht die positiv geladen Ca^{2+}-Ionen an, es bildet sich Knochen.

Nach dem Vorbild von Wolff und Frost untersuchten auch andere Forscher (Tobias 2007; Goodship et al. 1979; Lanyon et al. 1975) den Einfluss physischer Belastung auf die Knochenmasse bei Tieren. Sie wiesen nach, dass infolge von gewichttragenden Aktivitäten, eventuell mit zusätzlichem Gewicht, die Knochenmasse erheblich zunimmt. Voraussetzung für diese Zunahme der Knochenmasse ist die Überschreitung eines Schwellenwertes. Ab da nimmt die Knochenmasse verhältnisgleich mit der Intensität der Belastung zu (Rubin und Lanyon 1984). So kann zwar der Schwellenwert für die Beine und die Lendenwirbelsäule mittels Laufen erreicht und überschritten werden (Lanyon 1972; Lanyon und Rubin 1984; Taaffe et al. 1995), aber Aktivitäten mit einer weitaus höheren Intensität wie Turnen oder Krafttraining sind für den Knochenzuwachs effektiver (Buckley 2008).

Nilsson & Westling (Platen 1997) fanden bei Gewichthebern, gefolgt von Speerwerfern, Kugelstoßern und Diskuswerfern aufgrund des gewichttragenden Charakters dieser Sportarten die höchste Knochenmasse. Schwimmen führt lediglich zu einer Verbesserung der Knochensubstanz der Hände und Arme, weil hier der Schwellenwert wohl erreicht wird, denn 80 % der Arbeit wird von den Armen geleistet (Platen 1997).

Issekutz (Platen 1997) belegte in seiner Studie, dass bei bettlägerigen Patienten die Ausscheidung von Calcium (nachweisbar im Urin) schon nach täglich 3 Stunden Stehen geringer wurde. Beim Sitzen im Rollstuhl und Fahrradfahren dagegen war dieser Effekt nicht zu beobachten, wahrscheinlich, weil hier der Körper unterstützt wird.

Aloia und Chow (Platen 1997) untersuchten über eine längere Zeitspanne die Auswirkungen von körperlicher Aktivität auf die Knochenmasse. Ein Jahr lang unterzogen sich gesunde Frauen im Alter von 50–62 Jahren einem Trainingsprogramm, bestehend aus Tanz, Aerobic und Krafttraining, 3-mal wöchentlich jeweils 30–60 min. Nach Ablauf des Jahres hatte die Knochenmasse der Unterarmspeiche bei diesen Frauen im Vergleich zu einer inaktiven Kontrollgruppe sichtlich zugenommen. Krafttraining als Ergänzung zu Aerobic zeigte dagegen keinen Mehrwert für die Knochenmasse.

Im Leistungssport kann es bei erwachsenen Frauen – und in geringerem Maß auch bei Männern – dennoch zu Schwankungen in der Zusammensetzung der Knochensubstanz kommen. Hervorgerufen werden sie durch einen sportbedingten, krankhaft niedrigen Spiegel der Sexualhormone im Blut, meist noch in Begleitung von Störungen im Essverhalten. Hierdurch können dramatisch reduzierte Knochendichtewerte entstehen und das Risiko für Stressfrakturen steigt. Das alles trotz der sehr hohen Trainingsbelastungen und der damit verbundenen hohen mechanischen Reizsetzung auf das Gewebe. Diese Ergebnisse machen deutlich, dass Anpassungen des Knochens an Training nur erzielt werden können, wenn das „endokrine Milieu" (Hormonhaushalt) und/ oder das Essverhalten optimiert bleibt (Platen 1997).

In der Menopause kommt es, bedingt durch die fehlende knochenstimulierende Wirkung der Sexualsteroide, zu einem deutlichen Abbau des spongiösen und kortikalen Knochengewebes. Viele Quer- und Längsschnittstudien bei

Frauen in dieser Altersgruppe liefern keinen eindeutigen Beleg dafür, dass körperliche Aktivität allein diesen beschleunigten postmenopausalen Knochenmasseverlust aufhalten könnte, eine Verzögerung des Abbaus scheint jedoch reell. Eine tatsächliche Zunahme an Knochenmasse wurde jedoch durch die Kombination aus körperlicher Belastung und Hormon-Substitutionstherapie erreicht (Platen 1997).

Neben einem wahrscheinlich erblich bedingten Maximalwert für Knochenmasse (peak bone mass) hat auch der Lebensstil einen unverkennbaren Einfluss auf die Knochendichte, und Slemenda (Platen 1997) konnte eine Relation zwischen Knochenmasse von Kindern an der Lendenwirbelsäule und am Femur mit dem Aktivitätsniveau ihrer Mütter herstellen. So bekommt die Vorbildfunktion der Eltern eine größere Bedeutung für das Bewegungsverhalten ihrer Kinder. Zahlreiche weitere Studien weisen auf einen positiven Einfluss von körperlicher Aktivität auf die Knochenmasse im Kindes- und Jugendalter hin. Forscher gehen davon aus, dass aktivere Kinder mit einer um 5–10 % höheren maximalen Knochenmasse aus der Jugend heraus ins Erwachsenenalter gehen und somit die „kritische Frakturschwelle" erst etwa 10 Jahre später erreichen als inaktive Kinder, sofern dieser Vorsprung bis ins Alter beibehalten wird. Ein hohes Aktivitätsniveau in Kindheit und Jugend führt also nicht nur zu einer hohen Knochenmasse, sondern auch zu einem überdauernden Effekt für das spätere Leben.

So sehr Aktivität das Knochengewebe erheblich stimulieren kann, so peinlich schnell führen Inaktivität, Bettruhe und Belastungsmangel zu Minderung der Knochenmasse, insbesondere in den gewichttragenden Skelettteilen wie Lendenwirbelsäule, Becken und Oberschenkel. Eine bloße Nachtruhe führt schon zu einer geringeren Calciumkonzentration. Auch Muskeln schwinden bei Inaktivität überraschend schnell. Der während eines Weltraumfluges aufgetretene Knochenschwund beim Astronauten ist in Ausmaß und Dauer mit einer längeren Bettruhe vergleichbar. Ruhigstellung kann zu einem Verlust an Knochenmasse von 4–5 % pro Monat führen, mehr als das Doppelte des normalen, altersbedingten Skelettabbaus. Andererseits ist es auch wieder erstaunlich, wie gut die Kraft bei optisch sichtbarem Muskelschwund bei älteren, sonst gesunden Menschen noch erhalten ist. Ein weiterer Hinweis auf die Bedeutung der (zentralneurologischen) Steuerung für die Kraft.

8.5 Fehlentwicklung des Knochens – Zu groß, zu klein, zu schief, zu krumm

Die Anlage des Knochengewebes divergiert. Es gibt eine große Bandbreite von dem, was als normal betrachtet wird. Wachstum verläuft üblicherweise nicht linear und ist gekennzeichnet durch sowohl endogen (Hormone, u. a. Wachstumsfaktoren) als auch exogen bedingte (Ernährung, körperliche Belastung und Jahreszeiten) schnellere und langsamere Phasen.

Nicht nur für das pränatale Wachstum sind die mütterliche Ernährung und die Funktion der Plazenta außerordentlich wichtig. Im Vergleich zu den späteren Wachstumsabschnitten spielen sie eine essenzielle und geschwindigkeitsbestimmende Rolle (Katschnig und Konrad 2016).

Ein Neugeborenes, ausgehend von seiner Geburtsgröße, ist nach 1 Jahr um 50 % gewachsen, nach 4 Jahren doppelt so groß und mit 12 Jahren 150 % gewachsen. Nach 4–5 Monaten ist das Geburtsgewicht verdoppelt, mit 6 Jahren versechsfacht und nach 12 Jahren mehr als verzehnfacht.

Um den Wachstumsverlauf genauer zu beschreiben, dient die exakte Körpermessung unter standardisierten Bedingungen. So sollte bis zum 2. Lebensjahr die Messung im Liegen vorgenommen werden, danach im Stehen.

Auch die Körperproportionen verändern sich. So beträgt die Beinlänge ein Drittel der Gesamtlänge bei Neugeborenen, bei Erwachsenen die Hälfte der Gesamtlänge. Der Wert der Körperproportionen ergibt sich als Quotient aus der Länge des Oberkörpers/Länge der Beine. Auch kann noch eine genetische Zielgröße gemessen werden, um die Erwartung des

Wachstums auf genetischer Basis bestimmen zu können. Diese berechnet sich bei Jungen aus (Größe des Vaters + Größe der Mutter + 13 cm)/2, bei Mädchen aus (Größe des Vaters + Größe der Mutter – 13 cm)/2. Das Konfidenzintervall von 95 % (die Genauigkeit der Messung kann um 5 % variieren) wird mittels einer Streuung von ± 8,5 cm ausgedrückt (Katschnig und Konrad 2016).

In der Regel wird die Entwicklung des Knochens als fehlentwickelt betrachtet, wenn die Wachstumperzentilen überschritten werden und optische Auffälligkeiten zu beobachten sind, die von Funktionsdefiziten und/oder Beschwerden begleitet werden. Die Ursache dieser Beschwerden ist meist auf funktionsschwache Gelenke zurückzuführen, denn funktionsschwaches Knochen- oder Knorpelgewebe hängt zusammen mit funktionsschwachen Gelenken.

Schon Johann Friedrich Georg Christian Martin Lobstein (1777 –1835), ein deutscher Pathologe und Anatom, erkannte Fehlentwicklungen des Knochengewebes und veröffentlichte 1833 in seinem „Lehrbuch der pathologischen Anatomie" eine Untersuchung zur erblich veranlagten Knochenbrüchigkeit bei Erwachsenen (Ottley 1932). Mit der Bezeichnung der **„idiopathischen Osteopsathyrosis"**, in die er auch Symptome der altersbedingten Osteoporose einfließen ließ, prägte er fortan den Begriff der Maladie de Lobstein. „Die Knochenbrüchigkeit wird besonders an den beiden Grenzmarken des Lebens in der Kindheit nämlich und im Greisenalter beobachtet" (von Mebes 1845).

Der niederländische Anatom Willem Vrolik konnte 1849 bei einem Neugeborenen mit weichem Schädeldach und zahlreichen alten wie frischen Frakturen die angeborene Knochenbrüchigkeit von der Rachitis foetalis unterscheiden. Rachitis foetalis war bis dahin ein Sammelbegriff für alle möglichen fetalen Entwicklungsstörungen des Knochengewebes. Er bezeichnet die beschriebene Entwicklungsstörung als Osteogenesis imperfecta, auch Vrolik's Syndrom genannt (Baljet 2002). Diese unvollkommene Entstehung des Knochengewebes, auch Glasknochenkrankheit, ist ebenfalls

wie das Marfan-Syndrom (Martini et al. 2012), eine Bindegewebserkrankung, wobei der Körper zu wenig Kollagen vom Typ I bildet. Da die Knochenmatrix zu etwa 90 % aus Kollagen vom Typ I besteht, ist die abnorm hohe Bruchgefahr das wichtigste Merkmal dieser Erkrankung. Eng zusammenhängend mit dieser extremen Knochenbrüchigkeit treten auch Kleinwuchs, Deformierungen des Skeletts – wie seitliche Abweichungen der Längsachse (Skoliosen) und verstärkter Rundrücken (Kyphosen) – in Erscheinung. Weite Schädelnähte, die sich nicht oder erst sehr spät schließen, überbewegliche Gelenke und ausgeprägte Muskelschwäche oder Herzklappenfehlbildungen kennzeichnen ebenfalls diese Erkrankung. Auch die Bindegewebehaut der Augen kann leicht bläulich erscheinen. Das Gehirn und damit die Hirnleistungsfähigkeit bleiben von der Krankheit unberührt.

Der Kleinwuchs ist definiert als eine Körperlänge unterhalb der 3. Perzentile und dementsprechend sind 3 % aller Kinder zu klein (Katschnig und Konrad 2016). Sie kann durch alle Faktoren, die das Wachstum beeinflussen, entstehen: Erbanlagen, Hormonstörungen, Mangel- oder Fehlernährung während der Schwangerschaft, Stoffwechselstörungen und auch das (Passiv-)Rauchen während der Schwangerschaft.

Zu den Störungen der Erbanlagen gehört der familiäre Minderwuchs. Sind die Eltern kleinwüchsig, werden es die Kinder ebenso. Sie entwickeln sich ansonsten völlig normal, sind nur etwas kleiner als üblich. Bei genetischen Defekten ist der Kleinwuchs eines von mehreren Symptomen, wie z. B. bei Trisomie 21 oder das überwiegend bei Frauen mit einer Inzidenz von 1 : 2500 vorkommende Ullrich-Turner-Syndrom, bei dem man nur ein funktionsfähiges X-Chromosom in den Zellen findet (Katschnig und Konrad 2016).

Hormonelle Störungen infolge einer Unterfunktion der Hirnangangsdrüse (Hypophyse) lassen hypophysären Kleinwuchs entstehen; der Körperbau der Betroffenen ist in dem Fall richtig proportioniert.

Eine Unterfunktion der Schilddrüse beeinträchtigt nicht nur das Wachstum, sondern auch die geistige Entwicklung. Es sind über 200 verschiedene Formen der Störung von Knorpel- und Knochenentwicklung (Osteochondrodysplasien bzw. Skelettdysplasien) bekannt, welche Kleinwuchs, auch mit veränderten Körperproportionen, auslösen können. Schließen sich die Wachstumsfugen in den großen Röhrenknochen zu früh (Hypochondroplasie), bleiben Arme und Beine zu kurz, während der Rumpf normal wächst (Äin-red und Fegeler 2017).

Überfunktion der Hypophyse in Form einer Überproduktion des Hormons Somatotropin verursacht vorzeitig einsetzende Geschlechtsreife mit in der Regel übermäßigem- oder Riesenwachstum (Akromegalie oder Gigantismus). Vor Abschluss des Längenwachstums bleiben die Körperproportionen weitgehend erhalten, wächst der ganze Körper überdurchschnittlich und es kommt zum Gigantismus. Sind die Wachstumsfugen geschlossen, können die langen Röhrenknochen nicht weiter wachsen. Nur die knöchernen Enden (Akren) nehmen noch an Länge zu und rufen Akromegalie hervor: ein außerordentliches Wachstum z. B. der Nase, des Kinns und Jochbogens, der Zehen und Finger.

Bei übermäßigem Wachstum können auch die großen Gelenke funktional eingeschränkt sein. Überdurchschnittlich große Menschen mit leichtem Rundrücken haben oft eingeschränkte Schultergelenke, Menschen mit einer Hyperlordose funktionsschwache Hüftgelenke, so meine Erfahrung.

Forscher haben den Auslöser für das Riesenwachstum gefunden: eine Genmutation, die schon viele Jahrhunderte zurückliegt. Eine Überproduktion von Hormonen in der Hypophyse, z. B. Somatotropin, kann außerordentliches Wachstum zur Folge haben, wie es bei Tumoren in dieser Drüse der Fall ist. Die internationale Forschergruppe unter Leitung von Wissenschaftlern der „London School of Medicine and Dentistry" untersuchten das Gen AIP, das seit 2006 als Verursacher von Hypophysentumoren bekannt ist und somit Riesenwachstum auslöst. Dabei stellten sie eine Mutation fest, die familiär gehäuft bei irischen Patienten vorkam. Daraufhin untersuchten Joachim Burger und Martina Unterländer von der Mainzer Universität die DANN eines Akromegalie-Patienten aus dem 18. Jahrhundert, dessen Überreste im Hunterian Museum in London aufbewahrt werden. Dabei erkannten sie die identische Mutation, wie sie bei lebenden Patienten anzutreffen war. Weitere DNA-Forschungen führten zu dem Schluss, dass der Gigant aus dem Londoner Museum die Mutation von denselben Vorfahren geerbt haben muss, wie eine Reihe von Familien in Irland, die heute an der Erbkrankheit leiden, also irgendwie miteinander verwandt sind. Aus klinischer Sicht könnten mit diesem Wissen Träger der Genmutante rechtzeitig identifiziert und behandelt werden, noch bevor sie zu „Giganten" werden, so die Leiterin der Studie, Professor Márta Korbonits (Redaktion Süddeutsche Zeitung Online 2011).

Etwa 3–5 % der Bevölkerung leidet an irgendeiner Form von Skoliose („skoliós" bedeutet krumm), einer mehrfachen Seitenverbiegung der Wirbelsäule mit gleichzeitiger Verdrehung der Wirbelkörper mit > 10° Abweichung (◘ Abb. 8.2). Zur gleichen Zeit weist der Schultergürtel eine axiale Drehung zum Becken hinauf. Durch die mehrfachen entgegengesetzten Seitenverbiegungen neigt sich die WS nicht oder kaum zu einer Seite (Deutsches Skoliose Netzwerk 2014).

Die Verkrümmung wird nach dem Cobb-Winkel vermessen, genannt nach dem US-amerikanischen Chirurgen und Orthopäden John Robert Cobb. Der Winkel wird gebildet durch eine Linie durch die Deckplatte eines normalen Wirbels oberhalb des Scheitelwirbels, das Zentrum der Verbiegung, und eine Linie durch die Deckplatte eines normalen Wirbels unterhalb der Deckplatte. Dieser Winkel kann nur anhand einer Röntgenaufnahme genau festgestellt werden.

Ein Winkel von mehr als 15° wird als krankhaft bezeichnet und sollte mittels Übungen behandelt werden. Ab 25° wird eine intensive aktive Therapie inklusive Versorgung mit Korsett benötigt, um Schäden im Erwachsenenalter vorzubeugen. Bei mehr als 40° Ab-

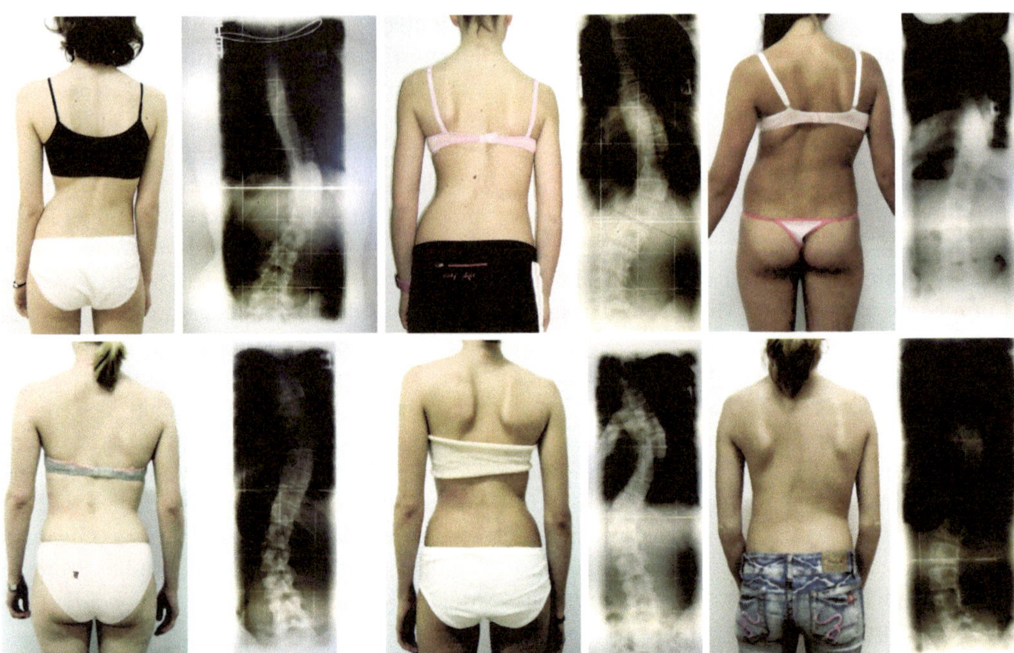

◘ Abb. 8.2   Unterschiedliche Skoliose-Muster: Gleiche Cobb-Winkel können, abhängig vom Krümmungsmuster, klinisch unterschiedlich aussehen. Alle Patienten auf diesem Bild haben einen Cobb-Winkel von 40°. Je mehr eine Krümmung kompensiert wird, desto besser ist er sichtbar. Doppelte, entgegengesetzte Krümmungen kompensieren sich gegenseitig. Nach dem Wachstum werden die Krümmungen stabiler und kommt eine Operation seltener in Frage. (Aus Weiss und Goodall 2008)

weichung kommt in der Regel nur noch eine chirurgische Korrektur in Betracht.

Die Ursache einer Skoliose ist in fast allen Fällen unbekannt: man spricht von einer „idiopathischen Skoliose". Oft ist eine Erbanlage nicht zu verleugnen, wenn Eltern mit in Betracht gezogen werden. Skoliosen bilden sich in Zeiten von starkem Wachstum: zwischen dem 10. und 12. Lebensjahr und kurz vor der Pubertät. Mädchen sind 4-mal häufiger betroffen als Jungen; leichte Skoliosen treffen Jungen und Mädchen gleichermaßen. Gravierendes Fortschreiten der Erkrankung betrifft überwiegend Mädchen (Willenborg 2011).

Auf Dauer kann eine Skoliose, die sich im Jugendalter bei Mädchen entwickelt, zu einer anderen Körperzusammensetzung und/oder einer Wachstumsstörung führen.

Die allgemein übliche Ansicht besagt, dass im Kindes- und Jugendalter, während des Wachstums also, eine Skoliose vielfach korri-

giert werden kann; mit zunehmendem Alter wird eine begradigende Therapie aber immer komplexer. Wird die Effektivität einer Skoliose-Behandlung aber gemessen an der eines Klumpfußes, zieht man andere Schlussfolgerungen. Nach (chirurgischer) Korrektur wird der Fuß seiner Funktion, d. h. Belastung übergeben. Diese Belastung wirkt, ständig korrigierend, der Deformität entgegen. Wird hingegen eine verbogene WS korrigiert, bleibt sie in dieser Stellung fixiert. Sobald man sie nun belastet, wirkt die Korrektur nicht verbessernd, wie bei dem Klumpfuß, sondern im Gegenteil: das seitliche Ausweichen wird gerade wegen der belastenden Schwerkraft gefördert. Der Körper ist zwar künstlich aus seinen Verkrümmungen herausgeholt worden, aber zur gleichen Zeit in eine gerade, aber sehr instabile Position gebracht. Würde man ihn ohne Weiteres seiner eigenen Kraft überlassen, so fiele er wieder in sich zusammen. Eine ständige, aktive und intensive Korrektur bleibt unentbehrlich. Eine passive Korrektur mittels eines Stützkorsetts ist nicht möglich; die Deformierung eines Rippenbuckels schreitet fort. Außerdem wird die Rumpfmuskulatur unwiderruflich geschädigt. Die Funktion der Wirbelsäule besteht darin, zu erhalten, zu kräftigen, Formen und Formveränderungen zu schaffen. Blockiert ein Korsett die eigentliche Mobilität der Wirbelsäule, geht die Funktionsfähigkeit der Muskeln, Knochen und Bänder rasch zurück (Klapp 1907).

Dass eine operative Korrektur einer gravierenden Skoliose mit Hyperlordose und Kyphose effektiv sein kann, belegt die chirurgische Behandlung einer 28-jährigen Studentin, die an Zerebralparese litt. Im Laufe dieser Erkrankung hatte sich eine extreme Hyperlordose der Lendenwirbelsäule mit einem Lordosewinkel von 160° gebildet! Aufgrund dessen litt sie unter starken Schmerzen und konnte nicht mehr sitzen; für die inneren Organe war kaum noch genügend Platz im Bauchraum. Konservative Therapie (Medikamente, Korsett) und operatives Teilentfernen der vergrößerten Bandscheiben mit anschließender Versteifung der Lendenwirbel wurden wegen eines zu hohen Risikos für Komplikationen und zu geringer Aussicht auf Erfolg von den Operateuren abgelehnt. Also entschied man sich für ein magnetisches Wirbelsäulen-Stabsystem, ein dynamisches Traktionssystem, welches normalerweise bei jungen Skoliosepatienten implantiert wird, um während des Wachstums ein Fortschreiten der Wirbelsäulenverkrümmung zu verhindern. Mit einer Fernsteuerung wurden die Magnete in den Stäben bedient und eine Traktion ständig angepasst. In den folgenden 3 Monaten nach der OP konnte so durch laterale und ventrodorsale antilordosierende Korrektur eine Verlängerung auf der rechten Körperseite von 16 mm und 12 mm auf der linken Seite erzielt werden. Da wegen der Hyperlordose das Hüftgelenk extrem gebeugt und damit schmerzhaft belastet worden war, wurde eine weitere OP zur Streckung des Hüftgelenks durchgeführt. Hiermit konnte der Lordosewinkel, teilweise verursacht durch die starke Hüftflexion, bis 66° verkleinert werden: fast 100°

weniger! In den darauffolgenden 2 Jahren reduzierte sich auch der Kyphosewinkel der Brustwirbelsäule von 36° auf 26°. Diese Operation ließ die Schmerzen im Bauchraum komplett verschwinden, die Patientin konnte nun frei sitzen, begrenzt stehen und mithilfe einer Gehhilfe sogar gehen (Birkenmaier et al. 2017). Auch hier ist ein konkreter Zusammenhang des Hüftgelenks mit der Lendenwirbelsäule aufgrund der Schmerzsymptomatik zu erkennen.

Die Behandlung einer Skoliose bedeutet dann auch langwieriges und intensives Training. Namhafte Orthopäden aus dem 18. und 19. Jahrhundert wie Wullstein, Zander, Schulthess sprechen in dieser Hinsicht über forciertes Redressement, gewaltsame Korrektur mithilfe von Geräten.

Eine zu starke Ausbuchtung der Brustwirbelsäule nach hinten, Buckel, Rundrücken oder auch Gibbus oder Kyphose genannt, steht oft wegen des dreidimensionalen Bewegungsmusters der Wirbelsäule in Zusammenhang mit einer Skoliose und mag auch als eine besondere Form der Skoliose betrachtet werden. Inaktivität kann in jedem Alter zu einer krummen Haltung führen, die dann korrigierbar ist, aber gezielter Aktivität bedarf. Beim Altern ist eine zunehmende Krümmung der Brustwirbelsäule unvermeidbar und kann nur durch intensiven Sport (Korrektur durch das tiefe Einatmen) verzögert werden.

Auffälliger ist die Scheuermann-Kyphose. Ab einem Winkel von mehr als 40° wird die Verbiegung der Wirbelsäule krankhaft und behandlungsdürftig. Sie kommt bei Jungen 4- bis 5-mal häufiger vor als bei Mädchen. Nach der aktuellen Auffassung wird diese Wachstumsstörung durch Schwächung der knorpeligen Wachstumszonen in den Grund- und Deckplatten der Wirbelkörper verursacht. Auch rheumatische Erkrankungen können zu einem Rundrücken führen, wie z. B. aufgrund einer verbiegenden/versteifenden Wirbelkörper- und Zwischenwirbelscheibenentzündung (Morbus Bechterew). Die Therapie hat das Ziel, einer Verschlimmerung vorzubeugen, die großen Gelenke mobil und die Rumpfmuskulatur stark zu halten.

Eine zu ausgeprägte Ausbuchtung der Lendenwirbelsäule (Hohlkreuz) oder Halswirbelsäule nach vorne ist oft zwangsläufig Folge einer Skoliose oder Kyphose. Die runde, hohle Form der beweglichen Hals- oder Lendenwirbelsäule ist dann der Ausgleich der relativ steifen Brustwirbelsäule. Bei der Lendenwirbelsäule können die Hüftgelenke eine entscheidende Rolle spielen. Eine Kyphose wird meistens begleitet von eingeschränkten Hüft- und Schultergelenken, oft auf Röntgenbildern nicht sichtbar und nur klinisch diagnostizierbar.

Das Flat Back oder lumbale Kyphosesyndrom ist eine unphysiologische Abflachung der Lendenwirbelsäule, die normalerweise leicht hohl geformt ist. Durch diese Abflachung ist eine normale ausbalancierte aufrechte Haltung nicht oder kaum möglich. Außerdem wird die Belastbarkeit der Lendenwirbelsäule erheblich reduziert mit folglich Beschwerden im Rücken und in den Beinen. Patienten sind gezwungen, die Beine in den Knie- und Hüftgelenken zu beugen, um aufrecht stehen und gehen zu können.

Das Flat-back-Syndrom wurde zum ersten Mal beschrieben bei Patienten, die nach der Methode des amerikanischen orthopädischen Chirurgen Paul R. Harrington operiert wurden zur Korrektur einer Skoliose mittels eines Stabsystems. Auch andere Operationen an der Wirbelsäule, z. B. um eine Spinalkanalstenose zu behandeln, können die lumbale Lordose vermindern und Instabilität verursachen (Lonner o. J.).

Unter einer Spina bifida, im Deutschen auch „Spaltwirbel" oder „offener Rücken" genannt, versteht man eine angeborene, erblich bedingte Fehlbildung der Wirbelsäule und des Rückenmarks, wobei die Wirbelbögen sich nicht schließen und das Rückenmark vorwölbt. Diese Störung kann überall in der Wirbelsäule vorkommen, aber am häufigsten ist die Lendenwirbelsäule betroffen. Es ist nicht eindeutig klar, ob die Fehlanlage der Wirbelsäule die Fehlbildung des Rückenmarks auslöst oder umgekehrt die Fehlentwicklung des Rückenmarks die Ausformung der Wirbelsäule behindert. Wahrscheinlich werden beide Gewebe in ihrer Entwicklung gehemmt. Spina bifida kommt bei etwa 1/1000 der Bevölkerung vor und kann

unterschiedlich schwer ausgeprägt sein. Bei der geschlossenen und äußerlich nicht sofort erkennbaren Form (Spina bifida occulta) ist nur der Wirbelbogen nicht vollständig geschlossen – die Rückenmarkshäute und das Rückenmark selbst bleiben unberührt und wölben nicht vor. Wenn der fünfte Lenden- oder der erste Sakralwirbel betroffen ist, hat die Fehlbildung meist keine gravierenden neurologischen Konsequenzen. Persistierende Rückenschmerzen können schon auftreten und sind dann spezifisch. Um nun spezifische Rückenschmerzen von unspezifischen unterscheiden zu können, ist kompetente Differenzialdiagnostik hier von großer Bedeutung! Spaltbildungen an anderen Stellen der Wirbelsäule können jedoch auf das Vorhandensein weiterer Fehlbildungen hinweisen.

Bei der offenen Form (Spina bifida aperta) wölbt das Rückenmark mit seinen Häuten vor und tritt aus dem Spinalkanal (Myelomeningozele; treten nur die Häute aus, spricht man von Meningozele). In diesem Fall ist immer mit besonderen neurologischen Störungen zu rechnen: schlaffe und/oder spastische Lähmungen der Muskeln ziehen Verkürzungen des Muskel-/Faszienapparates mit entsprechender Muskelatrophie und Gelenkversteifungen sowie sensorische Ausfallerscheinungen nach sich (Kraft 2017).

Einer Spina bifida ähnlich, aber häufiger (bei 6–16 % der Bevölkerung) vorkommend, ist eine andere anlagebedingte Fehlentwicklung der Wirbelsäule: die Sakralisation, eine Störung, bei der der fünfte Lendenwirbelkörper teilweise (asymmetrisch, Hemisakralisation – auch Bertolotti-Syndrom genannt) oder komplett (symmetrisch) mit dem Kreuzbein zusammenwächst. Die asymmetrische Verschmelzung des fünften Lendenwirbelkörpers mit dem Kreuzbein belastet die Bandscheibe zwischen dem vierten und fünften Wirbelkörper sehr stark und kann so (spezifische!) Rückenschmerzen auslösen. Zumeist bildet sich auch ein breiter Querfortsatz (vergleichbar mit einer pathologisch ausgebildeten Halsrippe) aus, der mit dem Sacrum schmerzhaft in Verbindung stehen kann. Durch diesen Querfortsatz kann sich auch eine imponierende konvexseitige Lendenwulst entwickeln, als Symptom einer kurzbogigen Skoliose der Lendenwirbelsäule (Fuhrmann o. J.). Beim vollständigen symmetrischen Verwachsen des fünften Lendenwirbelkörpers mit dem Kreuzbein ist der Wirbel auf dem Röntgenbild nicht mehr als Lendenwirbelkörper zu erkennen: Aufschluss geben dann die vier statt fünf Lendenwirbelkörper (Fuhrmann o. J.).

Sehr eng verwandt mit der Sakralisation ist die Lumbalisation: eine angeborene Isolierung des ersten Sakralwirbels aus dem Kreuzbeinmassiv (Hotfield o. J.). Auf dem Röntgenbild sind nun sechs anstelle der fünf Lendenwirbelkörper zu beobachten. Das Kreuzbein sieht dabei wesentlich verringert aus. Auch die Lumbalisation löst meist wegen der entstandenen knöchernen Instabilität starke Rückenschmerzen aus.

> **Das Bertolotti-Syndrom ist eine atypische Ursache für lumbale Rückenbeschwerden bei jungen Menschen (Quinlan et al. 2006).**

Aus eigener Erfahrung konnte ich in einzelnen Fällen bei Patienten mit lumbalisiertem Sakralwirbel (dieser Entwicklungsfehler kommt ja nicht so oft vor, etwa 1/1000) feststellen, dass auch die Hüftgelenke im Sinne der Beweglichkeit (Rotation, Abduktion und Extension) stark beeinträchtigt waren und damit auch die Kraft der entsprechenden Muskulatur.

Ähnlich wie bei der asymmetrischen Form der Sakralisation kann sich auch, meist am 7. Halswirbel oder am 1. Lendenwirbel (sehr selten auch am 2. Lendenwirbel), der Querfortsatz pathologisch vergrößern und so eine rudimentäre Halsrippe (Costa cervicalis) oder im Falle des 1. Lumbalwirbels eine 3. schwebende Rippe (Costa lumbalis, 13. Rippe) bilden. Die Halsrippe ruft neurologische oder vaskuläre Kompressionsbeschwerden hervor, wenn Gefäße (A. und V. subclavia) und/oder Nerven des Armgeflechtes (Plexus brachialis) eingeklemmt werden. Die Folge sind Durchblutungsstörungen und Lähmungserscheinungen im Arm. In der Befunderhebung darf die Funktion der Schultergelenke nicht übersehen werden, da die zusätzliche Halsrippe oft u. a. mit einer

Fehlanlage der Gelenke einhergeht, was zu ausstrahlenden Beschwerden im Arm führen kann. Die dritte, schwebende Rippe löst in der Regel keine Beschwerden aus.

Galis untersuchte bei Säugetieren, wie häufig sog. transitorische Lumbosakralwirbel, entstanden durch Lumbalisation oder Sakralisation, vorkommen (Galis et al. 2014). Wo die Wirbelsäule eines Säugetiers sehr variabel unter den Arten ist und die Anpassungen eine Vielzahl von Lebensstilen widerspiegeln, variiert die Anzahl der Rumpfwirbel zwischen den meisten Säugetierarten in der Regel jedoch wenig. Obwohl die Wirbelsäule evolutionär als sehr anpassungsfähig angesehen wird, ist die tatsächlich geringe Variabilität der Wirbelsäule rätselhaft. Anscheinend sind mehrere aufeinanderfolgende Mutationen notwendig, um die Anzahl der Rumpfwirbel grundsätzlich durch Lumbalisation oder Sakralisation zu verändern; einzelne, eher zufällige Mutationen dagegen führen zu den transitorischen Lumbosakralwirbeln. Die Forscher zogen eine bemerkenswerte Schlussfolgerung: die Steifigkeit des Rückens hängt mit der Schnelligkeit des Fortbewegens zusammen. So haben transitorische Lumbosakralwirbel nur einen geringen Einfluss auf die Fortbewegung von langsamen Säugetieren, die in der Regel einen steifen Rücken aufweisen. Für schnell laufende Säugetiere aber sind solche zusätzlichen Gelenke tödlich. Unregelmäßige Lumbosakralgelenke reduzieren die Flexibilität und erschweren erheblich das Laufen und Springen. So ist die geringe Variabilität wichtig für das Überleben schnell laufender Säugetiere und schränkt die Geschwindigkeit der Evolution der (lumbosakralen) Wirbelsäule ein.

Van der Geer und Galis (2017) und Galis et al. (2006) untersuchten bei wollhaarigen Nashörnern, die vor etwa 30.000 Jahren lebten, die angeborene Fehlentwicklung des Skeletts in Form einer zusätzlichen Halsrippe, meist am 7. Halswirbel. Sie stellten fest, dass 9 von 10 Tieren mit einer weiteren Halsrippe noch vor der Geburt starben. Da die Halswirbel schon sehr früh in der embryonalen Entwicklung angelegt werden, hat eine Knochenfehlbildung in dieser Phase dann auch große Folgen für die Entwicklung anderer Gewebe: Auch das Herz oder der Darm können betroffen sein.

Auch Untersuchungen an den Skeletten von urzeitlichen, kurz vor dem Aussterben stehenden Mammuts zeigten auffällig viele Fälle von Halswirbeln mit extra Rippen. Die genetische Veranlagung führte wohl zu einer negativen Spirale, die letztendlich wahrscheinlich zum Verschwinden dieser Tiere geführt hat. An heutigen modernen Nashörnern wurden nicht die geringsten Abweichungen an der Wirbelsäule festgestellt. Bei menschlichen Embryos könnte es durchaus sinnvoll sein, die Halswirbelsäule auf zusätzliche Halsrippen zu untersuchen, wäre da nicht der Umstand, dass bei kleinen und beweglichen Kindern die Halsrippen schlecht sichtbar sind.

Eine genetisch bedingte Störung der Knorpel- und Knochenbildung (Achondroplasie) kann, neben disproportioniertem Kleinwuchs, auch zu Wirbelsäulenveränderungen wie einer thorakal-lumbalen Kyphose oder lumbal-sakralen Lordose führen. Auch Beckenveränderungen wie eine Fehlstellung der Hüftpfanne und frontale Darmbeinschaufeln mit folglich Fehlstellungen der Beinachsen können symptomatisch für diese Erkrankung sein (DocCheck Flexikon 2017).

Das Hüftgelenk wird dann sicherlich auch betroffen sein und sollte dringend mit in Betracht gezogen werden bei der Diagnose und Behandlung von Rückenschmerzen.

Die Bechterew-Erkrankung (Ankylosing Spondylitis), eine erblich bedingte, entzündliche chronische Erkrankung vor allem der Wirbelsäule, aber auch der großen Hüft- und Schultergelenke, kann ebenfalls zu Versteifung und Minderung der Hohlform der Lendenwirbelsäule führen.

Degenerative Veränderungen sowie auch Kompressionsfrakturen aufgrund von Osteoporose der Bandscheibe können insbesondre zur außergewöhnlichen Höhenminderung der **vorderen** Seite der Bandscheibe führen (degenerative lumbale Kyphose) und somit eine Abflachung der Lendenwirbelsäule auslösen. Der Körper neigt nun nach vorne und stört die Balance der aufrechten Wirbelsäule. Diese Dys-

balance kann dann Beschwerden im Rücken und Beinschmerzen auslösen (Lonner o. J.).

Chang Lee und sein Team haben die degenerative lumbale Kyphose näher betrachtet (Chang Lee et al. 2017). Sie sind der Meinung, dieses Krankheitsbild entstehe durch lang anhaltende gebückte Tätigkeiten und komme vor allem in asiatischen Ländern vor, wo viel auf dem Land gearbeitet werde, besonders von Frauen. Diese lumbale Kyphose stört nicht nur die Balance der Lenden-, sondern der ganzen Wirbelsäule. Daher plädieren sie für eine besondere Bezeichnung, um diese degenerative Art der lumbalen Kyphose von anderen zu unterscheiden. Sie schlagen „primary degenerative sagittal imbalance" (PDSI) vor: dies umfasst die Fehlstellung der ganzen Wirbelsäule unbekannter Ursache und kommt vor allem vor bei älteren Patienten. Außerdem wird sie verbunden mit Muskelschwäche der Rückenmuskulatur.

Le Huec und seine Mitarbeiter weisen darauf hin, dass die Morphologie des Beckens entscheidend ist für die Wölbungen nicht nur der Lenden-, sondern der gesamten Wirbelsäule und damit für die gesamte Statik der Wirbelsäule (Le Huec et al. 2011). Die entscheidenden typischen anatomischen Merkmale des Beckens sind das Hüftgelenk (insbesondre die Position des Hüftkopfes) und der Winkel des Kreuzbeines.

Der Winkel, geformt durch eine Linie, die den Hüpfkopf mit der Mitte des sakralen Plateaus (Oberseite des Kreuzbeines) verbindet, und eine Linie senkrecht auf diese Linie durch das Kreuzbein, wird als pelvisakraler Winkel (During et al. 1985) oder als pelvische Inzidenz (Pelvic Incidence; Chang-Hyun et al. 2017; Legaye et al. 1998) bezeichnet und als maßgebend für die Lendenlordose betrachtet. Auch hier wird die Funktionsstärke des Hüftgelenks, insbesondre die Beweglichkeit, nicht berücksichtigt, aus meiner Sicht eine Lücke im Denken in biomechanischen Zusammenhängen zwischen Hüftgelenk, Becken und Lendenwirbelsäule.

Im 17. und 18. Jahrhundert und nach den Weltkriegen in Europa waren erhebliche Deformierungen des Skeletts während des Wachstums Folge einer ungenügenden Konzentration des Calcium-Phosphat-Spiegels im Blut. Durch die dadurch verursachten hormonellen Gegenregulationsmechanismen konnten sich die Knochen nicht ausreichend entwickeln. Insbesondere der Brustkorb (extreme Buckel-Skoliose-Bildung) und die langen, gewichttragenden Röhrenknochen der Beine (O-Beine) sowie die Knochen-Knorpelgrenzen am Hand- und Sprunggelenk waren auffällig häufig betroffen.

Es ist zu unterscheiden zwischen der am häufigsten vorkommenden, erworbenen Calcium-Mangel-Rachitis aufgrund einer nahrungsbedingten Vitamin-D-Stoffwechselstörung, und einer seltener anzutreffenden erblichen Phosphatmangel-Rachitis, bedingt durch übermäßigen Phosphatverlust über die Nieren. Im Kindesalter spricht man von Rachitis, im Erwachsenenalter wurde diese Erkrankung als Osteomalazie bezeichnet.

Antoine Bernard-Jean Marfan (1858–1942), ein französischer Kinderarzt und Mitautor eines preisgekrönten Lehrbuchs zur Behandlung von Krankheiten im Kindesalter (1892), erforschte umfassend die gravierenden Skelettdeformierungen infolge einer Infektion (Tuberkulose, Pleuritis) oder einer Stoffwechselerkrankung wie Rachitis. Ab dem dritten Lebensmonat können an den Enden der langen Röhrenknochen der Arme und Beine Verdickungen des Knochengewebes durch Knochenbildung unter der Knochenhaut auftreten, welche als Höcker an den Hand- und Fußgelenken tastbar sind. Besonders auffällig ist die fühlbare Knochenauftreibung am Knöchel, welche die Sprunggelenke bilden. Im Rahmen seiner Tätigkeit als Kinderarzt präsentierte er 1896 vor der „Société Médicale des Hôpitaux de Paris" den Fall eines fünfjährigen Mädchens, Gabrielle, mit außergewöhnlich langen schmalen Gliedmaßen. Marfan bezeichnete diese Symptome als **Dolichostenomelie** und für die langen schmalen Finger prägte er den Begriff der **Arachnodaktylie** (Spinnenfingrigkeit). Die Auffälligkeiten waren von der Mutter schon bei Geburt des Kindes bemerkt worden und verstärkten sich mit dem Wachstum. Bei weiteren, späteren Untersuchungen mittels Röntgendiagnostik konnte auch eine Verkrümmung der Wirbelsäule und eine Asymmetrie des Brustkorbs festgestellt werden. Im selben Jahr beschrieb der französische Arzt Emile Charles Achard ein weiteres Mädchen mit ähnlichen Symptomen, aber mit einer zusätzlich ausgeprägten Überbeweglichkeit von Haut, Sehnen, Bändern und Gelenken (Hyperlaxizität) sowie Veränderungen des Herz-Kreislauf-Systems und der Augen. Im Folgenden erkannte man dies als autosomal-dominante Erbkrankheit, bei der Fibriline-1, ein fester Bestandteil des Bindegewebes, unzureichend angelegt wird und sich wahrscheinlich auch in seiner Funktion verändert. Es handelt sich hier also nicht um eine rheumatische Erkrankung. Erstmals beschrieben 1931 Utrechter Ärzte diese Zeichen als das **Marfan-Syndrom**, das dann so in die medizinische Literatur einging. Das französische Mädchen aus Marfans Erstbeschreibung starb bereits im Jugendalter an Tuberkulose, sodass die Diagnose nie zweifelsfrei bestätigt werden konnte (Dooper 2009).

Der US-amerikanische Schwimmer Michael Fred Phelps (geb. 30. Juni 1985) gehört mit 28 Olympischen Medaillen, davon 23 in Gold, zur Weltspitze der Schwimmer des 21. Jahrhunderts. Seine Erfolge könnten auf seine längeren Arme (Armspannbreite von mehr als 208 cm) und Beine zurückgeführt werden, eventuell bedingt durch eine milde Form des Marfan-Syndroms.

Auch die amerikanische Volleyball-Spielerin Flora Jean Hyman hatte ihren sportlichen Erfolg einer Körpergröße von 1,96 m zu verdanken. Mit 12 Jahren war sie bereits 1,83 m groß. Im Alter von 31 Jahren starb sie jedoch während eines Spiels in Japan. Eine anschließende Autopsie offenbarte einen durch die Marfan-Erkrankung ausgelösten Riss in der Aorta als Todesursache. Der 1,97 m große amerikanische Schauspieler Vincent Schiavelli, berühmt wegen seiner Rolle in u. a. „Einer flog über das Kuckucksnest", dominierte unter anderem durch seine Größe. Auch er starb im Alter von nur 57 Jahren an einem Lungenkollaps infolge des Marfan-Syndroms. Schiavelli hatte sich zu Lebzeiten in der National-Marfan-Foundation engagiert, um Leidensgenossen zu unterstützen. Der russische Komponist, Dirigent und Pianist Sergei Rachmaninoff konnte, dank seiner sehr langen und schmalen Finger, mit seinen magischen Händen das Piano auf magistrale Art bespielen. Seine spätere Arthritis in den Fingern, Augensymptomatik und Wirbelsäulendeformität bestätigen die Vermutung, dass auch er sehr wahrscheinlich am Marfan-Syndrom gelitten hat (Redaktion Listaka online).

Die angeborene und seltene Krankheit Sclerosteose zeigt eine ungehemmte Verdickung der Knochen und wird durch einen genetisch bedingten Mangel des Enzyms Sclerostin verursacht. Dieses Enzym wird normalerweise von reifen Knochenzellen freigesetzt und hemmt die Aktivität der Knochenvorläuferzellen und damit das Knochendickewachstum. Am häufigsten sind die Kiefer- und Schädelknochen betroffen. Das übermäßige Dickenwachstum führt zu Gesichts- und Schädelverformungen. Auch die Hände und Finger können nicht richtig ausgebildet werden, benachbarte Finger oder Zehen können miteinander verwachsen sein.

Eine mildere Form der Sclerostose ist die Van-Buchem-Krankheit (van Hull et al. 1998). Sie zeigt ein ähnliches, aber weniger ausgeprägtes Erscheinungsbild. Durch Inzucht tritt das Krankheitsbild Sclerostose, gerade bei adligen Familien, öfters in Erscheinung. Das Habsburger Kinn, die prominente Fehlstellung des Unterkiefers im Hause Habsburg, mag wohl das treffendste Beispiel sein (Langenbach 2009). Auffällige Achsenfehlstellungen der Beine, die O- oder X-Beine hervorrufen können, treten bei einem abweichenden Winkel des Schenkelhalses mit dem Schaft des Oberschenkels (CCD-Winkel), der bei Erwachsenen ungefähr 125° beträgt, auf. Ist dieser Winkel wesentlich größer als 125° und weichen die Kniegelenke nach außen von der Beinachse ab, handelt es sich um O- oder Sichelbeine. Bei einem Winkel kleiner als 125° weichen die Knie nach innen und man spricht von X-Beinen; wird er kleiner als 90° und steht der Schenkelhals waagerecht, ist es eine Hirtenstabdeformität mit ausgeprägten X-Beinen. Abweichende Winkel in den Hüft- oder in den Kniegelenken bewirken

zwangsläufig auch eine X- und O-Position in den Sprunggelenken. Eine X-Position in Sprunggelenken führt zu dem typischen Spreiz-Senkfuß.

Aber auch körperliche Aktivität kann die Form der Beinachse beeinflussen. Die als unansehnlich empfundenen krummen Beine mongolischer Reiterkrieger sollen die Folge vom vielen Reiten sein. Und schon ein Laie kann den Wurfarm und die größere Schulter eines Diskuswerfers oder den Schwertarm eines Kreuzritters sofort erkennen.

Dann gibt es die tatsächlich eindrucksvollen Beispiele bei den professionellen Fußballspielern. So ist der frühere Profi Pierre Littbarski für seine krummen Beine am bekanntesten. Aber die ehemaligen Spieler, die niederländischen Gebrüder Van de Kerkhoff, Willem van Hanegem, alias der Krumme, und die „Ente" Willi Lippens, mit seinem watscheligen O-Bein-Gang, sind Littbarski ebenbürtig. Der aktuelle Frankfurter Spieler Kevin-Prince Boateng kandidiert ebenfalls für hervorragende O-Beine (Merlot 2016).

Der Sportmediziner Erik Witvrouw von der Universität Gent ging dem Phänomen der krummen Beine bei Fußballspielern auf den Grund. Und er entlarvte das bis jetzt mythische Phänomen: Fußballspieler sind zehnmal so oft von O-Beinen betroffen wie andere Sportler. Ab dem 13. Lebensjahr nimmt nicht nur die Zahl der O-Beinigen zu, sondern auch der Grad der Deformation (Redaktion Spiegel Online 2002). Die Ursache liegt sehr wahrscheinlich in einer normalen Reaktion des Knochengewebes auf die typische Belastung des Fußballspielens im jugendlichen Alter und ist bestimmt kein Grund zur Aufregung.

Auch erkrankte Gelenke können zu Kniefehlstellungen führen. In der Regel entstehen dann krankhafte X-Positionen bedingt durch u. a. Rachitis oder fortgeschrittene Arthrose.

Beckenasymmetrien, beispielsweise durch eine Verwringung des Beckens, können ebenfalls Rückenschmerzen auslösen. Eine Querschnittsuntersuchung mit 278 Schülern und Schülerinnen zwischen 9 und 17 Jahren zeigte bei 23 % eine Beckenasymmetrie (Beyer et al.

2005). Auch hier ist meist ein Zusammenhang mit unterschiedlich gebildeten Hüftgelenken festzustellen. Sei es ein abweichender Schenkelhals-Oberschenkelschaft (CCD)-Winkel, eine andere Form der Hüftpfanne, oder die Verdrehung des Schenkelhalses um die Längsachse des Oberschenkels nach vorne, bezogen auf die Achse quer durch den unteren Teil des Oberschenkelknochens direkt über dem Knie. Auch hängt eine Beinlängendifferenz oft mit einer Beckenasymmetrie zusammen.

Erblich bedingte Störungen im Bindegewebe, insbesondere defektes Kollagen, das normalerweise für Stabilität und Elastizität zuständig ist, können auch zur Überdehnbarkeit der Organe mit bindegewebsreichen Strukturen führen – wie Haut, Blutgefäße und Gelenke.

Edvard Ehlers beschrieb und veröffentlichte die wesentlichen Zusammenhänge der Hypermobilität 1901 als **Cutis Laxa** oder Gummihaut. Henri-Alexandre Danlos schlug 1908 vor, die Überdehnbarkeit und Zerreißbarkeit der Haut als Kardinalsymptome zu benennen, und so wurden die beiden Namensgeber des sog. Ehlers-Danlos-Syndroms. Inzwischen werden 10 unterschiedliche Manifestationen unterschieden, wobei der Typ III sich auf die Überbeweglichkeit bezieht. Dieser Typ ist gekennzeichnet durch ausgeprägte Hyperflexibiltät der Gelenke mit geringer Beteiligung der Haut und vorzeitigen Arthrosen. Daher wird oft auch über das Hypermobilitäts-Syndrom gesprochen. Häufig kommt es zudem zu präarthrotischen, ausstrahlenden (Muskel-)Schmerzen, die in der Regel als Fibromyalgie bezeichnet werden.

Weil das Syndrom erblich veranlagt ist, kommt der Betroffene schon als extrem überbewegliches Baby zur Welt. Die krankhafte Entwicklung des Kollagens führt zu der Überbeweglichkeit der Gelenke (Ehlers Danloss Selbsthilfe e. V.). Um die Diagnose des hypermobilen EDS (Typ III) zu erstellen, müssen nach Levy (2004) der kleine Finger passiv > 90° im Grundgelenk gestreckt, der Daumen passiv zum Unterarm herangeführt und der Ellbogen sowie das Knie > 10° überstreckt werden können. Außerdem müssen die Hände flach auf den Boden gelegt werden können, wobei die Knie gestreckt bleiben.

Zurzeit wird die Rolle des Handfläche-auf-den-Boden-Tests zur Diagnostik des EDS-Syndroms kontrovers diskutiert, da bei diesem Syndrom ebenfalls eine paradoxale Verkürzung der hinteren Beinmuskulatur (Hamstrings und Wadenmuskulatur) festgestellt wurde.

In einer Studie von 232 Patienten zwischen 2 und 70 Jahren, davon 84 % Frauen mit dem Ehlers-Danlos-Syndrom Typ III, diagnostiziert nach den Kriterien von Villefranche geneticists classification, wurden bei 87,50 % der Erwachsenen, bei 84,2 % der Kinder unter 10 Jahren, bei 98 % der 11- bis 20-Jährigen, bei 84 % der 21- bis 40-Jährigen und bei 82,6 % der 41- bis 70-Jährigen verkürzte Hamstrings festgestellt. Bei 90,9 % der Teilnehmer traf man verkürzte Wadenmuskeln an und bei 95,9 % verkürzte Fußsohlen. Die Auswirkung auf den Handfläche-auf-den-Boden-Test führte dazu, dass nur 2,3 % aller Probanden dieses Manöver ausführen konnte. So sollte eine Verkürzung der hinteren Beinmuskeln als zusätzliches klinisches Symptom des Ehlers-Danlos-Syndroms, besonders bei Kindern, anerkannt werden (Hamonet und Brock 2015).

Durch physikalische oder chemische Einflüsse kann im Bindegewebe an Stellen außerhalb des Skeletts Knochen gebildet werden: heterotopic bones. So können die Nieren, Sehnen, Haut, Gelenke und sogar die weiße Substanz der Augen auf bizarre Art verknöchern, und der Betroffene wird zum Gefangenen in seinem eigenen Skelett. Die Ursache dieser Verknöcherung ist die seltene erbliche Erkrankung Fibrodysplasia ossificans progressiva (FOP) (Martini et al. 2012).

Morbus Bechterew oder Spondylitis ankylosans (Fuhrmann o. J.), eine verbiegende und versteifende Wirbelentzündung, wird als chronisch entzündliche, rheumatische Erkrankung definiert. Sie ist gekennzeichnet durch Versteifung und Verbiegung der Brustwirbelsäule. Dadurch werden die Hals- und Lendenwirbelsäule überbelastet, Schmerzen sind die Folge. Auch die großen Gelenke sind durch Versteifung und endgradige Schmerzen in Mitleidenschaft gezogen; Hals- und Lendenwirbelsäule werden noch mehr und noch schmerzhafter belastet. Die ersten Symptome zeigen sich als Rückenschmerzen; insbesondere die Iliosakralgelenke sind betroffen. Eng damit zusammenhängend können Hüftgelenkdefizite festgestellt werden. In die Behandlung müssen auch die Defizite der großen Gelenke einbezogen werden; hier ist die größte Linderung zu erzielen und kann am besten die Funktionsfähigkeit wiederhergestellt oder erhalten werden.

Literatur

Äin-red, Fegeler U (2017) Kinder- & Jugendärzte im Netz. https://www.kinderaerzte-im-netz.de/krankheiten/kleinwuchs-wachstumsstoerungen/ursachen-und-krankheitsbilder. Zugriff: 12.10.2017

Ambrosi TH, Scialdone A, Graja A, Gohlke S, Jank AM, Bocian C, Woelk L, Fan H, Logan DW, Schürmann A, Saraiva LR, Schulz TJ (2017) Adipocyte accumulation in the bone marrow during obesity and aging impairs stem cell-based hematopoietic and bone regeneration. Cell Stem Cell 20 (6): 771–784

Baljet B (2002) Aspects of the history of osteogenesis imperfecta (Vrolik's syndrome). Ann Anat 184 (1): 1–7

Basset CA, Becker RO (1962) Generation of electric potentials by bone in response to mechanical stress. Science 137 (3535): 1063–1064

van den Berg LEM (2014) The musculoskeletal system in pompe disease: pathology, consequences and treatment options. doi: http://hdl.handle.net/1765/51599

Beyer WF, Seyler F, Graf M (2005) ISG-Befunde bei Schulkindern. Manuelle Medizin 43: 151–155. doi: 10.1007/s00337-005-0363-7

Birkenmaier C, D'Anastasi M, Wegener B, Melcher C (2017) Slow correction of severe spastic hyperlordosis in an adult by means of magnetically expandable rods. Eur Spine J: 1–8. https://doi.org/10.1007/s00586-017-5366-2

Bischoff-Ferrari HA, Dawson-Hughes BD, Orav EJ, Staehelin HB, Meyer OW, Theiler R, Dick W, Willett WC, Egli A (2016) Monthly high-dose vitamin D treatment for the prevention of functional decline. JAMA Intern Med 176 (2): 175–183. doi: 10.1001/jamainternmed.2015.7148

Bolland MJ, Leung W, Tai V, Bastin S, Gamble GD, Grey A, Reid IR (2015) Calcium intake and risk of fracture: systematic review. BMJ 351. doi.org/10.1136/bmj.h4580

Bolland MB, Avenell A, Baron JA, Grey A, MacLennan GS, Gamble GD, Reid IR (2010) Effect of calcium supplements on risk of myocardial infarction and cardiovascular events: meta-analysis. BMJ 341: c3691. doi.org/10.1136/bmj.c3691

Buckley JP (2008) Exercise physiology in special populations: Advances in Sport and Exercise Science. Elsevier Health Sciences

Chang-Hyun L, Chun Kee C, Jee-Soo J, Sung-Min K, Dong-Kyu C, Jung-Kil L (2017), Lumbar degenerative kyphosis' is not byword for degenerative sagittal imbalance: time to replace a misconception. J Korean Neurosurg Soc 60 (2): 125–129. doi: 10.3340/jkns.2016.0607.001

Cosman F, Crittenden DB, Adachi JD, Binkley N, Czerwinski E, Ferrari S, Hofbauer LC, Lau E, Lewiecki EM, Miyauchi A, Zerbini CAF, Milmont CE, Chen L, Maddox J, Meisner PD, Libanati C, Grauer A (2016) Romosozumab treatment in postmenopausal women with osteoporosis. N Engl J Med 375: 1532–1543. doi: 10.1056/NEJMoa1607948

Czichos J (2017) Warum Knochenbrüche bei Diabetes so schlecht heilen. Wissenschaft aktuell. https://www.wissenschaft-aktuell.de/artikel/Warum_Knochenbrueche_bei_Diabetes_so_schlecht_heilen1771015590300.html

Deutsches Skoliose Netzwerk 2014. Was it Skoliose? http://www.deutsches-skoliose-netzwerk.de/index.php/ueber-skoliose-de-de. Zugriff: 12.02.2017

DocCheck Flexikon Das Medizinlexikon zum medmachen – Achondroplasie http://flexikon.doccheck.com/de/Achondroplasie. Zugriff: 12.01.2017

Dooper M (2009) Bernard-Jean Antonin Marfan (1858–1942). Contactgroep Marfan Nederland. https://marfansyndroom.nl/het-marfan-syndroom/21-bernard-jean-antonin-marfan-1858-1942.html. Zugriff: 23.01.2015

During J, Goudfrooij H, Keessen W, Beeker TW Crowe A (1985) Toward standards for posture. Postural characteristics of the lower back system in normal and pathologic conditions. Spine (Phila Pa 1976) 10 (1): 83–87. doi: 10.1007/BF02368136 PMID: 3157224

DVO Leitlinie Osteoporose 2014 Kurzfassung und Langfassung. http://www.dv-osteologie.org/uploads/Leitlinie%202014/DVO-Leitlinie%20Osteoporose%202014%20Kurzfassung%20und%20Langfassung%20Version%201a%2012%2001%202016.pdf. Zugriff: 12.10.2016

Ehlers Danloss Selbsthilfe e. V. EDS – eine seltene Erkrankung mit vielen Gesichtern. http://www.eds-selbsthilfe-ev.de/page/cms/site/index.php/was-ist-eds-hds/hypermobilitaet-hms. Zugriff: 14.01.2016

Fiß T, Meinke C (2012) Gefahren erkennen und vermeiden. http://www.pharmazeutische-zeitung.de. Zugriff: 12.12.2014

Frost H (1972) The physiology of cartilagenous, fibrous, and bony tissue. Thomas, Springfield, S 176

Frost HM (2000) The Utah paradigm of skeletal physiology: an overview of its insights for bone, cartilage and collagenous tissue organs. J Bone Miner Metab 18: 305–316

Fuhrmann R (o. J.) Engelhardt (Hrsg) Lexikon Orthopädie und Unfallchirurgie. Spondylarthritis, http://www.lexikon-orthopaedie.com/pdx.pl?dv=0&id=00376. Zugriff: 04.08.2016

Fuhrmann R (o. J.) Engelhardt (Hrsg) Lexikon Orthopädie und Unfallchirurgie. Sakralisation, http://www.lexikon-orthopaedie.com/pdx.pl?dv=0&id=01590. Zugriff: 10.11.2017

Fukada E, Yasuda I (1957) On the piezoelectric effect of Bone. J Phys Soc Jpn 12: 1158–1162. doi.org/10.1143/JPSJ.12.1158

Galis F, van Dooren TJM, Feuth JD, Metz JAJ, Witkam A, Ruinard S, Steigenga MJ, Wunaendts LCD (2006) Extreme selection in Humans against homeotic transformation of cervical vertebrae. Evolution 60 (12): 2643–2654. doi: 10.1111/j.0014-3820.2006.tb01896.x

Galis F, Carrier DR, van Alphen J, van der Mij SD, Van Dooren TJM, Metz JAJ, ten Broek CMA (2014) Fast running restricts evolutionary change of the vertebral column in mammals. PNAS 111 (31) 11401–11406. doi: 10.1073/pnas.1401392111

van der Geer AAE, Galis F (2017) High incidence of cervival ribs vulnerable condition in Late Pleistocene woolly rhinoceroses. Peer J 5:e3684. doi: 10.7717/peerj.3684.eCollection 2017

Goodship AE, Lanyon GE, McFie H (1979) Functional adaptation of bone to increased stress: An experimental study. J Bone Joint Surg Am 61: 539–546

Gotzos B, Schöni-Afolter (2004–2017) Division of Histology. 2004–2017 Departement de Médecine, Division d'Histologie de l'Université de Fribourg. http://www.unifr.ch/anatomy/elearning/de/stuetzgewebe. Zugriff: 12.08.2015

Hamann C, Rauner M, Höhna Y, Bernhardt R, Mettelsiefen J, Goettsch C, Günther KP, Stolina M, Han CY, Asuncion FJ, Ominsky MS, Hofbauer LC (2012) Sclerostin antibody treatment improves bone mass, bone strength, and bone defect regeneration in rats with type 2 diabetes mellitus. J Bone Miner Res 28 (3): 627–638 . doi: 10.1002/jbmr.1803

Hamonet C, Brock I (2015) Joint mobility and Ehlers-Danlos Syndrome (EDS) new data based on 232 Cases. J Arthritis 4: 148. doi: 10.4172/2167-7921.1000148. https://www.omicsgroup.org/journals/joint-mobility-and-ehlersdanlos-syndrome-eds-new-data-based-on-232-cases-2167-7921-1000148.php?aid=46379. Zugriff: 12.01.2016

Harvey NC, McCloskey EV (2016) Lücken und Lösungen im Bereich Knochengesundheit: Globaler Leitfaden für eine bessere Versorgung. Herausgeber: International Osteoporosis Foundation

Herndon MB, Schwartz LM, Woloshin S, Welch HG (2007) Implications of expanding disease definitions: the case of osteoporosis. Health Aff (Millwood) 26 (6): 1702–1711. doi: 10.1377/hlthaff.26.6.1702

Hotfiel T (o. J.) Engelhardt (Hrsg) Lexikon Orthopädie und Unfallchirurgie. Assimilationsstörungen. http://www.lexikon-orthopaedie.com/pdx.pl?dv=0&id=x_xAssimilationsst%C3%B6rungen. Zugriff: 10.11.2017

van Hul W, Balemans W, van Hul E, Dikkers FG, Obee H, Stokroos RJ, Hildering P, Vanhoenacker F, van Camp G, Willems PJ (1998) Van Buchem disease (hyperostosis corticalis generalisata) maps tochromosome 17q12-q21. Am J Hum Genet 62 (2): 391–399. doi: 10.1086/301721

Junqueira LC, Jose Carneiro J (2003) Basic Histology, 10. Aufl. McGraw-Hill

Kamp A (2009) Bildgebung des Knorpels und subchondralen Knochens nach direktem Anpralltrauma. Experimentelle in vivo Untersuchungen am Knorpel-Knochenblock des Schweineknies. Open Access Repositorium der Universität Ulm. Dissertation. doi.org/10.18725/OPARU-2126

Karbowski A, Matthiaß HH (1989) Mechanische Steuerung des Skelettwachstums. In: Willert HG, Heuck FHW (Hrsg) Neuere Ergebnisse in der Osteologie. Springer, Berlin Heidelberg

Katschnig C, Konrad D (2016) Normales Wachstum oder behandlungsbedürftige Situation? Pädiatrie 5 (16): 4–10. Rosenfluh, Schweiz. https://www.rosenfluh.ch/media/paediatrie/2016/05/Normales-Wachstum-oder-behandlungsbeduerftige-Situation.pdf. Zugriff: 12.03.2017

Kerschan-Schindl K (2012) Das Mechanostat-Modell. Journal für Mineralstoffwechsel & Muskuloskelettale Erkrankungen 19 (4): 159–162

Kerscher-Hack S (2016) Kalzium-Präparate: Schleichende Verkalker. http://news.doccheck.com/de/newsletter/3634/22856/?utm_source=DC-Newsletter&utm_medium=E-Mail&utm_campaign=Newsletter-DE-DocCheck+News+16.46+%28Mittwoch%29-2016-11-16&user=d843ace1422e571a0813a54bf0e43949&n=3634&d=28&chk=1c7d7acfaa85739cc84007f664eae300. Zugriff: 30.11.2016

Klapp R (1907) Funktionelle Behandlung der Skoliose. Jena Verlag

Kraft U (2017) Was versteht man unter einer Spina bifida? Techniker Krankenkasse-online. https://www.tk.de/techniker/service/gesundheit-und-medizin/behandlungen-und-medizin/orthopaedische-erkrankungen/was-versteht-man-unter-einer-spina-bifida-2017922. Zugriff: 10.11.2017

Langenbach J (2009) Genetik und die Habsburger: Fluch der Inzucht? „Die Presse", Print-Ausgabe, http://diepresse.com/home/science/470472/Genetik_Fluch-der-Inzucht. Zugriff: 24.01.2015

Lanyon LE (1972) In vivo bone strain recorded from thoracic vertebrae of sheep. J Biomech 5 (3): 277–281. doi: 10.1016/0021-9290(72)90044.9

Lanyon LE, Rubin CT (1984) Static vs dynamic loads as an influence on bone remodelling. J Biomech 17 (12): 897–905

Lanyon LE, Hampson WG, Goodship AE, Shah JS (1975) Bone deformation recorded in vivo from strain gauges attached to the human tibial shaft. Acta Orthop Scand 46 (2): 256–268

Legaye J, Duval-Beaupère G, Hecquet J, Marty C (1998) Pelvic incidence: a fundamental pelvic parameter for three-dimensional regulation of spinal sagittal curves. Eur Spine J 7 (2): 99–103. doi: 10.1007/s005860050038

Le Huec JC, Aunoble S, Philippe L, Nicolas P (2011) Pelvic parameters: origin and significance. Eur Spine J 20 (Suppl 5): 564–571. doi: 10.1007/s00586-011-1940-1

Levy HP (2004) Ehlers-Danlos Syndrome, hypermobility type, synonyms: benign joint hypermobility syndrome, EDS hypermobility type, EDS type III, Ehlers-Danlos syndrome type III, joint hypermobility syndrome. https://www.ncbi.nlm.nih.gov/books/NBK1279. Zugriff: 12.10.2014

Lintner D (o. J.) Glenohumeral internal rotation deficit (GIRD). http://www.throwinginjuries.com/shoulder-injuries/glenohumeral-internal-rotation-deficit-gird. Zugriff: 12.12.2015

Lonner BS Spine Universe (o. J.) https://www.spineuniverse.com/conditions/spinal-disorders/faqs-about-flatback-syndrome. Zugriff: 12.08.2017

Martini FH, Nath JL, Bartholomew EF (2012) Anatomy & Physiology, 9. Aufl. Pearsons Education, United States of America

Mau H (1984) Spezifizierung der korrespondierenden Wachstums-Gesetze von Hueter-Volkmann und Pauwels (Wachstumsdeformitäten) und ihre Beziehung zu den Belastungsdeformitäten. Z Orthop Unfall 122 (3): 293–298. doi: 10.1055/s-2008-1044629

McClung MR Grauer A Boonen S Bolognese MA Brown JP Diez-Perez A Langdahl BL Reginster JY Zanchetta JR Wasserman SM Katz L Maddox J Yang YC Libanati C Bone HG (2014) Romosozumab in postmenopausal women with low bone mineral density. N Engl J Med 370 (5): 412–420. doi: 10.1056/NEJMoa1305224

von Mebes J (1845) Die Knochenbrüche, ihre Entstehung, Diagnose und Heilung, Naumburg, Leipzig

Mera P Laue K Ferron M Confavreux C Wei J Galán-Díez M Lacampagne A Mitchell SJ Mattison JA Chen Y Bacchetta J Szulc P Kitsis RN de Cabo R Friedman RA Torsitano C McGraw TE Puchowicz M Kurland I Karsenty G (2016) Osteocalcin signaling in myofibers is necessary and sufficient for optimum adaptation to exercise. Cell Metab 23 (6): 1078–1092. doi: 10.1016/j.cmet.2016.05.004

Merlot J (2016) Bekommt man vom Fußballspielen O-Beine? http://www.spiegel.de/gesundheit/diagnose/o-beine-und-fussball-mythos-oder-medizin-a-987322.html. Zugriff: 16.01.2016

Meyer B (1997) Mit ihm beginnt die eigenständige Orthopädie. Edition Luisenstadt www.luise-berlin.de http://www.luise-berlin.de/bms/bmstxt97/9702pord.htm. Zugriff: 12.01.2014

Michaëlsson K, Melhus H, Lemming EW, Wolk A, Byberg L (2013) Long term calcium intake and rates of all cause and cardiovascular mortality: community based prospective longitudinal cohort study. BMJ 346 (213) 1228. doi: https://doi.org/10.1136/bmj.f228

Michos ED, John JB, Anderson B, Kruszka B, Delaney JAC, He K, Burke GL, Alonso A, Bild DE, Budoff M (2016) Calcium intake from diet and supplements and the risk of coronary Artery calcification and its progression among older adults: 10-year follow-up of the Multi-Ethnic Study of Atherosclerosis (MESA) J Am Heart Assoc 5: e003815. https://doi.org/10.1161/JAHA.116.003815

Oberhofer E (2013) Vitamin D stärkt gesunde Knochen nicht. Ärzte Zeitung online, 07.11.2013, https://www.aerztezeitung.de/medizin/krankheiten/skelett_und_weichteilkrankheiten/osteoporose/article/848993/osteoporose-vitamin-d-staerkt-gesunde-knochen-nicht.html. Zugriff: 22.03.2015

Ottley CM (1932) Osteopsathyrosis (Lobstein's disease) – A critical review. Arch Dis Child 7 (39): 137–148

Parfitt AM (2000) The mechanism of coupling: a role for the vasculature. Bone 26 (4): 319–323. doi: http://dx.doi.org/10.1016/S8756-3282(00)80937-0

Pauwels (1980) Pauwels' Hypothese zur funktionellen Anpassung des Knochens. In: Skuban TP (2009) Funktionsorientierte Analyse der Trabekelstruktur des proximalen Femurs. Dissertation, Ludwig-Maximilians-Universität, München

Platen P (1997) Prävention und Therapie der Osteoporose: Die Bedeutung des Sports und der körperlichen Aktivität. Dtsch Arztebl 94 (40): A-2569 / B-2193 / C-2057

Quinlan JF, Duke D, Eustace S (2006) Bertolotti's Syndrome. A cause of back pain in young people. J Bone Joint Surg Br 88 (9): 1183–1186

Redaktion Good reads online (o. J.) I never said it would be easy, I only said it would be worth it. Mae West. https://www.goodreads.com/quotes/300527-i-never-said-it-would-be-easy-i-only-said. Zugriff: 12.10.2016

Redaktion Listaka online (o. J.) Top 12 famous people with Marfan Syndrome. https://listaka.com/top-12-famous-people-with-marfan-syndrome. Zugriff: 12.12.2016

Redaktion Spiegel Online (2002) O-Beine auf dem Fußballplatz. http://www.spiegel.de/spiegel/print/d-22896216.html. Zugriff: 12.02.2016

Redaktion Süddeutsche Zeitung Online (2011) Ein gigantisches Gen. http://www.sueddeutsche.de/wissen/riesenwachstum-ein-gigantisches-gen-1.1043372. Zugriff: 12.02.2016

Reid IR Bolland MJ Grey A (2014) Effects of vitamin D supplements on bone mineral density: a systematic review and meta-analysis. Lancet 383 (9912): 146–155. doi: http://dx.doi.org/10.1016/S0140-6736(13)61647-5

Rubin CT, Lanyon LE (1984) Regulation of bone formation by applied dynamic loads. J Bone Joint Surg Am 66 (3): 397–402

Ruimerman R (2005) Modeling and remodeling in bone tissue. Dissertation, Technische Universität Eindhoven

Schlenker BA (2003) Validierung einer quantifizierenden in vivo Darstellung der subchondralen Mineralisierung des Tibiaplateaus. Dissertation, Ludwig-Maximilians-Universität München

Schönau E, Fricke O (2006) Muskel und Knochen – eine funktionelle Einheit. Paradigmenwechsel bei Skelettuntersuchungen von Kindern und Jugendlichen. Dtsch Arztebl 103 (50): A 3414–9

Spornitz UM (2010) Anatomie und Physiologie. Lehrbuch und Atlas für Pflege- und Gesundheitsfachberufe, 6. Aufl. Springer, Berlin Heidelberg

Taaffe DR Snow-Harter C Conolly DA Robinson TL Brown MD Marcus R (1995) Differential effects of swimming versus weight-baring activity on bone mineral status eumenorrheic athletes. J Bone Miner Res 10 (4): 586–593

Tobias JH (Hrsg) (2007) Mechanical loading and Bone. Frontiers in Endocrnology. doi: 10.3389/978-2-8 8919-751-4

Webster M (1828) Dictionary https://www.merriam-webster.com/dictionary/pascal. Zugriff: 12.01.2015

Weinkamer R (2005) Der Umbauprozess im trabekulären Knochen. Forschungsbericht – Max-Planck-Institut für Kolloid- und Grenzflächenforschung. http://www.mpg.de/856058/forschungsSchwerpunkt1. Zugriff: 12.04.2016

Weinkamer R, Hartmann MA, Brechet Y, Fratzl P (2004) Stochastic lattice model for bone remodeling and aging. Phys Rev Lett 93 (22): 228102

Weiss HR, Goodall D (2008) Rate of complications in scoliosis surgery – a systematic review of the Pub Med literature. Scoliosis 3: 9. https://doi.org/10.1186/1748-7161-3-9, https://scoliosis-journal.biomedcentral.com/articles/10.1186/1748-7161-3-9, http://creativecommons.org/licenses/by/2.0. Zugriff: 12.10.2016

Willenborg H (2011) Wirbelsäule aus dem Lot, idiopathische juvenile Skoliose. Pädiatrie hautnah 23 (2): 68–69. In: Supplement to Journal of Pediatric Orthopaedics 31 (1 Suppl)

Wolf H (1892) Julius Wolff und sein Gesetz der Transformation der Knochen. Der Orthopäde 24 (5)

Xiao Q (2013) Dietary and supplemental calcium intake and cardiovascular disease mortality.The National Institutes of Health-AARP Diet and Health Study. JAMA Intern Med 173 (8): 639–646. doi: 10.1001/jamainternmed.2013.3283

Yetimoglu C (2007) Expression von bone morphogenetic protein-2 (BMP-2) während der Knochenentwicklung, der physiologischen Knochenheilung und der durch systemisch appliziertes Wachstumhormon (GH) stimulierte Knochenheilung. Dissertation, Charité – Universitätsmedizin Berlin

Motorisch-physiothera-peutische Befunderhebung bei Rückenschmerzen

© Springer-Verlag GmbH Deutschland, ein Teil von Springer Nature 2018
P. Geraedts, *Physiotherapeutisches Training bei Rückenschmerzen*
https://doi.org/10.1007/978-3-662-56086-0_9

Moderne bildgebende Verfahren sind nicht geeignet, um motorische Abläufe oder gar ausgleichende, krankhafte Motorik sichtbar zu machen. Ebenso wenig können Beschwerden des Bewegungsapparates im Sinne von Schmerzen, Bewegungseinschränkungen und/oder Kraftverlust mithilfe dieser Untersuchungsmethoden exakt definiert werden. Bildgebende Verfahren sagen etwas aus über die Struktur der Gewebe und sind von Bedeutung für die Begründung operativer Eingriffe. Für konservative Behandlungen, zu denen die medizinische Gymnastik ja gehört, ist klinische Diagnostik der einzig probate Weg, die Ursache dieser Muskelskelettbeschwerden zu ermitteln.

Die Anamnese ist vorerst wichtig, um einen globalen Überblick über die Beschwerdesymptomatik zu gewinnen. So müssen spezifische Rückenbeschwerden, gekennzeichnet durch klare, fassbare Symptome, welche eindeutig von unspezifischen Rückenbeschwerden abzugrenzen sind, ausgeschlossen werden. Dazu gehört eine radikuläre Symptomatik in Form motorischer oder sensorischer Ausfallerscheinungen, Infektionen oder Tumoren, Organerkrankungen oder hochgradige Osteoporose, auch als Glasknochenerkrankung oder Osteogenesis imperfecta bekannt. Diese sog. „roten Flaggen" sollten äußerst ernst genommen werden und bedürfen sofortiger ärztlicher Abklärung. „Gelbe Flaggen" beschreiben psychosoziale Risikofaktoren, die den Therapieerfolg negativ beeinflussen können.

Da motorische Therapien intensiv sind und eine kooperative Einstellung des Patienten Voraussetzung für den Heilerfolg ist, muss sich der Therapeut einen Gesamteindruck der erkrankten Person verschaffen.

In der physiotherapeutischen Befunderhebung bei (Rücken-)Beschwerden durch Motorik hemmende Funktionsschwäche eines Schulter- oder Hüftgelenks ist die gezieltere Anamnese in Verbindung mit der Bewegungsumfanganalyse **(Range of Motion, ROM)** weiterhin wegweisend. Sehr geringe Bewegungseinschränkungen im Schultergelenk können schon große motorische Folgen haben, die in der orthopädischen Diagnostik gerne unter-

schätzt und als altersbedingt betrachtet werden. Plötzlicher oder schleichender Beginn und Dauer der Schmerzen, Trauma, Schmerz in Ruhe, Provokation oder Linderung durch bestimmte Bewegungen und der Verlauf der Beschwerdesymptomatik sind aussagekräftige Merkmale, um eine Diagnose zu stellen.

Bevor man das Bewegungsausmaß (ROM) der großen Gelenke und der Wirbelsäule untersucht, sollten zuerst die Statik und das Gangbild des Patienten analysiert werden. Typische Kennzeichen wie Rundrücken oder Hohlkreuz sagen schon etwas aus über die vermutliche Beweglichkeit des Schulter- und Hüftgelenks. Charakteristische Besonderheiten des Gangbildes geben ebenfalls Auskunft über ein funktionsschwaches Hüftgelenk.

Weitere Befunderhebung des Bewegungsausmaßes der großen Gelenke sowohl aktiv als auch passiv oder resistiv mit Auslösung einer eventuellen Schmerzsymptomatik kann diese Vermutung bestätigen. Von größter Bedeutung ist die Wahrnehmung der Ausgleichsmotorik, die unlöslich mit unzureichender Beweglichkeit eines großen Gelenks verknüpft ist. In diesem Zusammenhang ist grundsätzlich die Armmotorik (Schultergelenk) in enger Beziehung mit der Brust- und Halswirbelsäule (Rumpfmotorik) zu betrachten und das Hüftgelenk (Beinmotorik) mit der Lendenwirbelsäule und mit den Iliosakralgelenken.

Bei ausstrahlenden Beschwerden in den Gliedern gibt eine genaue und vollständige Befunderhebung der Arm-, Bein- und Rumpfmotorik Aufschluss über die genaue Lokalisation des Schmerzes. Palpation der Gelenke, insbesondere des Iliosakralgelenks (ISG-Gelenk) und des Acromioclaviculargelenks (AC-Gelenk), kann die Ergebnisse der motorischen Befunderhebung ergänzen und führt in der Regel zu einer umfassenden Beurteilung des Bewegungsapparates. So steht ein druckempfindliches ISG-Gelenk meist mit (geringen) motorischen Defiziten im Hüftgelenk in Zusammenhang, ein schmerzhaftes AC-Gelenk mit beginnenden Funktionseinschränkungen des Schultergelenks. Bei zunehmenden Funktionsdefiziten werden die Gelenke ebenfalls druckempfindlicher, sogar schmerzhaft. Da das Hüftgelenk selbst palpatorisch nicht gut zu untersuchen ist, können nahe gelegene knöcherne und bei Druck schmerzhafte Strukturen wie beispielsweise der große (Trochanter major) und der kleine (Trochanter minor) Rollhügel sowie der Sitzbeinhocker (Tuber ischiadicum), mit einer Vielfalt an diagnostischen Bezeichnungen, Anzeichen einer beginnenden Funktionseinschränkung des Hüftgelenks sein.

Auch bei anderen Gelenken ist diese Wechselwirkung zu beobachten. Ein bei Epicondylitis oder Tennisellenbogen druckempfindliches Oberarm-Speichen-Gelenk (Articulatio humeroradialis) oder Oberarm-Ellen-Gelenk (Articulatio humeroulnaris), kann zu Streckdefiziten des Ellenbogengelenks und zu Bewegungseinschränkungen des Handgelenks führen. Schmerzhafte Ansätze der Seitenbänder des Kniegelenks (Lig. collaterale tibiale bzw. mediale und Lig. collaterale fibulare bzw. laterale) am Ober- oder Unterschenkel treten meist zusammen mit geringen Einschränkungen der aktiven Streckbewegung des Knies in Erscheinung. Bei zunehmenden Schmerzen wird auch die passive Streckung beeinflusst. Diese Symptomatik kann ein erster Hinweis auf eine Überbelastung des Knies (beim Sport) oder auf eine beginnende (Prä-)Arthrose sein. Ein bei Druck schmerzender Gelenkspalt des unteren Sprunggelenks (Art. talotarsalis) zwischen Sprungbein (Talus) und Fersenbein (Calcaneus) geht meist mit Bewegungseinschränkungen, insbesondere der Plantarflexion des oberen Sprunggelenks (Senkung des Fußes), einher. Außerdem können der Wadenmuskel und die Achillessehne sehr druckempfindlich sein. Reagiert die innere Seite des Gelenkspalts im oberen Sprunggelenk – zwischen Sprungbein (Talus) und Unterschenkel (Tibia) und Wadenbein (Fibula) – schmerzhaft auf Druck, ist eher die Dorsalextension oder Hebung des Fußes eingeschränkt.

Spezifische Tests sind in der Regel nicht mehr erforderlich, es sei denn, die Situation ist unklar und eine Verdachtsdiagnose anlässlich der Anamnese widerspricht den Ergebnissen des Bewegungsbildes. Peripher neurologische Befundung kommt in solch unklaren Situationen allerdings auch in Frage, um periphere Nervenschäden auszuschließen.

Für die Schulter gibt es inzwischen über 100 Tests (!), die meist nicht mehr aussagen können als das Bewegungsbild selbst.

T'jonck et al. (2001) konnten anlässlich einer Studie an 71 Patienten mit Schulterbeschwerden, die arthroskopisch behandelt werden sollten, einige Testverfahren als klinisch relevant ausmachen. Für die Diagnose „Schulterinstabilität" war dies der Relokationstest (provozierende Wurfbewegung in Rückenlage) in Zusammenhang mit dem Apprehensionstest (provozierende Wurfbewegung im Sitzen). Für die Diagnose „Impingement", meist bei älteren Menschen als Sammelbegriff für arthrotische Syndrome bekannt, waren resistive Anspannungstests klinisch sinnvoll. Zum einen die in einem bestimmten Bewegungsbereich schmerzhafte Abspreizbewegung („painful arc") und zum anderen der „Empty-Can-Test" (resistive Anspannung des nach vorne gestreckten und nach innen gedrehten Arms). Bezogen auf das Iliosakralgelenk werden in der Literatur mehr als 30 verschiedene Tests beschrieben, die sowohl Mobilität als auch Belastbarkeit (Schmerzprovokation) begutachten. Wegen der äußerst geringen und unterschiedlichen Beweglichkeit des Iliosakralgelenks und der unzureichenden Tastfähigkeit des Menschen ist die Aussagekraft dieser Verfahren sehr unzuverlässig. Bestes Beispiel eines solchen Tests ist der Gillet-Test (Rücklaufphänomen), bei dem die Bewegung des Hüftgelenks auch eine Bewegung der Beckenschaufel nach sich zieht, die im ISG sichtbar und palpabel sein soll.

Um eine Dysfunktion der Iliosakralgelenke zu diagnostizieren, beschreibt der Physiotherapeut und Mediziner Dr. Mark Laslett in seiner Studie sechs Schmerzprovokationstests: Distraktions- oder Gappingtest, Kompressionstest, Thigh Thrust (Femurschub, Posterior shear, P4-Test = posterior pelvic pain provocation test), Sacral Thrust, Cranial Shear und den Gaenslen-Test (Laslett 2008). All diese Tests basieren auf Dehnung der Bänder und Komprimierung des ISG, um so einen Schmerz auszulösen. Das Gesamtergebnis der durchzuführenden sechs Tests ist positiv, wenn mindestens drei positiv sind (Kool 2007).

Szadek wies in einer Studie nach, dass schon allein der Thigh-Thrust-Test gemeinsam mit dem Kompressionstest eine zuverlässige diagnostische Aussage gestattet (Szadek et al. 2009).

Die Physiotherapeutin und Ärztin Hilde Stendal Robinson empfiehlt insgesamt ebenfalls sieben Tests für die Schmerzprovokation: Sie nennt, wie auch Lasset, den Kompressionstest, den Distraktionstest und den Thigh-Thrust-Test. Allerdings fügt sie noch die beidseitige Innenrotation der Hüftgelenke in Bauchlage, die passive Innenrotation der Hüfte in Rückenlage, den FABER-Test (Flexion, ABduktion, und Externe Rotation) und schließlich als einzig aktiven Provokationstest, der die Belastbarkeit prüft, den Drop-Test hinzu.

Robinson identifiziert das Iliosakralgelenk als Schmerzquelle, wenn zwei oder mehr der ersten fünf Tests positiv sind. Werden zur Diagnose der Thigh-Thrust-, der Patrick-Test und die Passive Innenrotation angewandt, so gelten zwei positive Ergebnisse als Indiz für das IGS als Verursacher der Schmerzen (Kool 2007).

Die Testbeschreibungen inklusive Fotos zu allen Tests sind im Internet unter www.thieme. de/physioonline > „physiopraxis" > „Zusatzinfos" zu finden.

Literatur

Kool J (2007) Assessment: Schmerzprovokationstests am ISG: Das ISG als Schmerzquelle ermitteln. Physiopraxis 9: 36–37

Laslett M (2008) Evidence Based Diagnosis and treatment of the painful Sacroiliac Joint. J Man Manip Ther 16 (3): 142–152

T'jonck L, Staes F, De Smet L, Lysens R (2001) De relatie tussen klinische schoudertests en de bevindingen bij arthroscopisch onderzoek. Geneeskunde en sport 34: 1

Szadek KM, van der Wurff P, van Tulder MW, Zuurmond WW, Perez RS (2009) Diagnostic validity of criteria for sacroiliac joint pain: a systematic review. The Journal of Pain: Official Journal of the American Pain Society 10 (4): 354–368

Motorische Behandlung: Die Pfeiler für richtigen Sport und Therapie setzen

© Springer-Verlag GmbH Deutschland, ein Teil von Springer Nature 2018
P. Geraedts, *Physiotherapeutisches Training bei Rückenschmerzen*
https://doi.org/10.1007/978-3-662-56086-0_10

Die Behandlung einer motorischen Dysfunktion kann aus medizinischer Sicht nur effektiv sein, wenn sie auf gründlicher klinischer Diagnostik basiert, ein Grundgesetz in der (Sport-)Medizin, das ebenfalls für Trainingsvoraussetzungen im Sport gilt. Denn grundlegende Kenntnisse der Biomechanik der Gelenke und deren gegenseitige Beeinflussung führen nicht nur zur sicheren Leistungssteigerung, sondern beugen auch Verletzungen vor.

Die Ergebnisse der klinischen motorischen Befunderhebung definieren ganz klar die Ziele des Trainings: Leistungssteigerung oder aktive Therapie zur Schmerzlinderung bzw. Wiederherstellung oder Optimierung der motorischen Funktion.

In diesem an die vorherigen Kapitel anknüpfenden Textabschnitt geht es darum, ein grundlegend neues Konzept als Basis für die richtige aktive Therapie und sportliche Aktivität darzustellen.

Wohl überlegt betriebener Sport und passgenaue Therapie basieren vornehmlich auf drei Pfeilern. Beziehen sich die Beschwerden zum einen primär auf die Gelenke, sollten diese vorrangig behandelt werden.

Die Behandlung eines schmerzhaften oder funktionsschwachen Gelenks bedarf eines innovativen Herangehens an die Beschwerdesymptomatik. Sie richtig zu dosieren, wohl die schwierigste Aufgabe in der medizinischen Gymnastik, ist in allen Fällen bestimmend für ein positives Ergebnis. Bei starken Schmerzen kann zur Entlastung des Gelenks eine Unterstützung des Armes oder Beines aktive Mitarbeit bei der Bewegung ermöglichen und Schmerzen lindern. Lässt die Beschwerdesymptomatik nach und verbessert sich die Belastbarkeit des Gelenks, kann ein Widerstand in die Übung eingebaut werden. Wegen der Empfindlichkeit des Gelenks und zur besseren Dosierbarkeit kommen nur manuelle Widerstände infrage. Allzu oft musste ich erfahren, dass mit Geräten zu früh, zu intensiv und zu ungezielt behandelt worden war. Die Rehabilitation geriet ins Stocken, Beschwerden nahmen sogar wieder zu. Bei anhaltenden starken Schmerzen ist es ratsam, die aktive Behandlung zunächst zurückzustellen.

Nach der Schmerzlinderung ist das nächstwichtige Ziel die Optimierung der Beweglichkeit sowie der Kraft der entsprechenden Muskeln von Hüft- und Schultergelenken. Die Gelenkfunktion zu optimieren ist Voraussetzung für eine gute Haltung der Wirbelsäule.

Bei diesem Übungsaufbau sind weiterhin mehrere Regeln zu beachten. An erster Stelle sind diejenigen Bewegungen zu trainieren, welche am besten die Funktion des Gelenkes sichern. Das sind üblicherweise auch die Bewegungsrichtungen mit dem größten Radius und in Richtung der Körperachse. Für die Schulter ist das beispielsweise die Greifbewegung des Armes nach oben bei beträchtlicher Außendrehung, wobei das Schulterblatt unten gehalten wird. Die Hüfte ist stärker belastbar, wenn sie gestreckt ist, z. B. beim Gehen mit aufgerichtetem Becken. Sitzen ist sehr strapaziös für die Hüfte, obwohl sie dann kaum Gewicht trägt und rein mechanisch weniger belastet wird. Wegen der sehr geringen biomechanischen Belastbarkeit (gelenkige Dezentrierung) führt besonders längeres Sitzen meist zu Beschwerden. An zweiter Stelle können die Abspreizbewegungen mit kurzem Hebel und an dritter Stelle die rotierenden Bewegungen in den großen Gelenken in die Behandlung eingefügt werden.

Innenrotation und das seitliche Heranführen sowohl des Armes als auch des Beines bis zur oder über die Körpermitte hinaus ist in der Regel wegen des im Gelenk dezentrierenden Charakters der Bewegung sehr belastend, kann unter Umständen sogar Beschwerden auslösen und sollte daher im Hinblick auf eine durchschnittliche Alltagsfunktion vermieden werden.

Nur bei höheren Ansprüchen, wie es bei bestimmten Leistungs- und Breitensportarten (Tennis) der Fall ist, sollte unter sehr strenger Beobachtung der Position des Schulterblatts und des Oberarms die Innendrehung trainiert werden.

Die Hebelwirkung kann zwar zunehmend eingesetzt werden, aber dabei ist zu beachten, dass die Bewegungen sauber ausgeführt werden und optimal im Gelenk lokalisiert bleiben. Denn die Verführung, auszuweichen, ist groß und schwierig zu kontrollieren. So ist z. B. beim seitwärtigen Abspreizen der Arme besonders auf die Außenrotation beider Arme und auf die Schulterblattbewegung zu achten, eine äußerst komplexe Aufgabe. Zudem lässt sich die Schwerkraft durch Änderung der Ausgangslage positiv für die Kraft nutzen. Darüber hinaus können weitere Körperteile einbezogen werden, wie beispielsweise die gestreckte Brustwirbelsäule und das zeitgleich aufrecht gehaltene Becken beim Ausstrecken des Armes nach oben; im Stehen kommt die Streckung der Hüftgelenke hinzu. Sodann ist noch der Einsatz von (Klein-)Geräten zur Erweiterung des Funktionstrainings möglich. Damit können einfachere, eingelenkige Übungen zu abwechslungsreichen, vielschichtigen und intensiven Bewegungsformen ausgebaut werden.

Bei gesunden Gelenken ist bei jedem Training die Belastbarkeit der Gelenke zu beachten. Diese ist abhängig von dem Winkel der beiden Gelenkteile im Gelenk. Beim optimalen Gelenkwinkel ist die Kapsel gleichmäßig gespannt, der Knorpel am meisten belastbar und die Muskelfunktion optimal. So ist das Hüftgelenk optimal belastbar bei etwa 15–20° Flexion, 5° Abduktion mit geringer Außenrotation. Das Kniegelenk ist maximal belastbar bei 20–30° Flexion mit sauberer Belastung in der Längsachse des Beines, das Schultergelenk bei 150–160° Elevation, 25–30° Abduktion und mit geringer Außenrotation.

Intensivierung des Trainings zur Leistungssteigerung kann dann stattfinden durch Verschiebung des Gelenkwinkels in einer Richtung, die auch eine höhere Belastung verträgt. Für das Hüftgelenk kommt die Extension in Betracht, bei der Schulter sollte die Elevation einschließlich der Außenrotation erweitert werden. Beim Knie sollte die dynamische Extension mit kokontraktiver Aktivität der gesamten Oberschenkelmuskulatur im Vordergrund stehen.

Zu jeder Zeit ist die Position des Schulterblatts bzw. des Beckens zu beachten. Die Werte sind Erfahrungsrichtwerte und sollten bei jedem Trainierenden oder Übenden angepasst werden zur Optimierung des Trainings. So kann z. B. die belastende (gebückte) Haltung

für das Hüftgelenk bei Schlittschuhläufern, die zur Rücken- und Leistenschmerzen führen kann, kompensiert werden durch Training der gesamten Streckmuskulatur. Lauftraining, gerade wegen der anderen Belastung des Hüftgelenks, könnte eine gute Ergänzung zum Training sein.

Generell gilt bei gelenkigen, aber insbesondere bei endgradigen Bewegungen, dass der eine Teil des Gelenks die Bewegung ausführt (Pars mobile) und der andere dem bewegenden Teil Halt gibt (Pars fixum). Die Bewegung des Armes im Schultergelenk kann nur optimal ausgeführt werden, wenn das Schulterblatt am Rumpf fixiert ist. An der Bewegung im Ellenbogen sind zwar beide Gelenkteile beteiligt, allerdings dient der Oberarm als Fixationspunkt. Die Bewegung der Hand bedarf eines stabilen Unterarms, die Brustwirbelsäule kann nur optimal gestreckt werden, wenn das Becken richtig gehalten wird, und die Bewegung des Beines im Hüftgelenk braucht wiederum ein stabiles Becken. Maximale Streckung im Knie, beispielsweise im Sitzen oder beim Versuch, dieses in entgegengesetzte Richtung zu bewegen, kann nur ermöglicht werden, wenn der Oberschenkel durch eigene Kraft richtig festgehalten wird. Solche Bewegungen sind koordinativ schwierig, insbesondere bei funktionsschwachen Gelenken mit motorischen Defiziten. Der fixierende Teil übernimmt hier immer mehr die Funktion des Bewegens. In ihrer Funktion leicht eingeschränkte Gelenke lösen so kompensatorische Bewegungen aus. Um diese zu korrigieren, muss die Beweglichkeit des Gelenks verbessert werden, indem beide Gelenkteile in die entgegengesetzte Richtung bewegt werden. Man kann das vergleichen mit dem Mechanismus eines Klappmessers. Um das Messer zu öffnen, ist es notwendig, Klinge und Handgriff in die entgegengesetzte Richtung zu bewegen. Ist das Scharnier verrostet, wird erheblich mehr Kraft benötigt.

> „I never said it would be easy, I only said it would be worth it." (Mae West)

In diesem Sinne erfordert ein schon gering eingesteiftes Gelenk sehr bewusst gesteuerte Motorik (Kraft) zur Beweglichkeitsverbesserung des Gelenks und zur Vermeidung kompensierender Motorik. Denn der Übende oder Trainierende muss sich auch erst einmal der geringfügigen motorischen Defizite bewusst werden, um diese dann durch endgradige Bewegungen zu beheben. Je mehr die ausgleichende Motorik bereits automatisiert ist und je mehr Gelenke bereits eingeschränkt sind, desto schwerer und langwieriger ist das Erlernen korrigierender Motorik. Aber einmal richtig erlernt, ist diese motorische Strategie sehr effektiv hinsichtlich einer Schmerzlinderung oder Leistungssteigerung.

Wenn aber die Beweglichkeit sowie die Schmerzsymptomatik sich trotz richtiger und intensiver Übungsbehandlung nicht wesentlich verbessert, kommt eine Operation in Betracht. Evaluierung der Behandlungsergebnisse nach etwa 6 Behandlungen kann schon zu der Entscheidung für eine Operation führen. Nach der Operation kann die Übungsbehandlung wieder aufgenommen werden zur Optimierung des Operationsergebnisses.

Die Gelenkfunktion verbessern bedeutet auch, sowohl in der Therapie als auch im Sport, die paradoxe Funktion zweigelenkiger Muskulatur zu berücksichtigen. Beim Anspannen verkürzt der Muskel nicht, sondern verlängert sich. So kann, z. B. beim Anspannen der hinteren Beinstrecker, das Knie, aber auch die Hüfte gestreckt werden. Beim konzentrischen Anspannen müsste das Knie gebeugt und zeitgleich das Hüftgelenk gestreckt werden. Durch die parallele Aktivität der Spieler und Gegenspieler, im Falle des Beines der vorderen und hinteren Beinmuskeln, kann die muskuläre Stabilität und damit die Belastbarkeit des Knie- und Hüftgelenks und der Lendenwirbelsäule optimiert werden. Diese Muskulatur wird am besten in ihrer gewichttragenden Funktion, also im Stehen und beim Gehen, trainiert.

Und Gelenkfunktion verbessern bedeutet auch, die Belastbarkeit verbessern. Eine Aufgabe des langen Atems, denn Verbesserung der Belastbarkeit geht nur langsam mit geringer Steigerung der Belastbarkeit. Wird die Belastbarkeit zu schnell gesteigert, entstehen un-

widerruflich Beschwerden, besonders wenn es rehabilitatives Training betrifft. Und im Sport sollte man ebenfalls langsam aufbauen, um Verletzungen vorzubeugen.

Das Prinzip der gleichzeitigen und paradoxen Anspannung der Spieler und Gegenspieler kann im Grunde für alle Gelenke, besonders auch für die Schulter und den Ellbogen, angewendet werden. Denn diese Gelenke werden ebenfalls durch zweigelenkige Teile von Muskeln (der lange Kopf des Bizepsmuskels und des Trizepsmuskels) bewegt.

Für die gewichttragenden Gelenke der Beine und der Lendenwirbelsäule sollten auch gewichttragende Übungsformen wie Gehen, Laufen, Springen usw. den Sportarten vorgezogen werden, die diese Gelenke entlasten (Aktivitäten im Sitzen oder im Liegen, z. B. Schwimmen, Radfahren oder Rudern). Vorausgesetzt natürlich, die Gelenke sind ausreichend belastbar. Zudem ist die Geh- oder Lauftechnik entscheidend für die richtige Verteilung der Belastung: **Ent**lastung der Lendenwirbelsäule und optimale **Be**lastung der Hüft-und Beinmuskulatur. Dies erreicht man mit leisem, richtigem Abrollen und dem Aufrichten und Stabilisieren des Beckens durch intensive Anspannung der unteren Bauchmuskeln. Auf diese Weise können auch Sprung- und Hüpfübungen so gestaltet werden, dass die zweigelenkigen Beinmuskeln intensiver beansprucht und so Gelenke geschont werden.

Für die Arme sollten gelenkstabilisierende Übungen in einer offenen Kette ausgeführt werden. Hier liegt der Schwerpunkt auf der Fixierung des Schulterblatts am Brustkorb bei zusätzlicher Aufrichtung der Brustwirbelsäule. Funktionelle gymnastische Übungsformen, welche sich besonders für optimale Belastbarkeitsverbesserung der Schultergelenke eignen, sind dann z. B. Übungen mit einem elastischen Band oder Stock. Schwimmen, insbesondere Kraulen, ist eine bevorzugte Trainingsform, da hier die Arme die meiste Arbeit leisten. Auch Boxen ist für die Arme ein ausgezeichnetes Training; sie werden optimal funktionell in einer offenen Kette trainiert und gleichzeitig wird die Haltung korrigiert. Gezieltes Krafttraining mag sehr sinnvoll sein, sofern die Belastung in Längsrichtung des Körpers der Belastung in Querrichtung mit Hebelwirkung und Rotation vorgezogen wird. In allen Fällen gilt, dass das Schulterblatt bewusst fixiert wird. Dieses Fixieren hängt sehr eng zusammen mit der Aufrichtung des Brustkorbes und kann als eine motorische einheitliche Fertigkeit betrachtet werden: Richtig Fixieren des Schulterblatts geht nur, wenn die Brustwirbelsäule gestreckt wird; umgekehrt führt Aufrichtung des Brustkorbes teilweise automatisch zur Fixierung des Schulterblatts, bedingt durch die Doppelfunktion der Schulterblatt-/Rückenmuskeln, was bei sportlichen Aktivitäten von großer Bedeutung ist.

Am Ende des Trainingsaufbaus können ebenfalls Übungen in geschlossener Kette (Liegestütze) infrage kommen, wobei die exakte Ausführung der Bewegungen in den Schultergelenken und die Fixierung des Schulterblatts äußerst anspruchsvoll sind. Nachteil dieser Übungen für die Schultern sind die nur gering belastbaren Handgelenke.

Muskelkräftigung ist nur möglich, wenn ein Gelenk oder ein Knochen strapazierfähig ist. Bei geringerer Belastbarkeit des Knochens oder des Gelenkes hemmt der Gelenkreflex sofort die muskuläre Fähigkeit, anzuspannen. Anspannung von Muskeln ist, wie wir wissen, ein neurologischer Prozess und damit ist auch die Muskelkräftigung ein solcher. Mehr Muskelfasern intensiver anzuspannen bedeutet, bewusste Steuerungsprozesse im Gehirn zu aktivieren. Das Gehirn lenkt ja Bewegungen und keine Muskeln. Je stärker ein Muskel gefördert werden soll, desto gezielter und exakter muss die Bewegung sein, die dieser Muskel ausführt. Anstelle von Muskelkraft könnte man genauso gut von Denkkraft sprechen, denn sowohl Kraft als auch Koordination ist Kopfsache. Bewusste Steuerung steht somit bei jeder Übung und jedem Training auch immer im Vordergrund. Und über Denkkraft wird die Gelenkfunktion verbessert, die ihrerseits wiederum die Muskelkraft steigert. Im Grunde werden keine Muskeln, sondern Gelenke trainiert. Und hierbei ist zu jeder Zeit zu berücksichtigen, dass das adaptive Vermögen der Gelenke beschränkt ist. Das

bedeutet, dass Verbesserung der Belastbarkeit der Gelenke nur verantwortet möglich ist, wenn die Belastung kontinuierlich über längere Zeit langsam aufgebaut wird.

Beim Einsatz von Geräten sollte äußerst vorsichtig vorgegangen werden. Denn zu viel Widerstand führt sofort zu unsauberen, kompensatorischen Bewegungen. Mit manuellem Widerstand kann die Bewegungsrichtung besser geführt und die Intensität besser dosiert werden. Voraussetzung ist, dass zu jeder Zeit die gegenseitigen Bewegungen der Gelenkteile und die gelenkige Endgradigkeit berücksichtigt werden. So kann das Nach-oben-Ausstrecken des Armes mit einer 2-kg-Hantel in der Hand schon zu schwer sein, weil das Schulterblatt nicht mehr gehalten wird. Das Gleiche gilt für das Bein: Schon ein geringer Widerstand gegen das Bein zur Kräftigung der Streckmuskulatur des Hüftgelenks lässt das Becken sofort mit nach vorne kippen, wodurch die Streckung vom Hüftgelenk zur Lendenwirbelsäule verlagert wird. Das angestrebte Ziel wird hiermit verpasst: Anstatt die Streckmuskulatur der Hüfte zu kräftigen, wird nun die Streckmuskulatur der Lendenwirbelsäule gestärkt. Sind allerdings arthrotische Prozesse schon zu weit fortgeschritten, können Gelenke sehr schmerzen und die Beweglichkeit kann enorm eingeschränkt sein. In dieser Phase sind die Möglichkeiten aktiver Therapie ausgeschöpft, und es müssen Operationen in Betracht gezogen werden, um Abhilfe zu schaffen.

Sofern die Relevanz der Gelenkreflexe erstmal richtig erkannt und berücksichtigt worden ist, kann eine Über- oder Fehlbelastung durch unerwünschte Verlagerung der Belastung vermieden werden. Denn die Gelenkreflexe zeigen exakt an, wie stark ein Gelenk belastet werden kann. Nach Operationen an Gelenken sollte der Gelenkreflex für die Intensität der Therapie führend sein. Lässt sich beim Zusammenspiel der Muskeln der Spieler in einer Bewegung nicht aktivieren und der Gegenspieler zur Reduzierung der Abwehrspannung nicht hemmen, ist eine aktive Therapie noch zu früh. Da die Intensität der Anspannung des Spielers in einer Bewegung ja die zuverlässige Information über die Belastbarkeit eines Gelenks gibt, lässt sich die aktive Rehabilitation in einer sehr frühen Phase nach der Operation noch effektiver und sicherer gestalten, so meine Erfahrung. Bei geringerer (Schmerz-)Symptomatik kann der Patient vollständig geheilt werden: Die klinischen Symptome verschwinden ganz, und der Patient ist beschwerdefrei. Bei ernsterer Symptomatik ist eine Heilung nicht realistisch, jedoch meist Linderung zu erzielen.

Als zweiter Pfeiler ist die Wirbelsäule zu betrachten, das Achsenorgan als Aufhänger für die Arme und Beine. Klagt der Betroffene über Rückenschmerzen, wird das primäre Behandlungsziel Haltungskorrektur sein. Haltungsschule hat die Aufgabe, die Wölbungen der Wirbelsäule abzuflachen, um so die Belastbarkeit zu erhöhen. Der geringen Beweglichkeit der Wirbelsäule muss ein gut geschultes Haltungsgefühl gegenüberstehen, damit das Becken und der Brustkorb unabhängig voneinander und gegenläufig bewegt werden können. Im Gegensatz zu den großen Gelenken, die als Bewegungsorgane zu betrachten sind und eines dynamischen Trainings bedürfen, sollten bei der Wirbelsäule als Haltungsorgan endgradige Gelenkpositionen vermieden werden, da diese Beschwerden auslösen können. Statisches Training ist hier eher zu bevorzugen. So wird den Rückenschmerzen vorgebeugt, und bereits bestehende Rückenbeschwerden werden gelindert, da die Belastbarkeit dieser korrigierten Wirbelsäule erheblich zunimmt. Haltungsschulung ist, wie einfach sie auch aussieht, eine koordinativ schwierige motorische Fertigkeit, gerade wegen des kleinen Bewegungsausmaßes und wegen der Gegenläufigkeit der Bewegung des Beckens und des Brustkorbes, die auch nur eine geringe Repräsentation im Kortex des Gehirns haben. Sie kann nur unter kompetenter Anleitung erlernt werden.

Auch die Haltungsschule sollte einem Aufbauplan folgen. Die Bewegung des Beckens ist primär als statische Basis des Rumpfes zu schulen. Bei geringeren Haltungsfehlern richtet sich die Brustwirbelsäule von selbst auf, bei schwerwiegenden Haltungsfehlern muss sie zusätzlich gestreckt werden, keine Sinekure wegen der

schlechteren koordinativen Möglichkeiten und wegen der geringeren Mobilität.

Die Grundlagen des motorischen Lernens, insbesondere das Automatisieren des neu Erlernten, gelten hier ebenso wie beispielsweise beim Erlernen schwieriger sportlicher Fertigkeiten. Motorische Rehabilitation sowie Sporttraining sind beides Verfahren, die im Grunde auf demselben Prinzip des motorischen Lernens basieren. Motorische Störungen haben motorische Ursachen und können deshalb nur motorisch behoben werden. Die Korrekturfähigkeit der Wirbelsäule wird jedoch zum Teil auch bestimmt durch ihre äußere Erscheinungsform. Ein Rundrücken ist aktiv nur begrenzt zu begradigen. Hier steht mehr der Spannungsaufbau im Vordergrund als die Bewegung. Einmal gut verinnerlicht und weitgehend automatisiert, kann die neu erlernte Haltung sehr gut und mit überraschenden Resultaten bei alltäglichen Bewegungen wie auch im Sport eingesetzt werden.

Der dritte Pfeiler besteht aus der Integration und Automatisierung der richtigen Arm-, Bein- und Rumpfmotorik. So wie die Armbewegung unlösbar mit der Bewegung des Schulterblatts verwoben ist, und die Beinbewegung fest mit der Bewegung des Beckens zusammenhängt, müssen nun auch die aufgerichtete Brustwirbelsäule und das aufgerichtete Becken motorisch miteinander verbunden werden. Und diese Motorik muss in alltägliche, aber auch in sportliche Bewegungsabläufe integriert werden. Dazu müssen zuerst die richtige Motorik des Schultergelenks (Schulterblatt – Oberarm), des Hüftgelenks (Becken – Bein) und die des Beckens und des Brustkorbes separat richtig erlernt werden. Die Bauchmuskeln haben die Aufgabe, die Rumpf- und Beckenmotorik und die damit zusammenhängende Arm- und Beinmotorik aufeinander abzustimmen und zu verknüpfen. Um das zu erreichen, müssen die Bauchmuskeln auch in ihrer paradoxen Funktion trainiert werden. All diese motorischen Fertigkeiten, die schwierig zu erlernen sind, sollten die Basis für jede motorische Aktivität, im Alltag wie auch im Sport, bilden. Gerade weil die motorische Aufgabe recht große Anstrengungen erfordert, ist die mentale Mitarbeit des Patienten/Sportlers gefragt. Jedoch einmal erlernt, bieten sich ungeahnte Möglichkeiten für Rehabilitation, Leistungssteigerung und Wohlbefinden. Die innovative Gymnastik für die Gelenke und die Kontrolle der Statik führen zu einem intelligenten, vielseitigen und sicheren Training, das – mit und ohne Geräte – unter optimaler Berücksichtigung der Belastbarkeit der Schulter-, Hüft- und Wirbelgelenke und der biomechanischen gegenseitigen Zusammenhänge in seiner Intensität enorm gesteigert werden kann. Allerdings sollte es zu jeder Zeit auf die Belastbarkeit des Betroffenen hinsichtlich Kondition und Zustand des Skeletts abgestimmt werden. Regelmäßige gewichttragende, körperliche Aktivität kann so, selbst im fortgeschrittenen Alter, noch günstige Effekte für das Skelett auslösen und die Lebensqualität erheblich verbessern.

Prävention

Literatur – 226

The object of all health education is to change the conduct of individual men, women and children by teaching them to care for their bodies well. (Charles H. Mayo, 1865–1939)

Das Knochengewebe ist ein Wechselgewebe, in dem permanent Auf- und Abbauprozesse im Gange sind. Während des Wachstums, bis etwa 30 Jahre, überwiegen die Aufbauprozesse, bei denen die Stützgewebe des Bewegungsapparates wie Knochen, Knorpel, Sehnen und Bänder gebildet und verstärkt werden. Die mechanische Belastung durch intensive körperliche Aktivität ist der wichtigste Anreiz für diesen Vorgang.

In dieser Zeit sollten die unterschiedlichen Entwicklungsphasen von Heranwachsenden mit ihren spezifischen motorischen Fähigkeiten berücksichtigt werden. Bereits verformte Knochen und Gelenke sind gut behandelbar, da das Wachstum genutzt werden kann, um Formabweichungen zu korrigieren. Das regelmäßige Betreiben von knochenbelastenden Sportarten bei Kindern vor der Pubertät erhöht die jährliche Knochendichte um 0,6–1,7 %. Diese Steigerung lässt sich sogar noch bis 5 Jahre nach Beenden des Sportprogramms beobachten. Die stärkeren Knochen, die in diesem Alter aufgebaut werden, wirken sich mit großer Wahrscheinlichkeit auf die Prävention von Knochenerkrankungen und -verletzungen im späteren Leben aus. Auch die motorische Lernfähigkeit zum Erlernen und vor allem dem Automatisieren der dynamischen Gelenk- und der statischen Rumpfmotorik sind in diesem Alter optimal. Primäre Prävention findet auch am besten dann statt.

Ab dem Alter von 30–40 Jahren herrschen allmählich und immer mehr die Abbauprozesse vor. Beim Knochen eines Erwachsenen ist die mechanische Belastung durch richtige, intensive körperliche Aktivität der wichtigste Anreiz für die Regulation des Knochenumbaus und sorgt so für eine ausgeglichene Bilanz. Obwohl ein Knochenaufbau in Form verbesserter Knochendichte kaum noch zu realisieren ist, kann altersbedingter Knochenschwund durch kontinuierliche und über mehrere Mo-nate durchgeführte Sportprogramme wesentlich vermindert werden. Dabei zeigen insbesondere gewichttragende Aktivitäten einen bedeutenden Effekt für das Knochengewebe. Nach dem Beenden sportlicher Aktivitäten im Erwachsenenalter nimmt die Knochenfestigkeit aber rasch ab, sogar schneller als bei Personen, die keinen Sport getrieben haben. Kontinuierlich durchgeführte körperliche und sportliche Aktivitäten, angepasst an die individuelle Belastbarkeit im Erwachsenenalter, sind daher geeignete Konzepte, um eine bestimmte Knochenfestigkeit zu erhalten und damit unvermeidlich eine lebenslange Aufgabe (Hermann et al. 2011).

Auch die Funktion der Gelenke kann nur durch Sport optimiert werden. Die gewichttragenden körperlichen Betätigungen verbessern zwar geringfügig die Struktur des Knochen- und Knorpelgewebes, aber ganz besonders die der subchondralen Knochenplatte. Hier liegt wahrscheinlich die Erklärung für die Zunahme der Beweglichkeit des Gelenks und teilweise der Kraft der Muskulatur und das Nachlassen der Beschwerden nach sehr gezielter und korrekt dosierter Belastung. Die physiologische Veränderung zeigt sich ja in der Linderung der Beschwerden. Die Priorität liegt auf dem Erhalt der Qualität dieser Stützgewebe und Vermeidung von Erkrankungen. Nur so ist im späteren Alter eine relativ gute Lebensqualität zu gewährleisten und Gebrechlichkeit hinauszuzögern. Richtig Sport betreiben muss richtig erlernt und automatisiert werden, ein Leben lang! In allen Fällen und zu jeder Zeit ist die individuelle Belastbarkeit des Bewegungsapparates zu berücksichtigen.

Literatur

Herrmann D, Hebestreit A, Ahrens W (2011) Einfluss von körperlicher Aktivität und Sport auf die Knochengesundheit im Lebenslauf. Ein Überblick. Bundesgesundheitsblatt 55: 35–54. doi10.1007/s00103-011-1393-z Springer

Mayo Clinic History and Heritage. http://history.mayoclinic.org/toolkit/quotations/the-doctors-mayo.php. Zugriff: 12.12.2014

Fazit

Literatur   – 228

Die widersprüchlichen Diagnosen einerseits bei klinischer Befunderhebung und andererseits bei bildgebenden Verfahren in der Orthopädie und die bisweilen daraus folgenden ineffektiven Behandlungsweisen führten bei mir zu dem Bedürfnis, dem Warum dieser Diskrepanz nachzugehen.

Um Beschwerden des Bewegungsapparates effektiv entgegenzutreten, muss unbedingt eine richtige Diagnose auf der Grundlage umfassender biomechanischer Kenntnisse des gesamten muskuloskelettalen Systems gestellt werden. Sowohl für die Therapie als auch für den Sport gilt: Nur richtige Bewegung richtig ausführen kann Beschwerden anhaltend lindern oder gar beheben und körperliche Leistung auf sichere Weise steigern. Auch wenn eine Heilung nicht immer möglich ist, bleibt richtige Bewegung die beste Medizin.

In diesem Buch wird beschrieben, wie die großen Gelenke, geschwächt in ihrer Funktion, durch Ausgleichsmotorik Rückenschmerzen auslösen, und nicht die Bandscheibe. Denn die Bandscheibe ist Teil einer ingeniösen, außerordentlich belastbaren Konstruktion, die dem Schutz des sehr empfindlichen Rückenmarks dient. Hinzu kommt die Tatsache, dass, im Gegensatz zu der herrschenden Auffassung in der Medizin, Nerven bei mechanischer Reizung **keine** Beschwerden hervorrufen können. Nerven sind kein sensorisches Organ, sie dienen lediglich der Weiterleitung sensorischer und motorischer Signale.

Gelenke sind in geringem Maß adaptive, aber empfindliche Organe. Werden sie nicht beansprucht, schwindet ihre Belastbarkeit und wichtige Funktionen lassen nach. Richtige, dynamische und dauerhafte Belastung führt zu starken, strapazierfähigen und funktionstüchtigen Gelenken, Über- oder Fehlbelastung hingegen zu einer sofortigen Funktionseinschränkung.

Muskeln sind das am besten durchblutete Gewebe des Körpers, äußerst anpassungsfähig, stabil und sehr widerstandsfähig. Abgesehen von seltenen erblichen Erkrankungen sind Muskelerkrankungen immer das Ergebnis von Erkrankungen anderer Gewebe wie Nerven, Gelenke oder Knochen. Sinnvoller ist es, über Gelenktraining als über Muskeltraining zu sprechen. Denn gesunde Gelenke, Knochen und Faszien führen automatisch zu gesunden und starken Muskeln. Aber dafür sind die Muskeln unverzichtbar.

Motorische Defizite können nur auf motorische Weise behoben werden. Zum Erhalt einer bestmöglichen Mobilität und Kraft und damit der Belastbarkeit des Bewegungsapparates bleibt jedoch wegen des natürlichen Abbauprozesses des Bewegungsapparates Haltungsschule und Gelenktraining eine lebenslange Aufgabe. Patienten hätten gerne schnelle Lösungen für ihre Beschwerden. Die gibt es leider nicht. Korrigierende Motorik bedeutet neu zu erlernende Motorik. Ein bewusstes Verfahren, das Durchhaltevermögen erfordert, ein Leben lang!

Der Patient wird deshalb in der genauen Ausführung der Haltung sowie des Trainings unterrichtet und ist schließlich aufgefordert, für seinen Körper selbst Sorge zu tragen. Der römische Feldherr, Geschichtsschreiber, Schriftsteller und Staatsmann M. Porcius Cato Censorius sagte schon: „Kämpfen muß man gegen das Alter wie gegen eine Krankheit. Man muß seiner Gesundheit eine regelrechte Sorgfalt widmen", denn Müßiggang ist bekanntlich aller Laster Anfang. Dass die wenigsten Menschen aktiv gegen das Altern angehen, sehen wir heute an der erschreckenden Frühinvalidität (Kleffel 2012).

Literatur

Kleffel WF (2012) Der alte Mann und der Sport. Sport der Zeit. Zeit Online. http://www.zeit.de/1957/31/der-alte-mann-und-der-sport/. Zugriff: 12.06.2017

Serviceteil

© Springer-Verlag GmbH Deutschland, ein Teil von Springer Nature 2018
P. Geraedts, *Physiotherapeutisches Training bei Rückenschmerzen*
https://doi.org/10.1007/978-3-662-56086-0

Sachverzeichnis